护理专业医教协同创新教材

德技并修 / 课证融通 / 融媒体 / 新形态教材

总主编　杜天信　胡仕坤

供高职高专护理学、助产学类专业用

外科护理学

主编　赵　旭　高东霞

郑州大学出版社

图书在版编目(CIP)数据

外科护理学／赵旭，高东霞主编. — 郑州：郑州大学出版社，2023. 6
护理专业医教协同创新教材
ISBN 978-7-5645-9499-2

Ⅰ. ①外…　Ⅱ. ①赵…②高…　Ⅲ. ①外科学 - 护理学 - 高等学校 - 教材
Ⅳ. ①R473.6

中国国家版本馆 CIP 数据核字（2023）第 029183 号

外科护理学

WAIKE HULIXUE

策划编辑	陈文静	封面设计	苏永生
责任编辑	陈文静	版式设计	苏永生
责任校对	吕笑娟	责任监制	李瑞卿

出版发行	郑州大学出版社	地　　址	郑州市大学路40号（450052）
出 版 人	孙保营	网　　址	http://www.zzup.cn
经　　销	全国新华书店	发行电话	0371-66966070
印　　刷	河南龙华印务有限公司		
开　　本	850 mm×1 168 mm　1／16		
印　　张	26.5	字　　数	768 千字
版　　次	2023 年 6 月第 1 版	印　　次	2023 年 6 月第 1 次印刷
书　　号	ISBN 978-7-5645-9499-2	定　　价	79.00 元

作者名单

主　编　赵　旭　高东霞

副主编　梁俊芳　常玉兰　董越娟

编　者（以姓氏笔画为序）

兀　巍（河南护理职业学院）　　　　马艳艳（濮阳市安阳地区医院）

王素利（濮阳市安阳地区医院）　　牛雪瑶（河南护理职业学院）

申利敏（濮阳市安阳地区医院）　　刘艳磊（河南护理职业学院）

江雷振（河南护理职业学院）　　　李　宁（濮阳市安阳地区医院）

李卫国（河南护理职业学院）　　　杨　坤（濮阳市安阳地区医院）

张耀友（濮阳市安阳地区医院）　　陈　超（河南护理职业学院）

岳　珊（河南护理职业学院）　　　岳亚楠（濮阳市安阳地区医院）

孟利霞（濮阳市安阳地区医院）　　赵　旭（河南护理职业学院）

赵丽敏（河南护理职业学院）　　　段彦霞（河南护理职业学院）

高东霞（河南护理职业学院）　　　郭珂清（濮阳市安阳地区医院）

曹　楠（河南护理职业学院）　　　常玉兰（河南护理职业学院）

梁俊芳（濮阳市安阳地区医院）　　曾　子（河南护理职业学院）

董越娟（河南护理职业学院）

前　言

外科护理学是一门以现代医学、护理学和人文社会学为基础,研究外科疾病患者整体护理和科学管理的综合学科,是实践性很强的护理专业核心课程。为了适应学科的发展和社会需求,编者从教学和临床实际出发,通过医教协同,以患者为主体,结合临床护理岗位,岗课融通,同时突出考学衔接,对接护士资格证考点,力求培养具备临床思维能力的实用型护理人才。

本教材在编写中遵循"三基"(基本知识、基本理论和基本技能)和"五性"(思想性、科学性、先进性、启发性和适用性)原则,根据护理专业发展和护理岗位临床工作任务所需要的知识、技能、素养选取教学内容,在外科各系统疾病中选取临床真实案例为场景导入,以期让学生尽早培养临床思维能力,培养发现问题、分析问题、解决问题的能力。教材编排新颖,主体层次清晰,章节安排合理,各疾病开始有病例导入,提出问题,激发学生求知欲;中间有知识拓展,或帮助学生理解,或紧跟学科前沿,或体现德技双修。章节后面有练习题,帮助学生掌握重要知识点和护士资格证考点。本教材充分体现了高职高专护理教育特色,力求达到"内容精、知识新、够用"的目标。

本教材在编写过程中得到了濮阳市安阳地区医院的大力协助,书中病例均来自于临床真实病例。其中,普外科护士长梁俊芳、护士马艳艳和李宁、手术室护士长申利敏编写了第十二、十三、十四、十五、十六、十七、十八、十九、二十、二十三章的病例导入部分;神经外科护士长郭珂清、护士王素利编写了第二十一、二十二章的病例导入部分;泌尿外科护士长孟利霞、护士杨坤编写了第二十四章病例导入部分;骨科护士长张耀友、护士岳亚楠编写了第二十五章病例导入部分。对于医院领导的大力支持和临床编者的辛勤付出,谨致诚挚的谢意。由于时间仓促及编者水平有限,本教材难免有疏漏和不足之处,敬请广大读者批评指正。

编　者
2023 年 4 月

目　录

第一章 绪 论

知识归纳

一、外科学与外科护理学

外科学是研究疾病的发生与发展规律、诊断、治疗、预防、围手术期处理及手术基本操作的医学学科。外科疾病大致分为感染、损伤、肿瘤、畸形和功能障碍五大类,常需要以手术或手法处理作为主要治疗手段。外科与内科、妇产科、儿科等各科室之间既有共性又有区别,常需要鉴别诊断与协同配合。某些疾病的不同阶段或不同类型可分别选择内科或外科治疗。例如,胃溃疡、十二指肠溃疡等往往首选内科治疗,而出现大出血、急性穿孔等严重并发症后则需要外科治疗。又如,高血压属于内科治疗范畴,但在并发脑出血时常需要外科治疗。

外科护理学是研究如何应用整体护理对外科疾病患者进行有效护理的临床护理学科。外科护理学是护理学的一个重要组成部分,包含了基础医学、外科学和护理学的理论知识与技术技能。"三分治疗,七分护理",外科学的发展对外科护理工作不断提出新的要求,从而引导外科护理学持续发展。

二、外科护理学的发展

19 世纪中叶,影响外科手术的三大难题——疼痛、出血和感染逐步被攻克。止痛药与麻醉技术的应用解决了患者术中疼痛的问题;输血与血浆代用品的应用降低了失血过多导致休克的危险性;无菌技术的应用和抗生素的发现有效地预防和控制了术后伤口感染的发生。外科学有了飞跃性的发展。1854 年,克里米亚战争爆发。出身英国名门家庭并受过高等教育的弗洛伦斯·南丁格尔,在随家人到世界各国旅游时,专注于参观、考察各地孤儿院、医院和慈善组织等。1854 年 10 月 21日,南丁格尔受英国政府的邀请,带领 38 名妇女,前往克里米亚战场为伤病员服务,护理和安慰伤员,为患者解除痛苦和烦恼。经过 2 年艰苦卓绝的工作,伤员的病死率由 50% 下降到 2.2%,她被战士们称为"提灯女神"和"克里米亚天使"。这一惊人的业绩震动了英国政府,也震惊了世人,充分地显示了护理工作在外科治疗中的重要价值与地位,这就是护理学形成的开端。战后 1860 年南丁格尔在英国圣托马斯医院创办了世界上第一所护士学校,培养护理人员为患者服务,这为护理学的形成奠定了基础,使护理事业从此走上了发展的道路。现代护理学是以外科学和外科护理学为先驱,以外科护理为基础而形成和发展的。1912 年,国际护士理事会倡议世界各国医院和护士学校以南丁格尔的生日 5 月 12 日为国际护士节,以此纪念这位英国护理学先驱、人类护理学事业的创始人。1920 年,红十字国际委员会首次颁发南丁格尔奖章,从此开始奖励那些为护理事业做出过突出贡献的护理人员。

随着科学技术的迅猛发展,医学检查仪器设备的更新和医学研究的不断进步,疾病的诊断和治疗水平不断提高。现代护理学经历了以疾病护理为中心、以患者护理为中心和以人的健康护理为中心三个发展阶段。20 世纪 70 年代后期,世界卫生组织提出了"2000 年人人享有卫生保健"的战略目标,极大地推动了护理事业的发展。"以人的健康为中心"使护理对象扩展到健康人,对健康人进行预防保健,护理场所也从医院延伸至社区和家庭,护理方式以护理程序为框架的整体护理,更能体现护理职能的多样化。近年,我国一些大医院也设立了类似于国外"临床护理专家"的岗位、专业知识和技能有特殊要求的专科护士岗位,建立了专科护士培训制度,如 ICU 专科护士培训、手术室专科护士培训等。外科护理工作已不再是简单的执行医嘱、服务患者、完成护理操作,外科护士不仅要掌握临床知识和护理技能,还要了解先进诊疗设备与技术的相关知识,做好术前准备、术中配合与术后护理,而且要熟悉社会伦理学、社会心理学、护理心理学、人际关系学和与医学相关的法律法规知识。外科护士要在现代护理观的指导下,以人为本,对外科患者进行系统的评估,确定患者的护理问题,制订出相应的护理计划和预期目标,制订护理措施并严格执行,为患者提供全身心的整体护理和个体化的康复指导,全方位体现人性化服务的宗旨,使护理工作达到一个较高的水平,为推动外科护理学的发展做出应有的贡献。

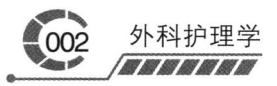 知识拓展

华佗,三国时期著名的医学家。少时在外游学,钻研医术,精通内、外、妇、儿、针灸各科,尤为擅长外科,首创全身麻醉法进行外科手术。华佗云游走访,收集了一些有麻醉作用的药物并炮制,最终试制麻醉药成功。他先把麻醉药和热酒配制,让患者服下,使其失去知觉,再剖开腹腔,剔除溃疡、洗涤腐秽,然后用桑皮线缝合,涂上神膏,四五日除痛,一月间康复。华佗被后人称为"外科圣手"、"外科鼻祖"。

三、学习外科护理学的方法

(一)以现代护理理论为指导

现代护理理论包括人、环境、健康和护理四个密切相关的概念,强调护理的任务是创造良好的环境并帮助护理对象适应环境,以达到最佳的健康状态。1980 年,美国护士协会(American Nurses Association,ANA)提出了护理的定义:"护理是诊断和处理人类对现存的和潜在的健康问题的反应。"护理的范围从患者到人类,从现有到潜在,从疾病到健康问题。护理的目的是"促进健康,预防疾病,恢复健康,减轻痛苦",使患者达到最佳健康状态。

(二)理论与实践相结合

外科护理学是一门实践性很强的综合性学科,在学习理论知识的基础上强调实践能力的培养,即培养护理人员严格的无菌观念,重视基本技能的训练。在学习过程中,要根据护理专业发展目标要求多实践、多思考、多动手,借助学校实训室、医院的临床教学环境进行学习,培养批判性思维能力,在掌握理论知识的基础上,提高知识的运用能力和自身综合实践能力,提高发现问题和解决问题的能力。

（三）不断学习并更新知识

现代科学技术的发展日新月异，外科领域的新技术、新设备、新理论和新的诊疗技术不断发展，护理人员只具备教科书中的基本理论、基本知识和护理操作技能无法满足现代护理工作的要求。护理人员必须不断学习世界先进的护理理念，学习新的仪器设备的使用方法，学习新的电脑办公软件使用方法，学习新开展的外科手术的配合。学习新药物的用法，了解药物不良反应，并能密切观察，在患者出现不良反应的情况下能及时处理。此外，护士还要不断地学习法律、法规和人文知识，提高法制意识，预防护患纠纷的发生。在工作中善于总结，不断提高，积极参加学术交流活动，与时俱进。

四、外科护士应具备的素质

外科疾病患者病情复杂多变，急危重症多，工作强度大，麻醉及手术又有并发症的风险，患者及家属常存在焦虑情绪。外科护士在工作中稍有疏忽，轻则增加患者的痛苦，重则丧失抢救和治疗时机。这些对外科护士的综合素质提出了较高要求。外科护士的工作内容主要包括：协助患者进行各种诊断性检查和辅助检查；为患者提供有关疾病的护理措施；对患者进行健康指导；协助医生完成各项手术和非手术治疗；评估患者的健康情况，预防并发症的发生；协助完成康复训练等。外科护士应具备能适应外科护理工作特点的素质。

（一）具有高尚的思想品德和崇高的职业道德

外科护士要热爱外科护理工作，敬业爱岗。具有不怕苦，不怕累，为患者健康服务的奉献精神。要有爱心、耐心和高度的责任心，救死扶伤，忠于职守，廉洁奉公，崇尚人道主义精神，急患者之所急，想患者之所想，尽力为患者服务。

（二）具有扎实的专业素质和广博的知识

外科护士不仅要掌握丰富的疾病相关知识，还要具备娴熟的操作技能，熟悉各种仪器设备的使用方法，严格遵守各项规章制度和工作流程，不断提高病情观察能力，能够处理患者存在的护理问题。具备人文社会科学知识，具有良好的护患沟通能力，言行举止体现职业素养，以扎实的专业素养赢得患者的信任。能够熟练使用计算机办公软件。熟悉医学法律法规，比如《护士条例》《医疗事故处理条例》《中华人民共和国传染病防治法》《消毒管理办法》等，尊重患者的生命权和健康权，保护患者的隐私权和知情同意权，严格执行制度，认真履行职责，完善服务体系，树立良好的职业形象。注重自我提升，具有一定的外语水平和科研创新能力。

（三）具有良好的身心素质

外科急危重症患者、手术患者较多，工作强度大，经常加班加点，外科护士需具有强健的体魄和健康的心理，乐观、开朗、情绪稳定，有较强的情绪管理能力。突如其来的急症和手术使患者难以适应，容易出现烦躁、焦虑、恐惧等负面情绪。护理人员应尊重患者，爱护、鼓励患者，给予患者精神上的支持，促进患者治疗和康复，以良好的心态和饱满的热情保证工作的顺利进行。

（四）具有团结协作精神

外科很多工作需要同事之间团结协作，共同完成，比如一些检查和手术。因此，外科护士要和同事团结友爱，互相尊重，才能共同为患者提供优质的治疗和护理。

（高东霞）

第二章　麻醉手术部护理工作

知识归纳

▨▨▨▨▨▨ 学习目标 ▨▨▨▨▨▨

1. 掌握:洁净手术部布局、洁净级别、手术适用种类、麻醉手术部巡回护士和器械护士的工作职责。
2. 熟悉:麻醉手术部手术人员准备、患者准备及术中的无菌要求。
3. 了解:麻醉手术部环境、手术用物及其无菌处理。
4. 学会手术室常用护理技能。
5. 具备无菌观念,培养临床思辨能力和团队协作能力,具有严谨的工作态度和慎独精神。

手术室是外科手术治疗和抢救急危重症患者的重要场所。科学技术、信息技术的发展,数字化技术与远程医学影像技术的结合,智能手术设备的使用,使医护人员实时获得患者相关疾病信息,提高手术安全性和手术效果。手术室护士提供规范、安全、科学的手术室护理,保障患者的健康利益和生命安全,提高护理水平和服务能力,也是护理事业可持续发展的重要保证。手术室护士不仅要具备专科理论知识和实践的能力,实现治病、防病、康复的目的,为患者解除疾病痛苦,还要培养其临床观察力、思考力、辨析力和良好的人际交往能力,给予患者人文关怀,提供全面的护理和服务。

第一节　麻醉手术部环境和管理

一、麻醉手术部环境

麻醉手术部是为患者进行手术治疗的重要场所,手术部布局要合理,功能符合无菌、洁污分流原则,还要有完善的无菌管理制度,以确保手术的安全性和高效性。

(一)麻醉手术部的环境要求

手术室应与外科病房、监护室、血库等邻近,设置在空气洁净、环境安静,且大气含尘浓度较低、自然环境较好的地方,避免严重空气污染、交通频繁、人流集中的环境,便于接送患者和与相关科室联络。一般设在低层建筑的中上层或顶层,以高层建筑为主体的医院宜选择 2～4 层,以创造有利于满足室内空气洁净度要求,并节约能源,能够降低投资与运转费用的良好的外部环境。麻醉手术部的设置构成了一个相对独立的医疗区,以朝北为宜,避免阳光直接照射,利于人工照明。

(二)麻醉手术部的分区

麻醉手术部以手术间为中心,再配备其他辅助房间组成一个完整体系,强调总体平面布局,人、物流程清晰、顺畅,符合功能流程和洁污分区要求。出入线路通常设计为三通道方案,三通道包括医护人员通道,患者通道,洁净物品供应和手术后器械、敷料等非洁净处置的循环通道。手术室的各项工作遵从消毒隔离、洁污分流原则,避免院内交叉感染。此外,设有抢救患者专用的绿色通道,使危重患者得到最及时、快捷的救治。手术室清洁区附属房间包括刷手间、无菌器械间、敷料间、仪器间、药品间、麻醉间、病理间、护理站、休息室及术后麻醉复苏室等。手术室供应区附属房间包括更鞋间、更衣间、洗浴间、手术器械准备间、敷料准备间、器械洗涤间、消毒间、办公室、库房、男女值班室和污物间,根据医院条件和需要,可设置家属等候室、录像放映室及餐饮室等。

手术室按功能流程及洁净度划分为三个区域,即限制区、半限制区、非限制区。三个区域之间可用门隔开,或设立明显的标识。麻醉手术部人员和物品的流动,应遵循洁污分流的原则,三区必须严格区分。①限制区:包括手术间、刷手间、手术间内走廊、无菌物品间、储药室、麻醉预备室等,设置在麻醉手术部最里边。②半限制区:包括器械室、敷料室、洗涤室、消毒室、手术间外走廊、复苏室、石膏室等。③非限制区:包括会议室、医护办公室、沐浴室、资料室、电视教学室、值班室、更衣室、更鞋室、医护人员休息室、手术患者家属等候室、污物清洗间、污物间、手术标本间等。医务人员通过医务人员专用通道进入麻醉手术部,在指定区城内更换消毒的手术服及拖鞋,佩戴手术帽子和口罩,规范着装。

(三)麻醉手术部房间配备

1. 手术间

(1)建设要求　普通手术间门窗紧闭,防止尘埃或飞虫进入;天花板、墙面、地面应光滑、无空隙、防火、不着色、易清洁。墙面用瓷砖涂砌,表面光滑;地面可用水磨石铺置,可设置地漏;对洁净度要求高的手术间,可设置封闭式无窗空气净化手术间。手术间的面积一般约为:大手术间面积为 $50 \sim 60 \ m^2$,中手术间面积为 $30 \sim 40 \ m^2$,小手术间面积为 $20 \sim 30 \ m^2$;手术间净高 $2.8 \sim 3.0 \ m$,内走廊宽 $2.2 \sim 2.5 \ m$。采用感应自动开启门,门净宽不少于 $1.4 \ m$,以便转运车进出及人员走动,以防止各手术间相互干扰,避免空气交叉污染。手术室内温度保持 $22 \sim 25 \ ℃$,相对湿度为 $40\% \sim 60\%$。

(2)房间配置　手术数量与手术科室床位数的比例一般为 $1:(20 \sim 25)$,同时需设置急诊手术间和感染手术间。急诊手术间应设置在限制区最外面,感染手术间设置在外走廊的一端。手术间配置力求简单、实用(图 2-1)。配置的基本仪器设备和物品,包括手术床、麻醉机、器械托盘、治疗车、负压吸引器、无影灯、阅片灯、吊塔、供氧装置、输液架、药品柜、污物桶、时钟、计时器、温湿度计、坐凳、垫脚凳、污物桶等;协助患者体位摆放的物品,包括头架、肩挡、足板、支臂架、约束带、体位垫等,各种仪器设备及物品应定位、定数量放置。同时,设置中心供氧系统、中心负压吸引装置、中心压缩空气等设备,并配备各种监护仪、电刀、显微镜、C 型臂和摄影系统等手术仪器和设备。

(3)手术间分类　按手术有菌或无菌的程度,将手术间划分成 5 类。①Ⅰ类手术间:即无菌净化手术间,主要接受颅脑、心脏、脏器移植、关节置换等手术。②Ⅱ类手术间:即无菌手术间,主要接受脾切除术、甲状腺大部切除术、闭合性骨折切开复位内固定术等无菌手术。③Ⅲ类手术间:即有菌手术间,接受胃、肠、胆囊、肝、阑尾、肺、肾等部位的手术。④Ⅳ类手术间:即感染手术间,接受阑尾切除术、脓肿切开引流术、清创术等。⑤Ⅴ类手术间:即特殊感染手术间,接受铜绿假单胞菌、产气荚膜梭菌、破伤风梭菌等感染伤口的手术。此外,按不同专科分类,手术间可分为普外科、脑外科、心胸外科、骨科、妇产科、泌尿外科、烧伤科、肝胆外科等手术间。由于各专科手术往往需要配置专门的设备及器械,专科手术的手术间相对固定。

2. 刷手间　每 2～4 个手术间设刷手间 1 个,刷手间不应设门,采取分散布置的方式,使外科手消毒后的手术人员,可通过最近的距离进入手术间。刷手间应配备感应式水龙头、无菌毛刷、洗手液、手消毒液、无菌毛巾或纸巾、无菌储槽、计时钟等。刷手间水龙头的数量以每个手术间配 1～2 个

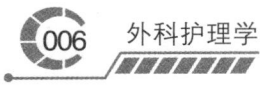

为标准。

3.无菌物品间　用于存放无菌手术器械包、敷料包、一次性无菌手术用品等。在无菌物品间内,无菌物品架应距离墙壁≥5 cm,距离房顶≥50 cm,距离地面≥20 cm。配备空气消毒装置,定期消毒物品柜及物品架。

4.麻醉复苏室　麻醉复苏床与麻醉手术部手术床设置比例是1∶3。应配备病床、中心供氧装置、负压吸引器、心电监护仪、呼吸机、除颤仪、输液泵、微量泵,并备齐各种急救药品,供复杂大手术后、病危手术患者术后循环、呼吸功能等指标的持续监护,术后麻醉效应未能消失以及主要生理功能未能恢复的手术患者使用,提高围手术期的安全性,确保手术患者安全。

5.其他　麻醉手术部房间配置还包括器械准备间、敷料准备间、消毒室、麻醉预备室、储药室、污物间、洗涤室、电视教学室等。

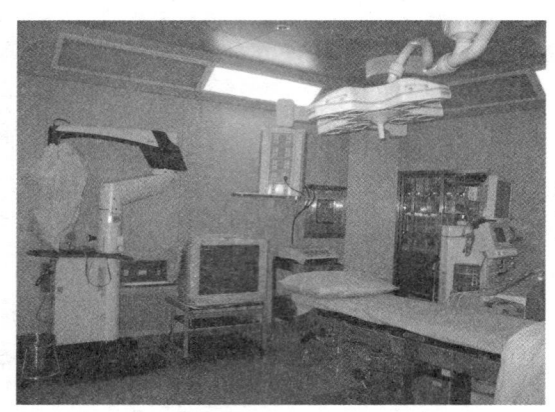

图2-1　手术室基本设备

(四)洁净手术室

洁净手术室是指采用空气净化技术,有效控制室内微生物和微粒,使手术室内的细菌数控制在一定范围和空气洁净度达到一定级别,以降低手术感染率,为提高手术质量创建的洁净手术环境。随着医学科学的深入发展,外科手术向高难度、精细化、微创方向发展,创建洁净手术室是手术室学科向专业化、信息化、现代化发展的需求,也是现代化医院的重要标志。

1.洁净手术室布局　洁净手术室在手术室的平面位置设置形式包括尽端布置、侧面布置、核心布置、环行布置4种。洁净手术室需设置内走廊和外走廊,要求做到有效隔离、洁污分流,减少医院交叉感染,控制进出手术间的人数,减少对手术间空气洁净度的影响。其中,划分洁污分流线是洁净手术室平面组合的重要原则之一,各区之间标志线明确、醒目。手术人员、手术患者、手术用物进出洁净手术室,须采取适宜的隔离程序。

2.洁净手术室净化

(1)空气净化技术　空气净化技术是指采用初、中、高效多级空气过滤系统,有效清除悬浮于空气中的微粒或微生物,使空气达到一定级别的净化,创建温湿度适宜、洁净的手术环境。洁净手术室的净化空调系统主要由空气处理器,初、中、高效三级过滤器,加压风机,空气加湿器,送风口与回风口等组成,以降低外科手术切口感染率,有效控制院内交叉感染。

(2)空气净化分型　空气净化分型方法有4种。①乱流型:气流的流线不平行、流速不均匀、方向不单一,有交叉回旋的气流流过工作区整个截面。②层流型:气流的流线平行、流速均匀、方向单一,气流流过房间工作区整个截面。层流型分为垂直层流和水平层流,气流垂直于地面的洁净室为垂直层流洁净室,气流平行于地面的洁净室为水平层流洁净室。垂直层流洁净室由于重力作用,菌尘、微粒很难在垂直面上聚集,因此,物体表面更易保持清洁。目前,我国手术室多采用垂直层流型洁净室。③辅流型:气流流线拟向一个方向流动,为水平单向流洁净室。④混流型:局部单向流洁净室。

(3)空气净化级别　空气洁净的程度以含尘浓度来衡量,含尘浓度越高则洁净度越低,反之,含尘浓度越低则洁净度越高。空气洁净手术室为空气洁净度不低于8级的手术室,根据每立方米中粒径≥0.5 μm空气灰尘粒子数的多少,洁净手术室分为5种,即5级、6级、7级、8级、8.5级,数字越小,手术室净化级别越高。

(4)手术室用途　手术室净化级别不同,适用的手术种类不同。①5级洁净手术室(特别洁净手术室):瓣膜置换术、心脏手术、大型器官移植术、人工关节置换术、假体植入术等。②6级洁净手术室(标准洁净手术室):眼外科、整形外科、骨科、普外科手术中的Ⅰ类手术,包括肝、胆、胰外科,神经外科等涉及深部组织以及主要器官的大手术。③7级洁净手术室(标准洁净手术室):胸外科、泌尿外科、妇产科、耳鼻咽喉科、普外科(除外Ⅰ类手术)等。④8级洁净手术室(一般洁净手术室):门诊、急诊、感染手术。⑤8.5级洁净手术室(准洁净手术室):感染和重度污染手术。

二、手术室管理

手术室的管理工作包括对人员、物品、药品以及环境等方面的管理。

1. 人员管理　工作人员和参观手术人员以及无菌器械、敷料,均应经限制区内走廊及手术间前门进入;进入手术室人员,必须更换手术室所备的衣裤、鞋、帽子、口罩等;严格控制进入手术室人员,与手术无关人员一律不许入内;患严重上呼吸道感染,面、颈、手部感染者,不可进入手术室。手术人员应在预定时间,提前30 min到手术室做好准备,手术室应保持肃静,尽量避免咳嗽、打喷嚏。术中尽量减少人员活动,手术室一般不接待参观,确需参观的需提前申请,征得同意后方可进入,并严格限制参观人数。

2. 物品管理　手术室物品管理的目的是维护物品的性能,满足手术需求,降低成本。①手术器械管理:建立手术器械专柜,分类放置、专人管理。精密、贵重手术器械宜采用单独包装或特质器械盒包装、消毒;使用医疗植入物时,需能追溯产品信息,严格遵循外来器械的使用及管理流程。②手术仪器管理:手术人员熟悉仪器的使用原理、操作步骤、清洁保养和消毒灭菌,指定专人负责管理,手术仪器设备应定位放置,使用后应立即归位,并做好防尘、防潮,贵重仪器可指定手术间放置。③手术敷料管理:手术敷料的选材,必须符合手术室行业标准和规范要求,手术敷料宜采用洗涤、折叠、包装、运消一体化集中供应的服务模式;一次性无菌医疗用品应由医院统一购置,登记账册,专人管理,规范保存。

3. 药品管理　手术室应建立健全的药品管理制度,指定专人管理药品。手术室护士必须熟悉常用药物的药名、剂量、用法、作用机制及存放位置,以便抢救时用药及时、准确、有效。①手术室应设立药品柜、抢救车,并做好交接班。②药物要分类存放、定位放置,按照有效期的先后次序摆放,存放容器标签清晰,药品标签颜色规范使用,如麻醉药、一类精神病药等特殊管理药品为黑色标识,肌内注射、静脉用药为蓝色标识。发现过期、变色、混浊或标签模糊不清的药品,应立即撤出,不得使用。③麻醉药、剧毒药和贵重药专柜上锁,单独存放,并有明显警示标识,由专人负责,使用专用处方,建立严格的药物领取制度,麻醉药品处方至少保存3年。④麻醉精神药品、剧毒药品及高危药品的注射药、静脉液体及消毒液均应严格分类摆放,可实施分柜或分层放置。⑤生物制品、血制品及需要低温存放的药品,应在恒温冰箱保存。

4. 环境管理　麻醉手术部应实施有效的医院感染监测,控制空气质量,降低发生感染的危险。①麻醉手术部严格限制非手术人员的进入,连台手术之间、当日手术全部完毕,应对手术间进行清

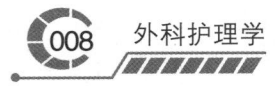

洁消毒处理。②实施感染手术的手术间,严格按照医院感染控制的流程,进行清洁消毒处理。③医务人员在实施手术过程中,必须严格遵守无菌技术操作原则,严格执行手卫生规范,实施标准预防。④加强医务人员的职业暴露安全防护工作,提供必要的防护用品,保障医务人员的职业安全。

第二节　麻醉手术部物品的准备和无菌处理

手术用物包括布单类、敷料类、手术缝合针、缝合线以及手术器械等。手术中使用的器械和物品必须严格灭菌处理,最常用的灭菌方法为高压蒸汽灭菌法,多适用于耐高热、耐潮湿的物品,其他灭菌方法有环氧乙烷灭菌法、过氧化氢低温等离子灭菌法等。

一、物品准备

1. 布单类　宜选择细柔、舒适、悬垂性好、防微生物穿透能力强、抗伸强度好的布质,如剖腹单、治疗巾、中单等。①洗手衣:洗手衣上衣为短袖,衣身须扎在洗手裤中,洗手衣规格一般分为大、中、小号。②手术衣:袖口有松紧,胸前襟为双层,遮盖参加手术人员的身体和手臂,阻隔微生物。③手术单:用于铺盖手术切口周围消毒后的皮肤,包括颈胸单、剖腹单、治疗巾等,消毒后按要求折叠,方便手术时取用。根据手术需要,将各种布单配置成专科手术包。手术包也可使用由无纺布制成的一次性制品手术包,特点是轻便、无尘,对手术人员和患者实施双向防护。

2. 敷料类　用于术中止血及包扎等,包括纱布类和棉花类,使用质地柔软、吸水性强的脱脂纱布或脱脂棉花制成,均有不同的规格和制作方法,通常具有显影线。①纱布类:包括不同规格的纱布垫、纱布块、纱布球及纱布条等,也分为干纱布和湿纱布,干纱布(垫)用于遮盖伤口两侧的皮肤,湿纱布(垫)用于保护切口、深部拭血及保护术中显露的内脏,防止损伤和干燥,充分暴露术野。②棉花类:包括带线棉片、棉球等。带线棉片用于颅脑或脊椎手术时;棉球用于消毒皮肤、洗涤伤口、涂拭药物等。

3. 手术缝合针及缝合线　①缝合针抗弯折力强,分为角针和圆针。角针锋利、穿透力强,适合皮肤、韧带、肌腱等坚韧组织;其他组织可选用圆针。②缝合线用于各种组织缝扎止血、组织对合、管道固定等。根据材料的组织特性,缝合线可分为不吸收性缝线和可吸收性缝线两类。

4. 基本器械类

(1)切割器械　主要包括手术刀、手术剪。

1)手术刀　由刀柄和刀片构成,主要用于切开或解剖组织,刀柄还可作钝性分离。手术刀的刀柄有长短之分,包括3号、4号、7号三种型号;刀片包括20～24号大圆刀片、15号小圆刀片、12号镰状刀片、11号尖刀片、10号中圆刀片等型号。4号刀柄安装20～24号刀片,3号和7号刀柄安装15、12、11、10号刀片(图2-2)。

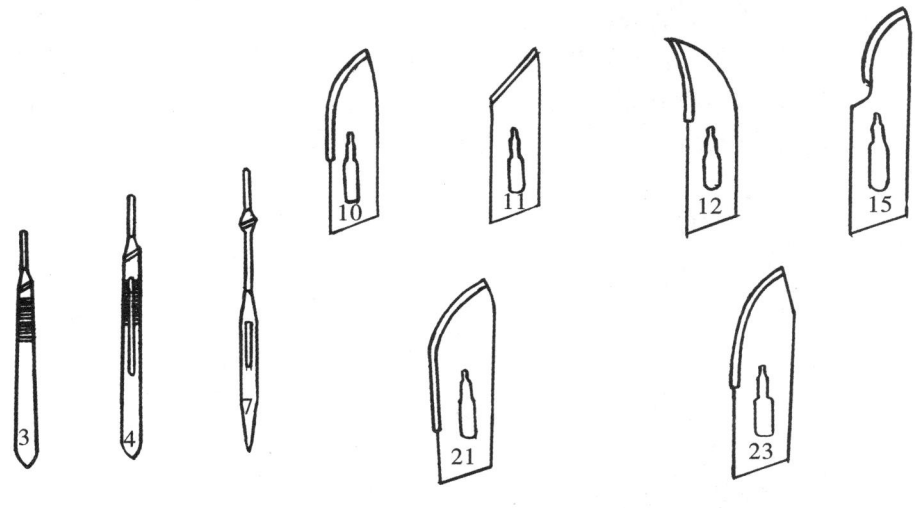

图2-2　各种刀柄及手术刀

2）手术剪　分为组织剪、线剪、骨剪、钢丝剪四大类,也有直、弯、尖、钝、长、短、薄、厚不同规格的手术剪。游离、剪开浅部组织时,用短、厚刃、钝的弯剪;游离、剪开深部组织时,用长、薄刃、尖的弯剪;剪线和敷料时用直剪,剪断骨性组织时用骨剪;剪、截钢丝或克氏针等钢质材料时选用钢丝剪。手术剪使用时,不宜用组织剪剪线或其他物品,以免组织剪刃面变钝(图2-3)。

(2)夹持及钳制器械　包括手术镊、血管钳和其他钳类。

1）手术镊　用于夹持、游离、缝合组织,分有齿镊、无齿镊两类(图2-4),有长、短、尖、钝不同规格。有齿镊用于夹持较坚韧的组织,如皮肤、筋膜等;无齿镊用于夹持各类组织;精细尖镊对组织损伤较轻,用于血管、神经、整形美容等手术。

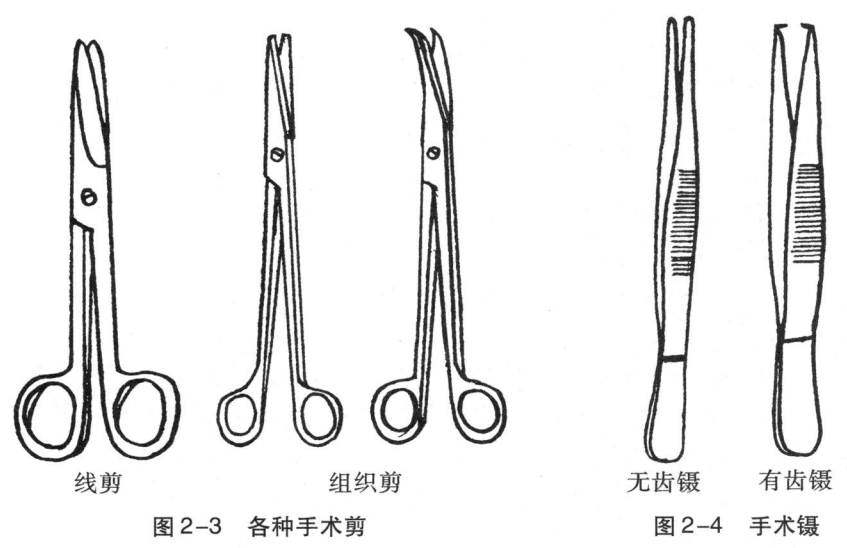

线剪　　　　　组织剪　　　　无齿镊　有齿镊

图2-3　各种手术剪　　　图2-4　手术镊

2）血管钳　又称止血钳(图2-5)。血管钳有直、弯、长、短之分,弯血管钳分为蚊式钳、小弯钳、中弯钳、大弯钳、长弯钳、直角钳。①血管钳:为全齿,其卡扣扣紧时,对组织有不同程度的损伤,不能直接用于皮肤、脏器及脆弱组织的夹持,多用于术中止血和分离组织,也用于缝合、夹持敷料;半齿血管钳的钳端较全齿血管钳的前端受力大,常用于出血点的钳夹止血。②直角钳:用于体腔深部手术时游离血管、胆管等组织。③有齿血管钳:又叫克扣钳,用以夹持质地较韧、易滑脱、其内有重要血管的组织,有直、弯两种规格。克扣钳的咬合面是全横纹,以防止大出血,钳夹时用整个钳夹持。④无损伤血管钳:用于阻断或部分阻断较大的血管,对血管壁的损伤较小。⑤弧形钳:如肾蒂钳用于肾脏手术阻断肾蒂血流。脾蒂钳用于脾切除手术中阻断脾蒂血流。

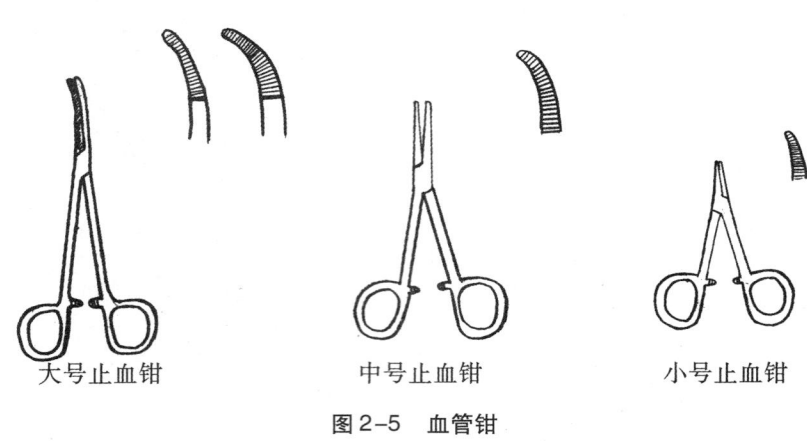

大号止血钳　　　　　中号止血钳　　　　　小号止血钳

图2-5　血管钳

3)其他钳类　①组织钳:钳端有整齐的小齿如鼠齿,故俗称"鼠齿钳"。尖齿细小、对合紧密,对组织损伤小,用以钳夹、牵引软组织等。②卵圆钳:分为有齿、无齿两种。有齿卵圆钳多用于夹持纱布块、棉球等进行皮肤消毒,或用于夹持和传递无菌物品。无齿卵圆钳多用于夹持胃、肠管等脏器。③布巾钳:用于固定各种手术巾单,也可用于牵拉骨或其他坚韧组织。④肺叶钳:用于提拉、牵引肺叶组织,以充分显露手术野。⑤肠钳:用于夹闭肠道断端。

（3）持针器　用于夹持缝合针,其头端有纵横交错的纹路和细小颗粒形成粗糙面,增加持针器的夹持力。持针器头端有粗、细之分,粗头夹持力大,在夹持较大缝针时,固定牢靠,便于手术者准确操作,尖头持针器夹持力相对较小,对缝针的损伤小,多用于夹持细小缝针;一般使用直持针器,特殊部位如心脏、肾门等处缝合时可选用弯持针器。

（4）牵开器　又称拉钩,用于组织牵开,显露术野。根据手术部位深浅,选择拉钩大小和形状。常用拉钩有甲状腺拉钩、直角拉钩、胸腔自动牵开器、腹腔自动拉钩、S形拉钩、膀胱拉钩、皮拉钩等(图2-6)。

（5）吸引器头　有直、弯两种,用于吸出术野的渗血、渗液及冲洗液等。有单管吸引器头、侧孔单管吸引器头、多孔套管吸引器头3种类型。

（6）其他器械　肺叶钳、肠钳、咬骨钳、咬骨剪、阑尾钳、探针、剥离子等。

5.引流物及引流管

（1）引流条　①橡皮片引流条:可用医用手套裁剪,多用于浅部切口和少量渗出液的引流。②烟卷引流条:纱布卷成烟卷状后用医用手套皮包裹,用于胆管、深部组织创口的引流。

（2）引流管　①T形引流管:用于胆道手术引流。②双腔(或三腔)引流套管:用于胃肠道手术、肝胆胰手术的引流,腹腔术后冲洗引流。③胸腔引流管:用于胸腔、心包腔和纵隔引流。④脑室(腹腔)引流管:用于脑室引流。

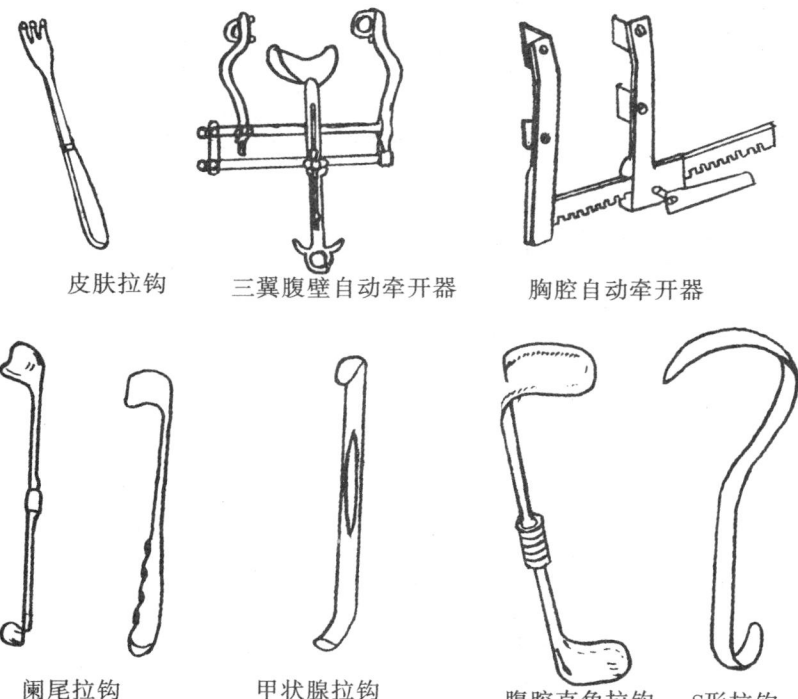

皮肤拉钩　　三翼腹壁自动牵开器　　胸腔自动牵开器

阑尾拉钩　　甲状腺拉钩　　腹腔直角拉钩　　S形拉钩

图2-6　各种牵开器

二、物品的无菌处理

1. 布单类　采用高压蒸汽灭菌,遵循一用一清洁一灭菌的原则。感染性疾病使用的布单类应集中摆放,单独清洗消毒。环境的温度、湿度达到规定时,纺织品材料包装的无菌物品灭菌有效期为14 d;未达到环境标准者,无菌物品灭菌有效期为7 d。

2. 敷料类　多为一次性包装使用,可采用过氧化氢低温等离子体或环氧乙烷灭菌,使用过的敷料按医疗垃圾处理。

3. 手术缝合针及缝合线　手术缝合线和缝合针分别包装并灭菌,根据材质选择相应的灭菌方法,如环氧乙烷灭菌法或高压蒸汽灭菌法,可在术中直接使用,严禁用戊二醛浸泡灭菌。

4. 器械类　①普通手术器械:首选高压蒸汽灭菌,锐利手术器械,不耐热、不耐湿的手术器械,采用过氧化氢低温等离子体灭菌。②污染手术使用的器械、乙肝抗原阳性患者术后的手术器械,用0.2%的过氧乙酸或2%的戊二醛或1%的84消毒液浸泡1 h后,再按普通器械处理。③特异性感染如破伤风、气性坏疽等手术使用的器械,用0.2%的过氧乙酸或1%的84消毒液浸泡1 h后,用清水冲净,高压蒸汽灭菌1次,然后按普通器械处理。④腔镜及附件:选用高压蒸汽灭菌,不适用于高压蒸汽灭菌的内镜及其附件,可选用过氧化氢低温等离子体或环氧乙烷灭菌,也可采用2%戊二醛浸泡12 h。

5. 引流物及引流导管　可按橡胶类物品灭菌或高压蒸汽灭菌处理。

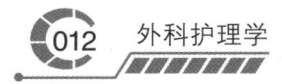

第三节　手术人员的准备

一、更衣

手术人员从医护人员通道进入手术室时,必须在换鞋区更换手术室防护拖鞋,在更衣室除去身上的所有饰物,脱去外衣,穿好洗手衣裤,戴帽子、口罩,上衣要扎入洗手裤内。修剪指甲,长度以不露指腹为宜,甲缘下无污垢。手与手臂皮肤无破损或感染、无上呼吸道感染者,方可进入刷手间。

二、外科手消毒

外科手消毒目的是清除或者杀灭手表面微生物,抑制手术过程中手及手臂表面微生物的生长,防止病原微生物在医务人员和患者之间的传播,有效预防手术部位感染。外科手消毒包括洗手和手消毒2个步骤。

(一)洗手方法

1. 清洗　取适量肥皂液或洗手液清洗双手、前臂和上臂下1/3,认真揉搓。清洁双手时,应注意清洁指甲下的污垢和手部皮肤的皱褶处。

2. 冲洗　流动水冲洗双手、前臂和上臂下1/3,从手指到肘部沿一个方向用流动水冲洗,不要在水中来回移动手臂。

3. 擦干　使用干手物品擦干双手、前臂和上臂下1/3。

(二)手消毒方法

手消毒方法包括免刷手消毒方法和刷手消毒方法两种。

1. 免刷手消毒方法

(1)冲洗手消毒方法　取适量的手消毒剂揉搓双手的每个部位、前臂和上臂下1/3,认真揉搓2~6 min,用流动水冲洗双手、前臂和上臂下1/3,用无菌巾彻底擦干。

(2)免冲洗手消毒方法　取适量的手消毒剂涂抹双手的每个部位、前臂和上臂下1/3,并认真揉搓至消毒剂干燥。

(3)涂抹外科手消毒剂　取免冲洗手消毒剂于一侧手心,揉搓一侧指尖、手背、手腕,将剩余手消毒液环转揉搓前臂及上臂下1/3。取免冲洗手消毒剂于另一侧手心,步骤同上。最后取手消毒剂,按照七步洗手法揉搓双手至手腕部,揉搓至手消毒剂干燥。手消毒剂的取液量、揉搓时间及使用方法应遵循产品的使用说明。

2. 刷手消毒方法

(1)清洁洗手　用肥皂液或洗手液清洗双手及手臂,流动水冲洗净。

(2)刷手　取无菌手刷,接取适量洗手液或外科手消毒液,刷洗双手、前臂和上臂下1/3,时间约3 min。刷时稍用力,先刷甲缘、甲沟、指蹼,由拇指桡侧开始,渐次到指背、尺侧、掌侧,依次刷完双手手指,再分段交替刷左右手掌、手背、前臂至肘上。刷手时要注意勿漏刷指间、腕部尺侧和肘窝部,用流动水自指尖至肘部冲洗,不要在水中来回移动手臂(图2-7)。

(3)擦干　用无菌巾从手至肘上依次擦干,不可再向手部回擦,拿无菌巾的手不要触碰已擦过皮肤的巾面。同时要注意无菌巾不要擦拭未经刷过的皮肤。同法擦干另一手臂(图2-8)。

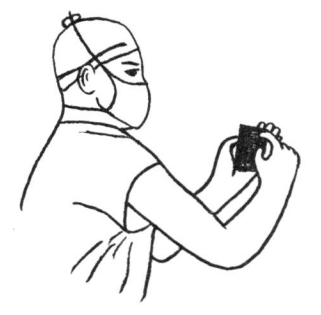 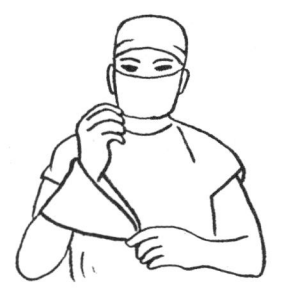

图2-7　刷手消毒方法——刷手　　　　图2-8　刷手消毒方法——擦干手

（3）涂抹消毒液　取适量消毒液，采用七步洗手法涂抹双手的每个部位、前臂和上臂下1/3，保持拱手姿势至手消毒液干燥。

三、穿无菌手术衣及戴手套

（一）穿无菌手术衣法

1. **穿对开式手术衣**　①外科手消毒后，双手提起衣领两端，将手术衣抖开，举至与肩同高，顺势将双手及手臂插入衣袖中，双臂向前伸直；②巡回护士从穿衣者身后牵拉手术衣衣领的内面，在颈部后方系好领口系带；③穿衣者双手交叉，用手提起腰带，由巡回护士从身后接取并系紧；④穿手术衣时，不得用未戴手套的手拉衣袖或接触手术衣其他处，以免污染（图2-9）。

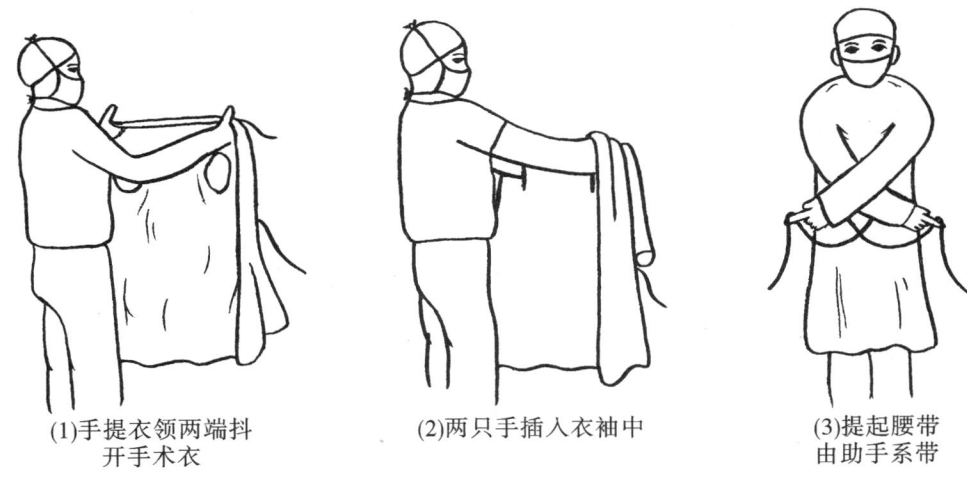

(1)手提衣领两端抖　　　(2)两只手插入衣袖中　　　(3)提起腰带
　　开手术衣　　　　　　　　　　　　　　　　　　　　由助手系带

图2-9　穿对开式手术衣

2. **穿全遮盖式手术衣**　①拿取无菌手术衣，双手提衣领将其展开；②将手术衣向上轻抛，双手向前伸直，手切勿伸出衣袖，由巡回护士在身后提拉手术衣，系好领口系带和内片腰系带；③戴好无菌手套；④解开腰部系带结，将系带一端递给已戴好无菌手套的医护人员，或由巡回护士用无菌持物钳夹持，穿衣者原地旋转一周后使手术衣的外片遮盖住内片，接过腰带系于腰间（图2-10）。

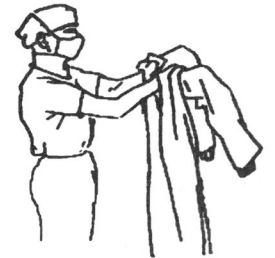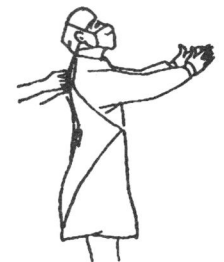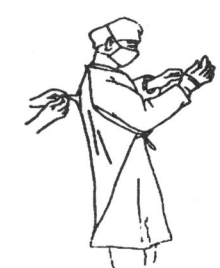

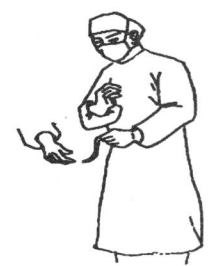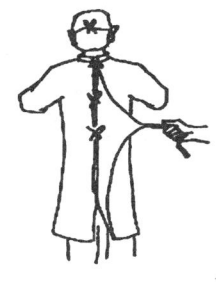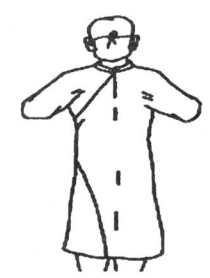

图 2-10　穿全遮盖式手术衣

3. 穿手术衣的注意事项　①拿取无菌手术衣时,双臂应伸直,以免污染手术衣无菌面;②穿手术衣时,选择宽阔处站立,面向无菌台,以免衣服展开时被污染;③穿手术衣之前,应先用双手提起手术衣衣领两端,轻轻向前上方抖开;④穿上手术衣后,双臂举在胸前,未戴手套的手不得触及手术衣;⑤巡回护士从穿衣者身后拉手术衣的衣领时,不能接触手术衣的外面。

（二）戴无菌手套

1. 自戴无菌手套法　按照戴手套者的手是否直接接触手套,可分为无接触式戴手套法和接触式戴手套法两种。

（1）无接触式戴无菌手套法　①穿手术衣时手不伸出袖口,右手隔衣袖取左手手套,并放在左手袖口上,手套指端朝向手臂,各手指相互对应;②两手隔衣袖分别抓住手套上、下两侧的反折部,将手套翻套于袖口上,手伸出袖口顺势伸入手套。同法戴右手手套。

（2）接触式戴无菌手套法　①左手捏住右手手套反折部,右手伸入手套戴好;②已戴上手套的右手拇指外展,其余4指伸入左手手套反折部的内面,左手插入手套并戴好,注意右手拇指不要触及左手手套反折部;③将一只手拇指外展,其余4指伸入对侧手套反折部,将其翻转并套在手术衣袖口外。手套戴好后要用无菌生理盐水冲洗,同时检查手套有无破损,如发现有水渗入手套里面或怀疑污染,必须立即更换(图 2-11)。

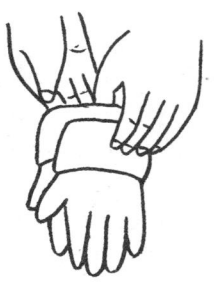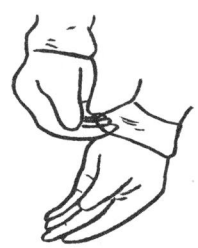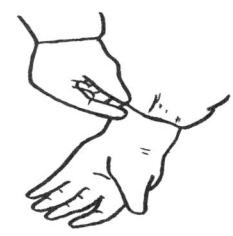

图 2-11　接触式戴无菌手套法

2.协助他人戴手套法 已戴手套者手稍向前伸,双手手指(除拇指外)插入手套反折部,使手套拇指朝向外上方,小指朝向内下方,撑开手套。被戴手套者对准手套,五指稍用力向下伸入手套,已戴手套者将手套同时向上提,并将手套反折部翻转套住袖口。同法戴另一只手套。

3.戴无菌手套的注意事项 ①未戴手套的手不能接触手套外面,已戴手套的手不能接触未戴手套的手;②协助他人戴无菌手套时,应先自行戴好手套,并避免接触其皮肤;③手套要严密地套在手术衣袖外;④戴好手套后,将翻边的手套口翻转压住手术衣袖口,不可裸露,应注意检查手套有无破损,如有破损必须立即更换。

(三)脱手术衣、手套法

1.脱手术衣法 脱手术衣时,由巡回护士松解背部系带,勿接触到身体或其他物品。①他人帮助脱衣法:术者向前微屈肘,由巡回护士将手术衣肩部向肘部翻转,继而向手的方向拉扯,即可脱下手术衣。此法手套翻转于手上。②个人脱衣法:术者左手抓住手术衣右肩向下拉,使衣袖翻向外,同法拉下手术衣左肩,脱下手术衣,使手术衣内面向外翻,保护手臂及洗手衣裤不被手术衣污染面所污染。

2.脱手套法 脱手术衣后,戴手套的左手抓取右手手套外面,使其翻转脱下;再用右手拇指伸入左手手套的内面,提起手套,使其翻转脱下。注意右手不可触及手套的外面,脱手套后应重新外科手消毒后,方可参与下一台手术。

第四节 手术患者的准备

一、一般准备

手术患者由手术室护士提前转运至手术室准备手术,病房护士、手术患者或家属根据医嘱向手术室护士交接术中所需用物,主动陈述身份信息,如姓名、年龄、医疗诊断、手术部位等,配合完成手术安全核查,确保手术部位、手术方式准确无误。如老人、小儿,以及烦躁、交流障碍、意识不清、基础麻醉等患者,允许患者家属陪送至手术室大厅,做好手术安全核查。

二、手术体位安置

手术体位由手术医生、麻醉医生、手术室护士共同确认和执行,根据手术所需,选择恰当的体位,充分显露手术野,确保患者安全与舒适。

手术体位安置原则:①充分暴露手术野,避免不必要的裸露;②患者肢体和托垫必须摆放平稳,约束带松紧度适宜,防止术中移位或坠床;③维持正常呼吸和循环功能,避免挤压胸部、腹部;④维持肢体的生理功能位,避免血管、神经、肌肉的过度牵拉和扭曲。手术室常用的手术体位包括仰卧位、侧卧位、俯卧位、截石位等。

(一)仰卧位

仰卧位是最常见的手术体位,包括水平仰卧位、头(颈)后仰卧位、上肢外展仰卧位。

1.水平仰卧位 适用于胸部、腹部及四肢等部位的手术。患者仰卧于手术台上,头部垫软枕,双臂用中单固定在身体两侧。如果一侧手臂有静脉输液,需将其固定在臂托上;膝下放一软枕,用较宽的固定带固定膝部,足跟部用软垫保护(图2-12)。

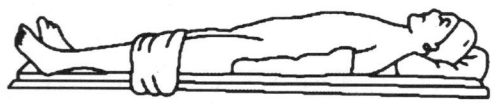

图2-12 水平仰卧位

2. 头(颈)后仰卧位 用于甲状腺、颈前路、气管异物等颈部手术。肩部垫软枕,抬高肩部20°(或头板放下10°~20°)。患者颈后垫圆枕,枕下放头圈,避免颈部悬空,保持头颈部稳定、颈部过伸位,充分暴露手术野(图2-13)。

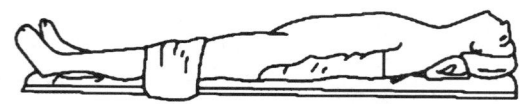

图2-13 头(颈)后仰卧位

3. 上肢外展仰卧位 用于乳房、上肢手术。乳房手术时,术侧上肢外展,置于臂托上,上肢外展不超过90°,以免损伤臂丛神经(图2-14)。

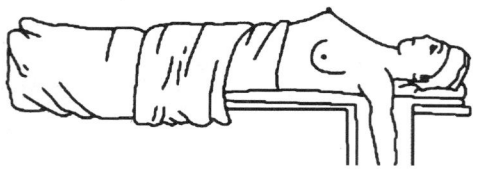

图2-14 上肢外展仰卧位

(二)侧卧位

1. 90°侧卧位 取健侧卧位,头下垫头枕,高度平下侧肩高,使颈椎处于水平位置。腋下距肩峰10 cm处垫胸垫。术侧上肢微屈曲呈抱球状,置于臂托上,上肢远端关节稍低于近端关节;下侧上肢外展于臂托上,上肢远端关节高于近端关节。肩关节外展或上举不超过90°,避免臂丛神经损伤。两肩连线和手术台呈90°,腹部用固定挡板支持耻骨联合,背部用挡板固定骶尾部或肩胛区,共同维持患者90°侧卧位。双下肢自然屈曲,前后分开放置,保持双下肢呈屈曲位。双下肢之间放体位垫,双上肢、膝关节及髋部用约束带固定(图2-15)。

2. 腰部手术侧卧位 肾脏、输尿管等腰部手术患者安置侧卧位时,手术床背板与腿板折叠处对准手术部位,腰下置腰垫,调节手术床呈"折刀形",充分显露肾区术野。双下肢呈屈曲位,前后错开放置,下腿弯曲,上腿伸直,两腿间垫软枕,约束带固定肢体,松紧以能容纳一指为宜。缝合切口前复位腰桥(图2-16)。

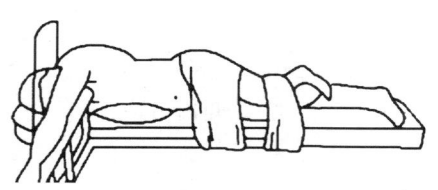

图2-15 90°侧卧位

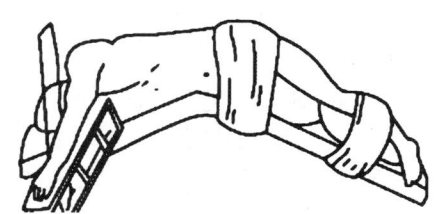

图2-16 腰部手术侧卧位

3.45°侧卧位 协助患者呈仰卧位后,沿手术床纵轴平行垫胸垫,使术侧胸部垫高约45°;健侧手臂外展置于臂托上,术侧手臂屈肘用棉垫保护,保持肢体功能位并固定于麻醉头架上;患侧下肢用软枕支撑,健侧下肢上端用挡板固定。保持前臂稍微抬高,避免肘关节过度屈曲或上举,防止损伤桡、尺神经(图2-17)。

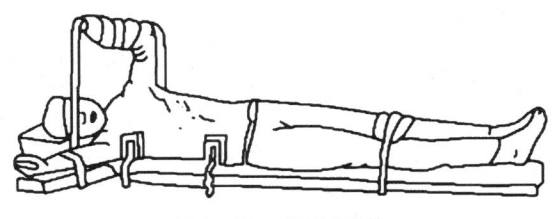

图2-17 45°侧卧位

(三)俯卧位

俯卧位适用于头颈部、背部、脊柱后路等部位的手术。患者麻醉成功后,呈轴线翻身俯卧于手术床上,头偏向一侧,双肘稍屈曲,置于头旁。胸部、耻骨下垫软枕,使腹部悬空,腹肌放松,保证呼吸和循环功能,足下垫小枕。颈椎手术时,头面部应置于头架上,保持颈部呈中立位,避免压迫眼部、口鼻部。腰椎手术时,在患者胸腹部垫以弧形拱桥软垫,调低手术床尾板,使腰椎间隙拉开,充分暴露手术野。将双下肢置于软枕上,保持下肢功能位,足踝部垫软枕,约束带固定于膝关节上5 cm,松紧以能容纳一指为宜(图2-18)。

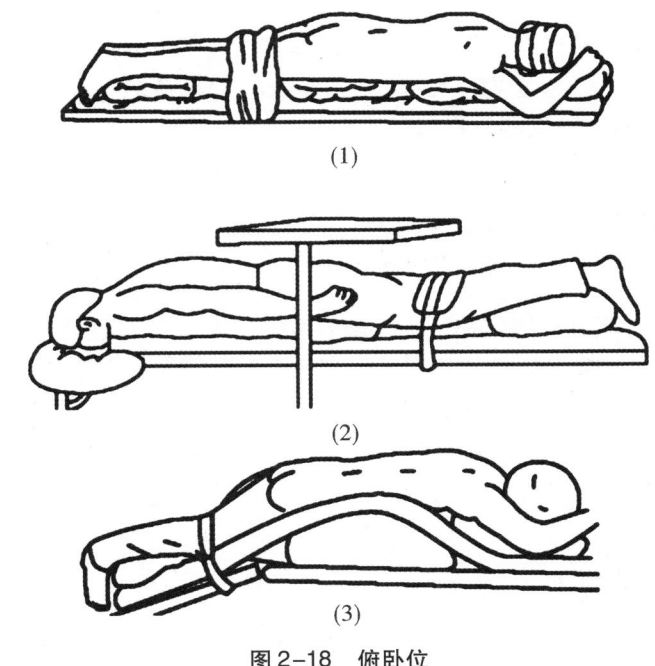

(1)

(2)

(3)

图2-18 俯卧位

(四)截石位

截石位适用于会阴部、尿道、肛门部手术。患者仰卧,臀部与手术床背板下缘平齐,必要时臀下垫软枕;两腿屈髋、屈膝置于腿架上,双下肢外展<90°,腘窝部垫以软枕,约束带置于膝关节上5 cm固定(图2-19)。

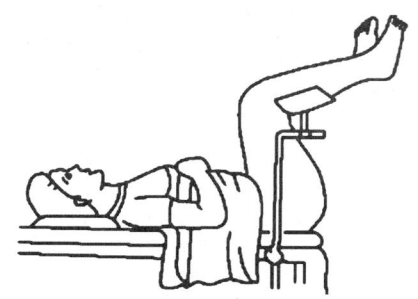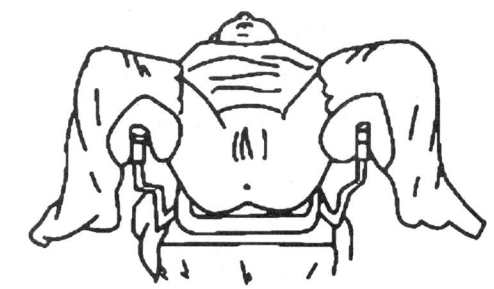

图2-19 截石位

三、手术区皮肤消毒

安置好患者手术体位后，需对手术区域进行皮肤消毒，清除手术切口及其周围皮肤上的暂居菌，最大限度减少手术部位感染。

（一）皮肤（黏膜）消毒剂

常用的消毒剂有碘类消毒剂如2%碘酊、0.5%碘伏，醇类消毒剂如75%乙醇。2%碘酊杀菌谱广，能杀灭芽孢；0.5%碘伏杀菌力较碘酊弱，不能杀灭芽孢；75%乙醇对芽孢无效，可用于颜面部消毒、供皮区消毒和脱碘。

（二）消毒方法

用无菌纱球浸上碘伏涂擦患者手术区皮肤2遍即可。婴幼儿，面部、会阴部皮肤及口鼻腔黏膜的手术消毒一般选用0.5%安尔碘；植皮时，供皮区皮肤用75%乙醇消毒3遍。腹部手术消毒时，先在脐窝中滴加适量消毒剂，皮肤消毒后再擦净。

（三）消毒范围

手术消毒范围是手术切口及周围皮肤20 cm的区域，如有延长手术切口的可能，应扩大消毒范围；四肢手术以切口为中心，上下各超过1个关节。

（四）消毒原则

消毒顺序以手术切口为中心向四周消毒，充分暴露消毒区域。感染伤口或肛门、会阴部皮肤消毒，应由手术区外周向感染伤口或肛门、会阴部消毒。消毒液不能蘸取过多，稍用力擦拭，已接触污染区的纱球不能返回皮肤清洁处消毒。注意脐部、腋窝、会阴部等皮肤皱褶处的消毒。

四、手术区铺单法

（一）手术区铺单的目的

铺盖无菌布单的目的是显露手术切口必要的皮肤区域，建立无菌屏障，降低和避免手术部位感染。

（二）手术区铺单的原则

手术区铺单的原则：①无菌手术单一般距离手术切口中心2~3 cm，悬垂于手术床缘下至少30 cm，手术切口周围无菌单4~6层，外周至少2层。②无菌手术单不能接触工作人员腰以下的手术衣，一经污染必须立即更换。③接触皮肤的第一层无菌巾，可以用巾钳或皮肤保护膜固定，最后一层无菌巾应用组织钳固定，以免无菌巾移动造成污染。④无菌巾铺好后不要移动，必须移动时,只允许自内向外移动,不允许由外向内移动。⑤术中手术单如被水、体液或血液浸湿,手术单污染或怀疑污染时,应加盖无菌巾保持无菌区域无菌。

(三)手术区铺单的操作流程

以腹部手术铺单法为例。

1. 铺无菌巾 用4块无菌巾遮盖手术切口周围。①第一助手外科手消毒后,器械护士把第1、第2、第3块无菌巾的折边1/3朝向第一助手,第4块无菌巾的折边朝向自己,按顺序传递。传递无菌巾时,应将戴无菌手套的手卷入无菌巾两端,递给第一助手。②第一助手接过折边的无菌巾,分别铺于手术切口下方、上方及远侧,最后铺近侧,无菌巾四个交叉角分别用布巾钳固定;若铺巾者已穿好无菌手术衣,则铺单顺序改为:先下后上,再近侧后对侧。

2. 铺手术中单 铺单者重新消毒手臂,穿无菌手术衣、戴无菌手套后,再铺盖其他手术无菌单。将2块无菌中单分别铺于切口的上方和下方。

3. 铺剖腹单 将有孔洞的剖腹单正对切口放置打开,短端向头部上翻,遮盖住患者上半身及麻醉架,长端向下翻,遮盖住下半身及手术托盘;展开剖腹单时,器械护士及铺单者的手,须卷在剖腹单里面以免手部污染(图2-20)。

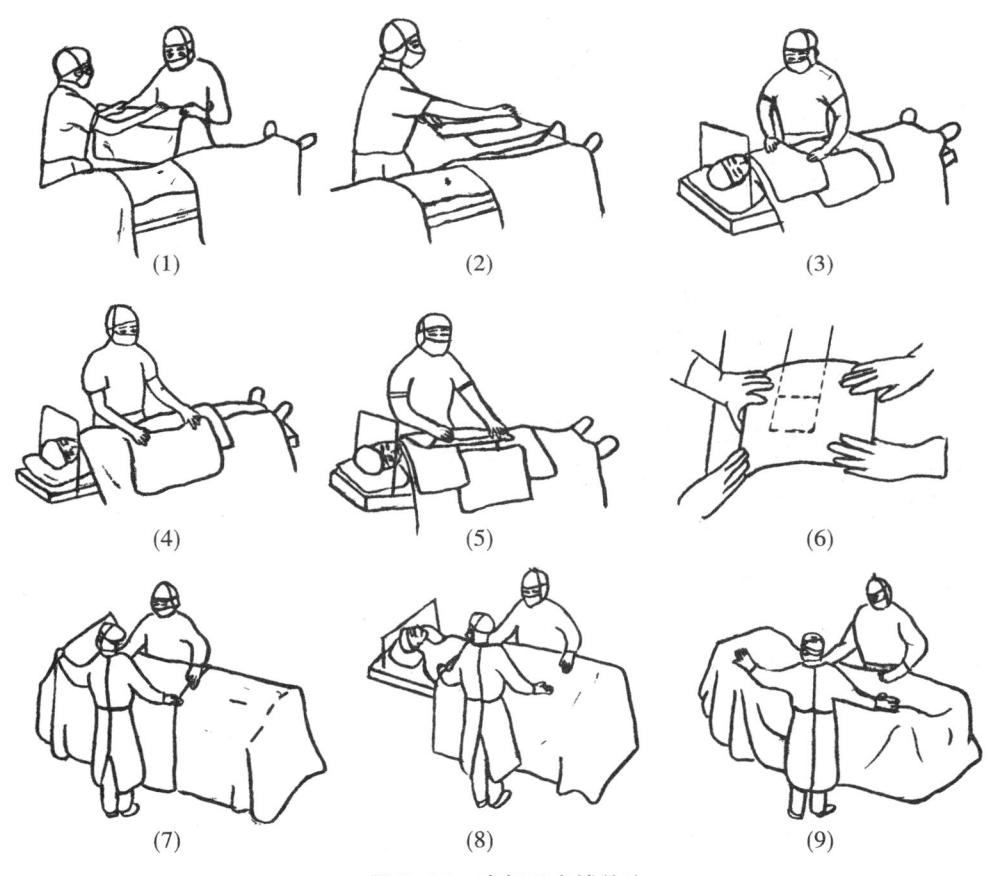

图 2-20 腹部手术铺单法

第五节 无菌器械台的准备和手术中无菌操作原则

一、无菌器械台的准备

铺置无菌器械台的目的是使用手术无菌单建立无菌区域,形成无菌屏障,防止无菌手术器械及敷料再污染,加强手术器械管理。正确的手术器械传递方法可以准确、迅速地配合手术医生,缩短手术时间,降低手术部位感染,预防职业暴露。

(一)无菌器械台的使用原则

无菌器械台的使用原则:①选择环境中较为宽敞的区域开台,徒手打开外层包布,用无菌持物钳开内层包布,打开无菌包内层包布的顺序为:先对侧,后近侧;②无菌巾器械台开台并暴露于无菌环境中超过6 h,应重新更换或加盖无菌巾;③无菌包打开后未被污染又重新包裹,有效期不超过24 h。

(二)无菌器械台的开台要求

为便于器械护士准确、轻快地传递手术用物,缩短手术时间,配合手术时站立位置与手术器械分类摆放顺序应保持协调一致。器械护士与主刀者位置关系是护士位于术者对侧,如坐位正面手术位于其右侧,坐位背面手术,位于其左侧;器械护士与手术患者位置关系是仰卧位时,位于患者左侧(除外盆腔手术),侧卧位时位于其腹侧,俯卧位时位于其右侧。

(三)无菌器械台的建立

无菌器械台的建立有两种方法,一是直接利用无菌器械包的包布打开建立无菌器械台,二是用无菌敷料重新铺盖建立无菌器械台。前者较为常用。①铺巾时,应选择较为宽敞的区域,检查无菌器械包的名称、有效期、签名,有无松动、潮湿、破损,化学指示胶带是否变色;②撕开无菌器械包的包外化学指示胶带,扫码后将标签贴于手术器械清点单的背面;③用手依次打开无菌器械包外层包布的外、左、右角,勿接触内层包布;④用无菌持物钳依次打开无菌器械包的内层包布,先对侧后近侧;⑤无菌器械台的铺巾≥4 层,无菌巾四周垂于器械台缘下至少30 cm。无菌巾一旦潮湿,应立即更换或加铺无菌巾,以防细菌通过潮湿的无菌单污染手术切口。

(四)无菌器械台建立的注意事项

无菌器械台建立的注意事项:①器械台要清洁干燥,铺好后有效期不超过4 h,避免无菌区域潮湿、污染。②器械护士穿无菌手术衣、戴无菌手套后,方可建立无菌器械台。③无菌器械台的台面为无菌区域,手术器械、无菌物品不能超出器械台缘。④移动无菌器械台时,器械护士不能触及器械台缘以下区域,巡回护士不可触及下垂的无菌单。⑤同时摆放两个器械台时,器械台可采用直角形或平行放置;将专科器械和公共器械分开放置,公共器械台靠近器械护士一侧。⑥器械护士应妥善保管缝针,缝针放在针盒内或别在专用布巾上,不可随意摆放在器械台面上,以免丢失。若缝针离开针盒,必须保持针不离钳。

(五)器械台的分区

摆放无菌器械台分4 区,包括Ⅰ区、Ⅱ区、Ⅲ区、Ⅳ区。按手术器械、物品的使用顺序和频率分类摆放,方便器械护士传递手术用物。器械物品的摆放顺序以器械护士为中心分近侧、远侧,以切口为中心分近心端、远心端。各区放置的物品有:Ⅰ区为治疗碗、弯盘、治疗杯、缝针盒、缝合线、刀片、注射器等,治疗碗在上、弯盘在下,小件物品放于弯盘;Ⅱ区为手术刀、手术剪、手术镊、持针钳等手术常用器械；Ⅲ区为止血钳、消毒钳等；Ⅳ区为纱布、纱垫、拉钩、咬骨钳、皮肤保护巾和备用器械等，备用器械可用长方形不锈钢框盛装。

二、手术中的无菌操作原则

手术人员正确掌握无菌技术、严格执行无菌操作原则是预防切口感染的关键，保证患者安全度过围手术期，需严格遵循无菌操作原则。

1. **严格区分有菌和无菌区域** ①凡属无菌物品，一旦接触到有菌物品即为污染，身体无菌部位，一旦接触有菌区域即为污染，不得再看作无菌部位。②手术人员穿无菌手术衣、戴无菌手套、铺无菌巾后，双前臂和双手、肩以下、腰以上、腋前线之前的胸前及手术床缘以上可视范围为无菌区；相反，肩以上、腰以下、背部及手术床缘以下均应视为有菌区域，医务人员的手不可下垂至腰部以下及手术床缘以下。③无菌包打开后未被污染，超过 24 h 不可使用；从无菌容器、无菌包内取出的无菌物品，即使未用也视为污染，不可再放回无菌容器，须重新消毒灭菌后再使用。④术中如有手套破损或接触有菌区域应立即更换，术者前臂或肘部被参观者接触后，应套无菌袖套。⑤手术器械应从手术人员的胸前传递，不可从术者身后或头部传递，必要时可从术者手臂下传递，不得低于手术台的台缘，不可随意伸臂横过手术区取手术器械。⑥手术人员咳嗽、打喷嚏时，应将头转离无菌区；及时擦拭手术者的汗液，避免滴落在手术台上。⑦手术人员需要调换位置时，如两人相邻，一人双手放于胸前，与交换者采用背靠背形式交换；如非相邻，则由双方先面向手术台退出，再交换位置。

2. **保持无菌物品的无菌状态** 手术过程中，若手套破损、接触到污染物品或疑有污染，应立即更换无菌手套；无菌区域的手术单若被浸湿，应加盖或更换无菌巾；手术操作严禁跨越无菌区域，若有或疑似被污染应按污染处理。

3. **保护切口皮肤** ①常规消毒后、切开和缝合皮肤前，以75%乙醇消毒2遍，也可粘贴无菌聚乙烯护皮膜，经护皮膜切开皮肤，减少切口感染。②手术人员的手不要接触切口周围皮肤。③切皮后，应更换手术刀片和盐水垫，铺皮肤保护巾。④处理空腔脏器残端时，应用盐水垫保护周围组织，并用碘伏消毒切口部位。⑤手术过程中已污染的手术刀、手术剪、敷料等，必须另放于弯盆中，不能放回无菌区。⑥缝合皮肤前，应冲洗切口，洗净手套上的血迹，去除皮肤保护巾或护皮膜，用75%乙醇消毒周围组织后，再行切口缝合。

4. **手术隔离技术** ①被污染的手术器械、敷料应放在隔离区域内，避免污染其他物品，禁止再使用；切除手术部位的断端应用湿纱布（垫）保护，避免污染周围手术野。②术中吸引应保持通畅，随时吸除外流的内容物，吸引器头不可污染其他部位，并遵循无菌原则及时更换吸引器头。③器械护士的手不得直接接触污染隔离物品，被污染的器械应置于专用治疗碗内，避免与其他器械接触。④为预防切口种植或手术区域污染，取出的病理标本及时放置于取物袋或标本袋中，防止标本与手术切口接触，取下的病理标本放入专用容器内转运。

5. **物品清点** ①手术开始前，由器械护士和巡回护士共同清点各种手术器械及敷料的名称、数量及完整性；在关闭体腔、缝合皮下时，重新进行逐项清点，确认数量无误后，方可关闭切口，术中追加的手术器械、敷料应及时清点、记录。②手术台上必须使用带钡线的显影纱布、纱垫，纱布不得任意剪切。特殊情况对纱布做剪裁时，必须点数并登记，手术结束检查其完整性，防止遗留或丢失。③器械护士及时收回术中使用过的手术器械，医生不应自行拿取手术器械及用物。④凡手术切口内所用纱垫，纱垫带尾端放在手术切口外，防止敷料遗留体内。⑤外来植入手术器械清点时，器械护士做好归类、配套管理，加快清点速度。⑥若做深部脓肿或多发脓肿切开引流时，创口内填入的纱布、引流物，应将其种类、数量记录于麻醉单上，术毕手术医生再将其记录于手术记录单内，取出时应与记录单数目相符。

第六节 手术室护士的分工与术中配合

一、手术室护士的分工

(一)手术室护士配置

手术室护士配置的目的是配备合适的护理人员,完成手术室各项工作任务,保证医疗护理工作的正常进行,实现手术室综合目标。因此,手术室需要合理配置人员,以提高工作效率。

1.手术室护理人员配置要求

(1)人才梯次构建合理 各级职称人员应按一定比例构成完整的人才知识结构,做到能级对称,各尽其能,促进人才培养和发展。一般医院手术室护士的高、中、低级职称比例为(0~1):4:8,800张以上床位医院或教学医院其比例为1:3:6。

(2)人员配置年龄结构比例适当 根据手术室护理工作特点,将手术室护士划分为高、中、低年资3个年龄层次。高年资护士指在手术室工作10年以上的护士,具有丰富的手术室临床护理经验,可从事培训、科研和协助护士长进行管理工作;中年资护士指工作5~10年的手术护士,为临床一线工作的护理骨干,可从事带教及安全管理工作;低年资护士指工作5年以下的护士,多给予带教和培养。在手术室护理人员配置的年龄结构中,一般高、中、低年龄护士比例为1:5:10,有利于手术配合和人才培养,确保手术安全。

2.手术室护理人员配置比例 根据外科病床数、手术台使用率、急诊手术数、大手术量以及科研、教学任务等因素,进行手术室护理人员的配置。一般情况下,综合性医院手术间与手术科室床位比例为1:(30~40),手术室护士与手术台的比例≥(2.5~3):1;教学医院手术室护士与手术台的比例为3.5:1。

(二)手术室护士的分工

手术新器械、新设备层出不穷,无菌技术要求更高,手术方式更复杂、精细,促使手术室护士专科护理技术向一专多能方向发展,手术室护士配合手术的方式,已从"全面参与型"向"专科定人参与型"转变,以适应外科技术高、精、尖发展的需求。根据手术科室的手术种类及数量,将手术室护理人员按业务水平、身体状况、年龄差别进行专科分组、定人配合,使手术护理配合工作井然有序。

手术室专科分组一般分为专科手术配合组和辅助手术工作组两类。

1.专科手术配合组 根据临床科室规模、手术种类及数量,将手术室护士分成若干小组,如普外科手术配合组、骨外科手术配合组、泌尿外科手术配合组、心脏外科手术配合组、胸外科手术配合组、神经外科手术配合组以及腔镜手术配合组等,每组设一名组长、若干组员。护士相对固定在一个组,每天安排该组手术配合,增加专科手术室护士的实践机会,缩短专科业务培训周期,促进护士岗位速成,提高手术配合的效率和质量。

2.辅助手术工作组 手术室后勤保障直接影响手术的顺利开展。辅助手术工作组可分为药物准备组、器械准备组、敷料准备组、贵重仪器管理组、感染监控组、教学培训组等,每组也设一名组长、若干组员,保证专科手术器械和仪器设备的维护保养,满足手术需求。

手术室护士专科分组后,手术间相对固定,手术物品定位放置,手术室护士外出拿取物品的次数减少,层流手术间开、关门减少,减少了手术人员和物品流动,保持手术间空气洁净,有效避免和降低手术感染率。

二、手术配合

(一)器械护士手术配合

器械护士又称洗手护士,器械护士需进行刷手、穿手术衣和戴手套等无菌准备,在手术台上协助医生进行手术。器械护士手术配合包括术前准备和术中配合。

1. 术前准备　术前1d了解手术患者病情,熟悉手术相关解剖、手术步骤、配合要点、仪器设备及物品的特殊准备,做到心中有数、熟练配合。根据手术要求准备手术敷料、器械及术中用物,注意认真查对手术用物有效期。

2. 术中配合

(1)术前　①严格执行查对制度和无菌技术操作规程,做好三方核查。②手术开始前20 min进入刷手间,进行外科手消毒。③穿手术衣、戴手套后整理器械台,手术物品定位放置,检查手术器械零件是否齐全、关节性能是否良好,认真核对无菌器械、敷料包的灭菌日期、灭菌效果,将化学指示卡、变色指示胶带交由巡回护士粘贴在手术物品清点记录单上,以便随时核查,并协助医生铺无菌巾。④与巡回护士共同清点手术器械及敷料的名称、数量,每次2遍,并由巡回护士详细记录在手术物品清点记录单上;当关闭体腔、深部组织、缝合至皮下组织时,再次进行清点,保证手术物品数目相符,严防异物遗留在患者体腔或组织内。

(2)术中　①手术开始后器械护士应集中精力,密切观察手术进程,主动、准确、轻快地传递手术器械。②及时收回用过的手术器械,保持手术区域、无菌台及手术托盘的无菌和整洁,无菌巾一经浸湿,应及时更换或加盖无菌巾。③手术切下的游离组织、自体骨、标本等均应妥善保存,防止遗失。④手术关闭体腔前后、缝合皮肤前,告知巡回护士再次清点核对并记录手术器械、敷料数目。⑤负责保管切下的组织、标本,术毕交由手术医生妥善处理,防止遗失。

(3)术毕　①协助手术医生擦净伤口及引流管周围的血迹,协助包扎伤口。②检查病理标本、培养管登记情况。③负责手术器械的清点并交由供应中心清洗、打包、消毒、灭菌。④手术精细器械、显微器械应分别处理,防止损坏,做好维护和保养。如为感染手术,使用的器械、敷料等物品应按医院感染管理流程规范处理。

(二)巡回护士手术配合

巡回护士负责在手术全过程密切观察并满足患者的需求,为手术提供补充所需物品,并监督手术团队及其他成员遵守无菌操作原则,保证手术顺利、安全进行。巡回护士手术配合包括术前访视、术中配合和术后随访。

1. 术前访视　①术前1d访视,了解患者病情、静脉充盈状态、手术区备皮情况、手术及麻醉方式、基础疾病及心理状况等。②查阅病历,了解患者的各种化验、检查、皮试结果,填写术前访视单,评估手术风险因素,实施护理干预;向患者简要介绍手术流程、体位等,共同核对手术部位标记,并给予心理支持。③熟悉患者实施手术的步骤及术中特殊器械的使用,根据手术需求备好体位垫,准备电刀、电凝等手术仪器,检查其性能是否处于完好状态。

2. 术中配合

(1)术中　①根据手术通知单和病历,逐项核对患者姓名、科别、年龄、床号、住院号、X射线片、手术名称及麻醉方式,清点病室带来物品、术中用药,检查术前医嘱是否执行。②执行手术三方核查和手术风险评估制度,与麻醉医生、手术医生共同核对患者身份、手术部位、手术方式、手术部位标记等内容。③根据医嘱进行输液、用药,协助麻醉医生工作,负责摆放手术体位、固定肢体。④手术开始前,与器械护士共同清点器械、敷料等数目,并记录在器械清点记录单上;关闭体腔或深部组织以及缝合至皮下时,再次清点复核。⑤连接各种手术仪器、吸引器及腔镜等,特别是电刀的负极

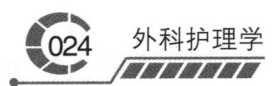

板要做到固定牢固,患者皮肤勿接触金属物;协助手术人员穿无菌手术衣,安排手术人员就位,调节手术无影灯灯光,清理污物桶。⑥严格执行查对制度,术中执行口头医嘱前要复述一遍,确认无误后再使用,防止用错药。⑦严密观察患者病情变化,保持输液通畅、手术体位正确、肢体勿受压,随时调节室内温、湿度等,必要时帮助术者擦汗。

(2)术毕 ①协助包扎手术切口,引流管接上无菌引流袋,并妥善固定。②妥善放置手术标本,存放标本的袋子或容器外,应注明患者姓名、病室、床号、病历号、日期等送至病理室。③协助麻醉师将患者送回病房,检查患者的皮肤是否完好,静脉输液和引流管是否通畅,手术切口敷料粘贴是否牢固,与病房护士交接。④整理好腹腔镜、显微镜、除颤器等特殊手术仪器,定位放置,补充手术间内所需物品。⑤督促、检查术后手术间的日常清扫和空气消毒。

3.术后随访 手术室护士到病房访视,了解患者术后康复情况,对患者进行心理疏导,帮助患者平稳、安全度过围手术期。术后随访时间以术后1~3 d为宜。①稳定患者情绪,征询对手术室护理服务的意见和建议,提升术中配合护理质量。②评估术后肠蠕动恢复、手术部位疼痛、手术切口敷料等情况。③询问术后患者饮食、正常活动恢复情况及其他表述。④针对疾病及术后康复对患者进行健康指导。

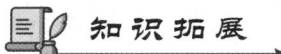 知识拓展

手术安全管理

麻醉手术部应当以患者为中心,保证围手术期安全。首先,建立手术安全核查制度,认真执行三方核查,确保手术患者、手术部位、手术方式正确;其次,加强手术患者体位安全管理,安置合适体位,防止因体位不当造成患者皮肤、神经、肢体等损伤;再次,建立手术标本管理制度,规范标本处理流程,有效防止标本差错;同时,建立并实施术中安全用药制度和物品清点制度,防止用药差错,有效预防患者在手术过程中的意外伤害,保证患者安全。

练习题

1.无菌包打开后未用完的无菌物品,按原折痕包扎好,注明开包日期及时间,其有效期为(   )

A. 4 h
B. 8 h
C. 12 h
D. 24 h
E. 48 h

2.铺好的无菌盘有效期不得超过(   )

A. 4 h
B. 8 h
C. 12 h
D. 24 h
E. 48 h

3.戴无菌手套时,以下描述错误的是(   )

A. 洗手,剪指甲,戴口罩
B. 核对手套号码、灭菌日期及包装
C. 戴好手套后,双手置于胸前
D. 戴上手套的手持手套的内面取出手套
E. 未戴手套的手持手套的反折部分取出手套

4.手术室的室内温度应控制在(   )

A. 16～18 ℃
B. 18～22 ℃
C. 22～24 ℃
D. 24～26 ℃
E. 26～28 ℃

5. 患者,男,75 岁。因脑出血进行手术已数小时。家属焦急地问病房护士:"手术怎么还没有结束啊,我很担心!"此时最能安慰家属的回答是(　　)

A."假如手术有问题,医生会通知您的。"

B."这样的病情手术风险本来就很大,您就别催了!"

C."您的心情我能理解,我可以打电话了解情况后再告诉您。"

D."这种手术的时间就是很长,您去手术室门口等着吧。"

E."对不起,我不清楚手术的情况。"

6. 以下关于手术室质量管理标准内容,不正确的叙述是(　　)

A. 手术室有定期清扫制度
B. 无菌手术感染率小于0.5%
C. 不需要对无菌物品进行细菌培养
D. 对感染手术严格执行消毒隔离制度
E. 三类切口感染有追踪登记制度

7. 患者,女,50 岁。患多发子宫肌瘤 5 年余,定期随诊,近半年肌瘤明显增大,经量增大,伴有贫血症状,医生建议手术。正确的手术备皮范围是(　　)

A. 肚脐周围 10 cm
B. 剑突下至大腿内上 1/3 处
C. 脐下至阴阜
D. 剑突下至阴阜
E. 阴阜周围 10 cm

（董越娟）

参考答案

第三章　麻醉患者的护理

知识归纳

━━━━━ 学习目标 ━━━━━

1. 掌握:常用麻醉方式及护理。
2. 熟悉:常用麻醉的主要并发症及护理措施。
3. 了解:常用麻醉药物的种类及使用目的。
4. 学会常见麻醉并发症的护理。
5. 具有认真、负责的工作态度,能够关心、尊重患者。

第一节　概　述

麻醉是用药物或其他方法使患者整体或局部暂时失去感觉,以达到患者无痛进行手术治疗的目的。

一、麻醉分类

根据麻醉作用部位和所用药物的不同,临床麻醉分类如下。

1. **局部麻醉**　简称局麻,指将局麻药应用于身体局部,使身体某一部位的感觉神经传导功能暂时阻断,运动神经传导保持完好或不同程度地被阻滞,患者局部无痛而意识清醒。局部麻醉包括表面麻醉、局部浸润麻醉、区域阻滞、神经阻滞和神经丛阻滞。

2. **椎管内麻醉**　是将局部麻醉药物注入椎管内的某一腔隙,使部分脊神经的传导功能发生可逆性阻滞的麻醉方法。椎管内麻醉包括蛛网膜下腔阻滞和硬膜外阻滞,其中硬膜外阻滞包括骶管阻滞。

3. **全身麻醉**　简称全麻,指麻醉药物经呼吸道吸入或静脉、肌内注射进入体内,产生中枢神经系统抑制,使患者意识消失、全身痛觉丧失、遗忘、反射抑制等。全身麻醉包括吸入麻醉和静脉麻醉。

4. **复合麻醉**　是合并或配合使用不同药物或(和)方法施行麻醉。复合麻醉包括静吸复合麻醉、全麻与非全麻复合麻醉等。

二、麻醉仪器

麻醉科最常用的仪器是麻醉机和监护仪,另外还有一些辅助测试设备,如血气分析仪、加温仪、微量注射泵、神经肌肉监测仪、液体加温仪、血液回收机及超声机等。根据患者的病情和手术类型,选择不同的麻醉仪器,并做好适当的术前准备使其处于正常备用状态,以保障各种医疗设备在麻醉、手术以及急救工作中发挥最佳效能。

1. 麻醉机的准备　目前临床使用的麻醉机型号和性能不一,但麻醉机使用前准备大致相同。使用前对麻醉机进行全面的检查,可以更好地预防因麻醉机故障导致的麻醉意外的发生。麻醉机检查内容包括气源检查、低压系统泄漏试验、流量计检查、氧浓度校正、呼吸回路检测、残气回收系统、监测仪的标定等。部分麻醉机还包括二氧化碳浓度监测、麻醉药物挥发罐麻醉药物液面检查等。

2. 监护仪的准备　目前临床上使用的监护仪为多功能监护仪。它能对患者生理参数进行实时、连续监测,从而为临床诊断和治疗提供重要依据,是临床麻醉工作中必不可少的工具。多功能监护仪的基本设置包括基础生命体征监测如心电图、呼吸、无创血压、脉搏血氧饱和度、心率和体温监测;还包括特殊生命体征监测如有创血压监测、呼气末二氧化碳监测、心排血量监测、脑电双频指数等。

知识拓展

谢荣(1921年5月至2021年6月3日),男,云南腾冲人。1946年毕业于同济大学医学院,麻醉学家、医学教育家,中国现代麻醉学的开拓者和奠基人。曾任北京大学第一医院临床医学研究所副所长、麻醉科主任、麻醉研究室主任。

谢荣教授将西方先进的麻醉技术引进中国,同时因地制宜开发具有中国特色的麻醉方法。20世纪50年代医疗条件匮乏,他最早将静脉普鲁卡因复合全麻技术应用于临床,开创静脉全麻的先河,实现了相对于乙醚麻醉更平稳舒适的全麻过程;他提出了小儿肌内注射硫喷妥钠的基础麻醉方法,解决母儿在术前"生离死别"的问题,普遍应用于小儿外科手术;他在国内率先改进和应用连续硬膜外阻滞技术,扩大适应证并提高了安全性,在全国麻醉学术会议上推广普及。这三种麻醉方法,一直到20世纪80年代都是我国临床麻醉方法的主体,为我国外科医学事业做出了积极的贡献。

第二节　麻醉前护理

麻醉前护理使患者在体格和精神两方面均处于可能达到的最佳状态,以增强患者对麻醉和手术的耐受能力,提高患者在麻醉中的安全性,避免麻醉意外的发生,减少麻醉后的并发症。

一、麻醉前访视与评估

术前访视和术前评估的目的:获取病史(包括现病史、既往史、过敏史、手术史、麻醉史和吸烟、饮酒史以及药物史等)、体格检查、实验室检查、特殊检查中有价值的信息;术前患者教育与面对面的访视,能减少患者对围手术期麻醉过程的焦虑和恐惧,取得患者的知情同意,指导患者配合麻醉;根据患者的具体情况,就围手术期风险和围手术期管理方案与外科医生取得共识;术前充分评估,优化术前准备和围手术期管理方案,将患者风险降至最低。

1. 评价指标　根据麻醉访视前所获资料,分析患者的病理生理情况,并对其进行术前综合评估。一般将手术分为择期手术和急诊手术,急诊手术无充裕的麻醉前或术前准备时间,麻醉难度和风险增加。

美国麻醉医师协会(ASA)分级:根据患者的健康状态分为六级,急诊手术在评定的级别后加注字母E,见表3-1。

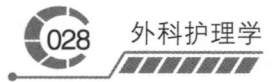

表 3-1 ASA 分级

分级	评估标准
Ⅰ级	正常健康
Ⅱ级	轻度系统性疾病,无功能受限
Ⅲ级	重度系统性疾病,功能部分受限
Ⅳ级	重度系统性疾病,随时存在生命危险(丧失生活能力)
Ⅴ级	无论手术与否,都会在 24 h 内死亡
Ⅵ级	脑死亡患者,正在接受供体器官摘除手术

注:Ⅰ、Ⅱ级患者麻醉和手术耐受力良好,麻醉经过平稳;Ⅲ级患者麻醉有一定危险,麻醉前准备要充分,围手术期死亡率仍很高;Ⅴ级为濒死患者,麻醉和手术异常危险,不宜行择期手术。如为急诊手术,则在相应的体格情况分级之后加"E"。

2.心理问题评估 患者心理问题的评估,其目的在于识别和解决患者的心理问题。通过收集患者的心理信息,如与患者及其家属、亲友、同病室病友的交谈、询问,心理调查,参阅病历等,了解患者的人格特征,工作、生活等方面的情况,特别要重视那些与疾病有关的心理社会因素,找出患者现存的或潜在的心理问题。既要抓住患者具有典型意义的情绪状态,又要善于从分析原因中找出能充分体现患者心理问题特异性的本质特征。

二、麻醉前护理准备

(一)患者准备

1.身体准备 麻醉前对患者的饮食加以合理的指导,尽可能在术前纠正营养缺乏,以提高患者对手术麻醉的耐受能力。术前禁食、禁饮的目的是预防误吸,以免引起肺部感染。常规排空胃内容物,目的是防止术中或术后反流呕吐,避免误吸或窒息等意外的发生。通常成人择期手术前禁食 8～12 h,禁饮 4 h;新生儿、婴幼儿禁食(奶)4～8 h,禁水 2～3 h,以保证胃排空。除了执行以上的禁食、禁饮时间以外,术前还需评估困难气道的风险和增加误吸的风险。有关禁饮、禁食的重要意义,必须向患者及患儿家属交代清楚,以取得配合。另外,胃肠道手术要常规进行胃肠减压和清洁灌肠。

2.心理准备 多数患者在术前存在不同程度的思想顾虑,如恐惧、焦虑、紧张等心理波动,但过度的精神紧张、情绪激动会导致中枢神经系统活动过度,扰乱机体内部平衡,可能造成某些并发症的恶化。术前应有针对性地消除其思想顾虑和焦虑情绪,耐心听取并解答其疑问。过度紧张者,可给予药物辅助治疗;有心理障碍者,应请心理医师协助处理。

(二)麻醉器具准备

因麻醉方式不同,所需器械和耗材也不同。但无论何种麻醉方式,为保证急救的速度和质量,抢救耗材和器械应置于手术间固定位置,且有显著标识,并由麻醉科护士定期检查补充。根据患者的不同病情状况和不同的手术类型,选择不同的麻醉仪器,并做好适当的术前准备,使仪器处于正常备用状态。为使麻醉和手术安全顺利进行,防止意外事件发生,麻醉前必须充分准备好麻醉机、麻醉用品、急救设备和药品、监测设备。

(三)麻醉前用药

1.目的 ①消除患者紧张、焦虑及恐惧情绪,减少麻醉药物的副作用;②缓解或消除麻醉操作可能引起的疼痛和不适,增强麻醉效果;③抑制呼吸道腺体分泌,减少唾液分泌,防止发生误吸;

④消除因手术或麻醉引起的不良反射,如牵拉内脏引起的迷走神经反射,抑制交感神经兴奋维持血流动力学的稳定。

2.麻醉药种类

(1)镇痛药及其拮抗药　阿片类药物具有选择性,作用于中枢神经系统特定部位,能消除或减轻疼痛,同时缓解疼痛引起的不愉快情绪,是临床麻醉中最常用、效果最好的镇痛类静脉麻醉药,如吗啡、哌替啶、芬太尼、舒芬太尼、阿芬太尼、瑞芬太尼。拮抗药:纳洛酮、纳美芬、纳曲酮。

(2)镇静药　镇静药主要用于抗焦虑、遗忘,提高局麻药致惊厥阈值。临床常用药物有咪达唑仑、地西泮、劳拉西泮、右美托咪定。

(3)肌肉松弛药及其拮抗药　神经肌肉阻滞药又称骨骼肌松弛药,简称肌松药,选择性地作用于神经肌肉接头,可逆性阻断神经肌肉的兴奋传递,使骨骼肌松弛。根据作用机制分为去极化肌松药(琥珀胆碱)、非去极化肌松药(维库溴铵、泮库溴铵、罗库溴铵、阿曲库铵、顺式阿曲库铵、米库氯铵)。非去极化肌松药拮抗药:新斯的明、舒更葡糖钠。去极化肌松药暂无拮抗药。

(4)静脉麻醉药　静脉麻醉药的优点为诱导快速,对呼吸道无刺激,无环境污染。常用静脉麻醉药有巴比妥类药物如硫喷妥钠,非巴比妥类药物如丙泊酚、氯胺酮、依托咪酯。

(5)局部麻醉药　局部麻醉药可短暂地(可逆性)阻断某些周围神经的冲动传导,产生相应区域的阻滞作用。常用局部麻醉药如罗哌卡因、利多卡因、丁卡因、丁哌卡因等。

3.注意事项　进行麻醉诱导前,需根据麻醉方式将抢救药品、麻醉诱导药和麻醉维持药准备完全,根据麻醉方法和病情选择用药的种类、剂量、给药途径和时间。

(1)一般状况差、年老体弱、恶病质及甲状腺功能低下者用药量应减少,而年轻体壮及甲状腺功能亢进患者用药量应酌情增加。

(2)一般全麻患者以镇静药和抗胆碱药为主,有剧痛者加用镇痛药;蛛网膜下腔阻滞患者以镇静药为主,硬膜外阻滞者酌情给予镇痛药。

(3)麻醉前用药一般麻醉前 30~60 min 肌内注射,精神紧张者手术日前一晚可以口服催眠药或安定镇静药消除其紧张情绪。

第三节　局部麻醉患者的护理

局部麻醉是一种简便易行、安全有效、并发症较少的麻醉方法。用局部麻醉药(简称局麻药)暂时阻断某些神经末梢或神经干(丛)的冲动传导,使受这些神经支配的相应区域产生麻醉作用,称为局部麻醉(简称局麻)。广义的局麻包括椎管内麻醉,但由于其特殊性,故习惯于将它作为单独的麻醉方法。实施局麻应熟悉周围神经解剖,掌握正确的操作技术,熟悉局麻药的药理特性,以避免毒性反应的发生。优点:简便易行;患者神志清醒;麻醉效果较好;对患者的生理干扰较小,安全性大;并发症少。缺点:适宜于浅表局限性手术;手术范围小;有些局麻药物可导致过敏反应,需要做皮试。

一、局部麻醉方法

1.表面麻醉　将渗透作用强的局麻药用于局部黏膜表面,使其透过黏膜而阻滞黏膜下的神经末梢,产生麻醉作用的方法,称为表面麻醉。多用于眼、鼻腔、口腔、咽喉、气管及支气管、尿道等处的浅表手术或检查。常用药物为 1%~2% 丁卡因或 2%~4% 利多卡因。根据手术部位不同,选择不同给药方法。如眼科手术用滴入法;鼻腔、口腔手术用棉片贴敷法或喷雾法;尿道和膀胱手术用注

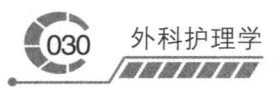

入法等。若滴入眼内或注入尿道,由于局麻药能较长时间与黏膜接触,应减少剂量。

2.局部浸润麻醉 沿手术切口线分层注入局麻药,阻滞神经末梢,称为局部浸润麻醉。常用药物为0.25%~1.00%普鲁卡因或0.25%~0.50%利多卡因。施行浸润麻醉时,穿刺针沿切口线一端刺入行皮内注射,形成橘皮样皮丘,然后穿刺针经皮丘刺入,分层注药。若需浸润远方组织,穿刺针应从先前已浸润过的部位刺入,以减少穿刺疼痛。注意事项:①每次注药前回抽,以防注入血管;②注射完毕后等待4~5 min,使其作用完全;③局麻药中加入适量肾上腺素可减缓药物吸收,延长作用时间;④感染及癌肿部位不宜用局部浸润麻醉。

3.区域阻滞 围绕手术区,在其四周和底部注射局麻药,以阻滞支配手术区的神经干和末梢的方法称为区域阻滞。用药同局部浸润麻醉。其优点在于避免刺入肿瘤组织,手术区的局部解剖不会因注药而难以辨别。适用于局部肿块切除,如乳腺良性肿瘤切除术。

4.神经及神经丛阻滞 将局麻药注入神经干、丛、节的周围,暂时阻滞相应区域的神经冲动传导并产生麻醉作用,称神经阻滞或神经丛阻滞。其操作较简单,注射一处即可获得较大区域的阻滞麻醉。临床常用臂丛神经阻滞、颈丛神经阻滞、肋间神经阻滞和指(趾)神经阻滞等。

二、局部麻醉药

局部麻醉药简称局麻药,是一类能可逆地阻断神经冲动的发生和传导,使神经支配的部位出现暂时、可逆性感觉(甚至运动功能)丧失的药物。理想的局麻药应具备以下条件:①理化性质稳定,易长期保存,不因高压、日照等变质。②易溶于水,局部刺激性小,对皮肤、皮下组织、血管及神经组织无损伤。③对皮肤、黏膜的穿透力强,能用于表面麻醉,且麻醉效果完全可逆。④起效快,局部作用强,能满足不同手术所需的麻醉时效。⑤不易被吸收入血或虽被吸收入血亦无明显毒性。⑥无快速耐受性。⑦不易引起过敏反应。

1.酯类 包括普鲁卡因、丁卡因等。酯类药在血浆内被胆碱酯酶分解,胆碱酯酶的量在肝硬化、严重贫血、恶病质和晚期妊娠等情况下可减少,所以使用该类药物时须谨慎。

2.酰胺类 包括利多卡因、布比卡因等。酰胺类局麻药在肝内被肝微粒体酶系水解,肝功能不全者应慎用。

知识拓展

南美洲古柯树叶中提取出的活性成分可卡因带来了局麻药应用的开端,其在1884年被首先用于临床。但由于可卡因的不良反应和毒性,以及有限的来源,该药的临床应用有很大的限制。

1902年,局麻作用优良的普鲁卡因诞生了,其盐酸盐水溶性较大,可制成水针剂,是目前常用局麻药之一。对其进一步研究和改造,发现了酰胺类、氨基酮类、氨基醚类等结构类型的其他局麻药。

局麻药利多卡因的诞生,开始了酰苯胺类局麻药的合成进程。新的局麻药不断涌现,使用方法也在不断改进和完善。局部和神经阻滞麻醉,包括椎管内阻滞,已成为目前临床上应用较多的一种麻醉方法。

三、护理

(一)护理评估

1.健康史 查看患者的病程记录,了解病情,查看有无高血压、心脏病等,评估患者对局麻药知识的了解程度,有无局麻药使用史,有无不良反应与过敏反应。

2. 身体状况　测量生命体征,了解患者是否有发热等表现;评估局麻部位的皮肤情况。

3. 心理社会状况　评估患者的心理状态、合作程度,取得配合。

4. 辅助检查　了解各项辅助检查结果。

(二)护理问题

1. 焦虑/恐惧　与担心麻醉及手术安全性等有关。

2. 潜在并发症:局麻药的毒、副反应。

(三)护理措施

1. 毒性反应

(1)原因　①用药过量;②药物误注入血管内;③注射部位血液供应丰富或局麻药中未加入血管收缩药;④患者全身情况差,对局麻药耐受能力降低等。

(2)表现　①中枢毒性表现:舌或口唇麻木、头痛、头晕、耳鸣、视物模糊、肌肉颤搐、意识模糊、惊厥、昏迷,甚至呼吸停止。②心血管毒性表现:传导阻滞、血管平滑肌和心肌抑制,出现心律失常、心肌收缩力减弱、心排血量减少、血压下降,甚至心搏骤停。

(3)预防　①一次用药量不超过限量;②注药前回抽,无回血者方可注射;③根据患者具体情况及用药部位酌减剂量;④如无禁忌,局麻药内加入适量肾上腺素;⑤麻醉前给予巴比妥类或苯二氮䓬类药物,以提高毒性阈值。

(4)处理　一旦发生,立即停药,尽早给氧,加强通气。轻度毒性反应者可静脉注射地西泮或咪达唑仑,预防和控制抽搐。如出现抽搐或惊厥,常静脉注射硫喷妥钠,必要时行气管插管。如出现低血压,可用麻黄碱或间羟胺等维持血压,心率缓慢者则静脉注射阿托品。一旦呼吸心跳停止,应立即进行心肺复苏。

2. 变态反应　又称过敏反应,属抗原-抗体反应。轻者仅见皮肤斑疹或血管性水肿,重者表现为呼吸道黏膜水肿、支气管痉挛、呼吸困难,甚至发生肺水肿及循环衰竭,可危及生命。合成的局麻药是低分子量物质,并不足以成为抗原或半抗原,但当它或它的降解产物和血浆蛋白等物质结合,可转变为抗原,这在酯类局麻药中较多见。

局麻药皮试假阳性者达50%,因此不能仅以皮试为依据。如遇患者主诉有局麻药过敏史,应先与毒性反应或血管收缩药的反应相鉴别。

处理:一旦发生,立即停药,保持呼吸道通畅,给氧;遵医嘱注射肾上腺素,同时给予糖皮质激素和抗组胺药;维持循环稳定,适量补充血容量,紧急时可适当选用血管加压药。

3. 高敏反应　患者接受小量(最大剂量的1/3～2/3)局麻药,可突然发生晕厥、呼吸抑制甚至循环衰竭等毒性反应的先兆。高敏反应一般归因于个体差异。但即使是同一患者,处于不同的病理生理状况及受周围环境的影响,亦可出现。如脱水、酸碱平衡失调、感染或室温过高等都是促成高敏反应的因素。

4. 神经毒性　脊髓或外周神经直接接触局麻药的浓度过高或时间过长均可能诱发神经损害。一般认为利多卡因的神经毒性较显著,而罗哌卡因则弱得多。尽管动物研究已经证实所有局麻药均显示与浓度相关的对周围神经纤维的损害,但临床所用的局麻药浓度对外周神经来说都是安全的。

(四)局部麻醉后护理

(1)局麻药对机体影响小,一般不需特殊护理。

(2)如术中出现毒性反应或过敏反应,应注意观察,直到完全恢复为止。

(3)术后应嘱咐患者在手术室外休息片刻(15～30 min),观察无主观不适及异常反应后方可离去。

第四节　椎管内麻醉患者的护理

椎管内麻醉指局部麻醉药注入椎管内的不同腔隙,阻滞脊神经的传导,使其所支配区域的感觉、运动、反射功能暂时性障碍。根据药物注入椎管内腔隙的不同,又可将其分为硬膜外麻醉、骶管麻醉、蛛网膜下腔麻醉(简称腰麻)和蛛网膜下腔与硬膜外腔联合麻醉。椎管内麻醉具有操作及用具简便、经济,患者神志清楚,镇痛效果确切,肌松良好的优点,但对生理功能有一定的干扰以及不能完全消除内脏牵拉反应。

一、蛛网膜下腔阻滞

蛛网膜下腔阻滞,又称腰麻,是将局麻药注入蛛网膜下腔,阻断部分脊神经的传导功能而引起相应支配区域痛觉暂时消失的麻醉方法。

(一)适应证和禁忌证

1. 适应证　适用于下腹部、盆腔、下肢及肛门、会阴部手术。

2. 禁忌证　①中枢神经系统疾病,如脊髓病变、颅内高压者;②败血症、穿刺部位或附近皮肤感染者;③凝血功能障碍者;④休克、脊椎外伤或脊椎严重畸形者;⑤精神疾病及不合作者等。

(二)常用局麻药

常用的麻醉药有丁卡因、普鲁卡因、利多卡因、布比卡因和罗哌卡因等,加入10%葡萄糖注射液可配制成重比重液,加入注射用水可配制成轻比重液。最常用的丁卡因重比重溶液俗称为1:1:1液,即1%丁卡因、3%麻黄碱及10%葡萄糖注射液各1 mL混合成3 mL溶液;将丁卡因10 mg溶于10 mL注射用水内,即配成0.1%轻比重液。

(三)麻醉方法

1. 腰椎穿刺术　患者侧卧在手术台上,取低头、弓腰、抱膝姿势。一般选择第$L_3 \sim L_4$或$L_4 \sim L_5$腰椎棘突间隙为穿刺点。消毒穿刺点及周围15 cm范围皮肤,铺无菌孔巾。穿刺点确定后,在局麻下用腰椎穿刺针垂直依次刺入皮肤、皮下组织、棘上韧带、棘间韧带、黄韧带、硬脊膜和蛛网膜。当穿破黄韧带和硬脊膜时有突破感,进针刺破硬脊膜和蛛网膜,拔出针芯有脑脊液滴出,说明穿刺成功。随后将一定浓度和剂量的局麻药物经腰椎穿刺针注入蛛网膜下腔。

2. 麻醉平面的调节　局麻药注入蛛网膜下腔后,应在短时间内调节和控制麻醉平面。麻醉平面是指皮肤感觉消失的界限。临床上常用针刺皮肤试痛或用浸过冷盐水的棉棒试冷温觉测知麻醉平面。麻醉平面调节是蛛网膜下腔阻滞中最重要的环节,平面过低可致麻醉失败,平面过高对生理影响较大,甚至危及生命。影响麻醉平面的因素有很多,如局麻药药液的比重、剂量、容积、患者身高、脊柱生理弯曲度和腹腔内压力等,其中药物剂量是主要因素。此外,穿刺间隙高低、患者体位和注药速度也是调节平面的重要因素。

(四)常见护理诊断/问题

潜在并发症:①术中并发症如血压下降、心率减慢、呼吸抑制、恶心、呕吐;②术后并发症如腰麻后头痛、尿潴留。

(五)麻醉期间监护护理措施

1. 常规监测及护理　严密监测病情变化,着重观察生命体征、手术情况、术中出血量等,常规监测皮肤和黏膜色泽、血氧饱和度,听诊肺部呼吸音等。建立静脉通路,遵医嘱补液,保证足够的循环血量。

2. 术中并发症的护理

(1)血压下降或心率减慢 血压下降常发生在高平面腰麻,因脊神经被阻滞后,麻醉区域的血管扩张,回心血量减少,心排血量降低所致。若麻醉平面超过 T_4,心交感神经被阻滞,迷走神经相对亢进,引起心率过缓。血压下降者,可先快速输液 200~300 mL,以扩充血容量;必要时静脉注射麻黄碱,以收缩血管、维持血压。心率过缓者可静脉注射阿托品。

(2)呼吸抑制 常见于胸段脊神经阻滞,表现为肋间肌麻痹、胸式呼吸减弱、胸闷、气促、说话费力、咳嗽无力、发绀等。全脊椎麻醉患者可出现呼吸停止、血压下降甚至心搏骤停。呼吸功能不全时应给氧、借助面罩辅助呼吸。一旦呼吸停止立即行气管插管、人工呼吸。

(3)恶心、呕吐 ①麻醉平面过高,发生低血压和呼吸抑制,造成脑缺血缺氧而兴奋呕吐中枢;②迷走神经功能亢进,胃肠道蠕动增强;③术中牵拉腹腔内脏;④对术中辅助用药较敏感等。术前可用阿托品预防,一旦发生应针对原因进行处理,如给氧、升高血压、暂停手术牵拉以减少迷走刺激,必要时用氟哌利多、昂丹司琼等药物预防和治疗。

(六)麻醉后监护护理措施

1. 常规监测和护理 密切监测生命体征,防止麻醉后并发症的出现,尤其应关注患者呼吸及循环功能。麻醉后早期每 15~30 min 测血压、脉搏、呼吸、血氧饱和度 1 次,并做好记录。病情稳定后可延长监测的间隔时间。同时还要观察尿量、体温、肢体的感觉和运动情况,各种引流液的颜色、性状和量。如有异常应及时报告医师。

2. 术后并发症的护理

(1)腰麻后头痛 发生率为3%~30%,常出现在术后2~7 d。

1)原因 主要因腰椎穿刺时刺破硬脊膜和蛛网膜,脑脊液流失,颅内压下降,颅内血管扩张刺激所致。

2)表现 疼痛位于枕部、顶部或颞部,呈搏动性,抬头或坐立位时头痛加重,平卧时减轻或消失。

3)预防 ①麻醉时采用细穿刺针,提高穿刺技术,避免反复穿刺,缩小针刺裂孔;②保证围手术期输入足量液体,防止脱水;③术后应常规去枕平卧6~8 h。

4)处理 ①平卧休息,每日补液或饮水 2 500~4 000 mL;②遵医嘱给予镇痛或安定类药物;③用腹带捆紧腹部;④严重者于硬膜外隙注入生理盐水或5%葡萄糖或右旋糖酐15~30 mL,必要时采用硬膜外自体血充填疗法。

(2)尿潴留

1)原因 支配膀胱的副交感神经恢复较迟,下腹部、肛门或会阴部手术后切口疼痛,手术刺激膀胱及患者不习惯床上排尿。

2)表现 膀胱内充满尿液不能排出,或排尿不畅、尿频,常有尿不尽感,伴有下腹部疼痛。

3)预防 术前指导,解释术后易出现尿潴留的原因,指导患者练习床上排尿,嘱术后一旦有尿意,及时排尿。

4)处理 ①促进排尿,可经针刺足三里、三阴交等穴位,或热敷、按摩下腹部、膀胱区;②遵医嘱肌内注射副交感神经兴奋药卡巴胆碱;③必要时留置导尿管。

二、硬膜外阻滞

硬膜外阻滞,又称硬膜外麻醉,是将局麻药注入硬脊膜外间隙,阻滞脊神经根,使其支配区域产生暂时性麻痹。与腰麻不同,硬膜外阻滞可采用连续给药法,或根据病情、手术范围和时间分次给药,使麻醉时间按手术需要延长。临床上常用连续给药法。

(一)适应证与禁忌证

1. 适应证　最常用于横膈以下各种腹部、腰部和下肢手术;颈部、上肢和胸壁手术也可应用,但在管理上较复杂。

2. 禁忌证　与腰麻相似,严重贫血、高血压及心功能代偿功能不良者慎用;低血容量、进针部位感染、菌血症、凝血功能障碍或处于抗凝治疗期间者禁用。

(二)分类

根据硬膜外阻滞部位的不同,可分为高位、中位、低位及骶管阻滞。

1. 高位阻滞　穿刺部位在 $C_5 \sim T_6$,适用于甲状腺、上肢或胸壁手术。

2. 中位阻滞　穿刺部位在 $T_6 \sim T_{12}$,适用于腹部手术。

3. 低位阻滞　穿刺部位在腰部各棘突间隙,适用于下肢及盆腔手术。

4. 骶管阻滞　经骶裂孔穿刺,适用于肛门、会阴部手术。

(三)常用麻醉药

常用麻醉药物有利多卡因、丁卡因和布比卡因等。利多卡因常用浓度为 $1\% \sim 2\%$,$5 \sim 8$ min 起效,维持 1 h 左右,反复用药后易出现快速耐药性。丁卡因常用浓度为 $0.25\% \sim 0.33\%$,$10 \sim 20$ min 起效,维持 $1.5 \sim 3.0$ h。布比卡因常用浓度为 $0.5\% \sim 0.75\%$,$7 \sim 10$ min 起效,维持 $2 \sim 3$ h。

(四)麻醉方法

1. 硬膜外穿刺术　患者的准备及体位和腰麻相同。穿刺针较粗,如需留置导管则用勺形头穿刺针。在局麻下,针头依次穿过皮肤、皮下组织、棘上韧带、棘间韧带和黄韧带,穿过黄韧带时有突然落空感,测试有负压现象,回抽无脑脊液流出,证明确在硬脊膜外腔隙内,即可将麻醉药注入。如果手术时间长,需要持续给药时,将导管从穿刺针头内插入,待导管超出勺状针头 $3 \sim 4$ cm 时,将针头拔出,而将导管置在硬脊膜外腔隙,外面用胶布妥善固定。一般给药时先给试探剂量,观察 $5 \sim 10$ min,若无下肢发热、麻木或活动障碍等腰麻现象,血压、脉搏平稳,即可按手术需要正式给药,否则停止给药。

2. 麻醉平面的调节　硬膜外阻滞的麻醉平面与腰麻不同,呈节段性。影响麻醉平面的主要因素如下。

(1)穿刺间隙　麻醉平面高低主要取决于穿刺间隙的高低。如果穿刺间隙选择不当,可使麻醉平面与手术部位不符而致麻醉失败,或因麻醉平面过高致呼吸、循环功能抑制。

(2)局麻药容积　注入局麻药容积越大、注射速度越快、扩散范围越广,阻滞平面也越高。

(3)导管位置和方向　导管方向影响药物的扩散方向。导管向头端插入时,药液易向胸、颈段扩散;向尾端插入时,则易向腰、骶段扩散。导管口偏向一侧,可出现单侧麻醉。

(4)其他　如药液浓度、注药方式、注药速度、患者情况和体位等对麻醉平面也有影响。

(五)常见护理诊断/问题

潜在并发症:全脊椎麻醉、局麻药毒性反应、血压下降、呼吸抑制、恶心、呕吐、脊神经损伤、硬膜外血肿、导管拔除困难或折断。

(六)麻醉期间监护护理措施

1. 常规监测和护理　严密监测生命体征、手术情况、术中出血量等。常规监测皮肤和黏膜色泽、血氧饱和度,听诊肺部呼吸音等。建立静脉通路,遵医嘱补液,保证足够的循环血量。

2.术中并发症的护理

（1）全脊椎麻醉　是硬膜外麻醉最危险的并发症。

1）原因　局麻药全部或部分注入蛛网膜下腔。

2）表现　患者在注药后迅速出现呼吸困难、血压下降、意识模糊或消失，甚至呼吸、心跳停止。

3）预防　①严格遵守操作规程；②注药前先回抽有无脑脊液；③注射时先用试验剂量，确定未入蛛网膜下腔后方可继续给药。

4）处理　①立即停药；②行面罩正压通气，必要时行气管插管维持呼吸；③加快输液速度，遵医嘱给予升压药，维持循环功能。

（2）局麻药毒性反应　多因导管误入血管内或局麻药吸收过快所致。因此注药前必须回抽，检查硬膜外导管内有无回血。

（3）血压下降　因交感神经被阻滞，阻力血管和容量血管扩张所致。尤其是上腹部手术时，因胸腰段交感神经阻滞的范围较广，并可阻滞心交感神经引起心动过缓，更易发生低血压。一旦发生，加快输液，必要时静脉注射麻黄碱，以提升血压。

（4）呼吸抑制　与肋间肌及膈肌的运动抑制有关。为了减轻对呼吸的抑制，应采用小剂量、低浓度局麻药，以减轻运动神经阻滞。同时在麻醉期间，严密观察患者的呼吸，常规面罩给氧，并做好呼吸急救准备。

（5）恶心、呕吐　原因、表现及护理方法参见蛛网膜下腔阻滞患者的护理。

（七）麻醉后监护护理措施

1.常规监测和护理

（1）病情观察　密切监测生命体征，麻醉后早期每 15～30 min 测血压、脉搏、呼吸一次，并做好记录，病情稳定后可延长监测的间隔时间。关注患者呼吸及循环功能，同时还要观察尿量、体温、肢体的感觉和运动情况，各种引流液的颜色、性状和量。如有异常应及时报告医师。

（2）体位　硬膜外麻醉后不会引起头痛，但因交感神经阻滞后血压多受影响，所以平卧（可不去枕）4～6 h。

2.术后并发症的护理

（1）脊神经根损伤

1）原因　穿刺针可直接创伤或因导管质硬而损伤脊神经根或脊髓。

2）表现　在穿刺或置管时，如患者有电击样异感并向肢体放射，说明已触及神经。患者出现局部感觉或（和）运动障碍，并与神经分布相关。

3）处理　①立即停止进针，调整进针方向，以免加重损伤。②异感持续时间长者，可能损伤严重，应放弃阻滞麻醉。③脊神经根损伤者，予以对症治疗，数周或数月即自愈。

（2）硬膜外血肿

1）原因　因硬膜外穿刺和置管时损伤血管所致。

2）表现　患者出现剧烈背痛，进行性脊髓压迫症状，伴肌无力、尿潴留、括约肌功能障碍，血肿压迫脊髓可并发截瘫。

3）处理　尽早行硬膜外穿刺抽出血液，必要时切开椎板，清除血肿。

（3）导管拔除困难或折断

1）原因　椎板、韧带及椎旁肌群强直或置管技术不当、导管质地不良、拔管用力不当等。

2）表现　导管难以拔出或者拔除过程中折断。

3）处理　①如遇到拔管困难，切忌使用暴力，可将患者置于原穿刺体位，热敷或在导管周围注射局麻药后再行拔出。②若导管折断，无感染或神经刺激症状者，可不取出，但应密切观察。

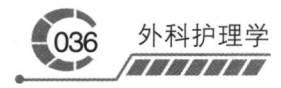

(八)健康教育

(1)术前向患者详尽解释椎管内麻醉方法和操作进程,减轻患者的陌生和恐惧感。

(2)讲述椎管内麻醉操作中的配合要点及麻醉后注意事项,争取患者的合作。

(3)对椎管内麻醉术后的患者,穿刺部位出现疼痛、发热,下肢活动障碍等变化,应及时复诊。

第五节　全身麻醉患者的护理

全身麻醉是目前临床上最常用的麻醉方法。全身麻醉患者表现为神志消失、全身的痛觉丧失、遗忘、反射抑制和一定程度的肌肉松弛。它能满足全身各部位手术需要,较之局部和椎管阻滞麻醉更舒适、安全。

一、全身麻醉的分类

1.吸入麻醉　将挥发性麻醉药物或气体经呼吸道吸入肺内,再经肺泡毛细血管吸收进入血液循环,到达中枢神经系统,产生全身麻醉的方法。由于麻醉药经肺通气进入体内和排出,故麻醉深度的调节较其他方法更为容易。

2.静脉麻醉　将麻醉药物经静脉注射进入体内,通过血液循环作用于中枢神经系统而产生全身麻醉的方法。其优点是诱导迅速,对呼吸道无刺激,不污染手术室,麻醉苏醒期也较平稳,使用时无须特殊设备;缺点为麻醉深度不易调节,容易产生快速耐药,无肌松作用,长时间用药后可致体内蓄积和苏醒延迟。

二、常用全身麻醉药物

(一)吸入麻醉药

吸入麻醉药指经呼吸道吸入进入体内产生全身麻醉作用的药物。一般用于全身麻醉的维持,有时也用于麻醉诱导。吸入麻醉药的强度以"最低肺泡有效浓度"(minimal alveolar concentration,MAC)衡量。MAC是指某种吸入麻醉药在一个大气压下和纯氧同时吸入时,能使50%患者对手术刺激不发生摇头、四肢运动等反应的最低肺泡浓度。MAC越小,麻醉效能越强。

1.地氟烷　又称地氟醚,其麻醉效能较弱,MAC为6.0%。可抑制大脑皮质的电活动,降低脑氧代谢率。对心肌有轻度抑制作用。对呼吸有轻度抑制作用,对呼吸道有轻度刺激。用于麻醉诱导和维持,麻醉诱导和苏醒都非常迅速。

2.七氟烷　又称七氟醚,其麻醉性能较强,MAC为2.0%。对中枢神经系统有抑制作用,对脑血管有舒张作用,可引起颅内压增高。对心肌有轻度抑制,可降低外周血管阻力。对呼吸道无刺激,对呼吸有较强抑制作用。用于麻醉诱寻和维持,麻醉后苏醒迅速,苏醒过程平稳。

3.恩氟烷　又称安氟醚,其麻醉性能较强,MAC为1.7%。对中枢神经系统有抑制作用,可使脑血流量和颅内压增加,吸入浓度过高时可产生惊厥。对呼吸和心肌收缩力也有较强抑制作用,麻醉过深可抑制呼吸和循环。可用于麻醉诱导和维持,诱导较快。因其可使眼压减低,故对眼内手术有利。但严重心脏疾病、癫痫、颅内压过高者应慎用。

4.异氟烷　又称异氟醚,是恩氟烷的异构体,其麻醉性能强,MAC为1.15%。低浓度时,对脑血流无影响;高浓度时,可使脑血管扩张,脑血流增加和颅内压增高。对心肌的抑制作用较轻,但可明显降低外周血管阻力。对呼吸有轻度抑制作用,对呼吸道有刺激。可用于麻醉诱导和维持,也可用于术中控制性降压。

5.氧化亚氮　又称笑气,其麻醉作用甚弱,MAC为105%。由于对呼吸、循环影响较小,常与强效吸入全身麻醉药复合应用,以降低后者的用量,减少副作用,并可加快麻醉诱导和苏醒。但氧化亚氮可致弥散性缺氧,故需与氧同用,氧浓度控制在30%以上。此外,氧化亚氮会使体内气体容积增大,故肠梗阻、气腹、气胸患者不宜使用。

（二）静脉麻醉药

1.依托咪酯　又称乙咪酯,是短效催眠药,无镇痛作用。可降低脑血流量、颅内压及代谢率,对心率、血压及心排血量的影响均小,不增加心肌氧耗量。主要用于全麻诱导,适用于年老体弱和危重患者。

2.氯胺酮　氯胺酮的镇痛作用强,静脉注药后30～60 s起效,维持10～15 min,肌内注射后约5 min起效,维持30 min。可增加脑血流、颅内压及脑代谢率。有兴奋交感神经作用,使心率增快、血压及肺动脉压升高。用量大或注射速度快,或与其他麻醉性镇痛药合用时,可引起呼吸抑制,甚至呼吸暂停。可使唾液和支气管分泌物增加,对支气管平滑肌有松弛作用。适用于体表小手术、清创、换药、全麻诱导和维持、小儿基础麻醉。主要的副作用是易引起一过性呼吸暂停,幻觉、噩梦及精神症状,使眼压和颅内压增高。故癫痫、高眼压、颅内压增高及缺血性心脏病患者应慎用。

3.硫喷妥钠　是常用的超短效巴比妥类静脉麻醉药,常用浓度为2.5%。小剂量静脉注射有镇静、催眠作用,剂量稍大时,注药后15～30 s即可使患者入睡,作用时间为15～20 min。可降低脑代谢率及氧耗量,降低脑血流量和颅内压。有直接抑制心肌和扩张血管作用。有较强的中枢性呼吸抑制作用。可抑制交感神经而使副交感神经作用相对增强,使咽喉及支气管的敏感性增加。适用于麻醉诱导、短小手术麻醉、控制惊厥及小儿基础麻醉。哮喘、肌强直性萎缩症、循环抑制及严重低血压者禁用。

4.丙泊酚　又称普鲁泊福或异丙酚,具有镇静、催眠及轻微镇痛作用。起效快,维持时间仅3～10 min,停药后苏醒迅速而完全,醒后无明显后遗症。可降低脑血流量、颅内压和脑代谢率;对心血管系统有明显抑制作用及血管舒张作用,可致严重低血压;对呼吸有明显抑制作用。主要用于全麻的诱导与维持、门诊小手术和检查的麻醉,对老年人及术前循环功能不全者应减量。

（三）肌肉松弛药

肌肉松弛药简称肌松药,能阻断神经肌肉传导功能而使肌肉松弛,无镇静、镇痛作用,是全麻时重要的辅助用药,分为两类。

1.去极化肌松药　以琥珀胆碱为代表,起效快,肌肉松弛完全且短暂。临床主要用于全麻时气管插管。不良反应有眼压升高、颅内压升高、高血钾、心律失常等。

2.非去极化肌松药　常用药物有维库溴铵、泮库溴铵、阿曲库铵等。临床用于全麻诱导插管和术中维持肌肉松弛。重症肌无力者禁用,有哮喘史及过敏体质者慎用。

（四）麻醉性镇痛药

1.芬太尼　是人工合成的强镇痛药。对中枢神经系统的作用与其他阿片类药物相似。对呼吸有抑制作用,但对心血管系统的影响较轻。用于麻醉辅助用药或缓解插管时的心血管反应。

2.哌替啶　具有镇静、催眠、解除平滑肌痉挛作用。对心肌有抑制作用,对呼吸也有轻度抑制作用。常作为麻醉前用药和麻醉辅助药,或用于术后镇痛。

3.吗啡　作用于大脑边缘系统可消除紧张和焦虑,提高痛阈,解除疼痛,但有明显抑制呼吸中枢作用。常作为麻醉前用药和麻醉辅助药,也可与催眠药、肌松药合用行全静脉麻醉。

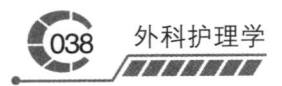

三、全身麻醉的实施

(一)全身麻醉诱导

患者接受全身麻醉药后,由清醒状态到意识丧失,并进入全麻状态后进行气管插管的阶段称为全麻诱导期。此期为麻醉过程中的危险阶段,机体各器官功能因麻醉药的作用可表现出亢进或抑制,引起一系列的并发症而威胁患者生命。因此,应尽快缩短诱导期,使患者平稳转入麻醉状态。实施麻醉诱导前,备好麻醉机、气管插管用具和吸引器,开放静脉和胃肠减压管,测定血压和心率的基础值,并监测心电图和血氧饱和度。

1. 吸入诱导法 分为开放点滴法和面罩吸入诱导法2种。现常用后者,即将麻醉面罩扣于患者口鼻部,开启麻醉药蒸发器并逐渐增加吸入浓度,待患者意识消失并进入麻醉状态时,静脉注射肌松药后行气管插管。

2. 静脉诱导法 先以面罩吸入纯氧2~3 min,增加氧储备并排出肺及组织内的氮气。根据病情选择注入合适的静脉麻醉药,并严密监测患者的意识、循环和呼吸变化。患者意识消失后再注入肌松药,待全身骨骼肌及下颌逐渐松弛,呼吸由浅至完全停止时,应用麻醉面罩行人工呼吸,然后进行气管插管。插管成功后,立即与麻醉机连接并行人工呼吸或机械通气。静脉诱导较迅速,患者较舒适,无环境污染,但麻醉深度的分期不明显,对循环的干扰较大。

(二)全身麻醉的维持

1. 吸入麻醉药维持 指经呼吸道吸入一定浓度的麻醉药,以维持适当的麻醉深度。临床上常将 N_2O 与挥发性麻醉药合用。需要时可加用肌松药。

2. 静脉麻醉药维持 指经静脉给药维持适当麻醉深度。

3. 复合全身麻醉 指2种或2种以上的全身麻醉药或(和)方法复合应用,彼此取长补短,以达到最佳临床麻醉效果。根据给药的途径不同,复合麻醉可分为全静脉麻醉和静吸复合麻醉2种。

四、护理

(一)护理评估

1. 健康史 了解既往手术、麻醉史;近期有无呼吸道或肺部感染;有无影响完成气管插管的因素,如颌关节活动受限、下颌畸形或颈椎病等;有无呼吸、循环、中枢神经系统疾病等;了解有无烟、酒等嗜好及药物成瘾史;了解目前用药情况及不良反应,有无过敏史等。

2. 身体状况 评估意识和精神状态、生命体征;有无营养不良、发热、脱水及体重减轻;有无皮肤、黏膜出血及水肿等征象;评估有无牙齿缺少或松动、是否有义齿。

3. 心理社会状况 评估患者及家属对麻醉方式、麻醉前准备、麻醉中护理配合和麻醉后康复知识的了解程度;是否存在焦虑或恐惧等不良情绪等。

4. 辅助检查 了解血、尿、大便常规,血生化检查,血气分析,心电图及影像学检查结果;有无重要脏器功能不全、凝血机制障碍、贫血、低蛋白血症等异常。

(二)护理问题

1. 有受伤的危险 与麻醉未完全清醒或感觉未完全恢复有关。

2. 潜在并发症 反流与误吸、呼吸道梗阻、通气量不足、低氧血症、低血压或高血压、心律失常、高热、抽搐和惊厥。

(三)护理目标

(1)患者未发生意外伤害。

（2）患者未发生并发症,或并发症能够及时发现和处理。

（四）护理措施

1. **病情观察**　麻醉期间,应连续监测患者呼吸和循环功能状况,必要时采取相应措施维持患者呼吸和循环功能正常。

（1）**呼吸功能**　主要监测指标为呼吸的频率、节律、幅度及呼吸运动的类型等;皮肤、口唇、指（趾）甲的颜色;脉搏血氧饱和度;氧分压和二氧化碳分压;潮气量、每分通气量;呼气末二氧化碳等。

（2）**循环功能**　主要监测指标为脉搏、血压、肺毛细血管楔压、心电图、尿量、失血量。

（3）**全身情况**　注意表情、神志的变化,严重低血压和缺氧可使患者表情淡漠和意识丧失;体温监测,特别是小儿,体温过高可致代谢性酸中毒和高热惊厥,体温过低易发生麻醉过深从而引起循环抑制,麻醉后苏醒时间延长。

2. **并发症的护理**

（1）**心律失常**　①原因:因麻醉过浅、心肺疾病、麻醉药对心脏起搏系统的抑制、麻醉和手术造成的全身缺氧、心肌缺血而诱发。②表现:以窦性心动过速和房性早搏多见。③处理:保持麻醉深度适宜,维持血流动力学稳定,维持心肌氧供需平衡,处理相关诱因。

（2）**通气量不足**　①原因:在麻醉期间或麻醉后,由麻醉药、麻醉性镇痛药和肌松药产生的中枢性或外周性呼吸抑制所致。②表现:CO_2潴留或（和）低氧血症,血气分析示 $PaCO_2>50$ mmHg,pH 值 <7.30。③处理:给予机械通气维持呼吸直至呼吸功能完全恢复,必要时遵医嘱给予拮抗药物。

（3）**呼吸道梗阻**

1）**上呼吸道梗阻**　指声门以上的呼吸道梗阻。①原因:机械性梗阻常见,如舌后坠、口腔分泌物阻塞、异物阻塞、喉头水肿、喉痉挛等。②表现:不全梗阻表现为呼吸困难并有鼾声;完全梗阻时有鼻翼扇动和三凹征。③处理:迅速将下颌托起,放入口咽或鼻咽通气管,清除咽喉部分泌物和异物。喉头水肿者,给予糖皮质激素,严重者行气管切开。喉痉挛者,应解除诱因、加压给氧,无效时静脉注射琥珀胆碱,经面罩给氧,维持通气,必要时气管插管。

2）**下呼吸道梗阻**　指声门以下的呼吸道梗阻。①原因:常为气管导管扭折、导管斜面过长而紧贴在气管壁上、分泌物或呕吐物误吸、支气管痉挛等所致。②表现:轻者出现肺部啰音,重者出现呼吸困难、潮气量减低、气道阻力增高、发绀、心率加快、血压下降。③处理:一旦发现,立即报告医师并协助处理。

（4）**低氧血症**　①原因:吸入氧浓度过低、气道梗阻、弥散性缺氧、肺不张、肺水肿、误吸等。②表现:患者吸空气时,$SpO_2<90\%$,$PaO_2<60$ mmHg 或吸纯氧时 $PaO_2<90$ mmHg,呼吸急促、发绀、躁动不安、心动过速、心律不齐、血压升高等。③处理:及时给氧,必要时行机械通气。

（5）**高血压**　①原因:除原发性高血压外,多与麻醉浅、镇痛药用量不足、未能及时控制手术刺激引起的应激反应有关。②表现:麻醉期间收缩压高于 160 mmHg 或收缩压高于基础值的 30%。③处理:有高血压病史者,应在全麻诱导前静脉注射芬太尼,以减轻气管插管引起的心血管反应。术中根据手术刺激程度调节麻醉深度,必要时行控制性降压。

（6）**低血压**　①原因:主要有麻醉过深、失血过多、过敏反应、肾上腺皮质功能低下、术中牵拉内脏等。②表现:麻醉期间收缩压下降超过基础值的 30% 或绝对值低于 80 mmHg。长时间严重低血压可致重要器官低灌注,并发代谢性酸中毒等。③处理:首先减浅麻醉,补充血容量,彻底外科止血,必要时暂停手术操作,给予血管收缩药,待麻醉深度调整适宜、血压平稳后再继续手术。

（7）**反流与误吸**　由于患者的意识、咽反射消失,一旦有反流物即可发生误吸,引起急性呼吸道梗阻,如不能及时有效进行抢救,可导致患者窒息甚至死亡。为预防反流和误吸,应减少胃内容物滞留,促进胃排空,降低胃液 pH 值,降低胃内压,加强对呼吸道的保护。

（8）高热、抽搐和惊厥　①原因：可能与全身麻醉药引起中枢性体温调节失调有关，或与脑组织细胞代谢紊乱、患者体质有关。婴幼儿由于体温调节中枢尚未完全发育成熟，体温易受环境温度的影响，若高热处理不及时，可引起抽搐甚至惊厥。②处理：一旦发现体温升高，应积极进行物理降温，特别是头部降温，防止脑水肿。

（五）健康指导

（1）术前向患者详尽解释全麻方法和操作进程，减轻患者的陌生和恐惧感。

（2）讲述全麻操作中的配合要点及麻醉后注意事项，争取患者的合作。

（3）针对全麻术后的心态变化，提高患者心理适应能力和社会生活能力。

第六节　麻醉恢复期患者的监护和管理

一、麻醉恢复室

麻醉恢复室是指接受手术后患者的特定监护和治疗场所，由受过良好培训的医务人员管理苏醒期患者，早期识别和及时有效处理各项并发症，防止患者出现意外，确保手术患者舒适安全，为平稳过渡转回病房或回家的中间环节和重要区域。麻醉恢复室的设立在加快接台手术，高效利用手术间方面发挥了重要的作用。

1. 麻醉恢复室的位置设置　麻醉恢复室一般设置在手术室的半限制区，靠近出口处。方便麻醉科医生了解病情、处理患者；患者出现紧急情况时能够及时送回手术室进一步处理，同时复苏后方便送回病房。

2. 麻醉恢复室的床位与基本设备　麻醉恢复室采用集中管理，以护士站为中心，圈状或扇形设置恢复床位。一般手术室与恢复室床位比例为（1.5～2.0）∶1，床间距大于1.2 m，床之间设立隔帘，以最大限度减少患者之间的相互感染。床头应放置呼吸机、监护系统、中心供氧（或备氧气瓶）、负压吸引等装置，同时配备输液泵、微量泵、除颤仪等急救仪器和设备，各种药品、气管插管用具等。麻醉恢复室内配有治疗车，设有呼叫系统，以便抢救时呼叫麻醉科医生。

3. 麻醉恢复室的环境管理　室内光线明亮，环境温度可调，一般控制在20～24 ℃，相对湿度控制在50%～60%。物品分类放置，标识清楚。定期进行空气、物体表面和手表面的细菌培养。

4. 麻醉恢复室的药品配备　麻醉恢复室内应备有急救车或急救药品存放柜，药品需有明显标识。因恢复室部分药品属贵重或高危药品、毒麻药品，须有专人管理，使用时向管理人员领取，并做好登记工作。常备药品包括以下几种。

（1）强心药　地高辛、去乙酰毛花苷、多巴酚丁胺、多巴胺异丁酯等。

（2）抗心律失常药物　普鲁卡因、利多卡因、普罗帕酮、胺碘酮等。

（3）升压药　去甲肾上腺素、肾上腺素、多巴胺、间羟胺等。

（4）降压药　硝酸甘油、硝普钠、酚妥拉明、尼卡地平等。

（5）中枢神经兴奋药　尼可刹米、洛贝林等。

（6）利尿、脱水药　呋塞米、甘露醇、甘油果糖等。

（7）抗胆碱药　阿托品、东莨菪碱、山莨菪碱等。

（8）镇静、镇痛药及拮抗药　地西泮、咪达唑仑、丙泊酚、硫喷妥钠、氯丙嗪、哌替啶、芬太尼、吗啡、氟马西尼等。

（9）肌肉松弛药　琥珀胆碱、维库溴铵、哌库溴铵等。

（10）凝血药及抗凝药　凝血酶、酚磺乙胺、纤维蛋白原、肝素钠、维生素 K 等。

（11）抗组胺药　异丙嗪、苯海拉明等。

（12）激素类　地塞米松、氢化可的松、甲泼尼龙等。

二、麻醉恢复期重点监测人员

（1）全麻术后麻醉药、肌松药和神经阻滞药作用尚未完全消失，易发生呼吸道阻塞、通气不足、呕吐、误吸或循环功能不稳定等并发症者。

（2）气管导管尚未拔除、呼吸功能恢复不良、意识未恢复、循环不稳定者。

（3）神经阻滞麻醉和椎管内麻醉术后未清醒者，神经阻滞麻醉和椎管内麻醉呼吸循环不稳定者。

（4）静脉全麻尚未完全苏醒者。

三、麻醉恢复期常见并发症

1. 上呼吸道梗阻

（1）常见原因

1）舌后坠　常由于全麻后肌松药残余作用；术前合并鼾症；过度肥胖；口腔、咽部手术，局部形成水肿。

2）喉痉挛　常由于气管内异物刺激，如分泌物、渗出液、呕吐物等；麻醉过浅；吸入刺激性药物；缺氧、二氧化碳蓄积；搬动患者。

3）喉头水肿　可因气管内插管、手术牵拉或刺激喉头引起。

4）声带麻痹　可由甲状腺手术损伤或压迫、气管周围的手术及操作引起。

5）局部压迫　主要是颈部手术后血肿形成压迫气管。

（2）临床表现　①部分呼吸道梗阻：呼吸困难并有鼾声。②完全呼吸道梗阻：鼻翼扇动，有三凹征，无气体交换。

（3）护理措施　①舌后坠时可托起下颌，放置口咽或鼻咽通气道，病情允许的情况下，协助患者取侧卧位，或平卧位头偏向一侧。②喉痉挛的患者应纠正缺氧。③喉头水肿轻者可静脉注射糖皮质激素或雾化吸入肾上腺素；严重者应行紧急气管内插管或气管切开。④出现局部压迫时应立即通知外科医生，并以面罩加压给氧后行气管内插管。⑤严密观察患者的血氧饱和度变化，观察缺氧的改善情况。⑥遵医嘱使用糖皮质激素、氨茶碱缓解痉挛。⑦及时清除呼吸道分泌物或呕吐物。⑧清醒患者做好心理护理，缓解恐惧感。

2. 术后高血压　围手术期超过基础值30%，持续 30 min 以上即为高血压。术后高血压是全麻中最常见的并发症。

（1）常见原因　①患者既往有原发性高血压。②麻醉浅、镇痛药用量不足。③低氧血症和高碳酸血症。④低温。⑤心血管手术后的血管重建及对感受器的刺激，尤其是术前有高血压但未进行药物治疗。⑥膀胱膨胀、液体过量、颅内压增高等。

（2）临床表现　①收缩压比术前升高30% 以上。②既往有高血压病史，收缩压高于 180 mmHg 和（或）舒张压高于 110 mmHg。③心悸、胸闷、头晕等症状。④高血压危象时可有恶心、呕吐、眩晕、气促、视物模糊等症状。

（3）护理措施　①严密监测心率和血压变化，同时注意 ST-T 变化。②既往患高血压的患者在呼吸肌及肌力恢复良好的前提下，尽量在一定镇静深度下拔管，避免过强刺激给患者造成循环系统的不良反应。③适当加大氧流量防止缺氧，纠正呼吸问题，改善通气。④加强术中、术后镇痛管理,及时处理疼痛。⑤留置胃肠减压器,保持有效的胃肠减压;留置导尿,避免膀胱充盈。

3. 低血压　围术期收缩压下降超过基础值的 30%,持续 30 min 以上,称为低血压。

(1)常见原因　①术中失血、失液过多:未能及时补充导致有效血容量的不足。②硬膜外复合全麻手术:由于阻滞平面高,药物所致外周血管扩张使血液滞留于外周,引起血容量绝对或相对不足。③原有心脏疾病或心功能不全者:由于麻醉药物和其他有心肌抑制作用药物的影响,苏醒过程中发生心律失常、急性心肌缺血、缺氧等也可导致心排血量下降。④术后继续出血:常见于体外循环手术、前列腺手术、肝移植、胸腔手术。

(2)临床表现　①收缩压比术前减低 30% 以上。②出现器官灌注不足体征,如心肌缺血、中枢神经功能障碍等。③恶心、呕吐、胸闷、出汗、脉搏细速、皮肤苍白、湿冷等休克体征。④术后出现少尿或代谢性酸中毒。

(3)护理措施　①严密观察患者的血压及伤口引流、渗血情况,必要时遵医嘱使用麻黄碱或多巴胺等升压药物。②失血、失液过多者加大输液量,加快输入速度,测量中心静脉压。③伴有缺氧者增加氧气浓度。④观察引流量及尿量。⑤心电图监测(特别注意 ST-T 变化)。

4. 低氧血症

(1)常见原因　①麻醉及药物的残余作用:椎管内麻醉平面过高,麻醉药、肌松药的残余作用。②通气不足:由于术后疼痛、气道梗阻、气道分泌物过多、肥胖等各种原因导致的通气不足。③呼吸系统疾病:吸烟者、年老者呼吸系统炎症病变如阻塞性肺疾病。④心血管病:右向左分流的心脏病如法洛四联症,静脉血流入动脉血,使氧分压降低。⑤呼吸中枢疾病。

(2)临床表现　①发绀明显。②呼吸费力,呼吸频率加快、深度变浅,可伴有异常呼吸音。③心率加快、血压升高。

(3)护理措施　①清除呼吸道分泌物。②通畅气道,托下颌,面罩吸氧,维持患者的氧合,也可经面罩给予气道持续正压,如有必要选择插管后人工通气,呼气末正压通气。③取舒适卧位,病情允许可取半卧位,利于膈肌活动,促进呼吸功能恢复。④如果因麻醉药物过量,立即停药,必要时使用拮抗剂。⑤向麻醉师报告病情,必要时做动脉血气分析。⑥术后适当镇痛。⑦加强监护,防止因其他并发症引起的低氧血症。

5. 心律失常

(1)常见原因　①低氧血症、高碳酸血症、电解质或酸碱失调、心肌缺血、颅内压增高、低温。②药物(一些麻醉药如阿片类药物和抗胆碱酯酶药)。③恶性高热。④术前原有心律失常容易在术后诱发。

(2)分类

1)室上性心律失常　①窦性心动过速:常继发于疼痛、躁动不安、发热或低血容量。②窦性心动过缓:可因麻醉性镇静药、β 受体阻滞剂或迷走神经兴奋引起,一般对阿托品治疗有效,严重者可静脉滴注异丙肾上腺素。③快速室上性心律失常:包括阵发性心动过速、心房颤动及心房扑动,若不及时治疗,可导致心肌缺血。

2)室性心律失常　如室性期前收缩为多源性、频发,表面心肌灌注不足,应积极治疗。

(3)护理措施　①心电图评估心律失常的类型,心电监护监测心律变化的情况。保持呼吸道通畅,吸氧,防止低氧血症。②注意患者主诉,是否伤口疼痛、膀胱胀痛等,对症处理。③根据医嘱使用抗心律失常药物,纠正水、电解质紊乱,维持循环功能的稳定。④必要时准备除颤仪。

6. 术后恶心、呕吐

(1)常见原因　①麻醉药物残留。②低血压。③缺氧。④镇痛泵用量过大。⑤咽部刺激,如吸痰、拔管等操作。

(2)护理措施　①可遵医嘱使用止吐药物。②呕吐的患者及时清除口腔呕吐物,头偏向一侧,防止误吸。③翻身叩背,有利于分泌物的排出,及时清理呼吸道分泌物。④严密监测生命体征变化,及时纠正缺氧、低血压、疼痛等。

第七节 术后镇痛管理

术后镇痛可以有效地减少患者的痛苦,对患者的术后恢复起到积极的帮助作用。

一、术后疼痛

术后疼痛是手术后即刻发生的急性疼痛,为伤害性疼痛,是临床最常见且急需处理的急性疼痛。如不能在初始状态下被充分控制,可能发展为慢性疼痛。

术后疼痛可引起机体一系列的病理生理改变,是术后并发症和死亡率增加的重要原因之一,许多术后呼吸和循环系统并发症都与术后疼痛和应激反应有关。有效的术后镇痛能促使患者早期活动,减少下肢血栓的形成和肺栓塞的发生,有利于胃肠功能的早期恢复,提高术后患者的生活质量。

二、术后镇痛方法

1.**持续镇痛** 以镇痛泵持续输入小剂量镇痛药。

2.**患者自控镇痛** 在持续镇痛基础上,允许患者根据自身对疼痛的感受,触发释放一定量的药物。该电子泵系统可在预先设定的时间内对患者的第二次要求不做出反应,可防止药物过量。包括:患者自控静脉镇痛,以阿片类药物为主;患者自控硬膜外镇痛,以局麻药为主;皮下自控镇痛,药物注入皮下;神经干旁阻滞镇痛,以局麻药为主。

3.**其他** 物理疗法、神经电刺激以及心理治疗等。

三、自控镇痛护理

1.**护理评估**

(1)评估患者年龄、性别、病情、体重,疼痛的强度、部位、性质和持续时间等。

(2)全面了解患者病情。

(3)根据患者的评估结果,确定自控镇痛的给药途径、用药方案及护理措施。

2.**指导患者正确使用自控镇痛**

(1)良好的心理状态可提高机体对麻醉及疼痛的耐受能力,患者保持心情愉悦,可减少自控镇痛的使用频率。

(2)通过术前健康教育,向患者及家属详细介绍自控镇痛泵的作用原理、使用方法以及可能出现的不良反应,使患者了解自控镇痛的相关知识,明确其应用目的,在使用中能够积极配合。

(3)实施自控镇痛前,取得患者及家属的同意。

(4)术后指导患者或家属正确使用自控镇痛泵,既要避免由于知识缺乏和误解而在术后不痛时不停地自行给药,也要避免因害怕药物成瘾等而不能及时给药的情况。

3.**确保自控镇痛有关设备正常工作**

(1)应用自控镇痛时,若硬膜外给药,导管固定在后背,应让患者保持正确卧姿,防止导管被压、牵拉、折断导致管道不通或导管脱出,也必须注意防止皮肤受压发生压力性损伤。

(2)通过静脉给药者应保证静脉通路的通畅有效,并尽可能使用单独的静脉通路。若确需通过自控镇痛的静脉通路滴注其他液体,必须严格控制最初的给药速度,防止将管道内的镇痛药快速冲

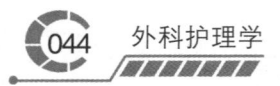

入体内而发生危及生命的情况。

4. 管道护理

(1)导管脱出是硬膜外自控镇痛最常见的情况,可致术后镇痛失败。在镇痛护理中,固定镇痛管,避免脱落、移位是护理关键。

(2)术后采用硬膜外自控镇痛的患者翻身时,采用先侧后移的方法可延长硬膜外镇痛泵的留置时间,减少镇痛泵的滑脱。

(3)采用静脉自控镇痛的患者要注意观察静脉针有无移出、血管针头有无阻塞、三通是否关闭等,治疗中需防止药液外渗和静脉炎的发生。

5. 防治感染 硬膜外自控镇痛是一种有创的治疗措施,存在发生穿刺点感染和硬膜外隙感染的可能性。穿刺时一定注意无菌操作,穿刺点应消毒密封,定期检查,一般每48 h更换自控镇痛通道。若已经出现感染征象,可用抗生素软膏涂抹穿刺点皮肤。导管留置时间一般不应超过2周,2周以后宜重新穿刺置管。如发现硬膜外隙有感染征象,则应立即拔除导管,进行抗感染治疗处理。

6. 防止并发症 自控镇痛具有一定的不良反应,如皮肤瘙痒、恶心、呕吐、镇静或嗜睡、呼吸功能减退或抑制、便秘、管道污染或尿潴留。使用时必须注意用药量、浓度和速度有无异常,防止药物过量引起各种不良反应。若患者已出现与药物不良反应有关的症状、体征,应配合医生采取各种有效的处理措施,并详细记录各项处理措施及结果。

7. 监测记录 对使用自控镇痛泵的患者应定时监测生命体征,加强对血压、脉搏、呼吸、心率等参数的监测,及时发现各种不良反应,特别是危重患者及老年患者,应做好详细记录。同时记录患者的止痛治疗方案、用药剂量及止痛效果。如果出现镇痛不全或过度镇静,应及时通知有关医生酌情追加止痛药或者减少药量。

四、术后镇痛的并发症及护理

1. 恶心、呕吐

(1)原因 恶心和呕吐是自控镇痛泵患者常见不良反应。除了阿片类药物兴奋延髓呕吐中枢引起恶心、呕吐以外,术前用药、麻醉操作、术中和术后用药、手术种类和部位及手术引起的胃肠功能紊乱都可导致恶心、呕吐。其中麻醉药物是引起恶心、呕吐最主要的原因。

(2)处理 对症处理,使用镇静、止吐药物。

2. 呼吸抑制 阿片类药物能降低正常人的呼吸频率和幅度。

防治方法:加强生命体征的监测,尤其是SpO_2的监测。当患者呼吸频率变慢时,应引起注意。若患者嗜睡,应密切注意呼吸的特点。一旦疑有呼吸抑制,立即检查患者的意识状态和皮肤颜色、气道是否通畅、肌力如何、是否有共济失调。紧急时行人工呼吸,以纳洛酮0.2~0.4 mg静脉注射。

3. 尿潴留

(1)原因 椎管内镇痛时,当$S_2 \sim S_4$发出的支配膀胱的副交感神经被阻滞后,抑制膀胱逼尿肌的收缩和膀胱内括约肌的松弛,产生排尿困难;同时,阿片类药物也可减弱平滑肌张力而出现尿潴留。也有些患者由于不习惯在病床上排尿,而出现排尿困难等现象。

(2)处理 对尿潴留的患者,如病情许可,可以通过改变体位或协助患者坐起、站立排尿。在下腹部按摩、热敷,给患者听流水声诱导排尿,针刺关元、中极、足三里或者注射刺激膀胱壁层肌收缩的药物使其收缩排尿,α受体阻断剂作用于膀胱内括约肌α受体使膀胱内括约肌松弛,均可促进患者自行排尿。以上措施无效后,则应在严格无菌操作下及时给予导尿,勿使膀胱过度充盈,加重排尿困难。一次放尿不超过1 000 mL,尿潴留时间过长或导尿时尿量超过500 mL时,应做留置导尿。

4. 皮肤瘙痒 发生率较高,轻者无须特殊处理,严重者可以用纳洛酮对抗。

练习题

1. 关于麻醉前用药,下列说法不正确的是(　　　)

A. 药物多在术前 30～60 min 应用

B. 甲状腺功能亢进患者术前不用阿托品

C. 椎管内麻醉前应用抗胆碱药能减轻内脏牵拉反应

D. 镇静催眠药可预防局麻药中毒反应

E. 小儿、老年人术前用适量吗啡,手术效果较好

2. 患者,男,35 岁。因胆囊炎收入院,拟在全身麻醉下行胆囊切除术。为防止在麻醉或手术中呕吐、窒息,患者麻醉前禁食的时间是(　　　)

A. 2 h   B. 4 h

C. 6 h   D. 8～12 h

E. 24 h

3. 患者,女,44 岁。既往有消化性溃疡病史,1 h 前突然出现上腹刀割样疼痛而入院,在全身麻醉下行胃大部分切除术。术后返回病房,患者清醒,生命体征稳定。术后最佳体位是(　　　)

A. 去枕平卧位   B. 侧卧位

C. 半卧位   D. 中凹位

E. 头高斜坡位

4. 腰麻后应采用的体位是(　　　)

A. 俯卧位   B. 半卧位

C. 垫枕平卧位 4～6 h   D. 去枕平卧 6～8 h

E. 去枕平卧,头偏向一侧

5. 利多卡因一次用量不宜超过(　　　)

A. 60 mg   B. 100 mg

C. 400 mg   D. 800 mg

E. 1000 mg

6. 表浅脓肿切开采用(　　　)

A. 硬膜外麻醉   B. 气管内插管吸入麻醉

C. 普鲁卡因静脉复合麻醉   D. 神经干阻滞麻醉

E. 局部浸润麻醉

7. 硬膜外麻醉的严重并发症是(　　　)

A. 头痛   B. 全脊髓麻醉

C. 喉头痉挛   D. 局麻药中毒

E. 药物外渗组织坏死

8. 麻醉前用阿托品的目的是(　　　)

A. 镇静   B. 减少呼吸道分泌物

C. 防止术中出血   D. 提高痛阈

E. 抑制交感神经兴奋

9. 麻醉前禁食、禁水的主要目的是(　　　)

A. 防止术中出现大、小便失禁   B. 防止术后出现腹胀

C.防止术后出现尿潴留及便秘　　　　D.有助于术后肠蠕动的恢复

E.防止术中或麻醉中误吸而引起窒息

10.全身麻醉未醒的患者,去枕平卧位,头偏向一侧的目的是(　　)

A.引流分泌物,保持呼吸道通畅　　　　B.便于护士观察患者

C.减少枕后压疮的发生　　　　D.避免头痛

E.减少术后并发症

（岳　珊）

参考答案

第四章　手术前后患者的护理

第一节　概　述

　　手术是治疗外科疾病的重要手段,它能治疗疾病,同时也会加重创伤和带来并发症。重视术前、术后护理对保证患者安全,提高治疗效果有重要意义。

一、围手术期

　　围手术期是指从确定手术治疗时起,至与此次手术相关治疗基本结束为止的一段时间,包括手术前期、手术期、手术后期三个阶段。手术前期是指从患者决定接受手术到被送至手术台的阶段;手术期是指从患者被送上手术台到手术结束后被送入复苏室、监护室或者外科病房的阶段;手术后期是指从患者由复苏室、监护室或外科病房至患者出院的阶段。在围手术期,护士应全面评估患者的生理、心理状态,充分做好术前准备,采取科学的护理措施改善和维护患者的机体功能,提高患者对手术的耐受性,降低手术的风险性,最大限度避免或减少术后并发症的发生,促进患者早日康复。

二、手术的分类

(一)按手术的时限分类

　　1.择期手术　手术时间没有限制,手术的迟早不会影响治疗效果,可在做好充分的术前准备后进行手术,如一般的良性肿瘤切除术、腹股沟疝修补术等。

　　2.限期手术　手术时间可以选择,但有一定期限,不宜过久以免延误手术时机,应在限定的时间内做好术前准备,以免使患者失去最佳治疗时机,甚至危及生命,如各种恶性肿瘤的根治性手术。

　　3.急症手术　患者病情危急,需要在最短时间内迅速开展手术,以解除患者痛苦,抢救患者生命,应根据病情,进行必要的术前准备,如肝、脾破裂大出血等。

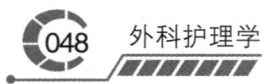

（二）按术中细菌接触的情况分类

1. **无菌手术**　是指手术中无细菌污染手术野,整个手术操作过程是在无菌条件下完成的手术,如颅脑手术、甲状腺手术、骨科手术等。

2. **可能污染手术**　是指手术中可能有少量细菌接触手术野,但经术中、术后积极处理,一般并不发生感染,如胃大部切除术、肠切除术、肠吻合术等。

3. **感染手术**　是指术中有大量细菌污染手术野,如脓肿切开引流术、化脓病灶的手术等。

（三）按手术目的分类

1. **诊断性手术**　目的是帮助确定或证实可疑诊断,如活体组织检查、剖腹探查术等。

2. **根治性手术**　目的是彻底治愈疾病,如乳腺癌根治术等。

3. **姑息性手术**　目的是减轻症状,用于条件限制而不能行根治性手术时,如晚期胃窦癌行胃空肠吻合术,可以解除幽门梗阻症状,但不切除肿瘤。

第二节　手术前患者的护理

　　完善的术前准备是手术成功的重要条件,在手术前期进行的护理称为手术前期护理。手术前期护理的重点是按照整体化护理程序评估和矫正可能增加手术危险性的生理和心理问题,对患者进行有关手术的健康指导,训练患者适应术中、术后身体变化,使患者身心处于最佳状态,增强机体抵抗力,使患者耐受手术打击,早日恢复健康。手术前期护理的主要内容:患者手术部位的准备;各系统器官耐受手术的功能维护和训练;制定手术前期护理措施和护理用物的准备;患者的心理准备和健康教育。

【护理评估】

（一）健康史评估

护士应重点了解与疾病有关或可能影响手术耐受力及预后的病史。

1. **一般情况**　护士应了解患者的性别、年龄、职业、文化水平、生活习惯,有无烟酒嗜好等。

2. **现病史**　护士应了解患者的发病情况、入院情况、入院时的意识状态和生命体征情况。

3. **既往史**　护士应了解患者有无各系统重要脏器疾病,如冠心病、高血压、糖尿病等既往病史。

4. **用药史**　护士应了解患者用药情况及有无药物不良反应,有无药物过敏史。

5. **月经史和婚育史**　护士应了解患者的婚姻状况、生育状况及女性患者的月经史等。

6. **家族史**　护士应了解患者的家庭成员有无同类疾病、遗传病病史等。

（二）身体状况评估

1. **重要器官功能状况评估**　要注意心肺功能、肝肾功能、造血功能、内分泌功能,以及免疫、胃肠道功能等。主要包括以下几个方面。

（1）实验室检查　血常规、尿常规、粪便常规、电解质、生化检查和凝血功能、交叉配血试验,为手术中、手术后输血做好准备。

（2）影像学检查　X射线片、CT、磁共振成像(magnetic resonance image,MRI)、B超等检查结果,评估病变部位情况。

（3）心电图检查　了解心功能情况,必要时做24 h心电监护。

2. **体液平衡状况评估**　体液平衡失调会增加手术的危险性和术后并发症的发生率,体液平衡失调常见的原因有发热、呕吐、严重腹泻、出血、禁食水、液体补充不足等。手术前了解缺水性质、程度、类型、电解质和酸碱平衡失调的程度并加以纠正对患者极为有利。

3. 感染的评估　患者有无发热、咳嗽、咽喉肿痛等呼吸道感染症状，有无腹泻、腹痛、呕吐等消化道感染症状，有无尿频、尿急、尿痛等泌尿系统感染症状，分析感染原因。观察患者手术区域皮肤有无损伤和感染现象。若有感染，一般手术前要先控制感染。

4. 营养状况的评估　护士应了解患者有无低蛋白血症、贫血、水肿等营养不良症状。患者蛋白低下，术后切口愈合时间常常延迟，而且容易发生切口裂开、切口感染等并发症；长期营养不良还可使患者血容量减少、免疫力低下、肝功能受损；营养不良常发生于慢性消耗性疾病患者，如慢性病、癌症、胃肠道疾病（包括呕吐、腹泻、食欲减退）患者。了解患者有无高血压、糖尿病、心脑血管等疾病。了解患者有无肥胖，脂肪过多会给手术操作者带来一定困难，且手术后易导致切口感染、脂肪液化和肺部并发症的发生。

（三）心理社会评估

手术前患者易产生不良心理反应，最常见的是焦虑和恐惧，主要表现为紧张、心慌、失眠、坐立不安、食欲减退、小便次数增加、沉默寡言、行为被动或依赖他人、脉搏及呼吸增快等。这些心理反应可降低患者对手术的耐受力，影响创伤的愈合和手术效果。护士应在术前评估患者的心理状况及产生心理问题的原因；了解患者的家庭成员、朋友、同事对患者的关心和支持情况；了解患者的家庭经济状况等。

【护理诊断／问题】

1. 焦虑、恐惧　与患者对手术效果担忧、对麻醉和手术不了解、以往手术经历、对机体损伤的担忧有关；与患者家属对患者的关心不够、心理支持不够、家庭经济状况难以承担医疗费用等有关。

2. 营养失调：低于机体需要量　与禁食、疾病消耗、营养摄入不足或机体分解代谢增强等有关。

3. 睡眠形态紊乱　与疾病影响、住院环境陌生、担心手术与预后等有关。

4. 知识缺乏　缺乏手术治疗相关知识。

【护理措施】

（一）心理护理

1. 建立良好的护患关系　护士应向患者及其家属进行入院宣教，介绍病区环境、主管医生、责任护士、病房环境及规章制度等，帮助患者尽快适应环境。护士应了解患者的病情及其需求，多给予关心、照顾和安慰，通过适当的沟通技巧，取得患者信任，使患者增强安全感。

2. 心理支持和疏导　护士应理解患者的情绪反应，耐心倾听患者诉说焦虑、恐惧的心理感受。可指导患者通过听音乐、看电视、看书、散步等方式放松心情，也可与医护人员或病友谈心减轻恐惧、焦虑等不良情绪；耐心向患者解释手术的必要性，介绍医院的技术水平，增强其治疗信心；动员患者的社会支持系统，使患者感受到被关心和被重视。

3. 认知干预　护士应帮助患者正确认识疾病、手术相关知识，指导患者提高疾病认知水平和应对能力。向患者说明术前准备的必要性，使患者知晓术前准备对减少手术风险、预防并发症的重要性，增强患者治疗的信心。

（二）营养支持

加强营养，对能进食的患者，鼓励其高营养、易消化饮食，多摄取碳水化合物、蛋白质及维生素；对不能进食或吸收功能较差者，进行管饲饮食或者肠外营养支持，保证患者能量供应的需要，改善

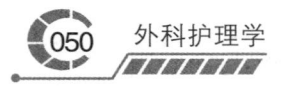

患者营养状况;通过补液疗法纠正水、钠电解质代谢紊乱和酸碱平衡失调,提高手术耐受力。

(三)保证环境舒适

创造舒适的病房环境,改善患者睡眠情况。病房温度保持在 18 ~ 20 ℃,湿度保持在 50% ~ 60% ,减少陪护人员,以保证患者休息。病床之间最好用围帘隔开,保护患者隐私,减轻患者心理负担,改善患者睡眠。

(四)手术前常规准备

1. **呼吸道准备**　有吸烟嗜好者术前戒烟 2 周以上,防止分泌物过多阻塞呼吸道;有肺部感染者于术前 3 ~ 5 d 应用抗生素;痰液黏稠者应给予雾化吸入,可用盐酸氨溴索雾化吸入,以稀释痰液,配合翻身叩背排痰,改善通气功能。

2. **胃肠道准备**

(1)饮食　成人择期手术前应禁食 8 ~ 12 h,禁饮 4 h,以防麻醉或术中呕吐引起窒息或吸入性肺炎。胃肠道手术前 1 ~ 3 d,患者可进食少渣流质食物,非胃肠道手术术前则一般不限制食物的种类。

(2)置胃管和洗胃　胃肠道手术前置胃管,以减少胃潴留和腹胀。幽门梗阻患者术前 2 ~ 3 d 用 0.9% 的温盐水洗胃,减轻胃黏膜水肿。

(3)灌肠　结、直肠手术前 3 d 进食少渣半流质食物,术前 1 ~ 2 d 进食流质食物;术前 3 d 口服甲硝唑等肠道不吸收的抗生素,并补充维生素 K;术前 1 ~ 2 d 口服番泻叶、20% 甘露醇等缓泻剂,术前一日晚及手术日晨进行清洁灌肠,泻出肠道粪便,以防麻醉后肛门括约肌松驰,大便溢出污染手术区,消除术后腹胀或肠梗阻。

3. **手术区皮肤准备**

(1)目的　剃除手术区毛发,清除污垢,避免切口感染,促进伤口愈合。

(2)时间　一般在手术前 1 d 或手术当日,时间过长则失去准备意义。

(3)物品准备与方法　治疗盘内放置剃毛刀、软毛刷、肥皂液、70%乙醇、纱布块、橡皮单、治疗巾,治疗盘外放置棉签、汽油、毛巾,脸盆内盛温热水。

(4)操作方法　①先向患者解释皮肤准备的意义,以取得患者的配合。②拉上围帘遮住患者。③暴露手术区域的皮肤,身体下垫橡皮单和治疗巾,用软毛刷蘸取肥皂液涂擦手术区域皮肤,一只手持纱布绷紧皮肤,另一只手持剃毛刀轻轻剃去毛发,剃毛刀与皮肤呈 45°,注意不要将皮肤剃破。④毛巾放入脸盆温热水中,清洗该区域皮肤。脐窝用棉签蘸汽油清除污垢。⑤整理用物,注意保暖。

(5)特殊手术部位皮肤准备　①头部手术:除急症手术外,术前 3 d 剃去毛发,每日洗头 1 次,术前 3 h 再剃头 1 次,清洗后戴手术帽保护。②骨科无菌手术:术前 3 d 开始准备,用肥皂液清洗,再用 70%乙醇消毒,然后用无菌巾包扎,每日 1 次。手术前 1 d 剃去毛发,70%乙醇消毒后,用无菌巾包扎。手术日晨重新消毒后,用无菌巾包扎。③面部手术:清洁面部皮肤,尽可能保留眉毛,作为手术标志。④阴囊、阴茎手术:入院后每日用温水局部浸泡、用肥皂液洗净,术前 1 d 剃去阴毛。⑤小儿皮肤准备:一般不作剃毛,只作清洁处理。

(6)一般手术皮肤准备范围　①备皮范围不小于手术切口周围 15 ~ 20 cm。②勿剃破皮肤,以防伤口感染。③观察和检查手术区皮肤有无湿疹、疖等其他皮肤感染,若发现应及早处理和暂缓手术。④注意保暖,防止肺部感染并发症。常用手术部位的皮肤准备范围见表 4-1,图 4-1 ~ 图 4-9。

表 4-1 常用手术部位的皮肤准备范围

手术部位	备皮范围
颅脑手术	剃除全部头发及颈部毛发,保留眉毛
颈部手术	上自唇下,下至乳头水平线,两侧至斜方肌前缘
胸部手术	上自锁骨上及肩上,下至脐水平,包括患侧上臂和腋下,胸背均超过中线 5 cm 以上
上腹部手术	上自乳头水平,下至耻骨联合,两侧至腋后线
下腹部手术	上自剑突,下至大腿上 1/3 前、内侧及会阴部,两侧至腋后线,剃除阴毛
腹股沟手术	上自脐水平,下至大腿上 1/3 内侧,两侧至腋后线,包括会阴部并剃除阴毛
会阴部及肛门手术	上自髂前上棘,下至大腿上 1/3,包括会阴及臀部,剃除阴毛
肾区手术	上自乳头连线,下至耻骨联合,前后均过正中线
四肢手术	以切口为中心上、下方各 20 cm 以上,一般超过远、近端关节或整个肢体

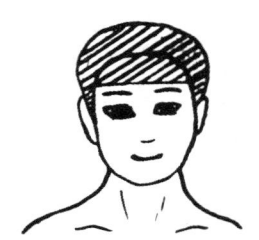 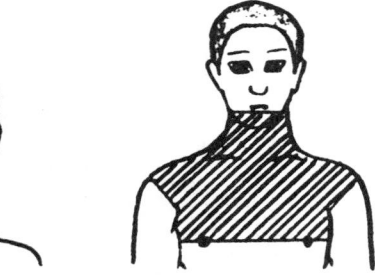

图 4-1 颅脑手术　　　　　　　图 4-2 颈部手术

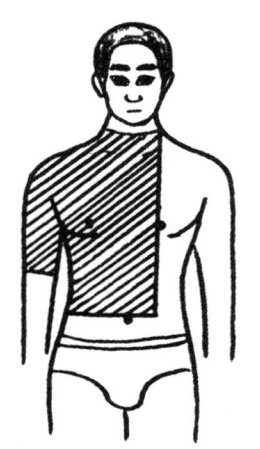 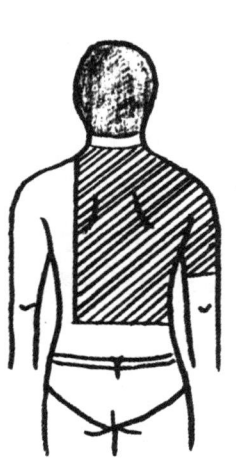 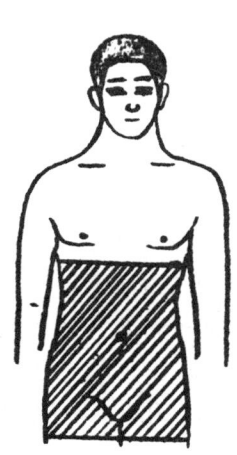

图 4-3 胸部手术　　　　　图 4-4 上腹部手术　　图 4-5 下腹部手术

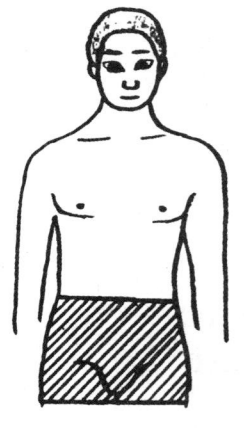

图 4-6　腹股沟手术

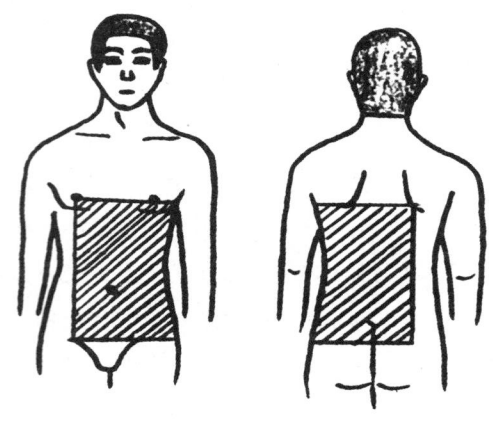

图 4-7　肾区手术

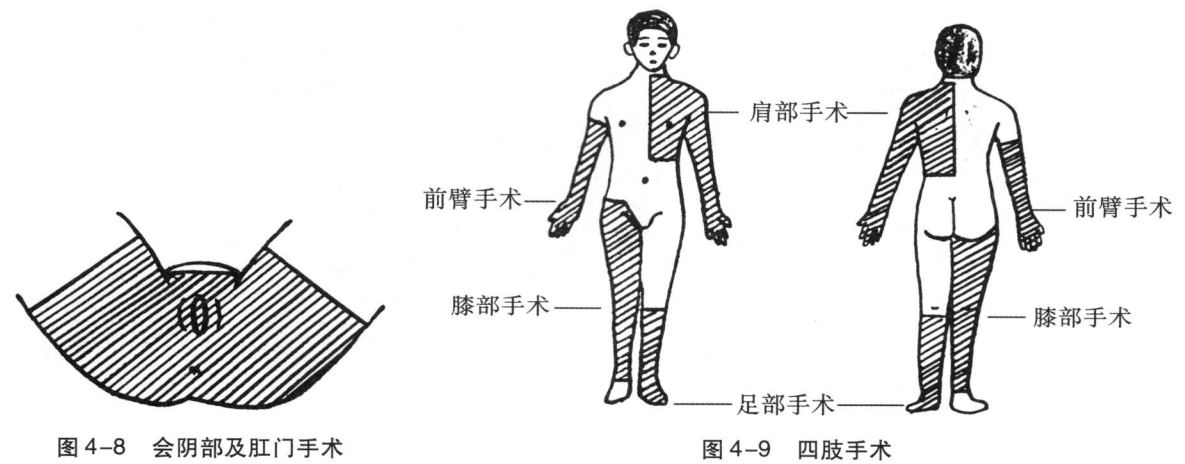

图 4-8　会阴部及肛门手术

图 4-9　四肢手术

📜 **知识拓展**

导尿术是临床常用的护理操作技术。术前留置导尿管是外科重要的术前准备之一,是预防手术患者术后尿潴留的重要措施。护理人员主要关注插尿管时患者的舒适度,而在手术患者留置导尿管时机的选择上每个医院有所不同。一些医院在把患者接入手术间后,在全麻诱导前由巡回护士留置导尿管;一些医院在全麻诱导后留置导尿管,因为麻醉起效后放置导尿管可有效减轻手术患者的刺激症状;还有一些医院由病房护士于手术前在病房留置导尿管。

4. 输血和补液　拟行大、中手术前,护士应遵医嘱做好血型鉴定和交叉配血试验,备好一定数量的红细胞或血浆。凡有水、电解质及酸碱平衡失调和贫血者,在术前应予以纠正。

5. 协助患者完成各项术前检查　护士应遵医嘱完成术前各项检查,主要包括心、肺、肝、肾功能及凝血功能等检查,改善心、肺、肝、肾功能,提高患者的手术耐受力。

6. 预防术后感染　护士应指导患者避免与其他感染者接触,以免发生交叉感染。遵医嘱合理应用抗生素。预防性应用抗生素适用于:①涉及感染灶或切口接近感染区域的手术。②开放性创伤、创面已污染、清创时间长,难以彻底清创者。③手术时间长、创面大的手术。④胃肠道手术。⑤癌肿手术。⑥涉及大血管的手术。⑦植入人工制品和器官移植的手术。

(五)手术日晨护理

(1)测量生命体征,体温、血压异常或者女性患者月经来潮,及时报告医生,必要时延期手术。

(2)检查手术前各项基本准备是否完善,如皮肤准备、禁食水情况,术前各项检查执行情况、医嘱执行情况、病历完整情况等。

(3)遵医嘱术前用药、灌肠、留置胃肠减压管、留置导尿管排空膀胱等。

(4)协助患者取下假牙、眼镜、发夹、手表、首饰及贵重物品,交家属或为其妥善保管。

(5)与手术室护士进行患者交接时必须按照科室、床号、姓名、性别、年龄、住院号、手术名称、皮肤完整情况等交接清楚。患者的病历、X 射线片、CT 片、手术期间需用的特殊药品和物品,也要交接清楚,随患者带入手术室。

(6)准备好患者术后回病房后的床单元、心电监护仪等术后需要的设备。

(六)特殊患者的准备

1. 心脑血管疾病患者　血压高于 160/100 mmHg 者,遵医嘱选用合适的降压药物使血压稳定在一定的水平(不要求降至正常血压);急性心肌梗死患者发病后 6 个月以上、无心绞痛发作,在监护下可以手术,6 个月内不能手术;心力衰竭患者,症状控制 3~4 周后再手术。近期有脑卒中史,手术期限应推迟 2 周,最好 6 周。

2. 糖尿病患者　糖尿病患者对手术的耐受性差,易发生感染,术前应积极控制血糖。一般大手术前将血糖水平控制在正常或轻度升高状态(5.6~11.2 mmol/L),尿糖以(+~++)为宜。术日晨停用胰岛素。

3. 肺功能低下患者　术后肺部并发症发生率很高。呼统系统急性感染者治愈 1~2 周后再手术,若急症手术则要使用抗生素。

4. 肝肾疾病患者　术前检查患者肝肾功能,尽可能改善肝肾功能,使患者能更好地耐受手术,避免术后肝肾功能障碍。

5. 急症手术患者　尽快进行必要的术前准备,包括必要的术前检查。如有体液失衡,立即给予纠正;失血性休克患者,立即建立两条静脉输液通道,迅速补充血容量;有伤口应尽快处理伤口;迅速抽血进行血型鉴定和交叉配血试验,备皮,做药物过敏试验、凝血功能、血常规、尿常规、肝肾功能等检查。护士执行口头医嘱时,应复述一遍再执行,及时提醒医生补上医嘱。

【护理评价】

评价患者术前整体情况是否良好:①焦虑/恐惧减轻或者缓解;②积极配合术前检查、治疗和护理工作;③营养状况改善,体液维持平衡,生命体征正常,休息良好。

第三节　手术后患者的护理

手术结束后,患者回病房直至出院这段时间的护理为术后护理。术后刀口疼痛、暂禁食水及应激反应均可影响患者的生理、心理,影响患者刀口的愈合及身体的康复,甚至引起术后并发症的发生。术后护理是围手术期的重要阶段,护理的重点是减轻患者痛苦、预防并发症、促进患者康复。

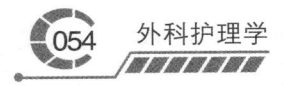

【护理评估】

(一)健康史评估

护士应重点了解患者手术的麻醉类型和方式,手术过程是否顺利,术中出血量、输血量、补液量、尿量、用药情况及留置引流管的情况等,以判断手术创伤对机体的影响。

(二)身体状况评估

1. 生命体征　护士应评估患者回到病房时的意识状态、体温、脉搏、呼吸、血压,并做好记录。

2. 切口状况　护士应观察并记录患者手术切口部位和敷料包扎情况,切口有无渗血、渗液等情况。

3. 引流管情况　护士应观察记录患者留置引流管的种类、数量、位置及作用,引流是否通畅,引流液的颜色、性状、量。

4. 体液平衡情况　护士应评估患者术后的尿量、各种引流管的引流量、失血量及术后补液量和补液种类。

5. 营养状况　护士应评估患者胃肠道功能恢复情况,每日摄入营养素的种类、量和途径;了解患者术后体重的变化。

6. 身体重要脏器功能情况　护士应评估患者心、肺、肾等重要器官的功能,了解有无影响机体康复的不利因素。

7. 术后不适与并发症　护士应了解患者有无切口疼痛、恶心、呕吐、腹胀、呃逆、尿潴留等术后不适,不适的种类和程度;有无术后出血、感染、切口裂开、下肢深静脉血栓形成等并发症发生的高危因素。

(三)辅助检查结果

护士应了解患者术后各种检查结果有无异常,如血常规检查、尿常规检查、生化检查、动脉血气分析等结果。

(四)心理社会评估

手术结束,患者麻醉作用消失,意识恢复后,护士要评估患者及其家属对手术的认识、术后心理状况。如担心不良的病理检查结果、预后差或危及生命;担心手术致正常生理结构和功能改变,如截肢、乳房切除或结肠造口等影响以后生活、工作及社交;术后出现各种不适,如切口疼痛、尿潴留、呃逆等,担心影响身体康复;担心出现并发症;担忧住院费用昂贵,经济能力难以维持后续治疗,从而出现对抗情绪甚至拒绝配合治疗和护理。

【护理诊断】

1. 疼痛　与手术创伤等有关。

2. 活动无耐力　与切口疼痛、术后体质虚弱等有关。

3. 有体液不足的危险　与术中出血、体液丢失,或术后禁食、禁饮、呕吐、引流、补液量不足等有关。

4. 潜在并发症:包括术后出血、切口感染、切口裂开、肺部感染、泌尿系感染、下肢深静脉血栓形成等。

5. 知识缺乏　缺乏术后康复知识。

【护理措施】

（一）一般护理

1. **安置患者**　护士应与麻醉师和手术室护士做好床旁交接。搬运患者时要动作轻稳,注意保护患者的头部、手术部位及各引流管和输液管道,正确连接各引流装置,检查静脉输液管道是否通畅。护士要注意为患者保暖,避免将热水袋直接贴身放置,以免患者烫伤。遵医嘱给予患者吸氧,做好心电监护。

2. **体位**　护士应根据麻醉类型及手术方式安置患者于合适的体位。全麻未清醒者取平卧位,头偏向一侧,使口腔分泌物或呕吐物易于流出,避免误吸入气道。患者麻醉清醒后,护士要根据需要帮助其调整体位。蛛网膜下腔阻滞者术后应去枕平卧位 6 ~ 8 h,防止脑脊液外渗而致头痛。硬膜外阻滞者一般取平卧位 6 h。颅脑手术者如无休克或昏迷,取头高 15° ~ 30°。颈、胸部手术者取半坐卧位,以利于呼吸和有效引流。腹部手术者取低半坐卧位或斜坡卧位,以减轻腹壁切口张力,增加肺通气量,并使腹腔渗血、渗液流入盆腔,避免形成膈下脓肿。脊柱或臀部手术者应取俯卧或仰卧位。休克患者应取中凹卧位或平卧位。肥胖患者可取侧卧位,以利于呼吸和引流。

3. **病情观察**

（1）生命体征　术后心电监护,监测患者体温、脉搏、呼吸、血压等变化。

1）中、小型手术　术后每小时为患者测量 1 次脉搏、呼吸频率、血压,持续监测 6 ~ 8 h 或至患者生命体征平稳。

2）全身麻醉、大手术及危重患者　护士应密切观察生命体征变化,每 15 ~ 30 min 为其测量 1 次脉搏、呼吸频率、血压,并观察患者意识状态、瞳孔对光反射,直至其病情稳定,改为每小时测量 1 次,并做好记录。可使用床旁心电监护仪进行连续监测,发现生命体征异常及时报告医生进行处理。

（2）体液平衡　对中等及较大手术者,护士要在术后详细记录其 24 h 液体出入量。

（3）其他　遵医嘱定时监测血糖、尿糖变化;监测意识障碍情况、瞳孔大小及对光反射情况;检查末梢循环情况等。

4. **饮食护理**

（1）非腹部手术　护士应根据手术类型、麻醉方法及患者的全身反应决定患者开始进食的时间。局部麻醉下行体表或肢体的手术、全身反应较轻者,术后即可进食;手术范围较大、全身反应明显者待反应消失后方可进食。椎管内麻醉者若无恶心、呕吐症状,术后 6 h 可进食;全身麻醉者应待患者麻醉清醒,恶心、呕吐反射消失后进流质食物,以后视情况逐渐改半流质饮食或普食。

（2）腹部手术　尤其是在胃肠道手术后,术后一般需禁食 24 ~ 72 h,待肠蠕动恢复、肛门排气后开始进食少量流质食物,由少到多;至第 5 ~ 6 天进食半流质食物;第 7 ~ 9 天可过渡到软食;第 10 ~ 12 天开始进普食。在保证一定能量摄入的基础上,护士可给予患者高蛋白和富含维生素 C 的食物,以刺激消化液分泌和促进肠蠕动。

5. **休息与活动**

（1）休息　保持室内安静,减少对患者的干扰,保证其有充足的休息及睡眠时间。

（2）活动　早期活动有利于增加患者肺活量,减少肺部并发症的发生;有利于改善血液循环,促进切口愈合,预防下肢深静脉血栓形成;有利于促进肠蠕动恢复,减少尿潴留的发生。根据患者的耐受程度,护士可指导其逐步增加活动范围及活动量。护士应先鼓励并协助患者床上主动或被动活动,指导患者深呼吸、咳嗽、排痰、翻身等活动。病情稳定后,鼓励并协助患者离床活动,逐渐增加离床活动的次数、时间和范围。患者活动时,护士应将各种引流管固定好,保证患者下床活动的安全,每次活动以患者不感到过度疲劳为宜。

6.引流管护理 根据手术的需要,可能在切口、体腔和空腔器官内放置各种引流管。对留置多根引流管者,护士要区分各引流管的作用,做好标识,妥善固定;术后经常检查引流管有无扭曲、受压或堵塞,保持引流通畅,观察并记录引流液的量、性状和颜色,引流袋更换时注意无菌操作。尤其在患者下床活动时要注意引流管的固定与位置,避免引流液的反流。如有异常及时通知医生。医生根据引流量和患者的病情决定拔除引流管的时间。预防性引流术后渗血的腹腔引流管,若引流液甚少,可于术后1~2 d拔除。胃肠减压管一般在胃肠道功能恢复、肛门排气后即可拔除。其他引流管视具体情况而定。

7.手术切口护理 护士要观察患者的手术切口有无渗血、渗液,切口及周围皮肤有无红肿及切口愈合情况。发现切口感染、切口裂开等异常,要及时报告医生做出处理。手术切口敷料应保持清洁、干燥,术后切口包扎以不限制胸腹部呼吸运动或指(趾)端末梢循环为宜。手术切口的类型和愈合等级如下。

(1)手术切口的类型 根据切口的微生物污染情况,手术切口可分为清洁切口、可能污染切口和污染切口。

1)清洁切口(Ⅰ类切口) 指无菌切口,如甲状腺大部切除术、疝修补术等切口。

2)可能污染切口(Ⅱ类切口) 指手术时可能受到污染的切口,如胃大部切除术的切口、6 h内经过清创缝合的伤口、新缝合又再度裂开的切口等。

3)污染切口(Ⅲ类切口) 指邻近感染区或组织直接被感染物污染的切口,如阑尾穿孔后的阑尾切除术、急性腹膜炎手术的切口等。

(2)切口愈合等级 分为甲、乙、丙三级。

1)甲级愈合 指愈合良好,无不良反应。

2)乙级愈合 指愈合处有炎症反应,如红肿、硬结、血肿、积液等,但未化脓。

3)丙级愈合 指切口化脓,需要做切开引流等处理。

临床可按上述分类、分级方法记录切口的愈合情况,如"Ⅰ/甲"(即清洁切口甲级愈合)或"Ⅱ/乙"等。当切口处理不当时,Ⅰ类切口可能成为丙级愈合。相反,若Ⅲ类切口处理恰当,也可能得到甲级愈合。

(3)缝线拆除时间 切口愈合与切口部位的局部血液供应情况、患者年龄、营养状况等有关。一般头、面、颈部缝线在术后4~5 d拆除;下腹部、会阴部缝线在术后6~7 d拆除;胸部、上腹部、背部和臀部缝线在术后7~9 d拆除;四肢缝线在术后10~12 d(近关节处可适当延长2~3 d)拆除;减张缝线在术后14 d拆除。青少年患者的拆线时间可以适当缩短,年老、营养不良患者的拆线时间应适当推迟。切口较长者应先间隔拆线,1~2 d后再将剩余缝线拆除。用可吸收缝线行美容缝合者可不拆线。

8.心理护理 护士要加强对术后患者的巡视,耐心、细致地与患者沟通,明确患者的心理状态,引导患者说出内心的感受,给予适当的解释和安慰。护士应及时采取有效措施解除患者切口疼痛、尿潴留和留置导尿管所引起的不适等问题。指导患者早期活动,进行功能锻炼。加强饮食指导,协助患者生活自理,稳定患者情绪,告知患者继续治疗和随访等方面的知识,促进患者对疾病的认识,使患者配合治疗和护理,争取早日康复。

9.基础护理 做好卧床患者的皮肤护理,预防压力性损伤;保持呼吸道通畅,减少肺部感染的发生;做好尿道口的护理,减少泌尿系感染的发生。

(二)术后不适的护理

1.切口疼痛

(1)常见原因 麻醉作用消失后,患者开始感觉切口疼痛,大多在术后24 h内疼痛最为严重,术后 2~3 d 后逐渐减轻。剧烈疼痛可影响各器官的正常生理功能,影响患者休息,护士应关心患者,观察患者疼痛的时间、部位、性质和规律,并给予相应的处理,做好患者术后镇痛的管理。

(2)护理措施 ①护士应鼓励患者表达疼痛的感受,简单解释切口疼痛的原因。②大手术后 1~2 d,患者可持续使用自控镇痛泵进行止痛。自控镇痛的给药途径以静脉、硬膜外最为常见,常用药物有吗啡、芬太尼等。③手术后,护士可遵医嘱给予患者镇静止痛药,如地西泮、布桂嗪(强痛定)、哌替啶等。④护士应尽可能地满足患者对舒适的需要,如协助其变换体位、减少压迫等。⑤护士应指导患者运用非药物止痛方法减轻机体对疼痛的敏感性,如分散注意力等。

2. 发热 发热是术后患者最常见的症状。

(1)常见原因 由于机体对手术创伤的反应,术后患者的体温可略升高,变化幅度在 0.5~1.0 ℃,一般患者的体温不超过 38 ℃,称为外科手术热或吸收热。此类患者的体温可于术后 1~2 d 逐渐恢复正常。若术后 24 h 内患者的体温过高(>39 ℃),则常为代谢性或内分泌系统异常、低血压、肺不张和输血反应等的表现;若患者于术后 3~6 d 出现发热或体温降至正常后再度发热,可能出现术后感染,如手术切口感染、肺部感染及尿路感染等。

(2)护理措施 护士应监测患者的体温变化及伴随症状,及时检查切口部位有无红、肿、热、痛或波动感。高热患者应遵医嘱物理降温或药物降温,结合病史进行胸部 X 射线检查、B 超检查、CT 检查、切口分泌物检查、血培养、尿液检查等,寻找病因并进行针对性治疗。

3. 恶心、呕吐

(1)常见原因 恶心、呕吐最常见的原因是麻醉反应,待麻醉作用消失后症状常可消失。

(2)护理措施 患者呕吐时,护士应使其头偏向一侧,及时清除呕吐物,防止发生误吸。注意观察呕吐物的颜色、性状、量,做好记录。遵医嘱给予止吐药、镇静药物及解痉药物。

4. 腹胀

(1)常见原因 术后早期腹胀多由胃肠蠕动受抑制所致。随着胃肠蠕动的恢复,肛门排气,腹胀可自行缓解。若术后数日患者仍未排气且腹胀,则可能是由腹膜炎、低钾血症或其他原因所致肠麻痹;若腹胀伴有阵发性绞痛、肠鸣音亢进,则可能是早期肠粘连引起的机械性肠梗阻。严重腹胀可影响呼吸及静脉血液回流,影响胃肠吻合口和腹壁切口的愈合,应及时处理。

(2)护理措施 患者病情允许时,护士应鼓励患者早期下床活动;保持胃肠减压通畅;对非胃肠道手术者,应遵医嘱使用促进肠蠕动的药物,如新斯的明肌内注射;对腹腔内感染引起的肠麻痹或机械性肠梗阻导致的腹胀,非手术治疗不能改善者应做好再次手术的准备。

5. 尿潴留 患者术后 6~8 h 未排尿或尿量少,耻骨联合上叩诊检查浊音,基本可确诊为尿潴留。

(1)常见原因 蛛网膜下腔阻滞后或全身麻醉后,排尿反射受到抑制;切口疼痛引起尿道括约肌和膀胱反射性痉挛;患者不习惯床上排尿;术后镇痛药物的作用等。

(2)护理措施 向患者解释尿潴留可能的原因,可采用诱导排尿法,如变换体位、热敷下腹部或听流水声等;遵医嘱应用药物、针灸治疗,如使用镇静止痛药解除切口疼痛,或用药物促使膀胱逼尿肌收缩。如病情允许,可协助患者坐起或下床排尿。上述措施均无效者,护士可在无菌操作下给予患者导尿,一次放尿不超过 1 000 mL。对尿潴留时间过长,导尿时尿量超过 500 mL 者应留置导尿管 1~2 d。

6. 呃逆

(1)常见原因 呃逆发生于术后 12 h 内,其原因可能是神经中枢或膈肌直接受到刺激,但多为暂时性。持续性呃逆可能与胃潴留、胃扩张、膈下脓肿等有关。

(2)护理措施 术后早期发生呃逆者,可压迫其眶上缘、抽吸胃内积气和积液、给予短时间二氧化碳吸入,遵医嘱给予患者镇静或解痉药物。患者在上腹部手术后出现持续性呃逆时,可能发生膈下积液或感染,可做超声检查明确病因再做处理。

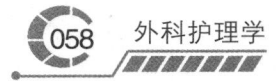

(三)术后并发症的观察与护理

手术后可能发生各种并发症,会给患者带来精神和肉体上的痛苦,延长康复时间,甚至导致手术失败或患者死亡。因此,对手术后并发症,护士应积极预防,做到早发现、早诊断和早治疗。

手术后并发症可分为两类:一类是各种手术后都有可能发生的并发症,如术后出血、切口感染、切口裂开等;另一类是与疾病相关的特殊并发症,如甲状腺大部切除术后的甲状腺危象等,将在相应章节予以介绍。

1. 术后出血 术后出血常发生于术后24 h内。

(1)常见原因 术中止血不完善、创面渗血未完全控制、原先痉挛的小动脉断端舒张、结扎线脱落、凝血功能障碍等。

(2)临床表现 术后出血可发生于手术切口、空腔脏器及体腔内。伤口敷料渗血较多;引流管引流出血性液体;患者出现烦躁、脉搏增快、呕血、黑便、尿少、血压下降等低血容量性休克的表现,提示术后出血。

(3)预防措施 术中严格止血,结扎牢固,关闭体腔前确认手术区无活动性出血。

(4)护理措施 少量出血时,及时更换切口敷料、加压包扎或全身使用止血药物;出血量大时应加快输液速度,遵医嘱输血或血浆,补充血容量,必要时做好再次手术止血的术前准备。

2. 切口感染 切口感染常发生于术后3~4 d。

(1)常见原因 术中无菌操作不严;切口内血肿、异物或切口周围血供差;患者合并贫血、糖尿病、营养不良或肥胖等情况。

(2)临床表现 患者诉切口疼痛加重,局部有红、肿、热、痛或波动感等表现。患者体温升高、脉搏加快,白细胞计数和中性粒细胞比例增高。

(3)预防措施 术前做好备皮准备;术中严格遵守无菌操作原则,做好止血,防止异物残留;围手术期加强营养支持;遵医嘱应用抗生素。

(4)护理措施 感染早期,可局部热敷或理疗,遵医嘱使用抗生素,促进炎症消散吸收;有明显感染或脓肿形成时,应拆除局部缝线,清理切口后放置引流条引流分泌物,定期更换敷料。必要时,取患者切口处的分泌物做细菌培养和药物敏感试验,选用有效的抗生素。

3. 切口裂开 切口裂开多见于腹部及肢体邻近关节处,常发生于术后1周左右或拆除皮肤缝线后24 h内。

(1)常见原因 全身营养不良使组织愈合能力差;缝合不当、切口感染或腹压突然增高,如剧烈咳嗽、打喷嚏、呕吐或严重腹胀等。

(2)临床表现 患者突然用力或有切口的关节伸屈幅度较大时,自觉切口剧痛突然裂开,有淡红色液体自切口流出,浸湿敷料。切口裂开可分为全层裂开和部分裂开。腹部切口全层裂开时可见内脏脱出。

(3)预防措施 对年老体弱、营养状况差、切口愈合不良的患者,应加强营养支持;术后用腹带加压包扎伤口,减轻局部张力;延迟拆线时间;及时处理和消除引起腹压增高的因素,如腹胀、排便困难等;对手术切口位于肢体或关节活动部位者,应嘱患者避免做大幅度动作。

(4)护理措施 发生切口裂开,应协助患者立即平卧,告知患者勿咳嗽和进食、饮水。护士可用无菌生理盐水纱布覆盖切口,并用腹带轻轻包扎。若内脏脱出,不可回纳,以免造成腹腔感染。可用无菌治疗碗扣盖,用腹带固定,及时通知医生重新缝合处理。

4. 肺不张和肺部感染 肺不张和肺部感染常发生在胸部、腹部手术后,特别是老年患者,有长期吸烟史者,术前合并急、慢性呼吸道感染者。

(1)常见原因 术后呼吸运动受限,呼吸道分泌物积聚在肺底、肺泡和支气管内不能排出。

（2）临床表现 发热，呼吸和心率增快，胸部叩诊呈浊音或实音、听诊呼吸音减弱或消失，或有局限性湿啰音。肺部感染时，患者的体温明显升高，白细胞计数和中性粒细胞比例增加。

（3）预防措施 术前至少2周停止吸烟，以减少呼吸道分泌物。术后麻醉未清醒前防止患者呕吐物和口腔分泌物误吸。术后胸、腹带包扎应松紧适宜，避免呼吸受限，并鼓励患者多活动。

（4）护理措施 术后卧床期间，指导患者深呼吸、咳嗽、排痰方法。痰液多者可雾化吸入稀释痰液，翻身叩背，促进排痰，保持呼吸道通畅。遵医嘱应用抗生素及祛痰药物。

5. 尿路感染

（1）常见原因 尿潴留、长期留置导尿管或反复多次插管导尿是术后尿路感染的常见原因。

（2）临床表现 主要表现为尿频、尿急、尿痛、排尿困难、尿液混浊、畏寒发热，尿液检查有脓细胞，白细胞计数升高。

（3）预防措施 防止和尽早处理尿潴留是预防尿路感染最有效的措施。

（4）护理措施 应鼓励患者多饮水，保持每日尿量在1 500 mL以上；观察尿液性状并及时送检，根据尿培养及药物敏感试验结果选用有效抗生素控制感染。留置导尿管的患者，做好尿道口的消毒护理，遵医嘱进行膀胱冲洗。

6. 深静脉血栓形成 术后长期卧床的老年患者易发生下肢深静脉血栓形成。

（1）常见原因 术后腹胀、长时间制动、卧床等引起静脉回流受阻（特别是在老年及肥胖患者），血流缓慢；手术、外伤、反复穿刺置管或输注高渗溶液、刺激性药物等致血管壁和血管内膜损伤；手术导致组织破坏、癌细胞的分解及体液的大量丢失所致血液凝集性增加等。

（2）临床表现 患者感觉腓肠肌疼痛和紧束，或腹股沟区疼痛或压痛，下肢局部出现凹陷性水肿，沿静脉走行有触痛。血栓脱落可引起肺动脉栓塞，导致患者死亡。

（3）预防措施 应鼓励患者术后早期离床活动，卧床期间多做下肢的伸屈活动，促进静脉回流。高危患者可穿弹力袜或使用弹力绷带，促进下肢血液回流。血液处于高凝状态者可预防性口服小剂量阿司匹林或复方丹参片。

（4）护理措施 严禁经患肢静脉输液，严禁局部按摩以防血栓脱落引起栓塞。抬高患肢、制动，局部用50%硫酸镁湿热敷。遵医嘱为患者静脉输入低分子右旋糖酐和复方丹参溶液，降低血液黏滞度，改善微循环。遵医嘱使用溶栓药物（首选尿激酶）及抗凝剂（如肝素、华法林）治疗，同时监测患者的凝血功能。

7. 压力性损伤 压力性损伤是术后常见的皮肤并发症。

（1）常见原因 术后长期卧床的患者，局部皮肤组织长期受压，血液循环受阻；汗液、尿液、各种引流液等的刺激；长期营养不良、皮肤组织水肿等。

（2）临床表现 皮肤出现局部淤血发红、炎性浸润或者溃疡。

（3）预防措施 使用气垫床；定时为患者翻身，每2 h协助患者翻身1次；正确使用石膏、绷带及夹板；保持患者皮肤及床单清洁、干燥；使用便盆时协助患者抬高臀部；协助并鼓励患者坚持每日进行主动或被动运动；鼓励患者早下床活动；增进营养。

（4）护理措施 去除致病原因，未破裂的小水疱可自行吸收；大水疱可在无菌操作下用注射器抽出疱内液体，再用无菌敷料包扎；浅度溃疡用透气性好的保湿敷料覆盖；坏死溃疡的创面，应彻底清除坏死组织，及时换药。

（四）健康教育

（1）指导患者注意休息，劳逸结合，嘱其在出院后2~4周从事一般性工作和活动。

（2）指导患者合理摄入营养，均衡饮食，避免食用辛辣刺激性食物。

（3）指导患者遵医嘱按时、按量服药，定时复查肝、肾功能。

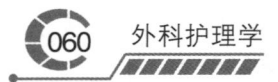

（4）嘱患者切口拆线后用无菌纱布覆盖 1~2 d,以保护局部皮肤。若为开放性伤口出院者,护士应将门诊换药时间、次数向患者及其家属交代清楚。

（5）告知患者康复锻炼的相关知识,教会患者术后康复锻炼的具体方法。

（6）一般手术患者于术后 1~3 个月门诊随访 1 次,以了解机体康复过程及切口愈合的情况。嘱患者出现异常情况时及时到医院复诊。

练习题

1. 下列哪项手术不属于择期手术( )

A. 瘢痕切除术　　　　　　　　　　　　　B. 胃十二指肠溃疡的胃大部切除术

C. 下肢静脉曲张高位结扎术　　　　　　　D. 斜疝修补术

E. 胃癌根治术

2. 关于手术前的呼吸道准备,下列哪项是错误的( )

A. 术前戒烟 2 周　　　　　　　　　　　　B. 肺部感染者,术前 3~5 d 应用抗生素

C. 痰液黏稠者可雾化吸入　　　　　　　　D. 术前进行深呼吸训练

E. 非胸部手术无须呼吸道准备

3. 胃肠道手术前准备工作不包括( )

A. 术前 12 h 禁食,4 h 禁饮　　　　　　　B. 手术前日晚 8 时肥皂水灌肠

C. 结肠手术前 2 d 口服胃肠道不吸收抗生素　D. 结肠手术前晚和日晨行结肠灌洗

E. 急诊手术必须禁食 8 h 以上,且需灌肠

4. 患者,女,30 岁,环状痔切除术后 24 h,烦躁不安。检查下腹部膨隆,叩诊呈浊音。可能是出现了( )

A. 尿潴留　　　　　　　　　　　　　　　B. 术后腹胀

C. 肠梗阻　　　　　　　　　　　　　　　D. 术后出血

E. 肠麻痹

5. 患者,女,45 岁,入院诊断为宫颈癌,准备行宫颈癌根治术。根据手术时机急缓分类,此手术为( )

A. 无菌手术　　　　　　　　　　　　　　B. 择期手术

C. 限期手术　　　　　　　　　　　　　　D. 非污染手术

E. 急症手术

6. 患者,男,65 岁,吸烟史 30 年,入院后行腹部手术。术前呼吸道准备中不正确的是( )

A. 术前 2 周戒烟　　　　　　　　　　　　B. 指导患者深呼吸及有效的咳嗽排痰练习

C. 痰液黏稠时可雾化吸入　　　　　　　　D. 及早应用止咳药

E. 雾化吸入用药为抗生素加糜蛋白酶

（高东霞）

参考答案

第五章	水、电解质代谢紊乱和酸碱平衡失调患者的护理

知识归纳

░░░░░░░ **学习目标** ░░░░░░░

1. 掌握：高渗性缺水、等渗性缺水、低渗性缺水、低钾血症和代谢性酸中毒患者的护理评估、护理诊断和护理措施。
2. 熟悉：水中毒、高钾血症、代谢性碱中毒、呼吸性酸中毒和呼吸性碱中毒患者的护理评估、护理诊断和护理措施。
3. 了解：体液的正常代谢过程。
4. 学会为水、电解质代谢紊乱和酸碱平衡失调患者制订护理计划。
5. 培养敏锐的病情观察能力和解决问题的能力。

正常的体液容量、电解质含量、渗透压及酸碱度是维持机体代谢和各器官系统生理功能的基本保证。创伤、感染、手术及其他外科疾病均可引起水、电解质代谢紊乱和酸碱平衡失调，严重情况下可超过人体的代偿能力，甚至危及生命。因此，在临床护理工作中，掌握水、电解质代谢和酸碱平衡的基本知识非常重要。

第一节　正常体液平衡及调节

机体在神经-内分泌系统的调节下，单位时间内水、电解质的排出和摄入保持相对平衡，以维持机体内环境的稳定称为体液平衡。体液平衡包括水平衡、电解质平衡、渗透压平衡和酸碱平衡。

一、体液的组成与分布

（一）体液的组成

体液由溶剂（水）和溶质（无机盐、低分子有机化合物及蛋白质等）组成。无机盐及低分子有机化合物均属于晶体物质，而蛋白质则属于胶体物质。无机盐及蛋白质在水中能离解成带正电的阳离子和带负电的阴离子，故又称电解质。低分子有机化合物在水中以分子状态存在，称为非电解质。因此，体液是多种晶体液、胶体液、电解质液、非电解质液组成的复杂混合液。

（二）体液的分布

人体内体液的总量因性别、年龄和胖瘦而异。成年男性的体液量约占体重的60%；女性因脂肪组织较多，其体液量约占体重的55%；婴幼儿的体液量占体重的70%～80%，随着年龄的增长和脂肪组织的增多，其体液量会逐渐下降。

体液主要分布于细胞内、外，分别称为细胞内液和细胞外液。细胞内液大部分位于骨骼肌

内,男性的细胞内液占体重的40%,女性的细胞内液占体重的35%。细胞外液包括血浆和组织间液两部分,占体重的20%,其中血浆占5%,组织间液占15%。由于机体所有的细胞均浸泡在细胞外液中,且依赖细胞外液进行物质交换,因此细胞外液又称机体的内环境。

体液的分布还可以用三个间隙的分布表示。

1. 第一间隙　细胞内液所在的空间称为第一间隙,是细胞进行物质代谢的场所。

2. 第二间隙　细胞外液的主体部分,即组织间液和血浆所在的空间称为第二间隙。其中,细胞外液具有快速平衡水、电解质的作用,属于功能性细胞外液。

3. 第三间隙　是指存在于体内的密闭腔隙,如胸腔、腹腔、心包腔、脑室、关节腔、肠腔和脊髓腔等腔隙。这些腔隙中有少量液体属于细胞外液,虽有各自的功能,但其调节体液平衡的作用极小且慢,属于非功能性细胞外液,仅占体重的1%～2%。

此外,有些无功能性细胞液的变化也可导致机体水、电解质和酸碱平衡失调,如肠梗阻患者频繁呕吐可造成体液紊乱和酸碱失衡。

二、水平衡

机体内环境的稳定依赖于体内水分的恒定。在正常情况下,人每日水的摄入和排出保持动态平衡(表5-1)。

表5-1　正常成人24 h液体出入量

摄入量/mL	排出量/mL
饮水1 000～1 500	尿量1 000～1 500
食物含水700	皮肤蒸发500
内生水(代谢水)300	呼吸蒸发300,粪便200
总入量2 000～2 500	总出量2 000～2 500

根据表5-1可知,正常成人24 h液体出入量均维持在2 000～2 500 mL,称为日生理需要量。

三、电解质平衡

电解质在细胞内液和细胞外液中的分布有显著的不同。细胞外液中的主要阳离子为Na^+,主要阴离子为Cl^-、HCO_3^-和蛋白质;细胞内液中的主要阳离子为K^+和Mg^{2+},主要阴离子为HPO_4^{2-}和蛋白质。维持细胞内、外电解质平衡的主要电解质是Na^+和K^+。

(一)Na^+平衡

Na^+是细胞外液中最重要的阳离子,正常血清钠浓度为135～145 mmol/L。Na^+主要在细胞外液渗透压、神经肌肉的兴奋性和液体容量的维持中起决定性作用。Na^+减少可引起细胞外液渗透压降低、脱水或血容量不足;Na^+增多可造成细胞外液渗透压升高、水肿或血容量增加。正常成人的每日需钠量为5～9 g,其主要来源为食盐。Na^+由小肠吸收,从尿、粪和汗液中排出。肾脏是Na^+平衡的主要调节器官。钠盐摄入过多时肾脏排钠增加,摄入过少时肾脏排钠减少,没有钠盐摄入时肾脏就停止排钠。

(二)K^+平衡

K^+是细胞内液中主要的阳离子,人体钾总量的98%在细胞内,正常血清钾浓度为3.5～

5.5 mmol/L。K^+ 主要维持细胞的正常代谢、细胞内液的渗透压和酸碱平衡,增加神经肌肉应激性和抑制心肌收缩力。在正常情况下,成人对钾的日需量为 2～3 g,其主要来源为食物。K^+ 经消化道吸收,80% 由肾脏排出。肾脏对 K^+ 平衡的调节能力很低,在禁食和低血钾时,肾脏仍继续经尿排钾。因此,患者禁食 2 d 以上时必须补钾,否则将出现低钾血症。

四、渗透压平衡

渗透压是指溶液中溶质微粒对水的吸引力。渗透压的大小取决于单位体积溶液中溶质微粒的数目,与颗粒的电荷、大小无关。溶质微粒越多,即溶液浓度越高,其对水的吸引力越大,溶液的渗透压越高;反之,溶质微粒越少,溶液的渗透压越低。组成细胞外液的各种无机盐离子中,含量上占优势的是 Na^+ 和 Cl^-,细胞外液渗透压的 90% 以上来源于 Na^+ 和 Cl^-。体温为 37 ℃时,正常人的血浆总渗透压为 290～310 mmol/L。

体液平衡的稳定是由神经-内分泌系统和肾脏进行调节维持的。当体液平衡失调时,机体可通过下丘脑-神经垂体-抗利尿激素系统恢复和维持体液的渗透压,通过肾素-血管紧张素-醛固酮系统恢复和维持血容量,这两个系统共同作用于肾脏,调节水和钠的代谢,维持渗透压平衡。例如,当人体缺水时,细胞外液的渗透压升高,刺激下丘脑-神经垂体-抗利尿激素系统,使人产生口渴感,主动饮水。同时,抗利尿激素(antidiuretic hormone,ADH)分泌增加,作用于肾脏远曲小管和集合管上皮细胞,使肾脏对水的重吸收作用加强,尿量减少,于是水得到保留,使已升高的细胞外液渗透压回降,反之亦然。

肾素和醛固酮也参与体液平衡的调节。当细胞外液减少,尤其是循环血量减少时,肾小球滤过率下降,肾素分泌增加。肾素能催化血浆中的血管紧张素原,使其转化为血管紧张素 I 和血管紧张素 II,后者刺激肾上腺皮质分泌醛固酮,促进远曲小管和集合管对 Na^+ 和水的重吸收,使细胞外液量增加。当血容量锐减,血浆渗透压降低时,机体通常会优先保持和恢复血容量,以保证重要器官的血液灌流。

五、酸碱平衡

人体正常的生理和代谢活动需要一个酸碱度适宜的体液环境。正常人血液的酸碱度(pH)值为 7.35～7.45,略偏碱性。但人体在代谢过程中不断产生酸性物质和碱性物质,使体液中的 H^+ 浓度经常变化。机体需要通过血液缓冲系统、肺的调节和肾的调节三条途径来维持体液的酸碱平衡。

(一)血液缓冲系统

血液缓冲系统由弱酸与其碱性盐配对组成,主要的缓冲对有 HCO_3^-/H_2CO_3、HPO_4^{2-}/H_2PO_4 和 Pr^-/HPr。其中,HCO_3^-/H_2CO_3 最重要,其比值决定了血浆的 pH,当 HCO_3^-/H_2CO_3 的比值为 20∶1 时,血浆 pH 可维持在正常范围内。血液缓冲系统具有作用快、持续时间短的特点。

(二)肺的调节

肺通过排出体内的 CO_2 调节酸碱平衡。当动脉血的二氧化碳分压($PaCO_2$)降低时,呼吸中枢受到抑制,呼吸变浅变慢,以减少 CO_2 排出,保存血液内的 H_2CO_3;$PaCO_2$ 升高时,刺激颈动脉窦和主动脉弓的化学感受器,呼吸中枢兴奋,导致呼吸加深、加快,使 CO_2 排出增加,以减少血液中的 H_2CO_3。

(三)肾的调节

肾通过改变排出固定酸及保留碱性物质的量来维持血浆的 HCO_3^- 浓度,使血浆的 pH 保持稳定。肾脏是调节酸碱平衡最重要的器官,正常尿液的 pH 值为 6,其 H^+ 浓度是血液中 H^+ 的 10 倍多。肾

脏调节酸碱平衡的主要机制为:通过 $Na^+ - H^+$ 交换而排 H^+,通过 HCO_3^- 的重吸收而增加碱储备,通过产生 NH_3 并与水结合成 NH_4^+ 后排出 H^+,通过尿的酸化过程而排 H^+。

第二节　水、钠代谢紊乱患者的护理

水、钠代谢紊乱是外科疾病患者的常见症状。水和钠的关系十分密切,临床上缺水和缺钠常同时存在。引起水和钠代谢紊乱的原因不同,造成机体缺水和缺钠的比例也不同:水和钠可按比例丧失,也可缺水多于缺钠,或缺水少于缺钠。

一、水、钠代谢紊乱的类型

临床上将水、钠代谢紊乱分为 4 种类型:等渗性缺水、低渗性缺水、高渗性缺水、水中毒。

(一)等渗性缺水

等渗性缺水是指水和钠成比例丧失,血清钠和细胞外液渗透压维持在正常范围;因细胞外液量迅速减少,故又称急性缺水或混合性缺水,是外科患者最常见的缺水类型。

1.病因　①消化液急性丧失,如大量呕吐和肠瘘等。②体液丧失于第三间隙,如肠梗阻、急性腹膜炎、腹腔内或腹膜后感染、大面积烧伤等。

2.病理生理　由于丧失的是等渗性液体,细胞内、外液的渗透压无明显变化,细胞内液无须向细胞外液转移以代偿细胞外液的丧失。但若此类体液失衡持续时间过长,细胞内液将逐渐随细胞外液丧失而外移,出现细胞内缺水。

3.临床表现　患者出现恶心、呕吐、厌食、口唇干燥、眼窝凹陷、皮肤弹性降低和少尿等症状,但不口渴。当短期内体液丧失达体重的 5% 时,可表现为心率加快、脉搏减弱、血压不稳定或降低、肢端湿冷和组织灌注不良等血容量不足的症状;当体液继续丧失达体重的 6% ~ 7% 时,休克表现明显,常伴代谢性酸中毒;若因大量胃液丧失导致等渗性缺水,可并发代谢性碱中毒。

4.辅助检查　①实验室检查可见红细胞计数、血红蛋白含量和血细胞比容均明显增高的血液浓缩现象。②血清 Na^+、Cl^- 等含量一般无明显降低。③尿比重增高。④动脉血气分析可判断是否同时伴有酸(碱)中毒。

5.处理原则　寻找并消除原发病因,防止或减少水和钠的继续丧失,并积极补充血容量,首选平衡盐溶液。

(二)低渗性缺水

低渗性缺水是指水和钠同时丢失,但失水少于失钠,血清钠低于 135 mmol/L,细胞外液呈低渗状态,又称慢性或继发性缺水。

1.病因　①消化液持续性丧失,致大量钠盐丢失,如长期胃肠减压、反复呕吐或慢性肠瘘。②大面积创面的慢性渗液。③排钠过多,如用排钠的利尿剂依他尼酸(利尿酸)、氯噻酮等,能抑制肾小管对 Na^+ 的重吸收,使 Na^+ 和水共同随尿排出。④钠补充不足,如治疗等渗性缺水时,过多补充水分而忽略钠的补充等。

2.病理生理　由于体内失钠多于失水,细胞外液呈低渗状态。严重缺钠时,细胞外液可向渗透压相对高的细胞内转移,造成细胞肿胀和细胞内低渗状态并影响酶系统的活性,脑组织对此改变最为敏感,可出现进行性加重的意识障碍。

3.临床表现　根据缺钠的程度,低渗性缺水可分为轻、中、重三度,见表 5-2。

表 5-2　低渗性缺水的分度及临床表现

程度	临床表现	血清钠(mmol/L)	缺钠(g/kg)
轻度	软弱无力、疲乏、头晕、手足麻木;口渴不明显;尿量正常或增多,尿比重低	130~135	0.5
中度	除上述表现外,还伴恶心、呕吐、脉搏细速、血压不稳定或下降、脉压变小、表浅静脉塌陷、视力模糊、晕倒;皮肤弹性减退、眼球凹陷;尿量减少,尿中几乎不含钠和氯	120~129	0.5~0.75
重度	以上表现加重,出现神志不清、四肢发凉,甚至意识模糊、木僵、惊厥或昏迷;肌肉痉挛性疼痛,腱反射减弱或消失;常伴休克	<120	0.75~1.25

4. 辅助检查　①尿比重<1.010,尿 Na^+、Cl^- 含量明显减少。②血清钠<135 mmol/L。③红细胞计数、血红蛋白含量、血细胞比容及血尿素氮均有增高。

5. 处理原则　积极治疗原发病,静脉输入高渗性氯化钠注射液或含氯化钠的溶液。轻、中度缺钠患者,一般补充5%葡萄糖氯化钠注射液;重度缺钠患者,先输注晶体溶液,后输入胶体溶液以补足血容量,再静脉滴注高渗性氯化钠注射液,以进一步恢复细胞外液的渗透压。低渗性缺水的补钠量可按照下列公式计算:需补钠量(mmol)=[正常血清钠(mmol/L)−测得血清钠(mmol/L)]×体重(kg)×0.6(女性为0.5)。

(三)高渗性缺水

高渗性缺水是指水和钠同时缺失,但失水多于失钠,血清钠高于正常范围,血清钠高于 150 mmol/L,细胞外液呈高渗状态,又称原发性缺水。

1. 病因　①摄入水分不足,如过分控制患者入水量,鼻饲高浓度、含钠高的肠内营养液或静脉注入大量高渗液体。②水分丧失过多,如大面积烧伤暴露疗法或大面积开放性损伤经创面蒸发大量水分,高热大量出汗,糖尿病患者因血糖未控制致高渗性利尿等。

2. 病理生理　由于失水量大于失钠量,细胞外液渗透压高于细胞内液,细胞内液向细胞外液转移,导致以细胞内液量减少为主的体液量变化;严重时,脑细胞可因缺水而发生功能障碍。细胞外液的高渗状态刺激视丘下部的口渴中枢,患者出现口渴感而主动饮水,以增加体内水分和降低渗透压。

3. 临床表现　一般依缺水程度将高渗性缺水分为轻、中、重三度,见表5-3。

表 5-3　高渗性缺水的分度及临床表现

程度	临床表现	缺水量
轻度	除口渴外,无其他症状	体重的2%~4%
中度	除极度口渴外,出现缺水体征;伴有乏力、尿少和尿比重增高,常有烦躁现象	体重的4%~6%
重度	除缺水症状和体征外,出现脑功能障碍的症状,如躁狂、幻觉、谵妄,甚至昏迷	体重的6%以上

4. 辅助检查　①尿比重增高。②红细胞计数、血红蛋白含量、血细胞比容均有增高。③血清钠>

150 mmol/L。

5.处理原则　一旦发现高渗性缺水需尽早去除病因,防止体液继续丢失。鼓励患者饮水及静脉补充非电解质溶液,如5%葡萄糖注射液或0.45%的低渗盐水。输液过程中,应观察血清钠水平的动态变化,必要时适量补钠。依血清钠浓度计算已经补水量;补水量=[测得血清钠(mmol/L)－正常血清钠(mmol/L)]×体重(kg)×4。上述三种类型的缺水比较见表5-4。

表5-4　三种类型缺水比较

项目	等渗性缺水	高渗性缺水	低渗性缺水
失水与失钠	失水=失钠	失水>失钠	失水<失钠
细胞外液渗透压	不变	高	低
主要症状	无力、恶心、口渴	口渴	不渴、乏力、恶心
尿量	少	少	多→少
尿比重	高	高	低
尿 Na^+、Cl^-	正常	高	低
血清 Na^+	正常	高	低
细胞内变化	正常	脱水	肿胀
补液种类	等渗盐水或平衡盐溶液	5%葡萄糖注射液或0.45%的低渗盐水	5%葡萄糖氯化钠注射液或等渗盐水

(四)水中毒

总入水量超过排出量,水潴留于体内致血浆渗透压下降和循环血量增多,又称水潴留性低钠血症或稀释性低钠血症。临床上水中毒较少见。

1.病因　①肾功能衰竭,不能有效排出多余水分。②休克、心功能不全等原因引起抗利尿激素(ADH)分泌过多。③大量摄入不含电解质的液体或静脉补充水分过多。

2.病理生理　因水分摄入过多或排出过少,细胞外液量骤增;血清钠浓度因被稀释而降低,渗透压下降;细胞内液的渗透压高于细胞外液,细胞外液向细胞内转移,使细胞内、外液量都增加而渗透压均降低。

3.临床表现　依起病的急缓分为两类。

(1)急性水中毒　起病急;因脑细胞肿胀和脑组织水肿可造成颅内压增高,引起神经、精神症状,如头痛、躁动、谵妄、惊厥甚至昏迷,严重者可发生脑疝。

(2)慢性水中毒　在原发病的基础上逐渐呈现体重增加、软弱无力、呕吐、嗜睡、泪液和涎液增多等现象;一般无凹陷性水肿。

4.辅助检查　红细胞计数、血红蛋白含量、血细胞比容、血浆蛋白含量均降低;血浆渗透压降低,以及红细胞平均容积增加和平均血红蛋白浓度降低,提示细胞内、外液量均增加。

5.处理原则　轻者只需限制水摄入;严重者除严禁水摄入外,还需静脉输注高渗盐水,以缓解细胞肿胀和低渗状态。成年患者氯化钠的日补充量不超过20 g;酌情使用渗透性利尿剂,如20%甘露醇200 mL快速静脉滴注(20 min内滴完)。

二、水、钠代谢紊乱患者的护理

（一）缺水和缺钠患者的护理

1. 护理评估

（1）健康史　了解患者年龄、体重和生活习惯；是否存在导致水和钠代谢紊乱的相关因素，如昏迷、高热、急性腹膜炎、急性肠梗阻、肠瘘、大面积烧伤、反复呕吐、长期腹泻等；了解患者的补液方案是否合理，有无过量应用利尿剂、快速输入高渗液体、长期胃肠减压等。

（2）身体状况　评估患者缺水和缺钠程度，有无休克征兆、体重下降的情况，以及有无频繁或者大量呕吐、腹泻等表现。

（3）辅助检查　评估患者的辅助检查，如尿液检查、血常规检查、电解质测定的结果，以辅助诊断。

（4）心理社会状况　患者常因原发病的影响及体液大量丢失而有焦虑、紧张表现，以及对疾病预后的担忧等。评估患者的心理状态，了解患者家属对患者的关心程度和支持能力等。

2. 护理诊断

（1）体液不足　与体液大量丢失或水、钠摄入不足有关。

（2）有受伤的危险　与直立性低血压和脑功能障碍有关。

（3）潜在并发症：失液性休克等。

（4）焦虑　与担心疾病的预后有关。

3. 护理措施

（1）去除病因　遵医嘱对患者采取有效措施以消除或控制引起体液失衡的危险因素，减少或阻止体液的继续丢失，这是防治体液失衡的根本措施。

（2）实施液体疗法　对已发生水、钠代谢失衡的患者，遵医嘱及时、正确地补充液体。补液时一般应注意四个方面的问题：补液总量（补多少）、液体种类（补什么）、输液方法（怎么补）和疗效观察（补得如何）。

1）补液总量　包括生理需要量、累积损失量和继续损失量三部分。

生理需要量：指正常日需量。一般成人的生理需水量为每日 2 000～2 500 mL，NaCl 的每日需要量为 5～9 g。

累积损失量：又称累积失衡量，即从发病到制订补液计划前已经丢失的体液量。对高渗性缺水、等渗性缺水患者，可按缺水程度估计累积失水量，轻、中、重度缺水补充的液体量分别为体重的 2%～4%、4%～6%、6% 以上；对低渗性缺水患者，按缺钠程度估计累积失盐量，再将其转换为等渗盐水量。累积损失量的计算只是临床上粗略的估计，要避免一次输入过多，一般第 1 天只补给计算量的 1/2，第 2 天补给剩余的 1/2。

继续损失量：又称额外丧失量，是治疗过程中继续丢失的体液量，这部分损失量的补充原则是"丢多少，补多少"。因此，对呕吐、腹泻、体液引流等患者，护士要严格记录排出量。体温升高可使体液经皮肤蒸发增多，体温每升高 1 ℃，每日每千克体重要多补充水分 3～5 mL；若明显出汗，则失水更多，大汗湿透一身衬衣裤时约需补充水分 1 000 mL。气管切开患者呼吸道蒸发的水分是正常人的 2～3 倍，对气管切开患者应每日为其额外补充水分 800～1 200 mL。临床上，当日的继续损失量一般安排在次日补给。

患者入院第 1 个 24 h 内的补液量是纠正体液失衡的关键。补液量的估计不可机械地进行，而应根据患者的病情变化边输液、边观察、边调整。第 1 天的补液量＝生理需要量＋1/2 累积损失量；第 2 天的补液量＝生理需要量＋1/2 累积损失量（酌情调整）＋前一天的继续损失量；第 3 天的补液

量=生理需要量+前一天的继续损失量。

2)液体种类　所补液体的种类原则上是"缺什么,补什么"。

生理需要量:按机体对盐、糖的日需量配制。一般成人补给 5%～10% 葡萄糖注射液 1 500 mL,5% 葡萄糖氯化钠注射液(含糖 5%,含氯化钠 0.9%)500～1 000 mL。

累积损失量:根据缺水的性质(类型)选择补充液体的种类。高渗性缺水补液以 5% 葡萄糖溶液为主,待缺水情况基本改善后,再补适量等渗盐水,葡萄糖注射液与等渗盐水的比例可粗略按 2:1 估计。低渗性缺水以补充 5% 葡萄糖氯化钠注射液为主,重度缺钠者可补充适量高渗氯化钠注射液。等渗性缺水一般补给平衡盐溶液或等渗盐水。对血容量不足或已发生休克者,应以补充平衡盐溶液为主进行扩容,同时补给适量胶体溶液。一般情况下,每输入晶体液 3 000 mL,同时需补给胶体液 500 mL,以利于维持血浆胶体渗透压,恢复和维持血容量。

继续损失量:根据实际丢失的体液成分补给,如发热、气管切开患者应主要补充 5% 葡萄糖注射液,消化液丢失一般可补给林格溶液或平衡盐溶液等。

3)补液方法　液体补充以口服最好、最安全。但外科患者很多需要静脉输液,应遵循一定的补液原则。

先盐后糖:一般先输入等渗盐溶液,再给葡萄糖注射液。因为糖进入体内后可迅速被细胞利用,对维持体液渗透压的作用不大,故先补盐有利于稳定细胞外液渗透压和恢复细胞外液容量。但是,对高渗性缺水患者应先输入 5% 葡萄糖注射液,以求迅速降低细胞外液的高渗状态。

先晶后胶:一般先输入一定量的晶体溶液(首选平衡盐溶液)以迅速扩容,改善血液浓缩,促进微循环血液灌注,然后输入适量胶体溶液以维持血浆胶体渗透压、稳定血容量。但是,对大量失血所致的低血容量性休克,在抢救时应尽早补给胶体溶液(如全血、血浆、右旋糖酐等)。

先快后慢:对明显缺水患者,早期补液要快速,以尽快改善缺水、缺钠状态。第一个 24 h 补液速度为:前 8 h 补充总量的 1/2,剩余 1/2 在后 16 h 内均匀输入。休克患者常需两条静脉通路同时输入液体,必要时加压输液。当患者的情况好转后,应减慢输液速度,以免加重心肺负担。但是,对心、肺等重要脏器功能障碍者,静脉滴注高渗盐水或经静脉特殊用药(钾盐、普萘洛尔、心血管活性药物等)者都要控制滴注速度,不可过快。

液种交替:为避免在较长时间内单纯输注一种液体而造成体液平衡失调,盐类、糖类、酸类、碱类、胶体类各种液体要交替输入。但是,高渗性缺水初期宜持续补充葡萄糖注射液,低渗性缺水初期宜持续补充盐溶液,这是临床治疗的特殊需要。

尿畅补钾:缺水和缺钠常伴缺钾,在缺水及酸中毒纠正后钾随尿液排出增多,可使血清钾浓度下降,应及时补钾。患者尿量在 30 mL/h 以上时可补钾,以免发生高钾血症。

4)补液疗效的观察　在补液过程中,观察患者的补液效果及有无不良反应,随时调整护理措施。

准确记录 24 h 液体出入量:护士要记录患者的每次进食液量、饮水量、静脉补液量、大小便量、呕吐和引流液量等,为医生根据出入量调整输液方案提供依据。

保持输液通畅:注意输液管道是否顺利,穿刺部位有无肿胀、疼痛;患者有无发热、过敏反应和急性肺水肿,一旦出现应减慢输液速度或停止输液,并通知医生紧急处理。

观察患者的反应:观察患者的精神状态,如乏力、萎靡、烦躁、嗜睡等症状有无好转;患者生命体征,如血压、脉搏、呼吸、体温有无改善;患者脱水征象,如口渴、眼窝内陷、皮肤弹性等有无改善;辅助检查结果如尿量、尿比重、血清电解质、肝及肾功能、心电图、中心静脉压等是否接近正常或恢复正常。

(3)改善营养状况　患者因原发病而出现食欲降低、呕吐、腹泻等症状,影响对营养物质的摄入和吸收。在补液的同时,应注意改善患者的营养状况,根据病情进行肠内营养支持或肠外营养支持。

（4）防止意外伤害　监测患者病情变化,对意识障碍、生命体征不稳定的患者采取适当的保护措施,或安排专人护理,以防跌倒或坠床等不良事件的发生。

（5）维持皮肤及黏膜的完整性　保持患者口腔清洁,做好口腔护理,防止口腔黏膜炎症或溃疡的发生。观察并记录患者的皮肤、黏膜状况,协助虚弱及意识不清的患者翻身或做床上被动运动,减少骨隆突处的受压时间,预防压力性损伤的发生。若病情允许,鼓励患者下床活动。

（6）健康教育　①对缺水和缺钠的高发人群进行健康宣教。高温环境作业者、进行高强度体育活动者出汗较多时要及时补充水分,最好饮用含盐饮料。②有进食困难、呕吐、腹泻和昏迷患者,尽早就诊和治疗。

（二）水中毒患者的护理

1. 护理评估

（1）健康史　了解患者年龄、体重和生活习惯;有无肾功能不全、急性感染、严重创伤等;了解补液方案是否合理,是否摄入了过多的水分等。

（2）身体状况　评估患者发病情况,观察患者的精神状态,了解患者有无肺水肿等表现;评估患者原发病的治疗情况。

（3）辅助检查　评估患者的辅助检查,如尿液检查、血常规检查、电解质测定等结果,以辅助诊断。

（4）心理社会状况　患者常因原发病的影响及脑细胞水肿而表现出烦躁不安;以及对疾病预后的担忧等。评估患者的心理状态,了解患者家属对患者的关心和支持程度。

2. 护理诊断/问题

（1）体液过多　与水分摄入过多、排出不足有关。

（2）有受伤的危险　与脑细胞水肿有关。

（3）潜在并发症:颅内压增高、脑疝、肺水肿等。

3. 护理措施

（1）纠正体液过多

1）去除病因和诱因　对肾衰竭患者,必要时可采取透析疗法以排出其体内的积水;停止可能继续增加补液量的各种治疗,如应用大量低渗液或清水洗胃、灌肠等;疼痛、失血、休克、创伤、大手术等患者,应严格根据患者情况遵医嘱补充液体,切忌补液过量和补液过快。

2）相应治疗的护理　护士应严格控制患者入水量,使患者的每日入水量限制在 700 mL 或 1 000 mL 以下;对重症水中毒者,遵医嘱给予其静脉缓慢滴注 3% ~ 5% 氯化钠注射液 250 mL,或 20% 甘露醇 200 mL 快速静脉滴注,以增加水分排出,减轻脑细胞水肿。此外,还可使用呋塞米(速尿)等利尿药,减少扩张的血容量。

（2）病情观察　严密观察患者的病情变化,注意评估患者脑水肿、肺水肿的症状和体征,评估进展程度。

（3）防止发生意外伤害　做好皮肤护理,避免皮肤完整性受损。

（4）健康教育　护士应为患者解释液体的补充方法,避免短时间内过多、过快摄入水分。

第三节　钾代谢异常患者的护理

人体内的钾主要存在于细胞内,正常成人的血清钾浓度为 3.5 ~ 5.5 mmol/L。钾代谢异常包括

低钾血症和高钾血症。钾来源于饮食,大部分经肾脏排出。肾对钾的调节能力较弱,在禁食或血钾很低时仍由尿液排出一定量的钾,临床上以低钾血症常见。

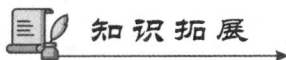

K⁺的生理功能

1. 维持细胞的新陈代谢 K^+是细胞内主要的阳离子,细胞内一些酶的活动必须有高浓度 K^+ 存在才可进行。细胞合成糖原或蛋白质时,细胞外有一定量的 K^+ 进入细胞内;糖原和蛋白质分解时,细胞内的 K^+ 外逸至细胞外液。

2. 维持细胞内、外渗透压及酸碱平衡 细胞外液 K^+ 浓度的增减常与酸碱平衡变化互为因果;如酸中毒时细胞外 H^+ 增高,大量 H^+ 进入细胞内被代偿性缓冲,但为维持细胞内离子电性平衡,细胞内的 K^+ 与之交换而外逸。同时,因酸中毒,肾脏中 H^+–Na^+ 交换加强而 K^+–Na^+ 交换减弱,肾排出 K^+ 减少,故酸中毒常伴高钾血症。

3. 维持神经肌肉应激性 神经肌肉的应激性与 $[Na^+]+[K^+]/[Ca^{2+}]+[Mg^{2+}]+[H^+]$ 有关。若血清 K^+ 浓度过高,神经肌肉过度兴奋;若血清 K^+ 浓度过低,产生神经肌肉麻痹。

4. 维持正常心肌舒缩运动的协调 心肌的应激性与 $[Na^+]+[Ca^{2+}]/[K^+]+[Mg^{2+}]+[H^+]$ 有关。若血清 K^+ 浓度过高,可抑制心肌;若血清 K^+ 浓度过低,则会引起心律失常。

一、低钾血症患者的护理

血清钾浓度低于 3.5 mmol/L 称为低钾血症。

(一)低钾血症

1. 病因及病理生理

(1)钾摄入量不足 长期禁食或静脉营养液中钾盐补充不足可引起低钾血症。

(2)钾丢失过多 严重呕吐、腹泻、持续胃肠减压、肠瘘、长期应用排钾利尿剂(如呋塞米、依他尼酸等)、醛固酮增多症、肾小管性酸中毒等可引起低钾血症。

(3)钾分布异常 K^+ 向细胞内转移,如大量输入高渗葡萄糖或多种氨基酸、代谢性碱中毒等可引起低钾血症,但全身总钾量并无减少,原发病被纠正后应警惕发生高钾血症的可能。

2. 临床表现

(1)神经肌肉兴奋性降低 肌无力为低钾血症最早出现的临床表现。患者先出现四肢软弱无力,可延及躯干和呼吸肌,出现进食呛咳、呼吸困难或窒息。严重者出现四肢软瘫、腱反射减弱或消失。

(2)消化系统功能障碍 胃肠平滑肌兴奋性降低,患者出现厌食、恶心、呕吐、便秘、腹胀,胃肠道蠕动消失等肠麻痹症状。

(3)循环系统异常 主要为心脏传导阻滞和节律异常,表现为心悸、心律不齐、血压下降,严重者可出现心室颤动、心脏停搏于收缩期。

(4)代谢性碱中毒 低血钾时,细胞内的 K^+ 移出,而 H^+ 进入细胞内,使细胞外 H^+ 浓度降低;肾脏的远曲小管 Na^+–K^+ 交换减少,Na^+–H^+ 交换增加,使 H^+ 排出增多,尿液呈酸性(反常性酸性尿)。以上两方面的作用导致患者出现低钾性碱中毒,患者可出现头晕、躁动、面部和四肢抽动、手足及口周麻木、昏迷等表现。

3. 辅助检查

（1）实验室检查　患者的血清钾浓度低于 3.5 mmol/L。

（2）心电图检查　早期 T 波宽而低平或倒置,继而 S-T 段降低,Q-T 间期延长。U 波有确诊价值。心电图改变见图 5-1。

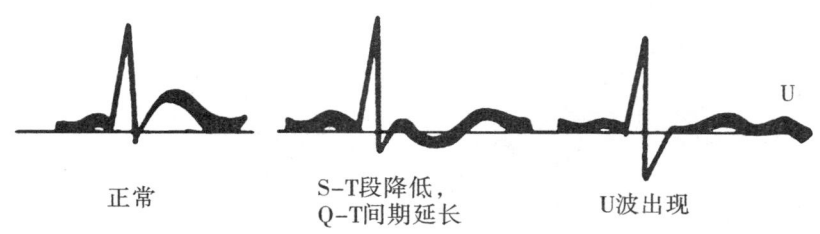

正常　　　　　S-T段降低,　　　　　U波出现
　　　　　　　Q-T间期延长

图 5-1　低钾血症心电图改变

4. 治疗要点　临床应积极处理引起低钾血症的原因,减少或终止钾的继续丢失。口服补钾最安全,不能口服者可经静脉补钾。

（二）护理

1. 护理评估

（1）健康史　了解患者有无禁食,有无呕吐、腹泻等症状,有无持续胃肠减压、长期应用利尿剂等引起低钾血症的诱因。

（2）身体状况　评估患者有无肌无力的表现,是否存在消化系统功能障碍和循环系统异常表现,有无代谢性碱中毒的表现。

（3）辅助检查　评估患者的实验室检查和心电图检查结果,以辅助诊断。

（4）心理社会状况　患者因肢体软弱无力,生活不能自理,有呼吸困难、心悸、心律不齐等症状,易产生焦虑、恐惧情绪,甚至有濒死感。通过评估患者的心理状态,了解患者及其家属对疾病的认识、反应,以及患者家属对患者的支持情况。

2. 护理诊断

（1）活动无耐力　与低钾血症所致肌无力有关。

（2）有受伤的危险　与四肢肌肉软弱无力、意识水平降低有关。

（3）潜在并发症:心律不齐、心室颤动等。

（4）知识缺乏　缺乏低钾血症的病因、治疗及预防的相关知识。

3. 护理措施

（1）控制病因　遵医嘱积极处理患者的原发病,如止吐、止泻,以减少钾的继续丢失。病情允许时,尽早恢复患者的饮食,嘱患者多进食肉类、牛奶、香蕉、橘子、番茄等含钾丰富的食物。

（2）补钾护理

1）口服补钾　是最安全的补钾方式,常用 10% 氯化钾或枸橼酸钾溶液口服,每次 10 mL,每日 3 次,对胃肠道的刺激较大。

2）静脉补钾　无法口服补钾者需经静脉进行补充。临床上常用 10% 氯化钾稀释后静脉滴注。静脉补钾需要遵循以下原则。

尿畅补钾:静脉补钾前,了解患者的肾功能,因为肾功能不良可影响钾的排出。患者的尿量超过 40 mL/h 或每日 500 mL 时方可进行静脉补钾。

浓度不过高:静脉输液中的钾浓度不宜超过 40 mmol/L（相当于 3 g 氯化钾）,含量不宜超过 0.3%（1 000 mL 葡萄糖注射液加入 10% 氯化钾注射液不能超过 30 mL）。钾浓度过高时,静脉输液会引起强烈的疼痛,引起静脉炎。

速度不过快:应缓慢静脉滴注,补钾速度不宜超过 20 mmol/h。成人静脉滴注速度不宜超过每分钟 60 滴。

总量不过多:监测患者的血清钾浓度,及时调整每日补钾总量。一般每日补钾 40 ~ 80 mmol,以每克氯化钾等于 13.4 mmol 钾计算,每日需补充氯化钾 3 ~ 6 g。严重缺钾的每日补氯化钾总量不宜超过 8 g。

禁止直接静脉注射:禁止将 10% 氯化钾注射液直接静脉注射,以免患者血钾浓度突然升高,导致心搏骤停。

(3)病情观察 静脉补钾时,患者的输液部位疼痛时应降低输液速度。观察患者的呼吸、脉搏、血压和尿量,特别要注意患者有无呼吸困难、心室颤动症状。

(4)减少受伤的危险 患者因低钾血症肢体软瘫乏力,要有专人陪护,防止出现跌倒、坠床等不良事件的发生。

(5)健康教育 长时间禁食、胃肠减压,或反复呕吐、腹泻的患者,遵医嘱及时为患者补钾,以防低钾血症的发生。

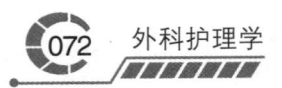 知识拓展

临床纠正患者的低钾血症经常要进行静脉补钾。但由于钾离子是一种致痛因子,进入组织后作用于神经末梢感受器,使其去极化,引起疼痛。用药不久之后血管就会出现红肿,发生痉挛,局部疼痛或放射痛,严重者出现静脉炎或组织坏死。选择周围较粗大的、直的、好固定的、弹性相对较好的静脉,既可减少局部刺激,又可保证快速补钾输液通路的顺利和通畅。出现静脉炎后临床护士常用 50% 硫酸镁进行湿热敷、如意金黄散外敷、康惠尔透明贴贴敷等方法来缓解疼痛。

二、高钾血症患者的护理

血清钾浓度高于 5.5 mmol/L 称为高钾血症。

(一)高钾血症

1. 病因及病理生理

(1)钾摄入量过多 静脉补钾浓度过高、速度过快或总量过大,输入大量库存血等可引起高钾血症。

(2)钾排出减少 发生急性肾衰竭时应用保钾利尿药,如螺内酯(安体舒通);盐皮质激素分泌不足等,均可引起高钾血症。

(3)钾分布异常 细胞内的 K^+ 转移到细胞外,如严重组织损伤(挤压伤、大面积烧伤等)、重症溶血、代谢性酸中毒等可引起高钾血症。

2. 临床表现 ①患者常表现为神志淡漠、感觉异常、恶心、呕吐、腹胀、腹泻等。②患者肢体软弱无力、腱反射消失,严重者可发生软瘫并有呼吸困难的表现。③患者皮肤苍白湿冷、全身麻木、肌肉酸痛。血压早期升高,晚期下降,出现传导阻滞、心动过缓、室性期前收缩、心室颤动。最严重的出现心搏骤停,多发生于舒张期。

3. 辅助检查

(1)实验室检查 患者的血清钾浓度高于 5.5 mmol/L。

(2)心电图检查 患者早期心电图示 T 波高而尖,Q-T 间期延长,随后出现 QRS 波群增宽,P-R

间期延长。心电图改变见图5-2。

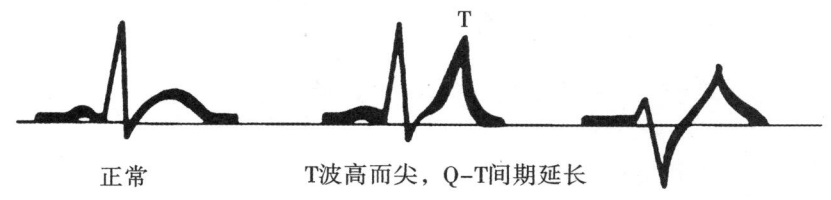

正常　　　　　T波高而尖，Q-T间期延长

图5-2　高钾血症心电图改变

4. 治疗要点　高钾血症患者有心搏骤停的危险,一经诊断立即紧急处理。积极处理原发病,改善患者的肾功能。立即停用一切含钾药物和溶液,避免进食含钾量高的食物,采取各种措施降低血清钾浓度,对抗心律失常。降低血清钾浓度措施如下。

(1) 禁钾　嘱患者避免进食含钾量高的食物,禁用一切含钾药物和溶液,禁用库存血。

(2) 抗钾　患者发生心律失常时,遵医嘱应用10% 葡萄糖酸钙注射液 10 ~ 20 mL 加等量 5% 葡萄糖注射液稀释后缓慢静脉注射,也可将 10% 葡萄糖酸钙注射液 30 ~ 40 mL 加入静脉补液内滴注,以拮抗钾抑制心肌的作用。

(3) 转钾　使 K^+ 转移至细胞内。

1) 先静脉注射 5% $NaHCO_3$ 溶液 60 ~ 100 mL,再静脉滴注 5% $NaHCO_3$ 溶液 100 ~ 200 mL,使血容量增加,血清 K^+ 得到稀释,同时使 K^+ 移入细胞内。输入的 Na^+ 可使肾远曲小管的 $Na^+ - K^+$ 交换增加,使 K^+ 从尿液排出。

2) 促使糖原合成,促使 K^+ 转入细胞内。可用 10% 葡萄糖注射液 500 mL 或 25% 葡萄糖注射液 200 mL+胰岛素 10 U 静脉滴注(每 5 g 糖加 1 U 胰岛素),每 3 ~ 4 h 重复用药。

(4) 排钾

1) 阳离子交换树脂　可用聚磺苯乙烯,口服每次 15 g,每日 4 次,可从消化道带走较多的 K^+。给予患者山梨醇或甘露醇溶液口服,起到导泻作用。

2) 透析疗法　最有效的排钾方法,有腹膜透析和血液透析两种,一般用于经其他治疗仍无法降低血清钾浓度时。

低钾血症与高钾血症的比较见表5-5。

表5-5　低钾血症与高钾血症的比较

项目	低钾血症	高钾血症
血清钾	<3.5 mmol/L	>5.5 mmol/L
病因	①长期禁食;②排钾利尿剂的应用;③K^+向细胞内转移:代谢性碱中毒	①输入大量库存血;②应用抑制排钾的利尿药、肾排钾功能减退;③K^+由细胞内移出:大面积烧伤、严重挤压伤
临床表现	最早出现肌无力,延及四肢肌→躯干肌→呼吸肌,腱反射下降	肢体软弱无力、神志改变、心动过缓、心律不齐
心电图	T 波降低、变平、倒置,S-T 段降低,Q-T 间期延长,出现 U 波	早期 T 波高尖,Q-T 间期延长,后出现 QRS 波群增宽,P-R 间期延长
合并症	碱中毒、反常性酸性尿	酸中毒、反常性碱性尿
处理原则	补钾	禁钾、抗钾、转钾、排钾

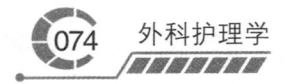

（二）护理

1. 护理评估

（1）健康史　了解患者有无引起高钾血症的诱因,如肾衰竭少尿期、严重挤压伤、输入大量库存血等。

（2）身体状况　评估患者的意识状态、神经反射、心脏和骨骼肌等方面的情况。

（3）辅助检查　评估患者的辅助检查,如实验室检查、心电图检查等结果,以辅助诊断。

（4）心理社会状况　患者因肢体软弱无力、呼吸困难、心动过缓、心律不齐等症状,易产生焦虑、恐惧心理及濒死感。评估患者的心理状态,了解患者及家属对疾病的认识、反应,以及家属对患者治疗的支持情况。

2. 护理诊断/问题

（1）活动无耐力　与高钾血症所致肢体软弱无力有关。

（2）潜在并发症:心律不齐、心搏骤停等。

3. 护理措施

（1）加强监测　加强血清钾水平的监测,发现异常及时通知医生。

（2）高钾血症的预防　改善和保护肾功能;保证患者有足够的热量摄入,避免体内蛋白质和糖原的大量分解而释放 K^+;严重创伤时应彻底清创,控制感染;大量输血时避免应用久存的库存血;低钾血症患者治疗时应严格遵守静脉补钾的原则,以免发生高钾血症。

（3）减少受伤的危险　患者因高钾血症肢体软瘫乏力,要有专人陪护,防止跌倒、坠床等不良事件的发生。

（4）健康教育　指导肾功能减退和长期使用保钾利尿药的患者减少含钾食物的摄入,定期复查,监测血钾浓度,以防发生高钾血症。

第四节　酸碱平衡失调患者的护理

pH、HCO_3^-浓度和 $PaCO_2$ 是反映机体酸碱平衡的三个基本要素。其中 pH 反映的是机体的总酸碱度,其变化既受代谢性因素影响,也受呼吸性因素的影响。HCO_3^-浓度反映代谢性因素,HCO_3^-浓度原发性减少或增加可引起代谢性酸中毒或代谢性碱中毒。$PaCO_2$ 反映呼吸性因素,$PaCO_2$ 原发性增加或减少可引起呼吸性酸中毒或呼吸性碱中毒。

临床上将酸碱平衡失调分为四类,即代谢性酸中毒、代谢性碱中毒、呼吸性酸中毒和呼吸性碱中毒。这四种类型可以分别单独存在或两种以上并存,后者称为混合型酸碱平衡失调。

（一）代谢性酸中毒

代谢性酸中毒指体内酸性物质积聚或产生过多,或 HCO_3^- 丢失过多,是临床最常见的一种酸碱平衡失调。

1. 病因

（1）酸性物质摄入过多　过多进食酸性食物或输入酸性药物。

（2）代谢产生的酸性物质过多　严重损伤、腹膜炎、高热或休克,分解代谢增加及无氧酵解过程中产生的酸性物质过多,如乳酸、酮酸等。

（3）H^+排出减少　肾功能不全、醛固酮缺乏或应用肾毒性药物可影响内源性 H^+的排出。

（4）碱性物质丢失过多　腹泻、胆瘘、肠瘘或胰瘘等致大量碱性消化液丧失。

2. 病理生理　代谢性酸中毒时人体通过肺和肾的调节,使之重新达到平衡。体内 H^+ 浓度升高刺激呼吸中枢产生代偿反应,表现为呼吸加快、加深,以加速 CO_2 排出,降低动脉血二氧化碳分压($PaCO_2$),并使 HCO_3^-/H_2CO_3 浓度比值接近或维持 20:1,从而维持血液 pH 在正常范围。同时,肾小管上皮细胞中的碳酸酐酶和谷氨酰胺酶活性增加,促进 H^+ 和 NH_3 生成,二者形成 NH_4^+ 后排出致 H^+ 排出增多。此外, $NaHCO_3$ 重吸收亦增加,但代偿能力有限。

3. 临床表现　轻者症状常被原发病掩盖,重者可有疲乏、眩晕、嗜睡、感觉迟钝或烦躁不安。较典型的症状为呼吸深而快,呼吸频率可增至 50 次/min,呼出气体有酮味;患者面色潮红、心率加快、血压偏低;严重者可出现昏迷、神志不清,伴对称性肌无力、腱反射减弱或消失;患者往往伴有不同程度的缺水症状。代谢性酸中毒可影响心肌收缩力和周围血管对儿茶酚胺的敏感性,患者容易发生休克、心律不齐和急性肾功能不全,尿液检查一般呈酸性反应。

4. 辅助检查　动脉血气分析和血清电解质水平检查。①失代偿期血液 pH 值和 HCO_3^- 浓度明显下降, $PaCO_2$ 正常。②代偿期血液 pH 值、HCO_3^- 浓度和 $PaCO_2$ 有一定程度降低。③可伴有血清钾的升高。

5. 处理原则　积极处理原发病和消除诱因,逐步纠正代谢性酸中毒。轻度酸中毒经消除病因和补液纠正缺水后,基本无须碱剂治疗。病情严重者需立即输液和用碱剂治疗,常用碱剂为 5% 碳酸氢钠溶液。此外,在纠正酸中毒的同时因大量 K^+ 转移到细胞内,可致低钾血症,故应注意补充钾。

(二)代谢性碱中毒

代谢性碱中毒为体内 H^+ 丢失过多和/或 HCO_3^- 增多所致。

1. 病因

(1)H^+ 丢失过多　严重呕吐、长期胃肠减压丢失大量 HCl。

(2)碱性物质摄入过多　长期服用碱性药物或大量输注库存血,后者所含抗凝剂可转化为 HCO_3^-。

(3)低钾血症　钾缺乏时,细胞内钾向细胞外转移,K^+-Na^+ 交换增加。

(4)利尿剂的作用　呋塞米和依他尼酸等可抑制肾近曲小管对 Na^+ 和 Cl^- 的重吸收,以致低氯性碱中毒发生。

2. 病理生理　血浆 H^+ 浓度下降致呼吸中枢受抑制,呼吸变浅、变弱,使 CO_2 排出减少、$PaCO_2$ 升高,使 HCO_3^-/H_2CO_3 浓度比值接近 20:1,从而维持血液 pH 在正常范围。同时,肾小管上皮细胞中的碳酸酐酶和谷氨酰胺酶活性降低,使 H^+ 和 NH_3 生成减少,HCO_3^- 重吸收减少,血浆中的 HCO_3^- 减少。代谢性碱中毒时,由于氧不易从氧合血红蛋白中释放,而致组织缺氧。

3. 临床表现　轻者常无明显表现,易被原发病的症状如呕吐等掩盖。有时可有呼吸变浅、变慢或有精神方面的异常,如谵妄、精神错乱或嗜睡等。患者因血钙离子化程度减低,常有面部及四肢肌肉抽动、手足搐搦、口周及手足麻木。因组织缺氧,患者可出现头昏、躁动、谵妄乃至昏迷。伴低钾血症时,表现为软瘫。

4. 辅助检查　动脉血气分析和血清电解质水平检查。①失代偿期血液 pH 值和 HCO_3^- 浓度明显增高,$PaCO_2$ 正常。②代偿期血液 pH 值基本正常,HCO_3^- 浓度有一定程度增高。③可伴有血清钾和氯的降低。

5. 处理原则　轻、中度以治疗原发病为主,一般不需要特殊处理。严重代谢性碱中毒者(pH 值 7.65,血浆 HCO_3^- 浓度为 45~50 mmol/L)可应用稀释的盐酸溶液或盐酸精氨酸溶液,以尽快排除过多的 HCO_3^-。

(三)呼吸性酸中毒

呼吸性酸中毒是指肺泡通气及换气功能减弱,不能充分排出体内生成的 CO_2,致血液中 $PaCO_2$

增高引起高碳酸血症。

1.病因　凡能引起肺泡通气不足的疾病均可导致呼吸性酸中毒。如全身麻醉过深、镇静剂过量、呼吸机管理不当、喉或支气管痉挛、急性肺水肿、严重气胸、胸腔积液和心搏骤停等可致急性、暂时性高碳酸血症,或慢性阻塞性肺疾病等可引起持续性高碳酸血症。

2.病理生理　发生呼吸性酸中毒时,机体主要通过血液中的缓冲系统进行代偿,即血液中的 H_2CO_3 与 Na_2HPO_4 结合,形成 $NaHCO_3$ 和 NaH_2PO_4,后者从尿中排出,使 H_2CO_3 减少,HCO_3^- 增多,但此代偿作用较弱。此外,肾脏也可发挥代偿作用:肾小管上皮细胞中的碳酸酐酶和谷氨酰胺酶活性增加,使 H^+ 和 NH_3 生成 NH_4^+ 增加,同时 H^+-Na^+ 交换增加,使 H^+ 排出增多和 $NaHCO_3$ 再吸收增加,但此代偿过程较慢。

3.临床表现　最突出的表现为胸闷、气促和呼吸困难等,因缺氧患者可出现发绀和头痛。严重者可伴血压下降、谵妄、昏迷等。

4.辅助检查　动脉血气分析和血清电解质水平检查。血液 pH 值降低、$PaCO_2$ 增高,血浆 HCO_3^- 浓度可正常。

5.处理原则　积极治疗原发病和改善通气功能,必要时行气管插管或气管切开术。若因呼吸机使用不当发生的呼吸性酸中毒,应及时调整呼吸机的各项参数,促使体内蓄积的 CO_2 排出。

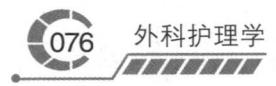 **知识拓展**

二氧化碳分压($PaCO_2$)为物理溶解于动脉血浆中的 CO_2 所产生的张力。正常动脉血 $PaCO_2$ 为 35～45 mmHg,平均为 40 mmHg,基本反映了肺泡中的 CO_2 浓度,为呼吸性酸碱平衡的重要指标。$PaCO_2$ 增高表示通气不足,为呼吸性酸中毒;$PaCO_2$ 降低表示换气过度,为呼吸性碱中毒。代谢性因素也可使 $PaCO_2$ 代偿性升高或降低,代谢性酸中毒时 $PaCO_2$ 降低,代谢性碱中毒时 $PaCO_2$ 升高。

(四)呼吸性碱中毒

呼吸性碱中毒是由于肺泡通气过度,体内 CO_2 排出过多,致 $PaCO_2$ 降低而引起的低碳酸血症。

1.病因　凡引起过度通气的因素均可导致呼吸性碱中毒。常见于癔症、高热、中枢神经系统疾病、疼痛、创伤、感染、低氧血症、呼吸机辅助通气过度等。

2.病理生理　发生呼吸性碱中毒时,$PaCO_2$ 下降可抑制呼吸中枢,使呼吸变浅、变慢,CO_2 排出减少,造成血液中的 H_2CO_3 代偿性增多,但这种代偿很难维持,可致机体缺氧。肾脏的代偿作用表现为肾小管上皮细胞分泌 H^+ 和 NH_3 减少,HCO_3^- 重吸收减少,使血液中的 HCO_3^- 浓度降低,HCO_3^-/H_2CO_3 接近 20:1,使血浆 pH 维持在正常范围内。

3.临床表现　主要表现为换气过度和呼吸加快。可有口周、四肢发麻、刺痛,肌肉颤动,严重者有眩晕、昏厥、视力模糊、抽搐等。危重患者出现急性呼吸性碱中毒常提示预后不良。

4.辅助检查　动脉血气分析显示血液 pH 值增高,$PaCO_2$ 和 HCO_3^- 浓度下降。

5.处理原则　积极治疗原发病的同时对症治疗。用纸袋罩于患者口鼻,使其吸回呼出的 CO_2 有一定作用;指导患者屏气,或吸入含 5% CO_2 的氧气;精神性过度通气者,可用镇静剂。

(五)酸碱平衡失调患者的护理

1.护理评估

(1)健康史　了解患者有无导致酸碱平衡失调的基础疾病,如腹泻、肠梗阻、肠瘘、高热、严重感染、休克、幽门梗阻、持续胃肠减压等;有无过量应用利尿剂和酸性或碱性药物等;有无钾代谢紊乱;有无手术史和既往类似发作史等。

（2）身体状况　①有无呼吸节律和频率异常，呼气是否带有烂苹果味。②有无心率和心律异常，有无皮肤、黏膜发绀。③有无头痛、头昏、嗜睡、神志不清或昏迷等。④有无手足抽搐、麻木、疼痛和腱反射亢进等。

（3）辅助检查　评估动脉血血气分析结果，查看血清 pH 值及血清 K^+、HCO_3^- 浓度和 $PaCO_2$ 情况，有助于病情的判断。

（4）心理社会状况　酸碱平衡失调患者起病急，同时伴随严重原发病，倍感焦虑和恐惧，评估患者和家属对疾病及其伴随症状的认知程度、心理反应和承受能力，采取针对性措施，减轻患者痛苦和焦虑。

2. 常见护理诊断/问题

（1）低效性呼吸型态　与呼吸过快、过深、不规则，或呼吸困难、高热、颅脑疾病、呼吸道梗阻有关。

（2）意识障碍　与缺氧、酸中毒、碱中毒抑制脑组织的代谢活动有关。

（3）潜在并发症：休克、高钾血症和低钾血症。

3. 护理目标

（1）患者能维持正常的气体交换型态。

（2）患者意识清楚，认识力和定向力恢复。

（3）患者未出现各种并发症，或已发生的并发症得到及时发现和处理。

4. 护理措施

（1）维持正常的气体交换　①消除或控制导致酸碱平衡失调的危险因素。②病情观察：持续监测患者的呼吸情况，评估呼吸困难的程度，及时处理。③体位：协助患者取适当的体位，如半坐卧位，有利于呼吸。④促进排痰：训练患者深呼吸并教会患者有效咳嗽的方法及技巧。对于气道分泌物多者给予雾化吸入，以湿化痰液和利于排痰。⑤机械通气：必要时行呼吸机辅助呼吸，并做好气道护理。

（2）改善和促进患者神志的恢复　监测患者血气分析结果和血清电解质水平，定期评估患者的意识状态，出现异常及时通知医生，遵医嘱做好各种治疗和护理措施。

（3）预防并发症

1）加强观察　纠正酸碱平衡失调时，加强对患者生命体征、血电解质和血气分析指标动态变化的监测。

2）及时发现相应的并发症　①应用碳酸氢钠纠正酸中毒时，若过量可致代谢性碱中毒，表现为呼吸浅、慢，脉搏不规则及手足抽搐。②长期提供高浓度氧纠正呼吸性酸中毒时，可出现呼吸性碱中毒，表现为呼吸深、快，肌肉抽搐，头晕，意识改变及腱反射亢进等神经、肌肉应激性增强。③慢性阻塞性肺疾病伴长期 CO_2 潴留患者表现为呼吸困难、头痛、头晕，甚至昏迷。

3）高钾血症　代谢性酸中毒未及时纠正会导致高钾血症的发生，表现为神志淡漠、感觉异常、乏力、四肢软瘫等，严重者可出现心搏骤停。一旦发现上述并发症，及时通知医生做出处理。

（4）积极治疗原发病　纠正酸碱平衡失调，遵医嘱消除或控制原发疾病，如高热和腹泻，以免并发缺水，甚至休克的发生。

5. 健康教育

（1）向患者讲解导致酸碱平衡失调的原发病和诱因的相关知识，做好患者安全管理，避免患者意外伤害的发生。

（2）发生呕吐、腹泻、高热者应及时就诊。

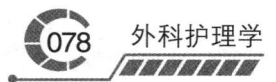

练习题

1. 细胞内液中主要的阳离子是( )

A. Na^+

B. K^+

C. Mg^{2+}

D. Ca^{2+}

E. Fe^{2+}

2. 外科患者最容易发生的体液平衡失调是( )

A. 等渗性脱水

B. 低渗性脱水

C. 高渗性脱水

D. 急性水中毒

E. 慢性水中毒

3. 高钾血症的心电图改变是( )

A. P-R 间期缩短

B. Q-T 间期延长

C. 出现 U 波

D. ST 段降低

E. T 波高尖

4. 患者,男,18 岁,因腹泻、呕吐入院,心电图:ST 段水平压低,T 波倒置,U 波增高。下列最可能的病因是( )

A. 高钾血症

B. 低钾血症

C. 高钙血症

D. 洋地黄效应

E. 洋地黄中毒

5. 在静脉补钾时,200 mL 生理盐水中最多可加入 10% 氯化钾的量是( )

A. 12 mL

B. 10 mL

C. 8 mL

D. 6 mL

E. 3 mL

6. 以下关于酸碱平衡描述不正确的是( )

A. 正常人血浆 pH 值维持在 7.35 ~ 7.45

B. pH 值低于 7.35 称为酸中毒

C. pH 值高于 7.45 称为碱中毒

D. 正常人血浆略呈碱性

E. 正常人血浆呈中性

7. 代谢性酸中毒的发生是( )

A. 由于体内碳酸增多所致

B. 由于呕吐体内大量胃内容物所致

C. 由于大量利尿所致

D. 碳酸氢根减少所致

E. 体内钾缺乏所致

8. 低钾性碱中毒最可能出现于( )

A. 尿毒症

B. 胃手术后

C. 大量输血

D. 术后少尿

E. 严重创伤

参考答案

(高东霞)

第六章　营养支持患者的护理

学习目标

1. 掌握:肠内营养、肠外营养并发症的预防及护理。
2. 熟悉:肠内营养、肠外营养的概念。
3. 了解:外科患者的代谢特点。
4. 学会肠内营养、肠外营养的护理措施。
5. 具有无菌观念,准确指导患者注意事项。

第一节　外科患者机体代谢特点及营养状态评定

营养支持(nutritional support,NS)是指在饮食摄入不足或不能摄食的情况下,通过肠内或肠外途径补充或提供维持人体必需的营养素。

【外科患者的代谢特点】

机体的能量来源包括糖原、脂肪和蛋白质。人体内糖原的贮备有限,而蛋白质不能视为能量贮备,是体内各器官、组织的成分,只有脂肪是饥饿时的主要能量来源。

(一)禁食或饥饿状态下机体的代谢变化

禁食或饥饿状态下,血糖水平可能降低10%~15%。为维持糖代谢稳定,体内胰岛素分泌减少,胰高血糖素、儿茶酚胺、生长激素、糖皮质激素分泌增多。激素的变化引起三大物质代谢变化。①糖原分解加速:但肌糖原只能被肌肉组织利用,肝糖原在禁食24 h内可能耗竭。②肌肉蛋白质分解加速:产生的氨基酸进入糖异生过程,为中枢神经细胞、红细胞、肾髓质及视网膜等各种需糖组织提供能量。随后,因脂肪水解的供能比例升高,蛋白质消耗逐渐减少。③脂肪水解供能:逐渐成为饥饿时重要的适应性改变,但需要一个过程才能实现,脂肪水解供能后,蛋白质的糖异生减少。体内蛋白质的消耗会对机体的功能和结构带来影响,出现体重下降、抵抗力减弱和肌无力等。

(二)创伤或感染时机体代谢的改变

创伤、手术或感染时机体的代谢反应与禁食或饥饿时不同。主要有以下表现。①糖原分解和糖异生活跃:形成高血糖。与饥饿时不同的是,糖的产生成倍增加,但不被胰岛素抑制,出现胰岛素抵抗现象,即无论血浆胰岛素水平如何,原先对胰岛素敏感的组织变得不敏感,组织对葡萄糖的利用减少,进一步促成高血糖反应。②蛋白质分解加速:尿氮排出量增加,机体出现负氮平衡。与饥饿时不同的是,蛋白质的分解呈进行性。③脂肪动员、分解增强:但与饥饿时不同的是,周围组织利

用脂肪的能力受损,即脂肪分解产物得不到充分利用,血中游离脂肪酸和甘油都升高,使蛋白质的分解持续进行。④其他:严重创伤或感染致水、电解质与酸碱平衡紊乱;应激反应使抗利尿激素和醛固酮分泌增多,出现水、钠潴留倾向。

【能量的储备与需要】

机体的能量储备包括糖原、脂肪、蛋白质。糖原贮备有限,在饥饿状态下只可供能 12 h。蛋白质构成体内组织、器官,没有储备,一旦消耗必定损伤其结构和影响功能,不能作为能源来考虑。体内脂肪是饥饿时的主要能源,消耗脂肪供能,对组织器官功能影响不大,但消耗脂肪的同时也有一定量的蛋白质被氧化供能。

机体的能量需求依据病情、基础能量消耗、活动程度和治疗目标而定。常用的估算方法如下。

（一）基础能量消耗

可按 Harris-Benedict 公式计算:

$$BEE(kcal) = 66.5 + 5 \times H + 13.8 \times W - 6.8 \times A(男性)$$

$$BEE(kcal) = 655.1 + 1.9 \times H + 9.6 \times W - 4.7 \times A(女性)$$

公式中 H 为身高(cm),W 为体重(kg),A 为年龄(岁)。

（二）静息能量消耗

与基础能量消耗相比,静息能量消耗增加了食物特殊动力作用和完全清醒状态时的能量代谢。可以通过仪器测定,一般较 BEE 高出 10%。

（三）实际能量消耗

实际能量消耗 = BEE×AF×IF×TF

AF 为活动因素,完全卧床为 1.1,卧床加活动为 1.2,正常活动为 1.4;IF 为手术、感染、创伤因素,中等手术为 1.1,脓毒血症为 1.2,腹膜炎为 1.4;TF 为发热因素,正常体温为 1.0,体温每升高 1 ℃,增加 0.1。

（四）简易估算

机体的能量消耗为 125.52 ~ 146.44 kJ/(kg·d)[30 ~ 35 kcal/(kg·d)],再依据病情和治疗目标进行调整。

【营养评定】

营养评定是由专业人员对患者的营养代谢、机体功能等进行全面检查和评估。目的是判断患者有无营养不良及营养不良的类型与程度,也是评估营养支持治疗效果的客观手段和方法。

（一）病史采集

外科的诸多疾病可能影响患者的进食,应了解患者疾病史、手术史等。同样,手术也会在一定程度上影响患者营养物质的摄入。某些病症,如呕吐、肠瘘、肾病综合征等可使营养物质丢失增加,而长期发热、外科大手术、创伤、大面积烧伤、感染、恶性肿瘤等可使营养需要量增加。此外,评估中还要注意患者的膳食习惯及近期进食情况。

（二）体格检查

关注患者的一般检查以及重要脏器如心、肝等检查。营养不良患者可能出现毛发脱落、指甲无光、皮肤干燥、肝大、心界缩小、肌力减弱、水肿或腹水等情况,并注意与其他疾病相鉴别。

（三）人体测量

1. **体重**　是既方便又实用的评价患者营养状况的重要指标,但应注意水肿和脱水会影响指标判断。排除脱水原因出现的体重下降可反映患者体内蛋白质或脂肪被消耗。可根据实测体重占标准体重的百分比判断患者的营养状况。80%~90% 为轻度营养不良,60%~80% 为中度营养不良,低于 60% 为重度营养不良。通常标准体重计算公式为:标准体重(kg)= 身高(cm)-105。此外,还可以用近期体重损失率判断患者营养状况。1 周内体重下降大于 1%,1 个月内下降大于 5%,3 个月内下降大于 7.5%,或半年内下降大于 10%,都表明患者存在营养不良。

2. **体重指数**　体重指数(body mass index,BMI)= 体重(kg)/身高(m)^2,18.5~23.9 为正常,<18.5 为消瘦,≥24 为超重。

3. **三头肌皮褶厚度**　三头肌皮褶厚度(triceps skinfold thickness,TSF)是间接测定机体脂肪储存的一个指标。测量方法:患者坐位,上臂自然下垂;也可平卧,上臂在胸前交叉,用特制夹子以一定夹力捏住肩峰与尺骨鹰嘴连线中点处的上臂伸侧皮肤,测定其厚度。正常值:男性为 11.3~13.7 mm;女性为 14.9~18.1 mm。若低于正常的 10% 则提示营养不良。

4. **臂肌围**　臂肌围(arm muscle circumference,AMC)用于判断骨骼肌或体内瘦体组织量。计算公式为:AMC(cm)= 上臂中点周长(cm)-3.14×TSF(cm)。正常值:男性为 22.8~27.8 cm;女性为 20.9~25.5 cm。

（四）实验室检查

1. **血清白蛋白**　反映内脏蛋白的储备。血清白蛋白低于 35 g/L 常提示肌肉组织已经耗竭到一定程度,开始消耗内脏蛋白;31~34 g/L 表明内脏蛋白轻度消耗,26~30 g/L 为中度,≤25 g/L 为重度。因白蛋白半衰期为 20 d,故不能及时反映患者营养状态的变化。肝功能、炎症、体内血容量过多时可能对此指标有影响。

2. **血清转铁蛋白**　正常值为 2.0~3.0 g/L,1.5~2.0 g/L 表明内脏蛋白轻度消耗,1.0~1.5 g/L 为中度,小于 1.0 g/L 为重度。血清转铁蛋白半衰期为 8 d,在反映内脏蛋白变化方面较白蛋白敏感,机体铁储备情况可能对此指标有影响。

3. **血清前清蛋白**　正常值大于 180 mg/L,160~180 mg/L 为轻度营养不良,120~150 mg/L 为中度,小于 120 mg/L 为重度。血清前清蛋白半衰期为 2 d,能反映短期内的营养状态变化。

4. **淋巴细胞总数**　是反映细胞免疫状态的一项简易参数。周围血液中淋巴细胞总数正常值应大于 $1.5×10^9$/L,$(1.2~1.5)×10^9$/L 为轻度减少,$(0.8~1.2)×10^9$/L 为中度减少,小于 $0.8×10^9$/L 为重度减少。在严重感染时,该指标的参考价值会受到影响。

【营养不良的类型】

营养不良是指摄入的营养成分不能满足或超过机体正常需要而引起的一系列临床症状和体征,包括营养不足和营养过剩。外科最为常见的是蛋白质与能量的不足。营养不良分为三种类型。①消瘦型:能量不足,人体测量指标值下降为主;②低蛋白血症型:蛋白质不足,主要表现为血清蛋白类水平降低及全身水肿,故又称水肿型;③混合型:系慢性能量缺乏及慢性或急性蛋白质丢失所致,临床兼有上述两种类型的特征。

【营养支持的基本指征】

当患者出现下列情况之一时,应提供营养支持:①近期体重下降大于正常体重的 10%;②血浆清蛋白小于 30 g/L;③连续 7 d 以上不能正常进食;④已明确为营养不良;⑤具有营养不良风险或可

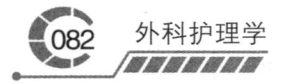

能发生手术并发症的高危患者。

第二节 肠内营养支持患者的护理

肠内营养(enteral nutrition,EN)是指经口或各种胃肠内置管,将人体所需的营养物质提供给患者的一种方法。其优点在于:①肠内营养制剂经肠道吸收,经肝解毒并合成机体所需的各种成分,符合人体生理过程;②食物的直接刺激有利于预防肠黏膜萎缩,保护肠屏障功能;③食物中的某些营养素(如谷氨酰胺)可直接被黏膜细胞利用,有利于其代谢及增生;④经济安全,实施方便,无严重并发症。

【适应证与禁忌证】

1. 适应证 ①不能正常经口进食,如口腔、食管疾病与手术,严重颌面部损伤,破伤风,意识障碍等;②处于高分解代谢状态,如严重感染、复杂大手术后、大面积烧伤等;③慢性消耗性疾病,如结核、肿瘤等;④消化道疾病稳定期,如消化道瘘、短肠综合征、急性坏死性胰腺炎等经肠外营养至病情稳定后,可逐步过渡到肠内营养。

2. 禁忌证 ①肠梗阻;②消化道活动性出血;③严重腹腔或肠道感染;④严重呕吐、腹泻、吸收不良;⑤休克等。

【肠内营养制剂】

为适合机体代谢的需要,肠内营养制剂的成分均很完整,包括碳水化合物、蛋白质、脂肪或其分解产物,也含有生理需要的电解质、维生素和微量元素等。肠内营养制剂按营养素预消化的程度可分为大分子聚合物和要素膳两大类。

1. 大分子聚合物 该类制剂包括自制匀浆膳和大分子聚合物制剂。前者可用牛奶、鱼、肉、水果、蔬菜等食物配制,具有自然食物的良好口感,不足之处在于家庭制备时受食物种类限制而不能保证完整的营养成分,且营养素含量难以精确计算。后者所含的蛋白质是从酪蛋白、乳清蛋白或大豆蛋白等水解、分离而来;糖类通常是淀粉及其水解物形式的葡萄糖多聚体;脂肪来源于植物油;此外,尚含有多种维生素和矿物质,通常不含乳糖,有些配方含有膳食纤维。大分子聚合物制剂可经口摄入或经喂养管注入,适合于胃肠功能完整或基本正常者。

2. 要素膳 特点是化学成分明确,无须消化,无渣,可直接被胃肠道吸收利用。要素膳较适合于消化功能弱的人。由于该类配方的高渗透压可吸引游离水进入肠腔而易产生腹泻,应用时需加强护理。

【肠内营养给予途径与给予方式】

(一)给予途径

1. 经鼻胃管或胃造瘘 适用于肠胃功能良好的患者。鼻胃管多用于短期肠内营养支持者,胃造瘘适用于长期肠内营养支持者。

2. 经鼻肠管或空肠造瘘 适用于胃功能不良、误吸危险性较大者。鼻肠管多用于短期营养支持者,空肠造瘘适用于长期营养支持者。

(二)给予方式

1. 分次给予 适用于喂养管端位于胃内及胃肠道功能良好者。分次给予又分为分次推注和分次输注,每次入量为 100 ~ 300 mL。分次推注时,每次入量在 10 ~ 20 min 完成;分次输注时,每次入量在 2 ~ 3 h 完成,再间隔 2 ~ 3 h。可视患者耐受程度加以调整。

2. 连续输注 适用于胃肠道功能和耐受性较差,导管尖端位于十二指肠或空肠内的患者。常借助营养泵做 24 h 连续输注,大多数患者耐受良好。

【护理措施】

(一)营养液配制

营养液应在无菌环境下配制,放于 4 ℃以下环境中保存,并于 24 h 内用完,保持调配容器的清洁无菌。悬挂的营养液在较凉快的室温下放置时间应少于 6 ~ 8 h,当营养液内含有牛奶及易腐败成分时,悬挂的时间应更短。

(二)喂养管的护理

1. 妥善固定 如置鼻胃管或鼻肠管,应将其妥善固定于面颊部;行胃或空肠造瘘时,应用缝线将喂养管固定于腹壁,在喂养管进入鼻腔或腹壁处应做好标记,每 4 h 检查 1 次,以识别喂养管有无移位。若患者突然出现腹痛、胃或空肠造瘘管周围有类似营养液渗出或腹腔引流管引流出类似营养液的液体,应怀疑造瘘管移位、营养液进入游离腹腔。除立即停输营养液、尽可能清除或引流出渗漏的营养液外,应用抗生素以避免继发性感染。

2. 保持通畅 避免喂养管扭曲、折叠、受压,告知患者卧床、翻身时应避免挤压喂养管。

3. 定时冲洗喂养管 推注营养液前后,特殊用药前后及连续输注过程中每隔 4 h,都应用 20 ~ 30 mL 温开水或生理盐水冲洗喂养管。药丸经研碎、溶解后直接注入喂养管,以免与营养液不相容而凝结成块黏附于管壁,堵塞管腔。

4. 注意无菌 每日更换滴注管。

(三)保护皮肤黏膜

留置鼻胃管的患者,由于鼻、咽黏膜持续受压易出现溃疡,要每日涂拭油膏,保持鼻腔润滑,及时清洁口腔、鼻腔或造口处。

(四)并发症的预防及护理

1. 误吸 误吸导致吸入性肺炎是较严重的并发症。在 EN 支持过程中突然发生呛咳、呼吸急促或咳出类似营养液的痰,应疑有喂养管移位并致误吸的可能。应鼓励和刺激患者咳嗽,以利于排出吸入物和分泌物,必要时经气管镜清除误吸物。预防措施如下。

(1)防止胃管移位 采用鼻胃管管饲者,喂食时应将患者头部抬高 15° ~ 30°;喂食前回抽胃液,确定导管在胃内方可注入食物;在输注过程中注意保持鼻胃管的位置,对胃排空延迟、由鼻胃管或胃造瘘管输入营养液的患者取半卧位;行气管切开的患者,注食前应将气囊充气 2 ~ 5 mL,喂食 1 h 内尽量少搬动患者。

(2)防止胃潴留 每 4 h 抽吸一次胃内残余量,如大于 150 mL 应暂停输入。

2. 胃肠道并发症 主要有腹胀、腹泻、便秘等,这是肠内营养时最多见的并发症,与输入速度和溶液的浓度、渗透压有关。输注太快是主要原因,所以强调缓慢输入。

(1)控制输注量和速度 营养液宜从少量开始,初期 250 ~ 500 mL/d,在 5 ~ 7 d 内逐渐达到全量。容量和浓度的交错递增将更有益于患者对肠内营养的耐受。输注速度以 20 mL/h 起,视适应程度逐步加速并维持滴速为 120 mL/h,最好以输液泵控制滴速。

(2)控制营养液的浓度和渗透压 营养液浓度和渗透压过高,可引起胃肠道不适、恶心、呕吐、肠痉挛和腹泻。因此,应从低浓度开始,一般从 12% 开始逐渐增加至 25%,能量从 2 090 J/mL

起,递增至 4 180 J/mL。从喂养管给药时,某些药物须经稀释后再经喂养管注入,以避免肠痉挛和渗透性腹泻,如含镁的电解质、抗酸剂等。

(3)调节营养液的温度 营养液的温度以接近体温为宜,一般控制在 38 ℃左右。温度高可损伤胃肠道黏膜,过低则刺激胃肠道,引起肠痉挛、腹痛或腹泻。可在喂养管近端自管外加热营养液,但需防止烫伤患者。

3.感染性并发症 吸入性肺炎由置管不当或移位、胃排空延迟或营养液反流、应用镇静药物或神经精神障碍引起反射能力低下所致。偶见因空肠造瘘管滑入腹腔,营养液流入并发急性腹膜炎。

4.代谢性并发症 如高血糖、低血糖及电解质紊乱,因营养液成分不匀或组件配方不当引起。但因胃肠道具有缓冲作用而较少发生。

第三节 肠外营养支持患者的护理

肠外营养(parenteral nutrition,PN)是指静脉途径供给人体所需的营养素。若患者禁食,所需营养素全部通过静脉途径供给时,称为全肠外营养(total parenteral nutrition,TPN)。肠外营养的适用证包括:胃肠道消化吸收功能障碍;严重呕吐、腹泻;因疾病治疗限制不能经胃肠摄食或摄入不足;高分解代谢状态,胃肠营养不能满足机体需要,如严重感染、烧伤、创伤或大手术;恶性肿瘤放、化疗期间。

【营养素及制剂】

(一)葡萄糖

葡萄糖是肠外营养时主要的非蛋白质能源之一。如供给过多、过快,部分葡萄糖转化为脂肪而沉积于肝脏,导致脂肪肝,所以每日供给总量不宜超过 300~400 g,占总能量的 50%~60%。成人对葡萄糖的代谢能力为 4~5 g/(kg·d)。为促进合成代谢及葡萄糖的利用,可按比例添加胰岛素。

(二)脂肪乳剂

脂肪乳剂是由植物油、乳化剂和等渗剂组成,供给能量和必需脂肪酸,供给的能量占总能量的 20%~30%,成人 1~2 g/(kg·d)。当脂肪与葡萄糖共同构成非蛋白质能量时更符合生理,两者比例为 1:2~2:3。

(三)氨基酸

氨基酸作为氮源,合成人体的蛋白质,每日氨基酸用量 1.0~1.5 g/kg,为总能量的 15%~20%。复方结晶氨基酸溶液分为平衡型和非平衡型两大类。平衡型氨基酸所含必需氨基酸与非必需氨基酸的比例符合人体基本代谢需求,适用于多数营养不良患者;非平衡型氨基酸溶液,针对某一疾病的代谢特点而设计,兼有营养支持和治疗的作用。过去认为异亮氨酸、亮氨酸、缬氨酸、色氨酸、苯丙氨酸、甲硫氨酸、赖氨酸、苏氨酸为 8 种必需氨基酸,现在认为必需和非必需是相对的,个别氨基酸在代谢中的特殊意义已受到重视。如谷氨酸为非必需氨基酸,但在严重感染、手术、创伤等应激状态下需要量大增,体内合成远远不能满足,而严重不足会引起肠黏膜萎缩,导致细菌移位和肠道毒素入血,必须补充,所以称为“条件必需氨基酸”。精氨酸被认为有增强免疫功能的作用。

(四)维生素和矿物质

维生素种类很多,可分为水溶性和脂溶性两大类,水溶性维生素包括维生素 C、B 族维生素和生物素。生物素即维生素 A、维生素 D、维生素 E、维生素 K。水溶性维生素在体内无储备,不能正常饮食即会缺乏。在感染、损伤、手术等应激状态时,机体对部分水溶性维生素需要量增加,如维生素 C、维生素 B_6 等。

对 TPN 患者,尤其是有大量引流等额外丧失时,要注意钠、钾、氯、钙、磷、镁等电解质的调整与补充。长期 TPN 时,须重视可能出现的微量元素缺乏,包括锌、铜、铁、硒、铬、锰等,这些微量元素参与酶的组成、三大营养物的代谢、上皮生长、创伤愈合等生理过程。

【输注途径与方法】

(一)输注途径

1. 周围静脉　操作简单,相对安全,但受到一定的限制,包括所给营养液的浓度、速度、时间,一般不能超过 2 周。

2. 中心静脉　并发症较多而严重,当全量、长期补充时以选择中心静脉途径为宜。中心静脉导管常经颈内静脉或锁骨下静脉穿刺置入至上腔静脉。

(二)输注方法

1. 全营养混合液(total nutrient admixture,TNA)输注方式　即把每天所需的脂肪乳剂、氨基酸、碳水化合物(糖类)、电解质、微量元素及维生素等各种营养物质,在无菌条件下按顺序混合于密封的无菌 3 L 袋中,然后进行输注。这种混合液又称"全合一"(all in one,AIO)营养液,强调所供营养物质的完全性和有效性。优点包括:合理的热氮比和多种营养素同时进入体内,增强了节氮效果;降低了与肠外营养有关的代谢性并发症的发生率;简化了输液过程,减少了污染机会。此种营养液既可经中心静脉供给,又可经周围静脉供给,是目前进行 TPN 治疗的一种很好的方法。

2. 单瓶输注　无条件以 TNA 方式输注时,可以单瓶输注。由于营养素非同时输入,易造成营养素的浪费,引起代谢性并发症,导致操作繁琐。所以单瓶输注时氨基酸与非蛋白质能量溶液应合理间隔输注。

【护理措施】

(一)心理护理

患者及家属因首次接触深静脉穿刺、置管和肠外营养支持时,常有疑虑或恐惧感。护士应耐心解释该项操作和治疗的必要性、安全性和临床意义;同时应告知肠外营养支持的费用及可能产生的临床效益和并发症,以得到患者及家属的理解、配合和支持。

(二)TNA 液配制、保存及输注

1. TNA 液配制步骤　①按医嘱备好所有的药液并检查 3 L 袋;②将电解质、微量元素、水溶性维生素和胰岛素加入葡萄糖或氨基酸溶液中;③将磷酸盐加入另一袋葡萄糖或氨基酸溶液中;④将脂溶性维生素加入脂肪乳剂中;⑤用 3 L 袋把加入添加剂的液体按葡萄糖、氨基酸、脂肪乳剂的顺序进行混合,并摇匀。

2. 配制及输注注意事项　①TNA 液应现用现配,配制要在无菌环境下进行,配制后若暂时不输,应保存于 4 ℃冰箱内,并在 24 h 内输完;②为避免降解,TNA 液内不宜添加其他治疗用药,也不宜在输注 TNA 液的静脉中输入其他药物;③配好的 TNA 液袋外应注明床号、姓名及配制时间;④TNA液输注系统和输注过程应保持连续性,期间不宜中断,以防污染。

(三)控制输液速度

当葡萄糖、脂肪和氨基酸的输入速度超过人体的代谢能力时,患者可出现高血糖、高脂血症、高

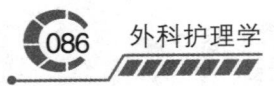

热、心率加快或渗透性利尿。故葡萄糖的输入速度应小于 5 mg/(kg·min),20% 的脂肪乳剂 250 mL 需输注 4~5 h。

(四)高热的护理

肠外营养输注过程中可能出现高热,其原因可能是营养液产热,此类发热一般不需特殊处理,可自行消退,也可根据需要给予物理降温或服用退热药物。因营养物的过敏或导管感染所致的发热,需查明原因做相应处理。

(五)导管护理

(1)为保持导管通畅,TPN 导管应专用,不可在此处测压、采集标本及输注其他液体或药物。输液结束时,可用肝素稀释液封管,以防导管内血栓形成。

(2)输液装置各部位连接牢固,消毒后包裹无菌纱布。翻身时避免导管受压、扭曲或滑脱。

(3)输液瓶进气孔应有空气过滤装置,每隔 12~24 h 更换与静脉导管相接的输液管、输液袋(瓶)1 次;每天消毒静脉穿刺部位并更换敷料;观察、记录插管局部有无红、肿、痛、热等感染征象,一旦发生,应及时拔除导管。

(六)并发症的预防及护理

1.技术性并发症　穿刺置管时应避免造成气胸、血胸、局部血肿;防止液体中断、走空或脱落,因空气进入血管可发生空气栓塞,这是最严重的并发症,后果严重。长期置管可能发生静脉炎及血栓形成。

2.感染性并发症　包括穿刺部位感染、导管性感染或脓毒症、肠源性感染等,其中主要的是导管性脓毒症,与置管技术、导管使用及护理关系密切,表现为突发的寒战、高热,重者可致感染性休克。

3.代谢性并发症　葡萄糖液输注过快或机体的糖利用率下降可致高血糖症,严重的高血糖可致高渗性非酮性昏迷,表现为尿量突然增多、神志改变等。故应控制滴注速度与浓度,必要时可加用胰岛素。PN 过程中,突然停输高渗葡萄糖或营养液中胰岛素含量过高可致低血糖,表现为脉搏加速、面色苍白及四肢湿冷,所以停用 PN 时,应在 2~3 d 内逐渐减量,切不可突然停止。另外,PN 还可引起血清电解质紊乱、高脂血症、肝胆损害等。

练习题

1.长期鼻饲者,定期更换胃管的时间是(　　　)

A.1 d　　　　　　　　　　　　B.3 d

C.7 d　　　　　　　　　　　　D.10 d

E.14 d

2.患者,男,40 岁。体温 39 ℃,口腔手术后 1 d。根据病情应给予(　　　)

A.普通饮食　　　　　　　　　B.软质饮食

C.半流质饮食　　　　　　　　D.流质饮食

E.要素饮食

3.患者,男,50 岁。患冠心病 5 年。为其做健康指导时应建议患者采用(　　　)

A.要素饮食　　　　　　　　　B.少渣饮食

C.低蛋白饮食　　　　　　　　D.无盐低钠饮食

E.低胆固醇饮食

4. 外科营养支持患者的营养液配制后冷藏的有效期为(　　)

A. 2 h
B. 4 h
C. 8 h
D. 12 h
E. 24 h

5. 全胃肠外营养支持患者可能发生的最严重的代谢并发症是(　　)

A. 高钾血症
B. 低钾血症
C. 肝功能异常
D. 高渗性非酮性昏迷
E. 高血糖症

6. 不需要用鼻饲饮食的患者是(　　)

A. 昏迷患者
B. 拒绝进食者
C. 手术后不能张口进食者
D. 高热患者需补充高热量流质时
E. 晚期食管癌患者

7. 下列哪一项不是肠外营养的并发症(　　)

A. 腹泻
B. 导管败血症
C. 低血糖
D. 高渗性非酮症性昏迷
E. 肝功能损害

8. 关于要素饮食护理,下列选项错误的是(　　)

A. 要素饮食配制后要在室温下保存
B. 要素饮食配制后在 24 h 内用完
C. 由小量、低浓度、低速度开始输入
D. 每日冲洗鼻饲导管 2 次
E. 观察有无水、电解质紊乱发生

(赵　旭)

参考答案

第七章 外科休克患者的护理

知识归纳

第一节 概 述

休克是指机体有效循环血量减少、组织灌注不足、细胞代谢紊乱和功能受损的病理过程,它是一个由多种病因引起的综合征。现代观点将休克视为一个序贯性事件,认为休克是一个从亚临床阶段的组织灌注不足向多器官功能障碍综合征发展的连续过程。

【病因和分类】

引起休克的原因很多,根据休克的原因、始动因素和血流动力学变化,可对休克做不同的分类。

(一)按休克的原因分类

临床上常根据病因将休克分为五类。

1. 低血容量性休克 外伤出血、肝脾破裂、上消化道出血、胎盘早剥、产后大出血等直接引起循环血量减少、组织灌注不足;剧烈呕吐、严重腹泻、肠梗阻、大量出汗等使体液显著丧失,导致有效循环血量减少。

2. 感染性休克 严重感染特别是革兰氏阴性菌感染,由于细菌及其内毒素的作用,可引起感染性休克,如急性化脓性腹膜炎、绞窄性肠梗阻、重症胆道感染以及严重的肺部感染和泌尿系感染等。

3. 心源性休克 主要由心功能不全引起,常见于大面积急性心肌梗死、急性心肌炎、心肌病、严重心律失常及心包填塞等。因心输出量明显减少,有效循环血量和组织灌注急剧下降而引发休克。

4. 过敏性休克 常由接触、进食或注射某些致敏物质,如油漆、花粉、某些药物(如青霉素、链霉素)或生物制品(如破伤风抗毒素)而引起。

5. 神经源性休克 常由剧烈疼痛、脊髓损伤及麻醉意外等引起。

(二)按休克时的血流动力学特点分类

1. 低排高阻型 又称低动力型休克或冷休克,其血流动力学特点是外周血管收缩,致外周血管阻力增高,心输出量减少。低血容量性、创伤性、心源性和革兰氏阴性菌感染性休克均属此类,临床最为常见。

2.高排低阻型　又称高动力型休克或暖休克,其血流动力学特点是外周血管扩张,致外周血管阻力降低,心输出量正常或增加。见于革兰氏阳性菌感染的早期。

【**病理生理**】

各类休克在病理方面虽各有特点,但具有共同的病理生理基础,即有效循环血量锐减和组织灌注不足,以及由此导致的微循环障碍、体液代谢改变和内脏器官继发性损害。

（一）微循环的变化

微循环是指微动脉与微静脉之间微血管的血液循环,是血液和组织间进行物质交换的最小功能单位,主要受神经体液调节。休克时典型的微循环改变大致可分为三期。

1.微循环收缩期　当机体有效循环血量锐减时,血压下降、组织灌注不足和细胞缺氧,刺激主动脉弓和颈动脉窦压力感受器,引起血管舒缩中枢加压反射,交感-肾上腺轴兴奋,释放出大量儿茶酚胺,以及其他具有缩血管作用的体液因子异常增多,使周围组织(如皮肤、骨骼肌)和内脏(如肝、脾)的小血管与微血管平滑肌包括毛细血管前括约肌强烈收缩,微循环出现少灌少流、灌少于流的情况。此期在临床上称为休克代偿期,若能及时处理可迅速逆转。

2.微循环扩张期　随着休克病情的进展,组织缺血缺氧加重,酸性代谢产物局部堆积,使毛细血管前括约肌由收缩转为舒张,而微小静脉、毛细血管后括约肌由于对酸性物质耐受力较强而仍处于收缩状态。微循环出现灌大于流、血液淤滞,亦称为淤血性缺氧期。大量的血液淤积在毛细血管内,回心血量减少,心输出量锐减,血压下降。此期机体失去代偿能力,有效循环血量锐减,组织处于严重的低灌流状态,微循环缺氧形成不断加重的恶性循环。此时休克进入抑制期,若不实施有效的抢救措施,病情将不断加重。

3.微循环衰竭期(DIC期/休克难治期)　亦称为微循环衰竭期或DIC期,持续严重的缺血缺氧、酸中毒以及各种体液因子、炎症介质等的损伤作用,使微血管平滑肌反应性进一步下降,乃至对任何血管活性物质失去反应,微循环衰竭,不灌不流、血流停止,极易发生弥散性血管内凝血(disseminated intravascular coagulation,DIC)及继发多脏器功能损害。此期临床上称为休克失代偿期,救治难度大,死亡率高。

（二）代谢的变化

各类休克都引起交感-肾上腺轴兴奋,引起血中儿茶酚胺异常增多。儿茶酚胺在休克的不同阶段发挥不同的作用。血容量和肾血流量的减少,引起肾素-血管紧张素-醛固酮系统兴奋,肾素、血管紧张素Ⅱ具有缩血管作用,醛固酮使机体减少钠的排出,以保存体液和补偿部分血容量。而低血压、血浆渗透压的改变和左心房压力的降低,可使脑垂体后叶增加抗利尿激素的分泌,以保留水分,增加血容量。此外,组胺、激肽、前列腺素类、内啡肽、肿瘤坏死因子等体液因子都在休克的发展和转归过程中发挥了不同的作用。

细胞受到血液灌流不良的影响,供氧不足、糖酵解加强,能量产生不足、钠泵失灵、钠水潴留,酸性代谢产物堆积出现局部酸中毒。当肝灌注不良时,乳酸不能很好地在体内代谢,使酸中毒更加突出。这些因素都会影响细胞膜、线粒体膜和溶酶体膜功能,严重影响细胞的功能,甚至导致脏器功能障碍。

（三）内脏器官的继发性损害

1.肺脏　低灌注和缺氧可损伤肺毛细血管内皮细胞和肺泡上皮细胞,一方面引起血管壁通透

性增加和肺间质水肿,另一方面致使肺泡表面活性物质生成减少,肺泡萎缩致肺不张。此外,休克时通气/血流比例失调,都可导致严重的低氧血症,甚至出现急性呼吸窘迫综合征(acute respiratory distress syndrome,ARDS),也称为休克肺。

2. 肾脏　休克时由于肾血管收缩、血流量减少以及肾血流的重新分布,肾小球滤过率锐减,并可伴发肾小管上皮细胞变性、坏死,由此可继发急性功能性或器质性肾衰竭。

3. 心脏　进入休克抑制期,随着血压进行性降低及心输出量的减少,冠脉灌流量显著减少,心肌因缺血、缺氧而受损。加上酸中毒、高血钾和心肌抑制因子等因素的影响,可造成心肌收缩力减弱,甚至发展为心力衰竭。

4. 脑　休克早期,由于机体的代偿作用,对脑血流的影响不大。但是,当动脉血压进行性下降时,脑灌注压和脑血流量随之下降,引起脑组织缺血、缺氧,进而继发脑水肿和颅内压增高,使脑功能障碍。

5. 肝脏　休克时,肝脏因缺血、缺氧和血流淤滞而受损,可继发肝功能障碍、解毒功能减退及全身代谢紊乱,并可导致内毒素血症而加重已有的代谢紊乱和酸中毒。

6. 胃肠道　胃肠道改变在休克中的重要性已日益受到重视。休克早期即有胃肠等内脏血管的收缩,休克时胃肠道往往处于严重缺血、缺氧状态,使正常黏膜上皮屏障功能受损,可发生胃肠黏膜糜烂、溃疡、出血,导致胃应激性溃疡、肠源性感染等使休克病情加重。

【护理评估】

(一)健康史

了解有无引起休克的各种原因,如有无大量失血、失液、严重烧伤、感染等。

(二)身体状况

1. 休克代偿期　表现为精神紧张、兴奋或烦躁不安、皮肤苍白、四肢湿冷、心率加快、脉压小、呼吸加快、尿量减少等。此时,如处理及时、得当,休克可较快得到纠正。否则,病情将继续发展,进入休克抑制期。

2. 休克抑制期　表现为神情淡漠、反应迟钝,甚至可出现意识模糊或昏迷;出冷汗,口唇及肢端发绀;脉搏细速,血压进行性下降。严重时,全身皮肤、黏膜明显发绀,四肢厥冷,脉搏摸不清,血压测不出,尿少甚至无尿。若皮肤、黏膜出现瘀斑或消化道出血,提示病情已发展至弥散性血管内凝血阶段。若出现进行性呼吸困难、脉速、烦躁、发绀,一般吸氧不能改善呼吸状态,应考虑并发ARDS。

(三)辅助检查

1. 中心静脉压　中心静脉压(CVP)指右心房及胸腔内上、下腔静脉的压力。与血压结合观察,能反映出患者的血容量、心功能和血管张力的综合状况。其正常值为 0.49 ~ 1.18 kPa(5 ~ 12 cmH$_2$O)。在低血压情况下,中心静脉压低于 0.49 kPa(5 cmH$_2$O),表示血容量不足;高于 1.47 kPa(15 cmH$_2$O),则提示心功能不全、静脉血管床过度收缩或肺循环阻力增加;高于 1.96 kPa(20 cmH$_2$O)时,则表示有充血性心力衰竭。

2. 肺毛细血管楔压　肺毛细血管楔压(pulmonary capillary wedge pressure,PCWP)反映肺静脉、左心房和左心室的功能状态。其正常值为 0.8 ~ 2.0 kPa(6 ~ 15 mmHg),过低反映血容量不足,过高常提示左心功能不全和肺循环阻力增加。

3. 心输出量和心脏指数　心输出量(CO)和心脏指数(CI)需通过漂浮导管测得。成人心输出量的正常值为 4 ~ 6 L/min。单位体表面积的心输出量称为心脏指数,正常值为 2.5 ~ 3.5 L/

（min · m²）。

4. 血气分析　血气分析能反映动脉血氧合情况、体内二氧化碳清除以及血液 pH 值的改变,动脉血氧分压(PaO_2)及二氧化碳分压($PaCO_2$)是重要的监测指标。休克早期常出现过度通气,$PaCO_2$降低;继发急性呼吸窘迫综合征时,PaO_2进行性下降,$PaCO_2$可明显升高。

5. 血电解质　休克时可见血钾和血镁增高,血钠降低。

6. 动脉血乳酸　动脉血乳酸正常值为 1 ~ 2 mmol/L,若持续升高,常反映病情严重,预后很差;若在 12 ~ 24 h 内降至正常水平,说明复苏有效。但动脉血乳酸水平并不经常与休克严重程度平行,因此需要与其他监测结果综合分析才能正确判断。

7. 凝血功能　通过血小板计数、凝血酶原时间和纤维蛋白原含量的检查,可以了解休克是否进入弥散性血管内凝血阶段。血小板计数低于 $80×10^9$/L,纤维蛋白原少于 1.5 g/L,凝血酶原时间较对照延长 3 s 以上,提示可能存在 DIC。

8. 血常规　血细胞比容与血红蛋白测定有助于了解失血情况以及血液浓缩或稀释的程度。白细胞计数可反映有无并发感染或全身炎症反应。

(四)心理社会状况

休克患者病情变化快,并有神志改变,患者及家属易产生紧张、焦虑甚至恐惧等情绪改变。

(五)治疗与效果

对于低血容量性休克,临床处理原则主要是及时补充血容量、积极处理原发病和制止继续失血、失液,必要时应用血管活性药物,并应维持酸碱和电解质平衡,保护脏器功能及防止发生 DIC。

1. 一般紧急措施　①止血:对大出血的患者,立即采取措施控制大出血,如加压包扎、扎止血带、上血管钳等,必要时可使用抗休克裤。抗休克裤是一种可膨胀的完全包绕双下肢和下腹部的装置,可以压迫下肢,增加回心血量,改善重要脏器的血流灌注,对于下肢出血者可起到止血作用。②保持呼吸道通畅:清除呼吸道异物或分泌物,保持气道通畅。早期以鼻导管及面罩间歇性给氧,增加动脉血氧含量,减轻组织缺氧状态。呼吸困难严重者,行气管插管或气管切开。③体位:取去枕平卧位或中凹卧位。④其他:注意给患者保暖,尽量减少搬动,骨折处临时固定,必要时应用止痛剂。

2. 补充血容量　补充血容量是纠正组织低灌注和缺氧的关键,故应迅速建立静脉通道,根据监测指标估算输液量及判断补液效果。液体的种类主要有两种:晶体液和胶体液。一般先快速输入扩容作用迅速的晶体液,再输入扩容作用持久的胶体液。近年发现 3.0% ~ 7.5% 的高渗盐溶液在抗休克治疗中也有良好的扩容和减轻组织细胞肿胀的作用。

3. 积极处理原发病　在恢复有效循环血量后,及时处理原发病。有时则需在抗休克的同时施行手术,才能有效治疗休克。

4. 纠正酸碱平衡失调　休克患者由于组织缺氧,常有不同程度的酸中毒。在休克早期,由于过度换气,引起低碳酸血症及呼吸性碱中毒。碱中毒时,血红蛋白氧离曲线左移,使氧不易从血红蛋白中释出,加重组织缺氧。经迅速补充血容量,组织灌注改善,轻度酸中毒即可得到缓解;而且扩容治疗时输入的是平衡盐溶液,使一定量的碱性物质进入体内,故休克早期轻度酸中毒者无须再应用碱性药物。休克严重、酸中毒明显、扩容治疗效果不佳时,用碱性药物纠正,常用的碱性药物为 5% 碳酸氢钠溶液。

5. 应用血管活性药物　主要包括血管收缩剂、血管扩张剂及强心药物。血管收缩剂使小动脉普遍处于收缩状态,虽可暂时升高血压,但可使组织缺氧更加严重,应慎重选用。临床常用的血管收缩剂有去甲肾上腺素、间羟胺和多巴胺等。血管扩张剂可以解除小动脉痉挛,关闭动静脉短路,改善微循环,但可使血管容量扩大,血容量相对不足而致血压下降。故只有当血容量已基本补

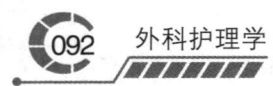

足而患者发绀、四肢厥冷、毛细血管充盈不良等循环状态未见好转时,才考虑使用。常用的血管扩张剂有酚妥拉明、酚苄明、阿托品、山莨菪碱等。休克发展到一定程度可伴有不同程度的心肌损害,应用强心药可增强心肌收缩力,减慢心率。最常用的是强心苷类,如去乙酰毛花苷(西地兰)。

6. 改善微循环　休克发展至 DIC 阶段,需应用肝素抗凝治疗,用量为 1.0 mg/kg,每 6 h 1 次。DIC 晚期,纤维蛋白溶解系统亢进,可使用抗纤维蛋白溶解药,如氨甲苯酸、氨基己酸等,以及抗血小板黏附和聚集的阿司匹林、双嘧达莫和低分子右旋糖酐等。

7. 皮质类固醇和其他药物的应用　严重休克及感染性休克患者可使用皮质类固醇。作用机制是:①扩张血管,改善微循环;②防止细胞内溶酶体破裂;③增强心肌收缩力,增加心排出量;④增进线粒体功能;⑤促进糖异生,减轻酸中毒。一般主张大剂量静脉滴注,只用 1 ~ 2 次,以防引起不良反应。其他药物包括三磷酸腺苷 – 氯化镁($ATP-MgCl_2$)、纳洛酮、超氧化物歧化酶(SOD)、前列环素(PGI_2)等也有助于休克的治疗。

第二节　低血容量性休克患者的护理

低血容量性休克是外科最常见的休克,常因短时间内大量失血或丢失体液,使有效循环血量降低所致。

【护理评估】

(一)健康史

1. 大量失血　大血管破裂、肝脾损伤、胃十二指肠溃疡并发出血、门脉高压症所致食管和胃底曲张静脉破裂出血、动脉瘤或肿瘤自发破裂出血、凝血障碍性疾病所致出血等。

2. 严重创伤　复杂性骨折、挤压伤、大手术、骨盆骨折或损伤血管、脏器等。

3. 体液丢失　剧烈呕吐、严重腹泻、急性肠梗阻、大量出汗等。

4. 产科出血　宫外孕、产后子宫收缩乏力、胎盘剥离不全等。

(二)身体状况

1. 意识状态　休克早期,脑组织血液灌注因机体代偿反应而没有明显减少,神经系统常处于轻度兴奋状态,可表现出烦躁不安或焦虑、紧张。随着休克病情发展,脑组织缺氧逐渐加重,遂从兴奋转为抑制,出现表情淡漠、反应迟钝,晚期还可表现为意识模糊甚至昏迷。

2. 皮肤黏膜色泽、温度　常反映体表灌注情况。应特别注意患者面颊、口唇、甲床和耳垂等部位的色泽、温度和湿度。若皮肤黏膜从苍白转为青紫、湿冷,提示病情加重;从青紫发展至皮下瘀点、瘀斑,常表明已有 DIC 可能。反之,如发绀减轻、色泽红润,肢体皮肤干燥、温暖,说明休克好转。

3. 生命体征

(1)脉搏　休克时脉搏加快常出现在血压下降之前,常作为早期判断休克的重要体征之一。随着病情的发展,出现脉搏细速或心律不齐,甚至摸不到。

(2)血压　血压是休克病情观察最重要、最基本的指标,同时还需注意脉压的变化。休克早期,由于循环系统的代偿反应,血压常正常或接近正常,但可有脉压缩小。通常认为,脉压小于 4.0 kPa(30 mmHg)是休克存在的证据。

临床观察中,还经常用到休克指数,即脉率与收缩压(其单位符号 mmHg)的比值,可粗略反应有无休克及其程度。当该指数为 0.5 时,多说明无休克;若超过 1.0 ~ 1.5 提示存在休克;在 2.0 以上常为严重休克。

（3）呼吸　休克早期,呼吸常较快,并可有代偿性过度通气情况。一般而言,休克患者呼吸增快、变浅、不规则,提示病情恶化;当呼吸增至 30 次/min 以上或降至 8 次/min 以下,表明病情危重;如经抗休克治疗后血压好转,而呼吸十分费力,即应警惕休克肺;若出现进行性呼吸困难,严重发绀,吸氧后并无改善,血气分析示血氧分压持续下降等现象,基本可确定有休克肺,应及时配合抢救。

（4）体温　低血容量性休克患者体温一般偏低,有条件时可同时监测中心温度和外周温度,通过其差值的变化了解外周循环灌注有无改善。

4.**尿量与尿比重**　尿量不仅可反映肾脏的血液灌注情况,同时也是反映组织灌注情况的最佳定量指标;同时要注意尿比重的变化。尿量每小时少于 25 mL,尿比重高,说明血容量不足;血压正常,但尿量仍少(<17 mL/h),尿比重降低,提示可能发生急性肾衰竭;尿量稳定在每小时 30 mL 以上时,说明休克已纠正。对休克患者还应注意其分期和严重程度,临床上常人为地将休克分为休克前期、休克期和休克晚期。

（三）治疗与效果

对于低血容量性休克,临床处理原则主要是及时补充血容量、积极处理原发病和制止继续失血、失液,必要时应用血管活性药物,并应维持酸碱和电解质平衡,保护脏器功能及防治 DIC。

【护理问题】

1.**组织灌注量改变**　与微循环障碍有关。

2.**体液不足**　与失血、失液有关。

3.**心输出量减少**　与心肌缺氧损害、回心血量减少有关。

4.**气体交换受损**　与微循环障碍,造成肺泡与微血管之间气体交换减少有关。

5.**有受伤的危险**　与休克患者感觉和反应迟钝、血压下降,严重时神志不清易发生外伤、窒息、压疮有关。

6.**有感染的危险**　与休克患者免疫异常、体液失衡、抵抗力下降有关。

【护理目标】

患者末梢循环状况改善,四肢皮温上升;脱水征象改善,尿量增加;血容量恢复,血压、脉率逐渐恢复正常;呼吸困难减轻,缺氧症状改善;在治疗期间无意外伤害发生;不出现感染症状,血常规指标正常。

【护理措施】

对于低血容量性休克,护理人员应积极配合抢救,重点注意急救护理、迅速补充有效循环血量和药物治疗的护理等方面。

（一）急救护理

1.**迅速止血**　对严重损伤的患者,应尽快控制活动性出血,必要时使用抗休克裤,不仅可止住下肢出血,还可以压迫下半身,起到自体输血的作用。

2.**保持呼吸道通畅**　尽快畅通气道,保持呼吸道通畅。必要时可行气管插管或气管切开。

3.**迅速建立静脉通道**　迅速开放 1～2 条静脉通道,以便及时输注液体与药物,抢救患者生命。

4.**体位**　可抬高头和躯干 20°～30°,抬高下肢 15°～20°,以增加静脉回心血量,并可减轻呼吸负担;也可采取平卧位,以利脑部血液供应。避免不必要的搬动。

5. 氧疗　吸氧可增加动脉血氧含量,有利于减轻组织和细胞缺氧,一般可间歇给氧,鼻导管给氧时用40%~50%的氧浓度,每分钟6~8 L的氧流量。如已发展成ARDS,必须经机械通气给予呼气末正压(PEEP),使肺泡内保持正压,有利于萎陷的肺泡扩张。

(二)扩充血容量的护理

及时补充血容量、迅速恢复有效循环血量是抢救低血容量性休克的首要措施。一般首先采用晶体液如林格液、等渗生理盐水,由于其维持扩容作用的时间仅1 h左右,故还应适量补充胶体液如706代血浆、中分子右旋糖酐,必要时输血或红细胞悬液、血浆。近年来,临床上有用高张盐溶液(3.0%~7.5%氯化钠)或高张高渗液(12%右旋糖酐)进行休克复苏治疗,取得较好效果,但高渗液体用量不宜过多(不超过40 mL),避免血液高渗及电解质紊乱。

休克患者至少应建立两条静脉通路,一条供快速补液扩容,一条供输入各种需控制速度的药物,如心血管活性药物等。补液速度应根据患者心、肺功能,失血、失液量及临床监测情况来决定。有条件时最好采用中心静脉置管,快速补充血容量的同时监测中心静脉压,有利于随时根据病情调整补液速度,防止并发症及意外。

补液过程中应密切观察病情变化,每15~30 min测量生命体征,观察患者的意识状态、颈静脉充盈程度、皮肤黏膜色泽、肢端温度和尿量,准确记录出入量,记录输注液体的种类、量及时间,观察补液效果,警惕急性肺水肿的发生。有条件时最好采用中心静脉置管,快速补充血容量的同时监测中心静脉压,有利于随时根据病情调整补液速度,防止并发症及意外。

(三)维持酸碱平衡的护理

休克时机体代谢紊乱,可出现酸碱平衡失调,常见的是代谢性酸中毒。此外,休克早期由于过度通气还可发生呼吸性碱中毒。一般经积极扩容治疗,组织灌注改善后,酸中毒多可消失。目前对休克患者酸碱失衡的处理,多主张"宁酸勿碱",早期不宜用缓冲剂,对重度休克、pH值<7.20者,应静脉滴注碳酸氢钠0.5~1.0 mmol/L,并根据血气分析结果调整药量。

(四)药物治疗的护理

1. 强心剂及血管活性药的应用　低血容量性休克的治疗过程中,常应用强心剂、血管收缩剂及血管扩张剂,需在充分复苏的前提下结合具体情况慎重选用。护理应注意以下几点。

(1)血管活性药物应从低浓度、慢速开始,有条件时最好采用微量输注泵以利于根据需要准确调整滴速。输注过程中密切监测血压变化,根据病情变化随时调整药物用量、滴速及用药种类,使血压维持在较好水平,有效改善组织灌注。一般开始时应每5~10 min测量1次,待血压平稳后改为每15~30 min测量1次。输注强心药时最好用心电监测仪监测。

(2)血管收缩剂外渗,可导致局部组织坏死,应经常巡视,观察局部情况,一旦外渗应立即回抽后拔针,局部以0.25%普鲁卡因封闭,更换注射部位。

2. 皮质类固醇的应用　早期大剂量用于治疗休克,可提高生存率,但有使机体抗感染能力下降、伤口愈合延迟、促使应激性溃疡发生的危险,使用时应注意预防并观察。

(五)积极配合原发病处理

外科疾病引起的休克,多数需要手术处理原发病变,如内脏大出血的控制、创伤的清创缝合、血肿的清理、消化道穿孔的修补、坏死肠袢的切除等。因此,应在快速扩容、有效抗休克的同时,积极配合手术治疗,做好急诊手术前后的相应护理。

(六)一般护理

1. 维持正常体温　适当保暖,但不可体表加温,如不能使用热水袋、电热毯等,以免烫伤、增加局部耗氧及扩张皮肤血管而加重内脏器官灌注不足。休克患者体温过低时,应以增加室温、增加衣物及被服来保暖。

2.增进舒适和休息 调节适宜的环境温度,以 18~20 ℃较好,不应过高或过低;保持环境安静,减少不必要的活动,让患者充分休息。

3.安全护理 对焦躁不安、神志不清的患者,应适当约束或加床旁护栏,保证患者的安全,防止意外损伤。

4.预防并发症 如各种感染、压疮、深静脉血栓、管道滑脱等。

【健康指导】

加强自我保护,避免损伤或其他意外伤害。掌握急救的基本知识,意外伤害发生后进行包扎、止血。

第三节 感染性休克患者的护理

感染性休克又称内毒素性休克或中毒性休克,可由各种感染引起,外科以细菌感染,尤其是革兰氏阴性菌感染所致者较为多见,是外科较多见且治疗较困难的一类休克。

【病因和病理生理】

感染性休克常继发于以革兰氏阴性杆菌为主的感染,如大肠埃希菌、变形杆菌等所致的急性化脓性腹膜炎、胆道化脓性感染、泌尿系感染等,也称内毒素性休克。其病理生理变化与失血性休克的变化基本相同,但由于感染性休克与感染细菌毒素有关,革兰氏阴性杆菌释放的内毒素与体内抗原抗体复合物作用,引起血管痉挛和血管内皮细胞损伤,并激活体内释放大量炎症介质,引起全身炎症反应,最终导致微循环障碍、代谢改变和器官功能衰竭。

按血流动力学改变过程可把感染性休克分低阻力型和高阻力型两种。前者外周血管扩张、阻力降低,心排血量正常或增高(又称高排低阻型),此型患者皮肤比较温暖干燥,又称暖休克;后者外周血管收缩,微循环淤滞,大量组织液由毛细血管渗出致血容量和心排血量减少,皮肤湿冷,称冷休克。

【护理评估】

1.健康史 多见于胆道、肠道、腹膜、泌尿道及呼吸道等严重感染后;严重的创伤及大面积烧伤后。另有以下诱发因素导致机体免疫功能低下:年老体弱或婴幼儿患者;使用免疫抑制剂及类固醇激素;原有免疫系统的慢性疾病等。

2.身体状况 感染性休克初期常有寒战、高热,皮肤温度升高,血压稍低,脉率快且弱,尿量仍正常。随病情发展进入休克期,患者体温突然下降,血压下降、心动过速,少数患者的表现以“暖休克”为主,其特征是血压低、皮肤温暖并有足够尿量。但此期短暂而快速,随即出现多数患者的“冷休克”表现,即皮肤苍白、冷湿、末梢发绀,中心静脉压降低,回心血量减少。休克期大多有意识不清,谵妄、躁动或昏迷,少尿或无尿,电解质平衡紊乱和代谢性酸中毒,很早即可出现过度换气。

体内多种炎症介质释放,可引起全身炎症反应综合征(systemic inflammatory response syndrome,SIRS)。表现为:①体温>38 ℃或<36 ℃;②心率>90 次/min;③呼吸急促>20 次/min 或过度通气,$PaCO_2$<4.3 kPa;④白细胞计数>12×10^9/L 或<4×10^9/L,或未成熟白细胞>10%。

3.辅助检查 参照本章第一节。

4. 心理社会状况　感染性休克病情严重,发展变化快,患者及家属易发生紧张、恐惧、濒危感、无助等心理反应。

5. 处理原则　纠正休克与控制感染并重。在休克未纠正以前,将抗休克放在首位,兼顾抗感染。休克纠正后,控制感染成为重点。

(1)补充血容量　首先快速输入等渗盐溶液或平衡盐溶液,再补充适量的胶体液,如血浆、全血等。补液期间应监测 CVP,作为调整输液种类和速度的依据。

(2)控制感染　尽早处理原发感染灶。对未确定病原菌者,可根据临床判断联合使用广谱抗菌药,再根据药物敏感试验结果调整为敏感而较窄谱抗菌药。

(3)纠正酸碱失衡　感染性休克的患者,常有不同程度的酸中毒,应予以纠正。轻度酸中毒者,在补足血容量后即可缓解;严重酸中毒者,需经静脉输入 5% 碳酸氢钠 200 mL,再根据血气分析结果补充用量。

(4)应用血管活性药物　经补充血容量休克未见好转时,可考虑使用血管扩张剂;也可联合使用 α 受体、β 受体兴奋剂,如多巴胺加间羟胺,以增强心肌收缩力、改善组织灌注。毒血症时,心功能受到一定损害而表现为心功能不全,可给予毛花苷 C、多巴酚丁胺等。

(5)应用皮质类固醇　应用皮质类固醇能抑制体内多种炎症介质的释放、稳定溶酶体膜、减轻细胞损害,缓解 SIRS。临床常用氢化可的松、地塞米松或甲泼尼龙缓慢静脉注射。应用时注意早期、足量,至多用 48 h,否则有发生应激性溃疡、免疫抑制等并发症的可能。

(6)其他治疗　营养支持,处理 DIC 和重要器官功能不全。

【护理问题】

1. 体液不足　与严重感染有关。
2. 体温过低　与外周组织血流减少有关。
3. 体温过高　与感染有关。
4. 潜在并发症:多器官衰竭、死亡。

【护理措施】

感染性休克护理措施基本与低血容量性休克相同。还需要注意以下几点护理措施。

1. 病情观察　出现神志改变,面色、脉搏、血压、尿量等相继改变时须警惕感染性休克的发生。外科感染患者若体温突升至 40 ℃ 以上或突然下降,则表示病情危重。感染性休克患者常有心肌和肾损害,过多的补液将导致不良后果,补液不足又难以纠正休克。补液时应加强对心功能和肾功能的监测,根据病情适时调整输液速度和输液量。

2. 控制感染　遵医嘱大剂量使用有效抗菌药,必要时采集标本行细菌培养。全身脓毒血症者,在患者寒战、高热发作时采集血培养标本,以提高检出率。

3. 治疗原发病　需要紧急手术以挽救患者生命时,如坏死肠管切除、消化道穿孔修补、重症胆道感染造瘘引流等,应尽早做好急诊手术前准备,并加强术后的护理。

4. 对症护理　感染性休克的患者常有高热,应予以物理降温。可将冰帽或冰袋置于头部、腋下、腹股沟等处降温;也可用 4 ℃ 等渗盐水 100 mL 灌肠;必要时采用药物降温。

5. 用药护理　遵医嘱早期、大剂量应用糖皮质激素以提高患者生存率。

【健康指导】

(1)指导适宜的体育锻炼,适当加强营养,增强抗感染的能力。

（2）出现感染征象要及时去医院救治。

练习题

1.下列关于休克护理不妥的是（　　）

A.平卧位　　　　　　　　　　　　B.常规吸氧

C.保暖,给热水袋　　　　　　　　D.观察每小时尿量

E.每 15 min 测血压、脉搏 1 次

2.反映休克患者组织灌注量最简单、有效的指标是（　　）

A.血压　　　　　　　　　　　　　B.脉搏

C.神志　　　　　　　　　　　　　D.尿量

E.肢端温度

3.反映休克患者的危重征象的指标是（　　）

A.收缩压低于 80 mmHg　　　　　B.伴代谢性酸中毒

C.脉搏细速 120 次/min　　　　　D.神志淡漠

E.皮肤出现多处瘀点、瘀斑

4.休克早期血压及脉搏的变化是（　　）

A.收缩压下降,舒张压下降,脉搏细速　　　B.收缩压正常,舒张压下降,脉搏细速

C.收缩压正常,舒张压升高,脉搏徐缓　　　D.收缩压正常,舒张压升高,脉搏细速

E.收缩压增高,舒张压正常,脉搏细速

5.休克的实质是（　　）

A.血压下降　　　　　　　　　　　B.中心静脉压下降

C.脉压下降　　　　　　　　　　　D.心脏指数下降

E.微循环灌注不足

6.患者精神紧张、烦躁不安、面色苍白、尿量减少、脉压小,此时治疗上应先给予（　　）

A.血管收缩药　　　　　　　　　　B.血管扩张药

C.全血　　　　　　　　　　　　　D.强效利尿剂

E.平衡盐溶液

7.一人外伤后出血、烦躁、肢端湿冷,脉搏 105 次/min,脉压低,应考虑为（　　）

A.无休克　　　　　　　　　　　　B.休克早期

C.休克中期　　　　　　　　　　　D.休克晚期

E.DIC 形成

8.患者,男,40 岁,因车祸发生脾破裂、失血性休克,准备手术。在等待配血期间,静脉输液宜首选（　　）

A.5%葡萄糖注射液　　　　　　　B.5%葡萄糖等渗盐水

C.平衡盐溶液　　　　　　　　　　D.林格液

E.5%碳酸氢钠注射液

参考答案

（赵　旭）

第八章 外科感染患者的护理

知识归纳

第一节 概 述

外科感染通常是指发生在组织损伤、空腔脏器梗阻与手术后的感染,其包含非特异性感染与特异性感染两大类。非特异性感染常见致病菌主要有葡萄球菌、链球菌、大肠埃希菌,常见疾病主要包括疖、痈、丹毒、急性蜂窝织炎等。特异性感染如结核病、破伤风、气性坏疽、念珠菌等,因致病菌不同,临床表现各异。

【病因与发病机制】

外科感染的发生与病毒载量、毒力及机体抵抗力有关。

(一)病菌的致病因素

1. 病菌黏附因子　病菌侵入机体后产生的黏附因子有利于其附着于组织与细胞并入侵。
2. 病菌毒素　病菌所释放的胞外酶、内毒素、外毒素可造成感染扩散、组织结构破损、细胞功能损坏以及代谢障碍。
3. 病菌载量　侵入人体组织的病菌载量愈多,增殖速度愈快,造成感染概率就愈高。

(二)机体易感因素

1. 局部因素　①皮肤或黏膜缺损,如开放性创伤、烧伤、肠道穿孔、手术、穿刺等导致屏障破坏,病菌易于入侵;②管腔阻塞,使内容物淤积,细菌大量繁殖而侵入组织,如胆道梗阻、尿路梗阻等;③留置于血管或体腔内的导管处理不当,为病菌侵入开放了通道,如静脉导管、脑室引流管等。
2. 全身因素　①重度创伤或休克;②糖尿病、肿瘤等慢性消耗性疾病;③长期应用肾上腺皮质激素、免疫抑制剂、抗肿瘤的化学药物与放射治疗;④严重营养不良、贫血、低蛋白血症、白血病等;⑤先天性或获得性免疫缺陷综合征,如艾滋病。

【病理生理】

(一)炎症反应

病菌侵入机体后可产生多种酶、毒素与大量炎症介质,导致血管扩张与血管通透性增加;白细胞与巨噬细胞进入感染灶后可发挥吞噬作用,单核巨噬细胞通过释放促炎细胞因子帮助炎症及吞噬过程。与此同时,渗出液中的抗体与细菌表面抗原结合,激活补体,参加炎症反应。由于炎症反应的影响,使得侵入机体的微生物被抑制,最终被清除,同时引起特异性症状。部分炎症介质、细胞因子与病菌毒素等同时进入血液后,导致全身炎症反应。

(二)感染结局

1.炎症消退　当人体抵抗力较强、治疗及时有效时,吞噬细胞与免疫成分可快速抑制致病菌,消除组织细胞崩解产物与死菌,使炎症消退,感染治愈。

2.炎症扩散　病菌毒性大、数量多和(或)人体抵抗力下降时,感染迅速扩散,造成菌血症或脓毒症,严重者可危及生命。

3.转为慢性炎症　病毒大部分被消除,但仍有少量残存;在人体抵抗力与病菌力相持情况下,炎症持续存在,局部中性粒细胞减少,成纤维细胞与纤维细胞增加,进而转为慢性炎症。

【临床表现】

1.局部表现　红、肿、热、痛与功能障碍是急性炎症局部的典型表现。

2.器官系统功能障碍　当感染侵入器官时,相应器官或相关系统会出现功能障碍。

3.全身表现　感染较轻时,全身可无明显表现。感染较重时通常会出现发热、呼吸困难、心率加快、头痛乏力、食欲不振等全身症状。严重感染时会出现意识障碍、少尿、乳酸血症等器官灌注不足等问题,严重时有脓毒症和多器官功能障碍综合征(multiple organ dysfunction syndrome,MODS)表现。

4.特殊表现　有些感染会出现特殊临床表现。如破伤风患者可出现肌肉强直性痉挛。

【辅助检查】

1.实验室检查　白细胞计数及分类测定是最常用的方法。白细胞计数大于$12×10^9/L$或小于$4×10^9/L$或出现未成熟的白细胞,提示重症感染;病程较长的重症感染者可有红细胞与血红蛋白降低。尿液、痰液、分泌物、脓液或穿刺液制作涂片、行细菌培养及药物敏感试验,可明确致病菌种类。

2.影像学检查　超声检查可用于探测肝、胆、胰、肾、阑尾、乳腺等病灶及胸腔、腹腔、关节腔内有无积液。X射线可用于检查胸腹部或关节等部位病变。CT与核磁共振可探查脓肿、炎症等病变。

【处理原则】

(一)局部治疗

1.保护感染部位　局部制动,避免受压,抬高患处,以免感染扩散。

2.物理疗法　给予局部热敷、超短波或红外线照射等物理疗法,以改善局部血液循环,促进炎症吸收、消退或局限。

3.局部用药　浅表的急性感染在未形成脓肿时,可选用鱼石脂软膏或金黄膏等外敷。若组织肿胀明显,可予以50%硫酸镁溶液湿敷,以促进局部血液循环,加速肿胀消退和感染局限化。

4.手术治疗　当感染形成脓肿时,需手术切开引流。深部脓肿,可在B超引导下进行穿刺引流。脏器感染或已发展成为全身性感染时,应积极处理感染病灶或切除感染器官。

（二）全身治疗

1.应用抗菌药物　小范围或较轻的局部感染,可不用或仅仅口服抗菌药物;较重或有扩散趋势的感染,需全身用药。早期根据感染部位、临床表现及脓液性状评估病原菌的种类,选用适当的抗菌药物。再根据细菌培养与药物敏感试验检查结果选用敏感抗菌药物。

2.支持疗法　①活动与休息:保证患者有充足的休息与睡眠,保持良好的免疫防御能力。②维持体液平衡:纠正水、电解质、酸碱平衡失调。③加强营养:给予高热量、高蛋白、高维生素、易消化饮食。对不能进食、明显摄入不足或高分解代谢者,酌情提供肠内或肠外营养支持。严重感染者可输注血浆、人血清蛋白、丙种球蛋白或多次少量输注新鲜血液等提高机体免疫防御能力。

3.对症治疗　全身中毒症状严重者,可考虑短期使用糖皮质激素,以减轻中毒症状;出现感染性休克者,给予抗休克治疗;高热患者给予物理或药物降温;体温过低时注意保暖;合并糖尿病者给予降糖药物控制血糖;疼痛剧烈者给予止痛药物。

第二节　浅部组织化脓性感染

一、疖

疖是指单个毛囊及其周围组织的化脓性感染,好发于毛囊及皮脂腺丰富的部位,如头面部、颈部、背部、腋窝及腹股沟等处。致病菌多为金黄色葡萄球菌,偶有表皮葡萄球菌或其他病菌感染。

（一）病因和病理

疖常与皮肤不清洁、擦伤及机体抵抗力降低有关,也可由局部化脓性感染直接扩散或经淋巴、血液播散而来。通常金黄色葡萄球菌会产生血浆凝固酶,使得感染病灶的纤维蛋白原转换为纤维蛋白,进而抑制细菌扩散,感染多为局限性且有脓栓形成。

（二）临床表现

初期局部皮肤出现红、肿、痛的小结节,数天后逐渐增大呈圆形隆起,结节中央组织坏死、软化,红、肿、痛范围增大,中心出现黄白色脓栓,触之略有波动感。继而脓栓脱落破溃,随着脓液流出,炎症逐渐消退愈合。

疖一般无明显的全身症状。但如果发生在血液丰富的部位,或全身抵抗力减弱时,可有头痛、厌食与发热等全身不适症状。"危险三角区"的疖如被挤破或处理不当,可引起化脓性海绵状静脉窦炎,病情严重者可危及生命。

（三）处理原则

1.促使炎症消退　早期未破溃的疖可用热敷、红外线等物理疗法,亦可外涂金黄膏或鱼石脂软膏。

2.排脓　出现脓头时,可在其顶点涂苯酚或碘酊;有波动感时,应及时切开排脓。未成熟的疖,勿挤压,以免引起感染扩散。

3.抗菌药物治疗　若出现发热、头痛等全身不适症状,应静脉给予抗菌药物治疗。

（四）常见护理诊断/问题

1.知识缺乏　缺乏预防感染的知识。

2.潜在并发症:颅内化脓性海绵状静脉窦炎。

（五）护理措施

1.**控制感染** ①保持疖周围皮肤清洁,避免挤压未成熟的疖,尤其是"危险三角区"的疖。脓肿切开引流时,应在严格无菌操作下并及时更换敷料。②观察体温变化,注意患者有无寒战、高热、头痛、头晕、意识障碍等症状;注意有无白细胞计数增高,血培养细菌阳性等化脓性感染征象;发现异常及时报告医师并配合治疗。③根据细菌培养与药物敏感试验检查结果尽早合理应用抗菌药物。④注意休息,加强营养,鼓励进食高能量、高蛋白、丰富维生素饮食,提高机体抵抗力。高热患者给予物理或药物降温,鼓励患者多饮水。

2.**健康教育** 注意个人卫生,保持皮肤清洁,在炎热环境中生活或工作,要勤洗澡,及时更换衣物,幼儿应尤为注意。

二、痈

痈(carbuncle)是指相邻近的多个毛囊及其周围组织的急性化脓性感染,也可由多个疖融合而成。好发于颈部、背部等皮肤厚韧部位。

（一）病因与病理

与感染、皮肤不洁、擦伤、机体免疫力低下有关。感染常从一个毛囊底部开始,沿疏松的皮下组织蔓延,再延深筋膜向周围扩散,并向上侵及毛囊群而形成的多个"脓头"的痈。

（二）临床表现

通常以中、老年患者居多,部分患者患有糖尿病。病变初期皮肤可出现小片红色硬肿,皮肤暗红,其中可有多个脓点,一般疼痛较轻。随着病情进展,皮肤硬肿范围扩大,局部疼痛加重,全身症状加重;脓点增大、增多,中心处破溃流脓、组织坏死脱落,疮口呈蜂窝状。区域淋巴结肿大,局部皮肤组织可因坏死呈现紫红色。患者多伴有寒战、高热、食欲减退、乏力等全身症状,严重者可致全身化脓性感染而危及生命。唇痈可引起颅内化脓性海绵状静脉窦炎,危险性更大。

（三）处理原则

1.**全身治疗** 可先选用磺胺甲噁唑或青霉素类药物,再根据细菌培养与药物敏感试验结果调整药物。若患有糖尿病,要注意糖分的摄入,积极控制血糖水平,规范应用降糖药物或胰岛素。

2.**局部治疗** 初期可用50%硫酸镁湿敷,也可用鱼石脂软膏、金黄散等敷贴。脓肿已破溃者,需及时切开引流。可采用"+"或"++"形切口,尽量清除坏死组织,但唇痈不宜采用。

（四）常见护理诊断/问题

1.**体温过高** 与感染有关。

2.**疼痛** 与炎症刺激有关。

3.潜在并发症:脓毒症。

（五）护理措施

1.**注意个人卫生** 保持皮肤清洁,勤洗澡并经常更换衣物,保护皮肤,避免表皮受损。

2.**控制感染** 遵医嘱应用抗生素,可先选用磺胺甲噁唑或青霉素类药物,再根据细菌培养与药物敏感试验结果调整药物。

3.**控制血糖** 糖尿病患者要注重合理营养搭配,观察血糖水平,遵医嘱规律应用降糖药物或胰岛素。

其他常见护理措施,参见"疖"的护理。

三、急性蜂窝织炎

急性蜂窝织炎是指皮下、筋膜下、肌间隙或深部疏松结缔组织的急性弥漫性化脓性感染。常见病菌为溶血性链球菌及金黄色葡萄球菌,少数见于厌氧菌与大肠埃希菌。

(一)病因和病理

多因皮肤、黏膜损伤或皮下结缔组织受感染导致。由于致病菌释放毒性较强的溶血素、透明质酸和链激酶等,加之受侵组织较为疏松,病变发展快速,不易局限于正常组织,常累及附近淋巴结,可造成明显的毒血症。

(二)临床表现

1. 一般性皮下蜂窝织炎　表现为局部明显红、肿、热、痛,并向周围迅速扩展,不易局限,病变区与正常皮肤无明显边界,病变正中常因缺血发生坏死。当病变处于较疏松组织时,疼痛不明显。深部感染者局部症状多不明显,但有表面组织水肿与深部压痛,全身症状表现明显。

2. 产气性皮下蜂窝织炎　厌氧菌为主要致病菌,多发生于会阴部或下腹部。病变主要局限于皮下结缔组织,病变进展快,局部可触及皮下捻发音,蜂窝组织和筋膜出现坏死,且伴进行性皮肤坏死,脓液恶臭,全身症状严重。

3. 颌下急性蜂窝织炎　可导致喉头水肿与气管受压,甚至窒息。

(三)处理原则

1. 全身治疗　注意休息,强调营养支持,可予以止痛、退热药物。使用磺胺类药或广谱抗生素,合并厌氧菌感染者,可加用甲硝唑。

2. 局部治疗　早期一般性蜂窝织炎,可用50%硫酸镁湿热敷,或使用黄金膏等。若脓肿形成,立即切开引流;颌下急性蜂窝织炎,要及早切开减压,以防止喉头水肿压迫气管导致窒息。

(四)护理诊断/问题

1. 体温过高　与机体感染有关。

2. 疼痛　与炎症刺激有关。

3. 潜在并发症:窒息。

(五)护理措施

1. 预防窒息　颌下蜂窝织炎可能会造成患者呼吸困难,需注意观察患者生命体征。

2. 抗感染　维持正常体温的同时要密切观察患者生命体征变化。若体温升高可应用物理降温或药物降温帮其恢复体温,遵医嘱应用抗菌药物。

3. 加强营养支持　给予患者高热、高蛋白、高维生素且清淡易消化食物,少食多餐,鼓励患者多饮水,以保证充足的营养物质摄入。

4. 健康教育　重视日常皮肤清洁,防止破损、受伤。婴幼儿与老年人需注重日常生活护理。

其他护理措施参见"疖"与"痈"的护理措施。

四、急性淋巴管炎及淋巴结炎

急性淋巴管炎是致病菌通过破溃的皮肤、黏膜,或其他感染途径进入机体后引起的淋巴管及其周围组织的急性炎症。急性淋巴管炎波及所属淋巴结时,即为急性淋巴结炎。

(一)病因与病理

致病菌可来源于口咽部的炎症、足癣、皮肤破损以及各类皮肤皮下化脓性感染,淋巴管炎可导致淋巴管内淋巴回流障碍,感染向周围组织扩散。淋巴结炎为急性化脓性感染,病情加重会向四周组织扩散,其毒性代谢产物能造成全身性炎症反应。

（二）临床表现

1.**急性淋巴管炎**　可分为网状淋巴管炎(丹毒)与管状淋巴管炎。

（1）**网状淋巴管炎**　又称丹毒,起病急,患者常有畏寒、发热、头痛等全身不适症状。皮肤可出现鲜红色片状红疹,略隆起,中间颜色稍淡,周围深,边界清晰。局部常有烧灼样疼痛,红肿区可有水疱,附近淋巴结常肿大,有触痛,感染加重时可导致全身性脓毒症。

（2）**管状淋巴管炎**　分为深、浅两种。皮下浅层急性淋巴管炎,病变部位表皮下可见红色线条,有压痛。皮下深层淋巴管炎不出现"红线",但患肢可有肿胀感,有多条压痛带,两种淋巴管炎都可引起全身不适症状。

2.**急性淋巴结炎**　轻者仅有局部淋巴结肿大、压痛,与周围组织界限清楚,多数可自愈。重者可有多个淋巴结肿大,融合形成肿块,疼痛加重,伴有全身症状。

（三）处理原则

对尚未形成脓肿的急性淋巴结炎,若有原发感染,如疖、痈、急性蜂窝织炎、丹毒等,应积极治疗原发病灶。若已形成脓肿,在应用抗菌药物的基础上,需切开引流。

（四）护理措施

1.**注意个人卫生**　患者应注意休息及个人卫生,若发现病灶时要积极治疗,急性淋巴结炎形成脓肿时应立即切开引流。

2.**控制感染**　丹毒患者需抬高患肢,遵医嘱应用青霉素类或头孢类抗生素。

3.**做好隔离**　丹毒患者做好接触隔离护理,接触丹毒患者后或换药前后,应洗手消毒,防止交叉感染。

第三节　手部急性化脓性感染

临床常见手部急性化脓性感染主要包括甲沟炎、脓性指头炎、腱鞘炎、滑囊炎与掌深间隙感染,常由手部微小擦伤、刺伤和切伤等造成。下面重点介绍甲沟炎与脓性指头炎。

甲沟炎是指甲沟及其周围组织发生的感染。脓性指头炎是指手指末节掌面的皮下化脓性感染。

（一）病因

甲沟炎与脓性指头炎致病菌常为金黄色葡萄球菌。甲沟炎多因手指的轻度外伤,如挫伤、指甲修剪过深或逆剥皮刺等原因所导致。脓性指头炎常由甲沟炎蔓延、扩散所致。

（二）临床表现

1.**甲沟炎**　一般发生在一侧甲沟皮下,最初出现红、肿、热、痛等炎症表现,后期可自行消退也可迅速化脓。脓液自甲沟一侧可扩展至甲根部或对侧甲沟,形成半环形脓肿。若未能及时切开脓肿,感染易向深部扩散,可形成指头炎或指甲下脓肿。若处理不当,可发展为慢性甲沟炎或指骨骨髓炎。甲沟炎多无全身症状。

2.**脓性指头炎**　初期表现为指头红肿,针刺样疼痛,继而肿胀疼痛加剧。当指动脉受压时,出现搏动性跳动,患指下垂时加重,疼痛剧烈常使得患者烦躁,彻夜不眠。感染进一步加重时,局部组织缺血坏死,神经末梢因受压与营养障碍而麻痹,指头疼痛反而减轻,皮色由红转向白。若治疗不

当,会导致指骨缺血性坏死,形成慢性骨髓炎。

(三)处理原则

1.甲沟炎　初期可采用患指热水浸泡或热敷、贴敷药膏、理疗、抬高患肢等疗法,一般可以消退。若形成脓肿,及时切开引流。若甲床下已经积脓,需将指甲拔去,或将脓腔上的指甲剪去。

2.脓性指头炎　早期发生时,前臂需悬吊并平置患手,避免下垂以减轻疼痛。给予抗菌药物治疗,患指外敷金黄膏等药物。一旦出现跳痛,且肿胀明显,要及时切开引流,避免发生指骨坏死和骨髓炎,不能等到有波动感后再手术。

(四)护理诊断/问题

1.体温升高　与细菌感染有关。

2.疼痛　与炎症刺激、局部组织肿胀有关。

3.潜在并发症:指骨坏死。

(五)护理措施

1.控制体温　密切观察患者的体温变化,高热时遵医嘱予以物理与药物降温。

2.抗感染　局部予以热敷、理疗等方法以加速炎症消退;若脓肿形成,立即切开引流,并保持引流通畅。必要时遵医嘱应用抗生素。

3.缓解疼痛　患指制动,必要时予以镇痛剂。

4.营养支持　鼓励患者多饮水,予以高热量、高蛋白、高维生素的清淡饮食,提高患者抵抗力。

5.病情观察　观察引流液的颜色、性质和量,保持敷料清洁、干燥。观察患指情况,注意有无感染扩散。

6.健康教育　指导患者日常保持手部清洁,加强劳动保护。注重手部微小创伤,重视伤后消毒。

第四节　全身性外科感染

全身性外科感染主要包括脓毒症与菌血症。脓毒症是指致病菌导致的全身性炎症反应,主要包括体温、循环、呼吸、意识等有明显改变。菌血症是指细菌进入血液循环后引起的全身感染,在血培养中可检测出病原菌。

(一)病因

导致全身性外科感染的原因是致病菌数量多、毒力强和(或)机体抗感染能力低下有关。全身性外科感染通常是其他较为严重的创伤感染继发而来。常见致病菌主要有革兰氏阴性杆菌(最常见)、无芽胞厌氧菌、真菌。脓毒症的危险因素主要包括机体抵抗力下降、糖尿病、长期应用糖皮质激素、长期中心静脉置管引起的静脉导管感染、局部病灶处理不到位、清创不彻底、广谱抗生素滥用等。

(二)临床表现

(1)骤起寒战,继而出现高热,可高于 40～41 ℃,或低温(低于 36 ℃)。起病急,病情重,发展迅速。

(2)头晕、头痛、恶心、呕吐、腹痛、腹胀、面色苍白或潮红、神志不清、烦躁、谵妄,甚至出现昏迷。

(3)心率加快,脉搏细速,呼吸急促或出现呼吸困难。

(4)肝、脾可见肿大,严重者出现黄疸或皮下出血、瘀斑等。

(5)若病情发展,感染未得到控制,可出现感染性休克,甚至出现多器官功能衰竭。

（三）辅助检查

1. 实验室检查

（1）血常规检查：白细胞计数明显增高，一般可高于$(20\sim30)\times10^9$/L，中性粒细胞核左移，幼稚型粒细胞增多，出现中毒颗粒。

（2）血生化检查：可出现不同程度的酸中毒、离子代谢紊乱、溶血、肾功能受损等现象。

（3）细菌学检查：患者寒战、发热时抽血进行细菌培养，结果呈阳性。

2. 影像学检查　X射线、B超、CT等影像学检查，有利于转移性脓肿的诊断与鉴别，也有助于对原发性感染病灶的情况做出判断。

（四）处理原则

1. 明确感染原灶　应及时彻底处理，保持脓肿引流通畅。

2. 应用抗菌药物　在未得到血培养结果时，可先根据原发病灶性质及早联合应用有效的两种抗菌药物，之后根据细菌培养结果及时调整抗菌药物。

3. 营养支持　充分补充血容量，纠正低蛋白血症等。

4. 对症治疗　控制高热，纠正水、电解质和酸碱平衡紊乱，注重对心、肺、肝、肾等重要脏器的保护与治疗。

（五）护理诊断/问题

1. 体温升高　与病菌感染有关。

2. 营养失调：低于机体需要量　与机体分解代谢增加有关。

3. 潜在并发症：感染性休克、水电解质代谢紊乱。

（六）护理措施

1. 抗感染与控制体温　遵医嘱应用抗生素，密切观察患者的体温、脉搏、呼吸、心率等生命体征变化，监测白细胞计数，必要时做血培养及药物敏感试验。

2. 营养支持　予以患者高热量、高蛋白、高维生素、易消化、清淡饮食，避免辛辣刺激食物，鼓励患者多饮水。必要时予以白蛋白。

3. 健康教育　注意劳逸结合，增强体育锻炼，加强营养，避免受伤，注意饮食安全，增强机体抵抗力。若发现有感染病灶，应及时就医，尽早治疗，防止炎症进一步发展扩散。

第五节　特异性感染

一、破伤风

破伤风是指破伤风梭菌经由伤口侵入人体，在厌氧的环境下生长繁殖，进而产生毒素所引起的阵发性肌肉痉挛的一种急性特异性传染性疾病。

（一）病因

致病菌为破伤风梭菌，是革兰氏阳性厌氧芽孢梭菌。破伤风梭菌广泛存在于土壤及粪便中。破伤风梭菌主要通过开放性伤口进入人体发生感染，特别是窄而深、局部缺血、异物存留、组织坏死、引流不畅等原因导致伤口缺氧。当机体出现抵抗力下降时，更易导致破伤风的发生。

（二）病理生理

在缺氧环境里，破伤风梭菌可迅速繁殖，并产生大量外毒素，即痉挛毒素和溶血毒素，其是导致

破伤风最主要的因素。痉挛毒素可引起一系列临床表现,而溶血毒素可导致局部组织坏死与心肌损坏。痉挛毒素经血液循环和淋巴系统进入人体,作用于脊髓前角灰质或脑干运动神经核,使运动神经系统兴奋性增强,导致随意肌紧张和痉挛;痉挛毒素也可阻断脊髓对交感神经的抑制,引起机体血压升高、心率加快、体温上升等表现。

(三)临床表现

1. **潜伏期**　平均为 7~8 d,最短 24 h,最长可达数月。潜伏期越短,预后越差。

2. **前驱症状**　主要为全身乏力、头晕、头痛、烦躁不安、张口不便、打呵欠、反射亢进,以张口不便为特点,常持续 12~24 h。

3. **典型症状**　主要表现为在肌肉紧张性收缩的基础上,阵发性强烈痉挛,一般最先受累的肌群是咬肌,起初表现为咀嚼不便,张口困难,随后牙关紧闭。面肌痉挛时,可出现蹙眉、口角下缩、"苦笑"面容等。颈项强直时可形成"角弓反张"或"侧弓反张"。膀胱括约肌痉挛可引起尿潴留;呼吸肌群痉挛可导致呼吸困难,甚至呼吸骤停。上述症状的出现可因任何轻微的刺激,如光线、流水声、接触、碰撞患者身体诱发。

(四)辅助检查

通过实验室检查很难对破伤风进行诊断。但破伤风症状比较典型,诊断主要依据临床表现。

(五)处理原则

应采用积极综合治疗方法,包括清除毒素来源、中和游离毒素、控制与解除肌痉挛、防止并发症。

1. **清除毒素来源**　有伤口者应在抗毒血清治疗后彻底清创,伤口内存留异物、坏死组织时,在良好麻醉、控制痉挛基础上处理伤口,充分引流,并使用3%过氧化氢溶液冲洗。

2. **中和游离毒素**　早期注射破伤风抗毒素(TAT),常规用量 1 万~6 万 U,肌肉注射或与 500~1 000 mL 5%葡萄糖注射液缓慢静脉滴注,用药前应做皮试。破伤风免疫球蛋(TIG)早期应用有效,3 000~6 000 U 肌内注射 1 次。

3. **控制并解除痉挛**　是治疗的重要环节。在整个治疗与护理过程中,始终使患者保持镇静状态,包括保持环境安静,减少一切不必要的刺激。根据患者病情交替使用镇静及解痉药物控制或减轻痉挛,新生儿破伤风应慎用镇静、解痉药物。

4. **防治并发症**　是降低破伤风患者病死率的重要措施。①肺部并发症:对于抽搐频繁,药物不易控制的重症者,要尽早气管切开,必要时进行呼吸机辅助呼吸。②水、电解质紊乱:及时补充水、钠电解质。③营养不良:加强营养支持,必要时输入血清人工白蛋白或新鲜全血。

(六)护理评估

1. **健康史**　患者有无开放性损伤病史,特别需注意了解伤口污染程度与深度,是否进行过清创与(或)破伤风人工免疫注射,询问有无产后感染或新生儿脐带消毒不严。

2. **身体情况**　①评估患者前驱症状,肌肉收缩、痉挛发作的持续时间、严重程度等;②观察患者有无呼吸困难、窒息或肺部感染等;③新生儿要注意其脐带残端有无红肿等感染征象;④评估患者脏器功能状态,有无肺不张、骨折等并发症等。

3. **心理社会情况**　①评估患者心理状态,观察患者有无恐惧感或濒死感。隔离性治疗时,注意观察患者是否感到孤独与无助。②了解患者家属对疾病的认知与患者身心的支持状况。

(七)护理诊断/问题

1. **有窒息的危险**　与持续性呼吸肌痉挛、误吸有关。

2. **有受伤的危险**　与强烈肌痉挛有关。

3. 有体液不足的危险　与反复肌痉挛消耗、大量出汗有关。

4. 潜在并发症:肺不张、肺部感染、骨折等。

(八)护理目标

(1)保持患者呼吸道通畅。

(2)患者未发生坠床、骨折等。

(3)患者电解质平衡、生命体征维持正常。

(九)护理措施

1. 环境与休息　将患者安置于单人隔离病房,保持安静,减少刺激,防止噪声,温度与湿度适宜。治疗与护理等各项操作可在使用镇静剂 30 min 内尽量集中进行,以免打扰患者而引起痉挛抽搐。

2. 保持呼吸道通畅　准备气管切开包及呼吸装置,抢救药物与物品准备齐全。患者若出现药物无法控制的频繁抽搐,应尽早进行气管切开,必要时进行呼吸机辅助呼吸。保持呼吸道通畅,做好管路护理。

3. 防止患者受伤　应用床挡,必要时加固约束带,防止痉挛发作时坠床。抽搐时应用牙垫防止舌咬伤。

4. 营养支持　给予患者进食高热量、高蛋白、高维生素、清淡饮食,少食多餐,鼓励患者多饮水。病情严重者不能经口进食,给予鼻饲或静脉补液,必要时给予肠外营养支持,以维持患者正常生理需求。

5. 病情观察　每 4 h 监测患者生命体征一次。抽搐时密切观察抽搐次数、时间、症状、意识、尿量,加强心肺功能监护。密切观察有无并发症的发生。

6. 用药护理　遵医嘱应用 TAT、破伤风免疫球蛋白、镇静解痉药物、抗生素等。

7. 隔离消毒　破伤风梭菌具有传染性,应严格执行接触隔离制度。所有器械、敷料均需专人专用,使用过的器械用 0.5% 有效氯溶液浸泡 30 min,或用 1% 的过氧乙酸浸泡 10 min,清洁后高压蒸汽灭菌,敷料焚烧处理。用过的大单类等包裹好用环氧乙烷消毒后再清洗、消毒。患者的用品与排泄物均应消毒。

8. 健康教育

(1)加强破伤风病因与预防知识的宣传,指导公众增强自我保护意识,避免皮肤受伤和不洁接产。儿童应定期注射破伤风类毒素或白百破三联疫苗,以获得主动免疫。

(2)创伤后预防破伤风最有效、最可靠的方法是彻底清创与注射 TAT。

(3)出现以下情况要立即就医并注射 TAT:①任何较深而浅窄的外部创伤;②伤口虽浅,但沾染人畜粪便;③院外未经消毒处理的急产或流产;④陈旧性异物摘除术。

二、气性坏疽

气性坏疽是由梭状芽孢杆菌所引起的一种肌坏死或肌炎,是严重的急性特异性感染。此类感染发展剧烈,预后较差。

(一)病因

致病菌为革兰氏阳性厌氧梭状芽孢杆菌。致病菌一般存在于伤口内失活的或有血液循环障碍的组织,特别是肌肉组织,由于组织缺血坏死以后,在周围形成适合厌氧菌生长的缺氧环境,进而产生气性坏疽。

(二)病理生理

梭状芽孢杆菌的致病因素主要为外毒素与酶。酶可通过脱氮、发酵等作用产生大量不溶性气

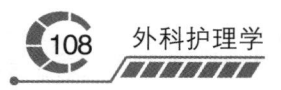

体,如硫化氢、氮气等,聚集在组织之间。某些酶可使组织蛋白溶解,造成组织细胞坏死、渗出。因水、气夹杂,组织急剧肿胀,局部张力快速增加,进而压迫微小血管,进一步加重组织的缺血、缺氧与失活,便于细菌的繁殖生长,由此形成恶性循环。

(三)临床表现

1. **全身症状**   初期患者表情淡漠,有头晕、头痛、恶心、呕吐、冷汗、烦躁不安、高热、脉速、呼吸急促并伴有进行性贫血等症状。晚期有严重中毒症状,血压下降明显,出现黄疸、谵妄甚至昏迷。

2. **局部表现**   患者自觉患肢沉重,有包扎过紧感,此后,患部出现"撕裂样"疼痛,应用一般止痛药物疼痛无法缓解。患者患部肿胀明显,压痛剧烈,伤口周围皮肤水肿、苍白、发亮,并很快变为紫红色,进而变为紫黑色,并出现大小不一的水疱。伤口内肌肉由于坏死后呈现暗红色或土灰色,失去弹性。轻压伤口周围常出现"捻发音",有气泡从伤口逸出,并有稀薄且恶臭的浆液血性分泌物流出。

(四)辅助检查

1. **实验室检查**   渗出物涂片可见粗大的革兰氏阳性菌。血常规检查白细胞计数增加,红细胞计数与血红蛋白降低。

2. **影像学检查检查**   X 射线、CT 检查提示伤口肌群有气体。

(五)处理原则

1. **急症清创**   在抗休克与防治并发症的同时,要对创伤处进行彻底清创,清创范围要达正常组织。若整个肢体已广泛感染,病变无法控制时,要果断进行截肢,以挽救生命,此时残端不予以缝合。术中、术后采用氧化剂冲洗和湿敷伤口。术后及时更换敷料,必要时再次清创。

2. **抗感染**   大量应用青霉素静脉滴注,1 000 万~2 000 万 U/d。

3. **高压氧**   提高组织间含氧量,可提高治愈率,减少伤残率。

4. **对症治疗**   纠正水、钠电解质及酸碱平衡紊乱,输血,营养支持,增强患者抵抗力。

(六)护理措施

1. **疼痛护理**   评估患者疼痛程度、性质、特点等,遵医嘱应用麻醉镇痛药物或采用自控镇痛泵。对截肢后出现幻肢痛的患者,应予以耐心解释,解除患者忧虑与恐慌。

2. **抗感染与控制体温**   遵医嘱应用抗生素,密切观察患者的体温变化,监测白细胞计数及分类变化,必要时做血培养及药物敏感试验。若患者出现意识障碍、体温降低或升高、心率加快、呼吸困难、面色苍白或发绀、少尿、白细胞计数明显增高等感染性休克表现时,要立即通知医生,并积极配合治疗与护理。发热时遵医嘱应用药物和物理降温。

3. **伤口护理**   观察患者伤口周围皮肤颜色,局部肿胀情况与分泌物性质。切开或截肢后敞开的伤口,需用3%过氧化氢溶液湿敷、冲洗,并及时更换伤口敷料。对接受高压氧治疗的患者,应注意观察氧疗后的伤口情况。

4. **病情观察**   密切观察患者体温、脉搏、血压、心率等生命体征情况,准确记录患者出入量。

5. **隔离消毒**   严格按照接触隔离的制度执行,具体参照"破伤风"的护理。

6. **心理护理**   注意观察患者心理变化情况,及时开导患者及患者家属,向患者及患者家属解释手术必要性与重要性,帮助其正确理解并接受截肢术。帮助其逐渐适应自身形态与增强日常生活中的自信心。

7. **健康教育**   普及和宣传预防气性坏疽的知识,加强劳动保护。受伤后要及时就医,正确处理伤口。

练习题

1.挤压面部"危险三角区"内的疖,容易导致( )

  A.全身性感染   B.颅内感染

  C.局部脓肿形成   D.面神经瘫

  E.破伤风

2.治疗破伤风患者时,注射破伤风抗毒素的作用是( )

  A.控制和解除痉挛   B.中和游离毒素

  C.保持呼吸道通畅   D.自动免疫

  E.被动免疫

3.患者,男,20岁。铁钉扎伤1周后,出现张口受限、苦笑面容、角弓反张、抽搐频繁,下列护理措施不正确的是( )

  A.注射破伤风抗毒素   B.保持病室安静避光

  C.病情严重时少食多餐   D.密切观察病情

  E.做好消毒隔离

4.急性蜂窝织炎患者应用抗生素治疗,选择抗生素最理想的依据是( )

  A.感染发生部位   B.感染的严重程度

  C.药物敏感试验结果   D.患者的抵抗力

  E.病菌的类型

5.患者,男,38岁。木刺刺伤右中指末端,当即挑出木刺未出血,5 d后右中指末节肿胀、剧痛、搏动性疼痛,彻夜难眠,诊为脓性指头炎。首要的处理是( )

  A.使用抗生素   B.应用止痛药

  C.切开引流   D.局部敷药

  E.穿刺抽脓

(曹 楠)

参考答案

第九章 损伤患者的护理

知识归纳

================ 学习目标 ================

1. 掌握:创伤的分类、临床表现及处理原则。
2. 熟悉:烧伤的治疗及护理、治疗原则及护理措施。
3. 了解:烧伤现场的抢救措施和处理原则以及创伤愈合的影响因素。
4. 学会评估烧伤患者的烧伤面积、烧伤深度和严重程度。
5. 具有高度的责任心和耐心,能理解、尊重和关心患者。

损伤是指各种致伤因素作用于人体所造成的组织结构完整性破坏或功能障碍及其所引起的局部和全身反应。引起损伤的原因通常分为四类:①机械性因素,如锐器切割、钝器撞击、重物挤压、火器等所致的损伤;②物理性因素,如高温、寒冷、电流、放射线、激光、声波等所致的损伤;③化学性因素,如强酸、强碱、毒气等造成的损伤;④生物性因素,如毒蛇、犬、猫、昆虫等咬、抓、蛰伤。

第一节 创伤患者的护理

创伤是指机械性致伤因素作用于人体所造成的组织结构完整性的破坏或功能障碍,是临床最常见的一种损伤。

【分类】

1. **按受伤部位分类** 一般分为颅脑伤、颌面部伤、颈部伤、胸(背)部伤、腹(腰)部伤、骨盆伤、脊柱脊髓伤、四肢伤等。多个部位及器官同时发生损伤,称为多发性损伤。

2. **按伤后皮肤完整性分类**

(1)闭合性损伤 伤后皮肤完整,无开放性伤口,如挫伤、挤压伤、扭伤、震荡伤、关节脱位和半脱位、闭合性骨折和闭合性内脏伤等。

(2)开放性损伤 伤后皮肤有破损,常有出血情况,如擦伤、撕裂伤、切割伤、砍伤和刺伤等。在开放伤中,又可根据伤道类型再分为贯通伤(既有入口又有出口者)和盲管伤(只有入口没有出口者)。

3. **按照致伤原因分类** 可分为刀器伤、火器伤、烧伤、冷伤、挤压伤、冲击伤等。

4. **按伤情轻重分类** 一般分为轻度、中度、重度伤。①轻度:主要局部软组织伤,暂时失去作业能力,但仍可坚持工作,无生命危险,只需局部处理或小手术者;②中度:主要是广泛软组织伤、上下肢开放性骨折、肢体挤压伤、机械性呼吸道阻塞、创伤性截肢及一般的腹腔脏器伤等,丧失作业能力和生活能力,需手术,但一般无生命危险;③重度:指危及生命或治愈后有严重残疾者,如有胸内、腹内或颅内的器官损伤,呼吸、循环、意识等重要生理功能发生障碍。

【病理生理】

在致伤因素的作用下,机体迅速产生各种局部和全身性防御性反应,目的是维持机体自身内环境的稳定。局部反应的轻重与致伤因素的种类、作用时间、组织损害程度和性质,以及污染轻重和是否有异物存留等有关。局部软组织轻微损伤时,一般以局部反应为主,全身反应较轻或持续时间短;而严重的局部损伤,例如战伤,局部组织损伤较重,且往往有坏死组织存在,全身反应较明显且持续时间也长,两者可相互加重以形成恶性循环。因此,早期正确地处理局部伤口有利于减轻全身反应,促进局部反应的消退。

(一)局部反应

局部反应主要表现为创伤性炎症反应,与一般的急性炎症反应基本相同。创伤后组织细胞破坏,释放出多种炎性介质,如缓激肽、组胺、纤维蛋白降解物等使血管通透性增加,血浆成分外渗,引起组织肿胀;白细胞趋化因子等迅速集聚于伤处吞噬和清除致病菌或异物,加剧局部炎症反应,出现红、肿、热、痛症状;前列腺素、血栓素、白三烯、血小板活化因子及组胺类可改变微循环功能,致微血管扩张、收缩以致栓塞,造成组织器官灌注不足。局部炎症是一种保护性反应,有利于创伤修复。

(二)全身反应

全身反应即全身性应激反应,是致伤因素作用于人体后引起的一系列神经内分泌活动改变,并由此引发的各种功能和代谢改变的过程,是一种非特异性应激反应。

1. **体温变化**　是创伤后大量释放的炎性介质如白介素(IL)、肿瘤坏死因子(TNF)等作用于下丘脑体温调节中枢所致。

2. **神经内分泌系统反应**　伤后因疼痛、精神紧张、有效血容量不足等因素刺激,引发下丘脑-垂体-肾上腺皮质轴和交感神经-肾上腺髓质轴分泌大量儿茶酚胺、肾上腺皮质激素、抗利尿激素、生长激素和胰高血糖素;同时,肾素-血管紧张素-醛固酮系统也被激活。三者相互协调,共同调节全身各器官功能和代谢,利用机体的代偿能力对抗致伤因素的损害作用,保证重要脏器的灌注。

3. **代谢反应**　严重创伤后人体在多种内分泌激素(如肾上腺皮质激素、高血糖素、甲状腺素等)调节下,分解代谢增强,以维持基础代谢和提供修复创伤所需。体内糖、脂肪、蛋白质分解加速,糖异生增加,水电解质紊乱。

4. **免疫反应**　严重创伤后,由于中性细胞、单核-巨噬细胞吞噬和杀菌能力减弱;淋巴细胞数量减少、功能下降;免疫球蛋白含量降低等因素综合作用导致机体免疫防御能力下降,易感性增加。

【组织修复与创伤愈合】

(一)组织修复的方式

理想的修复是完全由原来性质的组织细胞修复缺损组织,恢复其原有的结构和功能,称为完全修复;但由于人体各种组织细胞固有的再生增殖能力不同,大多数组织伤后不能由原来性质的细胞修复而是由伤后增生的细胞(多为成纤维细胞)和细胞间质再生、增殖、充填、连接或代替缺损组织。

(二)创伤修复过程

1. **充填期**　早期伤口由血凝块充填。进入炎症反应期后渗出的血浆经酶转化成血浆纤维蛋白,取代血块充填伤口并构成网架,以清除坏死组织,为组织再生和修复奠定基础。

2. **增生期**　伤后 6 h,成纤维细胞即沿网架增殖。24～48 h,内皮细胞、成纤维细胞增殖、分化,而后形成新生毛细血管,三者构成肉芽组织。创伤后 5～6 d 起,由成纤维细胞合成的胶原纤维

开始增多并呈有序排列,伤口强度逐渐增大。

3. **塑形期**　主要是胶原纤维交联增加、强度增加;多余的胶原纤维被胶原蛋白酶降解,过度丰富的毛细血管网消退,伤口黏蛋白和水分减少,受伤部位的外观和功能得以改善。

(三)伤口愈合类型

1. **一期愈合**　又称原发愈合。组织修复以原来的细胞组织为主,连接处仅有少量纤维组织,局部无感染、血肿或坏死组织,再生修复过程迅速,结构、功能修复良好,伤口边缘整齐、严密、平滑,呈线状,多见于创伤程度轻、范围小、无感染的创面。

2. **二期愈合**　又称瘢痕愈合。伤口组织缺损较大或曾发生化脓性感染,由肉芽组织填充,纤维组织大量增生,需周围上皮逐渐覆盖或植皮后才能愈合。修复时间长,有明显的瘢痕挛缩或瘢痕增生,影响外观和功能。

(四)影响创伤愈合的因素

1. **局部因素**　伤口感染是最常见的影响因素。其他如创伤范围大、坏死组织多、异物存留、局部血液循环障碍、伤口引流不畅、伤口位于关节处、局部制动不足、包扎或缝合过紧等也不利于伤口愈合。

2. **全身因素**　主要有高龄、营养不良、大量使用细胞增生抑制剂(如皮质激素等)、合并有慢性疾病(如糖尿病、肝硬化、恶性肿瘤等)及出现全身严重并发症(如多器官功能不全)等。另外,患者若长期处于不良心理环境中也会影响伤口愈合。

【临床表现】

创伤的原因、部位、程度不同,其临床表现各异。本节仅介绍常见创伤的共性表现。

(一)局部表现

1. **疼痛**　其程度与创伤部位、性质、范围、炎症反应强弱等有关。活动时疼痛加剧,休息则减轻。疼痛一般在伤后 24 h 最重,2~3 d 缓解,如持续存在,甚至加重,可能并发感染。

2. **肿胀**　由局部出血及液体渗出所致,常伴有皮肤青紫、瘀斑、血肿,组织疏松和血管丰富的部位肿胀尤为明显,严重肿胀可致局部或远端肢体血供障碍。一般伤后 2~3 d 达到高峰,2~3 周后消退。

3. **功能障碍**　疼痛可限制损伤部位活动,组织结构破坏直接导致功能障碍。如四肢骨折或关节脱位可使肢体无法活动。有些功能障碍甚至危及患者生命,如窒息、张力性气胸导致呼吸衰竭。

4. **伤口(创面)和出血**　因致伤因素不同,伤口特点也不同,如擦伤的伤口多较浅;刺伤的伤口小而深;切割伤的伤口较整齐;撕裂伤的伤口多不规则。受伤程度和部位不同,其出血量不同。若有小动脉破裂,可出现喷射性出血。

(二)全身表现

1. **体温增高**　中、重度创伤患者常有发热,体温一般不超过 38.5 ℃;并发感染时可有高热;颅脑损伤致中枢性高热,体温可高达 40 ℃。

2. **全身炎症反应综合征**　创伤后释放的炎性介质、疼痛、精神紧张和血容量减少等因素引起体温、心血管、呼吸等方面的异常。主要表现为体温增高或过低、意识障碍、呼吸急促或困难、脉搏微弱、脉率过快或心律不齐、收缩压或脉压过低、面色苍白,或口唇、肢端发绀。

【辅助检查】

1. **实验室检查**　血常规、尿常规、电解质检查可判断感染、泌尿系统损伤、糖尿病、电解质和酸碱平衡紊乱等情况。对疑有肾脏损伤者,可进行肾功能检查;对疑有胰腺损伤时,应做血或尿淀粉酶测定等。

2.影像学检查 X射线检查可帮助诊断骨折、气胸、肺实变、气腹等;超声检查可帮助诊断胸、腹腔内的积血及肝、脾包膜内血肿;CT检查可辅助诊断颅脑损伤和某些腹部实质性器官、腹膜后损伤;MRI检查有助于诊断颅脑、脊柱、脊髓等损伤。

3.穿刺和导管检查 一般胸腔穿刺可明确血胸或气胸;腹腔穿刺或灌洗,可证实内脏破裂出血;放置导尿管或灌洗可诊断尿道或膀胱的损伤等;监测中心静脉压可辅助判断血容量和心功能;心包穿刺可证实心包积液和积血。

4.其他 手术探查不仅是诊断闭合性损伤的重要方法之一,也是抢救和进一步治疗的重要手段,但必须严格掌握手术探查指征。

【治疗原则】

(一)现场急救

妥善的现场救护是挽救各种类型创伤患者生命的重要保证,为进一步救治奠定基础。必须优先解决危及生命的紧急问题,如窒息、心搏骤停、张力性或开放性气胸、休克、活动性大出血、腹腔内脏脱出等,急救措施包括复苏、通气、止血、包扎、固定等。

(二)院内救治

伤员经现场急救并送到医院后,应立即对病情进行再次评估、判断,并采取针对性的救治措施。

1.局部处理

(1)闭合性损伤 单纯软组织损伤者,应局部制动,患肢抬高,局部冷敷,12 h后改用热敷或红外线治疗等;局部如有血肿形成时可加压包扎。闭合性骨折和脱位者需进行复位、固定;合并重要脏器、组织损伤者,应手术探查。

(2)开放性损伤 擦伤、表浅的小刺伤和小切割伤,应尽早施行清创术。其他的开放性损伤需要手术处理后,密切观察伤情变化。

2.全身处理 ①维持呼吸和循环功能;②镇静镇痛;③防治感染:开放性创伤在伤后12 h内注射破伤风抗毒素,并合理使用抗生素;④支持治疗。

【护理评估】

(一)健康史

1.一般情况 了解患者的年龄、性别、职业、饮食及睡眠情况等。

2.外伤史 了解患者的受伤原因、时间、地点、部位;伤后表现、有无危及生命的损伤、现场救治及转运途中伤情变化等。

3.既往史 了解患者既往疾病史、过敏史,是否长期使用糖皮质激素类、细胞毒性类药物,伤前是否饮酒等。

(二)伤情评估

1.症状与体征 了解受伤部位,检查受伤处有无伤口、出血;有无血肿、异物、青紫、肿胀、疼痛及功能障碍;有无合并伤及其他脏器损伤等。观察伤者意识、生命体征、尿量等变化,有无休克等并发症发生。

2.辅助检查 了解实验室检查、影像学检查及穿刺、导管等各项检查结果。

(三)心理社会状况评估

了解患者及家属对创伤的认知程度,评估心理状态,掌握其心理变化,有无紧张、恐惧或焦虑等,建立其对治疗的信心。

【常见护理诊断/问题】

1. 体液不足　与伤后失血、失液有关。
2. 疼痛　与创伤、局部炎症反应或伤口感染有关。
3. 组织完整性受损　与组织器官受损伤、结构破坏有关。
4. 潜在并发症:休克、感染、挤压综合征等。
5. 焦虑或恐惧　与创伤疼痛刺激等因素有关。

【护理目标】

患者自述疼痛逐渐减轻或消失;伤口得以妥善处理,有效循环血量恢复,生命体征平稳,受损组织逐渐修复;无并发症,或并发症得到及时发现和处理;焦虑、恐惧减轻或消除。

【护理措施】

(一)急救护理

在现场经简单的评估,找出危及生命的紧迫问题,立即就地救护。抢救措施主要包括:①心肺复苏;②保持呼吸道通畅;③止血;④纠正呼吸紊乱;⑤恢复循环血量;⑥监测生命体征;⑦包扎;⑧固定;⑨搬运。

(二)病情观察及维持有效循环血量

(1)密切监测意识、呼吸、血压、脉搏、中心静脉压和尿量等变化,并记录。

(2)闭合性损伤患者,重点注意生命体征是否平稳,血压有无波动;开放性损伤患者,重点观察伤口有无出血、渗出、感染征象,伤口引流是否通畅等。

(3)胸部损伤者有呼吸急促时,应警惕是否发生气胸等;腹部损伤者出现腹部胀痛时,应警惕是否发生腹腔脏器破裂或出血;肢体损伤严重者,定时测量肢体周径,注意观察末梢循环、肤色和温度的变化。

(4)若血容量不足,应迅速建立新的静脉输液通道,给予输液、输血或血管活性药物等,以尽快恢复有效循环血量并维持循环的稳定。髂静脉或下肢静脉损伤及腹膜后血肿者,禁止经下肢静脉输液、输血,以免加重出血。

(三)一般软组织闭合性损伤的护理

1. 局部制动　软组织损伤应抬高患肢15°~30°或平放。伤处先行复位,再固定制动,以缓解疼痛,利于修复。

2. 局部治疗　小范围软组织创伤48 h内予以局部冷敷和加压包扎,以减少渗血和肿胀。48 h后改用热敷、理疗、药物外敷等,促进吸收和炎症消退。血肿较大者,应在无菌操作下穿刺抽吸,并加压包扎,预防感染。

3. 促进功能恢复　病情稳定后,鼓励患者早期活动,指导患者功能锻炼。

(四)一般软组织开放性损伤的护理

1. 清洁伤口　通常指无菌手术切口,消毒后可直接缝合。

2.污染伤口　指被异物或细菌沾染、但未发生感染的伤口,一般指伤后8 h以内处理的伤口。采用清创术处理。

3.感染伤口　指已发生感染的伤口或超过8~12 h处理的伤口,这类伤口清创后伤口放置引流条并行延期缝合。清创术后伤肢抬高制动,注意观察伤口有无出血、感染征象,引流是否通畅,肢端循环情况;定时更换伤口敷料。遵医嘱应用破伤风抗毒素及抗生素。

(五)中、重度损伤的护理

这类损伤一般存在深部组织、脏器、骨骼等损伤,需要手术治疗,具体护理方法参照相关章节内容。

(六)心理护理

安慰患者,稳定患者情绪,尤其是对有可能毁容或致残的患者,应帮助患者及家属正确看待疾病,树立治疗疾病的信心,保持积极心态。

(七)常见并发症

严重创伤后,由于组织或器官损伤,局部及全身器官功能和代谢紊乱,易发生较多的并发症,可影响患者伤情、病程发展和预后。故应提高警惕,密切观察,积极采取措施预防和处理创伤并发症。常见的并发症有以下几种。

1.感染　开放性创伤一般都有污染,易发生感染。闭合性创伤如累及消化道或呼吸道,也容易发生感染。特别是有广泛软组织损伤,伤道较深,有大量坏死组织,且污染较重者,应注意发生厌氧菌(破伤风或气性坏疽)感染的可能。

2.休克　早期常为失血性休克,晚期由于感染发生可导致脓毒症甚至脓毒性休克。

3.脂肪栓塞综合征　常见于多发性骨折,主要病变部位是肺,可造成肺通气功能障碍甚至呼吸功能不全。

4.应激性溃疡　发生率较高,多见于胃、十二指肠,小肠和食管也可发生。溃疡可为多发性,有的面积较大,且可深至浆膜层,可发生大出血或穿孔。

5.凝血功能障碍　主要是由于凝血物质消耗,抗凝系统活跃,低体温和酸中毒等引起,常表现为出血倾向。凝血功能障碍、低体温和酸中毒被称为"死亡三联症",是重症创伤死亡的重要原因之一。

6.器官功能障碍　创伤多伴有组织的严重损伤,存在大量的坏死组织,可造成机体严重而持久的炎症反应,加之休克、应激、免疫功能紊乱及全身因素的作用,容易并发急性肾衰竭、急性呼吸窘迫综合征等严重脏器并发症。此外,缺血缺氧、毒性产物、炎症介质和细胞因子的作用,也可对心脏和肝脏功能造成损害。

(八)健康教育

(1)普及安全知识,指导患者正确饮食,以积极的心态配合治疗,促进组织和器官功能的恢复。

(2)督促患者坚持功能锻炼,防止因制动引起关节僵硬、肌萎缩等并发症,以促使患部功能得到最大程度的康复。

第二节　烧伤患者的护理

烧伤包括热力(火焰、热液、蒸汽及高温固体)、电能、放射线或化学物质等作用于人体而引起的损伤。狭义的烧伤是指由热力所引起的损伤,临床最常见,约占烧伤的80%。

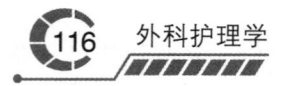

【病理生理】

热力烧伤的病理变化,首先取决于温度高低、作用时间长短、受热的面积及受热深度。

1. **局部反应** ①Ⅰ度烧伤时,局部毛细血管扩张、充血,少量血浆渗入细胞间隙,引起局部红肿。②Ⅱ度烧伤时,局部毛细血管壁损坏,血浆渗出增多,导致局部组织水肿及出现在表皮与真皮之间的大、小水疱,部分细胞变性坏死。③Ⅲ度烧伤时,损害达皮肤全层,甚至皮下、肌肉或骨骼,引起组织蛋白凝固或炭化,并可形成焦痂。

2. **全身反应** 当烧伤面积大,损伤深时,由于大量血浆成分渗出到组织间隙或经创面丢失,导致有效循环血量减少,引起低血容量性休克;皮肤生理屏障被破坏,体内免疫功能也受到抑制,机体局部和全身抵抗力下降,容易引起感染,甚至发生烧伤脓毒症及感染性休克。血容量不足、组织缺氧、组织坏死产物和感染毒素作用以及应激反应释放的炎性介质和细胞因子的影响,可引起肺、肾、胃肠等多系统器官功能障碍,甚至导致 MODS。

【临床病程分期】

根据烧伤病理生理特点,一般将的病程分为 4 期,各期常互相重叠,分期的主要目的是便于临床处理和护理。

1. **休克期** ①一般较小面积的浅度烧伤,体液渗出的主要表现为局部的组织水肿,对有效循环血量无明显影响。②中度以上烧伤后最早的反应是体液渗出。热力作用致使毛细血管通透性增加,大量血浆外渗至组织间隙或创面,6~12 h 渗出最快,持续 24~48 h,以后趋于稳定并开始回吸收,血压逐渐恢复正常,尿液开始增多。此期最大的危险就是低血容量性休克。

2. **感染期** 感染是烧伤创面未愈合前始终存在的问题,也是烧伤患者死亡的主要原因之一。①浅度烧伤若早期处理不当,可发生创周炎症(如蜂窝织炎等)。②中度以上烧伤后,皮肤完整性受损,皮肤生理屏障损坏,全身免疫力低下,大量细菌在污染创面下生长繁殖产生毒素;伤后 48 h 开始,创面及组织中渗液回收入血,细菌毒素和其他有害物质也被吸收至血液中,引起烧伤早期的全身性感染。伤后 2~3 周,Ⅲ度烧伤的焦痂开始大片溶解脱落,创面暴露,细菌可侵入血液,这是烧伤全身性感染的第二高峰期。伤后 1 个月后,若创面污秽,出现褐色、绿色坏死斑片,覆盖脓性分泌物,并有臭味,边缘皮肤亦被侵袭溶解,即使细菌未侵入血液,也会因机体抵抗力低下,发生全身性感染,称烧伤创面脓毒血症。

3. **修复期** 烧伤后出现炎症反应的同时,组织修复即已开始。浅度烧伤多能自行修复;深Ⅱ度烧伤依靠残存的皮肤组织或上皮修复;Ⅲ度烧伤只能靠皮肤移植修复。

4. **康复期** 深创面愈合后,可形成瘢痕,严重者影响外观和功能,需要锻炼、工疗、体疗和整形以期恢复;某些器官功能损害及心理异常也需要一个恢复过程;深Ⅱ度和Ⅲ度创面愈后,常有瘙痒或疼痛、反复出现水疱,甚至破溃,并发感染,形成残余创面;严重大面积深度烧伤愈合后,由于大部分汗腺被毁,机体调节体温能力下降,常需 2~3 年的调整适应过程。

【临床表现与伤情判断】

伤情判断应根据烧伤的面积、深度和部位而定,同时考虑有无休克、吸入性损伤或复合伤等。

(一)烧伤面积

根据我国人体体表面积特点,测算烧伤面积有两种方法。

1. **中国新九分法** 将全身体表面积分成 11 个 9% 的等份。另加会阴区 1%。12 岁以下小儿头部面积相对较大,下肢面积相对较小,测算方法应结合年龄进行计算(表9-1)。

表9-1　中国新九分法

部位		占成人体表面积/%		占儿童体表面积/%
头颈	发部	3	9×1(9%)	9+(12-年龄)
	面部	3		
	颈部	3		
双上肢	双上臂	7	9×2(18%)	9×2
	双前臂	6		
	双手	5		
躯干	躯干前	13	9×3(27%)	9×3
	躯干后	13		
	会阴	1		
双下肢	双臀	5	9×5+1(46%)	9×5+1-(12-年龄)
	双大腿	21		
	双小腿	13		
	双足	7		

注:Ⅰ度烧伤仅伤及表皮,一般不计入烧伤总面积;成年女性双臀、双足各为6%。

2.**手掌法**　不论性别、年龄,以患者五指并拢的一个手掌面积约为体表总面积的1%计算。此法常用于测定小面积烧伤和辅助九分法评估烧伤面积(图9-1)。

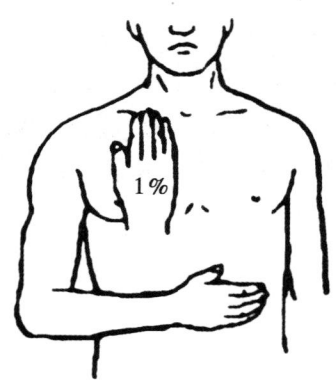

图9-1　手掌法

手指并拢单掌面积为体表面积的1%

(二)烧伤深度

目前普遍用三度四分法,即将烧伤分为Ⅰ度、浅Ⅱ度、深Ⅱ度和Ⅲ度(图9-2)。Ⅰ度、浅Ⅱ度为浅度烧伤;深Ⅱ度和Ⅲ度为深度烧伤。

1.**Ⅰ度烧伤**　又称红斑烧伤,仅伤及表皮浅层。表现为皮肤灼红、痛觉过敏,干燥无水疱,3～7 d脱屑愈合,脱屑后有色素加深,之后逐渐消退,不留痕迹。

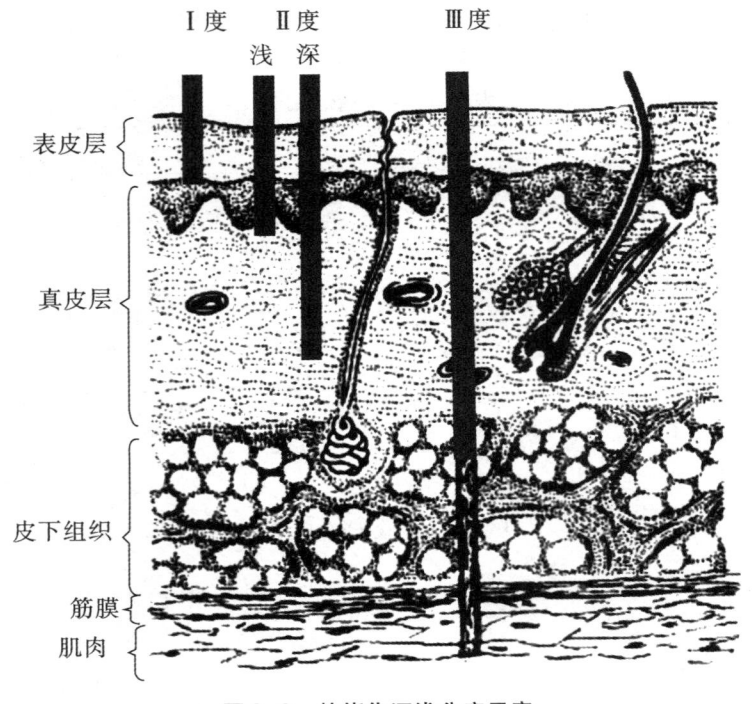

图9-2　热烧伤深浅分度示意

2. 浅Ⅱ度烧伤　伤及表皮全层和真皮浅层。局部红肿明显,有大小不一的水疱形成,内含淡黄色澄清液体,水疱皮若剥脱,创面潮红湿润、疼痛、水肿明显。创面靠残存的表皮和皮肤的上皮再生修复,如不感染,创面可于1~2周内愈合,无瘢痕,但多数有色素沉着。

3. 深Ⅱ度烧伤　伤及真皮深层以下,但仍残留部分网状层,深浅不一;也可有水疱,但去疱皮后,创面微湿,红白相间,痛觉较迟钝。由于真皮层内有残存的皮肤组织,创面修复可赖其上皮增殖,如不感染,需3~4周融合修复,但常有瘢痕形成和色素沉着。

4. Ⅲ度烧伤　又称为焦痂型烧伤。全层皮肤烧伤,可深达皮下、肌肉甚至骨骼、内脏器官等。创面蜡白或焦黄,甚至炭化。硬如皮革,干燥,无渗液,针刺和拔毛无痛觉。可见粗大栓塞的树枝状血管网(真皮下血管丛栓塞)。3~4周后焦痂脱落,创面修复有赖于植皮或上皮自创缘健康皮肤生长。愈合后多形成瘢痕,且常造成畸形。

(三)烧伤程度判断

烧伤程度判断见表9-2。

表9-2　烧伤程度判断

烧伤程度	判断依据(成人)
轻度烧伤	Ⅱ度烧伤面积≤10%
中度烧伤	Ⅱ度烧伤面积11%~30%,或Ⅲ度烧伤面积≤10%
重度烧伤	烧伤总面积31%~50%,或Ⅲ度烧伤面积11%~20%,或未达上述范围,但有休克、呼吸道烧伤或较重的复合伤
特重烧伤	总面积>50%,或Ⅲ度烧伤>20%,或已有严重吸入性损伤、复合伤

（四）吸入性损伤

吸入性损伤又称呼吸道烧伤，是指吸入火焰、蒸汽或化学性烟尘、气体等所引起的呼吸系统损伤。多见于头面部烧伤患者，轻度烧伤在咽喉以上，口、鼻、咽黏膜发白或脱落，分泌物增多，伴刺激性咳嗽、吞咽困难或疼痛。中度烧伤在支气管以上，面、颈、口鼻周围常有深度烧伤创面，鼻毛烧毁，口鼻有黑色分泌物；有呼吸道刺激症状，咳炭末样痰，呼吸困难，声音嘶哑，肺部可闻及哮鸣音；多死于吸入性窒息。

【辅助检查】

1. 实验室检查　血常规检查可出现红细胞、血红蛋白减少，尿常规可见血红蛋白尿等。若感染时白细胞总数、中性粒细胞比例增多。
2. 影像学检查　胸部 X 射线片有助于了解肺部有无损伤及感染。
3. 导管学检查　留置导尿管可了解全身血容量及肾功能等状况。
4. 细菌培养和药敏试验　根据实验结果选择外用药及抗生素等。

【治疗原则】

对于轻度烧伤的治疗，主要是处理创面和防止局部感染，可以使用少量镇静药。对于中度以上烧伤，因其反应较大和并发症较多见，需局部治疗和全身治疗并重。在伤后 24～48 h 内要着重防治低血容量性休克。对于创面，除了防治感染以外，还要保护烧伤区域，防止进一步沾染。预防和治疗多器官功能衰竭，促进创面尽快愈合，尽量减少瘢痕造成的畸形和功能障碍。

【护理评估】

（一）健康史

了解患者的年龄、性别、职业、饮食及睡眠等情况；询问患者既往病史、过敏史以及是否长期应用皮质激素类或接受化学治疗、放射治疗等；根据患者烧伤原因和性质、受伤时间、现场情况，判断有无吸入性损伤；有无合并危及生命的损伤等。

（二）身体状况

1. 生命体征　是否平稳；是否有低血容量表现；评估烧伤面积、深度、程度等；是否有吸入性损伤；是否存在感染迹象等。
2. 辅助检查　根据相关检查结果，判断是否存在窒息、感染等风险。

（三）心理社会状况

对于意外烧伤，患者缺乏心理准备，易造成心理打击和压力。

【常见护理诊断】

1. 疼痛　与组织损伤、神经末梢裸露、水肿、感染、体位改变等有关。
2. 有窒息的危险　与呼吸道烧伤、呼吸道水肿有关。
3. 组织完整性受损　与烧伤所致组织破坏及烧伤深度有关。
4. 营养失调　与烧伤后患者处于高代谢状态、大量蛋白质经创面丢失、消化功能障碍等有关。
5. 创伤后反应　与意外灾害的刺激、担心毁容或致残等预后有关。
6. 潜在并发症：低血容量性休克、全身性感染、肢体畸形等。

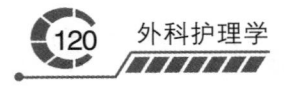

【护理目标】

患者疼痛缓解,呼吸道保持通畅。患者营养状况改善,能满足机体代谢需要。患者情绪渐趋稳定,能正确对待疾病、配合治疗。休克、感染等并发症被有效预防或及时控制。

【护理措施】

(一)现场急救

正确施行现场急救,去除致伤原因,迅速抢救危及患者生命的损伤,如窒息、大出血、开放性气胸、中毒等。若心跳、呼吸停止,立即实施心肺复苏术。

1. 迅速脱离热源 如火焰烧伤应尽快脱离火场,脱去燃烧衣物,就地翻滚或是跳入水池灭火等。小面积烧伤应立即用冷水连续冲洗或浸泡,既可减轻疼痛,又可防止余热继续损伤组织。

2. 保护创面 剪取下伤处的衣裤,不可剥脱;创面可用干净敷料或布类简单包扎后送医院处理,避免受压,防止创面再损伤和污染。避免用有色药物涂抹,以免影响对烧伤深度的判断。

3. 保持呼吸道通畅 火焰烧伤后呼吸道受热力、烟雾等损伤,可引起呼吸困难、呼吸窘迫;应保持呼吸道通畅,必要时放置通气管、行气管插管或切开。

4. 其他救治 应尽快建立静脉通道给予补液治疗,避免过多饮水,以免发生呕吐及水中毒,可适量口服淡盐水或烧伤饮料。安慰和鼓励患者保持情绪稳定。疼痛剧烈可酌情使用镇静镇痛药物。

5. 妥善转运 在现场急救后,轻患者即可转送。烧伤面积较大者,如不能在伤后 1~2 h 内送到附近医院,应在原地积极抗休克治疗,待休克控制后再转送。

(二)一般护理

1. 保持呼吸道通畅 根据病情变化采取相应的护理措施,如翻身叩背、吸痰、气管插管等。行气管切开者应做好气管切开护理;伤后 5~7 d 后气管壁的坏死组织开始脱落,应密切观察和及时处理,必要时给予吸氧。

2. 给氧 吸入性损伤患者多有不同程度缺氧,一般用鼻导管或面罩给氧,氧浓度 40% 左右,氧流量 4~5 L/min。

3. 防治感染 预防措施。①及时、积极地纠正休克。②正确处理创面:深度烧伤创面应及早切痂、削痂和植皮。若创面渗出液多、肉芽颜色转暗、水肿、创缘下陷、创缘出现红肿等炎症表现;或上皮停止生长,原来干燥的焦痂变得潮湿、腐烂,创面有出血点等感染征象;或出现紫黑色出血性坏死斑等铜绿假单胞菌感染征象,应及时处理。③合理使用抗生素,感染控制后,应及时停药,以防菌群失调并发二重感染。④加强支持治疗:平衡水电解质,给予营养支持,尽可能选择肠内营养。⑤密切观察患者意识状况、生命体征变化,有无胃肠道反应,注意是否存在脓毒症的表现。

(三)用药护理

1. 轻度烧伤 可口服烧伤饮料(100 mL 水中含食盐 0.3 g、碳酸氢钠 0.15 g、苯巴比妥 0.005 g),也可服用淡盐水(每 200 mL 开水内加食盐约 1 g),但每次口服量不要超过 200 mL,避免引起恶心、呕吐等反应。

2. 中度以上烧伤 遵医嘱及时补足血容量是防止休克的首要护理措施。伤后应迅速建立静脉输液通道,必要时多路输液甚至静脉切开插管。

(1)补液的种类 电解质溶液首选平衡盐溶液,并适当补充碳酸氢钠。胶体常用同型血浆,亦可用全血或血浆代用品,如中分子右旋糖酐(一般不超过 1 000 mL)。Ⅲ度烧伤应输全血;生理需水多用 5%~10% 葡萄糖注射液。

（2）补液原则　先快后慢、先晶后胶、先盐后糖,晶、胶交替,特别注意不能在一段时间内集中输入单一种类液体。

（3）补液量计算　国内通用的补液方案是按烧伤面积和体重计算补液量,即:伤后第一个 24 h,每 1% 烧伤面积(Ⅱ度、Ⅲ度)每千克体重应补充液体 1.5 mL(儿童为 1.8 mL,婴儿为 2 mL),其中晶体溶液量和胶体溶液量之比为 2:1。另加每日生理需水量 2 000 mL(儿童 60 ~ 80 mL/kg,婴儿 100 mL/kg),即为补液总量。

（4）补液方法　补液总量的一半,应在伤后 8 h 内输完,另一半在其后的 16 h 完。伤后第二个 24 h,电解质溶液和胶体溶液为第一个 24 h 的 1/2,再加每日生理需水量(2 000 mL)补给。第三个 24 h 补液量,视伤员病情变化而定。

调节输液量和速度的指标:①尿量,是反映组织器官灌注状况的重要指标,一般要求成人尿量 30 ~ 50 mL/h,小儿每千克体重尿量不少于 1 mL/h,若低于上述水平,应加快输液。注意:老人、心血管疾病患者、呼吸道烧伤或合并颅脑损伤者,输液不宜过快,只要求尿量 20 mL/h 即可;有血红蛋白尿时尿量要维持在 50 mL/h 以上。②其他指标,如脉搏(成人脉率 120 次/min 以下,儿童心率 140 次/min 以下)、血压(收缩压在 90 mmHg 以上)、中心静脉压(5 ~ 12 cmH$_2$O)、脉压(20 mmHg)等,应维持基本正常。

（四）创面护理

1. 清创　①Ⅰ度烧伤创面不需特殊处理,能自行消退。②对浅Ⅱ度烧伤、较小的水疱可不予处理,大水疱应于底部剪破引流。水疱已破损、撕脱者,应剪除疱皮、用无刺激性消毒液消毒。③深Ⅱ度、Ⅲ度烧伤创面的坏死表皮也须剪除。清创后根据烧伤部位、面积、深度及医疗条件采用暴露疗法或包扎疗法。清创术后应注射破伤风抗毒素,必要时及早使用抗生素。

2. 包扎疗法的护理　主要用于四肢浅度烧伤或小面积烧伤。此法便于护理和移动患者,有利于保护创面,对病室环境要求较低,但不利于观察创面,细菌容易生长繁殖。

护理要点:①绷带自肢体远心端向近心端包扎,注意显露指(趾)末端以观察血液循环;若患者感觉指(趾)末端皮肤发凉、麻木,检查颜色青紫,必须立即放松绷带。②抬高肢体,保持关节各部位尤其是手部的功能位和髋关节外展位,避免形成并指(趾)畸形等。③包扎厚度为 2 ~ 3 cm,包扎范围超过创面边缘 5 cm。④保持敷料清洁干燥,若被渗液浸湿、污染或有异味,须及时更换。

3. 暴露疗法的护理　暴露疗法是指患者经清创处理后,伤口不盖任何物品,使创面完全暴露在清洁、干燥、温暖,不利于细菌生长的环境中。其优点是便于创面观察、处理和外用药物。暴露疗法适用于特殊部位,如头、面、颈、会阴部不便包扎的创面。护理要点:①严格消毒隔离制度,室内清洁,保持在 28 ~ 32 ℃,湿度以 50% 为宜;定期做室内环境、创面、血液及各种排泄物、分泌液的细菌培养和药物敏感试验。合理选用广谱高效抗生素及抗真菌药物。②保持创面干燥,及时用无菌吸水敷料或棉签吸净创面渗液,尤其是头面部创面。③用翻身床或定时翻身时,避免创面受压;昏迷、休克、心肺功能不全及应用冬眠合剂患者忌用翻身床。④焦痂可用 2% 碘酊涂擦 2 ~ 4 d,每日 4 ~ 6 次;环形焦痂者,应注意呼吸和肢体远端血运。⑤适当约束肢体,防止无意抓伤。

4. 手术疗法　对深度烧伤创面,应及早采用积极的手术治疗,包括切痂(切除烧伤组织达深筋膜平面)或削痂(削除坏死组织至健康平面),并立即植皮。①术前准备:受皮区术前用生理盐水湿敷。取皮前 1 d 剃除供皮区毛发,勿损伤皮肤;用肥皂、清水清洁皮肤。②术后护理:供皮区包扎或半暴露,2 周后换药,如有渗血、异味、剧烈疼痛应及时检查;受皮区包扎或暴露,保持清洁,防止受压;植皮区部分应适当固定制动,若需移动植皮肢体,应以手掌托起,切忌拉动;大腿根部植皮区要防止大小便污染。

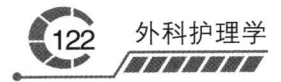
（五）防止感染

①加强营养支持,给予肠内或肠外营养,促使肠黏膜屏障的修复,提高机体抵抗力;②正确处理创面,防止感染;③使用有效抗生素,防治全身性感染。

（六）心理护理

根据不同患者的心理状态,采取相应措施。鼓励患者表达情感,帮助寻找消除恐惧及悲哀情绪的方法。在经济不宽裕的患者面前,避免谈论医药费问题,并及时给予安慰。对伤残或面容受损患者,应注意沟通技巧,使患者放松精神,帮助患者正确看待伤残,了解人生价值,鼓起生活的勇气。

（七）健康指导

（1）加强宣传,防止烧伤事件发生。鼓励烧伤患者参与社会及家庭活动,促进患者身心健康发展。

（2）1 年内烧伤部位避免太阳暴晒,避免紫外线、红外线对皮肤的损害。可穿透气纯棉内衣或在已愈创面涂擦防晒润滑剂。

（3）指导患者进行正确的功能锻炼,以主动运动为主,被动运动为辅。指导患者按照编制好的体操疗法或作业疗法进行锻炼。

（4）患者创面愈合后的一段时间内可能出现皮肤干燥、瘙痒、全身闷热等;应避免使用刺激性强的肥皂和接触过热物质,更不要猛力搔抓初愈瘙痒皮肤。

第三节　清创术与换药

一、清创术

清创术是处理沾染伤口的一种最重要、最有效、最基本的方法。清创术是在局部浸润或全身麻醉下,彻底清理污染伤口,切除失活组织,除去伤口内异物,使污染伤口变为清洁伤口,开放性损伤变为闭合性损伤,减少感染的机会,以达到一期愈合的一项无菌操作技术。

清创术最好在伤后 6 ~ 8 h 内施行,这是手术的最佳时机。若伤口污染轻,位于头面部的伤口,在早期应用有效抗生素的情况下,其时间可延长至伤后 12 h 或更迟;特殊部位伤口如面部、关节附近及有神经、大血管、内脏等重要组织或器官暴露的伤口,如果无明显感染现象,原则上也应清创并缝合伤口。

（一）清创步骤

1. 麻醉方式　根据损伤部位和程度选择麻醉方式,通常采用局部浸润麻醉或全身麻醉。

2. 清洗消毒　①无菌纱布覆盖伤口,剃除创口周围毛发,清除油污。按照常规方法洗手、戴手套,更换覆盖伤口的纱布,用肥皂水清洗伤口周围皮肤,再以等渗盐水洗净皮肤。②去除伤口内敷料,分别用等渗盐水、3% 过氧化氢溶液反复冲洗伤口,然后用手术镊或小棉球轻轻除去伤口内的污染物、血凝块和异物,用无菌纱布擦干伤口周围皮肤,术者更换无手套后常规消毒,铺无菌巾。

3. 清创　由浅入深逐层检查伤口,清除伤口内异物、血凝块,切除失活组织和已游离的组织,严格止血;清创必须彻底,不留死腔,如果需要可适当扩大伤口;修剪创缘皮肤 1 ~ 2 mm,使创缘整齐,其余皮肤应尽量保留;无骨膜的游离小骨片应去除,大块的游离骨片清洗后放回原处。

4. 修复组织　更换全部已用过的手术物品,重新消毒铺巾,用无菌生理盐水反复冲洗伤口,进一步止血。再根据污染程度、伤口大小和深度等具体情况,决定伤口是开放还是缝合,是一期还是延期缝合。清创同时,可能还需行骨折内固定、关节复位、血管和神经吻合、肌腱缝合、器官切除等修复和功能重建性手术。清创后的伤口内应酌情放置各种引流物,如引流条、引流管等,以促使分泌物排出,减少毒素吸收、控制感染、促进肉芽生长。

5. 缝合伤口　根据损伤程度及创口污染情况等决定是否缝合,对清创彻底的新鲜伤口,可按组织层次及时将伤口缝合;对伤口污染重,清创不彻底,感染危险大者,可观察 1~2 d 后延期缝合。

6. 包扎　目的是保护伤口、减少污染、固定敷料和协助止血。包扎时应注意引流物的固定并记录,包扎后酌情使用外固定。

7. 清创后处理　协助患者取舒适体位,穿好衣服,整理床单。污染物倒入医疗垃圾桶内,器械类清洗干净再灭菌。洗手,脱口罩、帽子。

(二)术后护理

(1)术后应局部固定、制动,抬高患肢,以减少肿胀。保持有利于引流的体位和关节的功能位置。

(2)密切观察伤口引流情况。伤口大量渗出、敷料潮湿,应及时更换外层敷料,一般不宜频繁地更换内层敷料。出血过多应及时检查伤口并止血。

(3)根据全身情况输液或输血。

(4)合理应用抗生素,防止伤口感染,促使炎症消退。

(5)指导患者早期活动,促进功能恢复。

(6)伤后 24 h 内注射破伤风抗毒素,如伤口深,污染重,应同时肌内注射气性坏疽抗毒血清。

(7)根据引流物情况,伤口引流条一般在术后 24~48 h 内拔除。

(8)伤口出血或发生感染时,应即拆除缝线,检查原因,进行处理。

二、换药

换药又称更换敷料,是对经过初期治疗的伤口(包括手术切口)进一步处理的总称。包括检查伤口、除去脓液和分泌物、清洁伤口及覆盖敷料。其目的是动态观察伤口变化,保持引流通畅,消除妨碍伤口愈合因素,预防和控制创面感染,促进伤口愈合或为植皮做准备。

(一)换药室的管理

1. 严格无菌管理　严格遵守无菌操作原则,防止发生院内感染。

2. 换药环境和时间　换药时室内空气清洁、光线明亮、温度适宜。一般在晨间护理时进行,患者进餐或睡眠时、家属探视时、手术人员上手术台前不进行换药。

3. 换药顺序　先换清洁伤口,再换污染伤口,最后换感染伤口。特异性感染伤口应专人换药。

4. 换药次数　按伤口情况和分泌物多少而定。清洁伤口一般在缝合后第 3 天换药一次,至伤口愈合或拆线时,再度换药;肉芽组织正常生长、分泌物少的伤口,每日或隔日更换一次;放置引流的伤口,渗出较多时应及时更换;脓肿切开引流次日可不换药,以免出血;感染重、脓液多时,一天需更换多次,保持外层敷料不被分泌物浸湿。

(二)操作步骤

(1)去除伤口敷料　用手揭去外层敷料,用无菌镊除去内层敷料。撕胶布时方向与伤口纵轴方向平行,动作轻柔;伤口内层敷料及引流物,应用无菌镊取下,揭起时应沿伤口长轴方向进行。若内层敷料与创面干结成痂,可用过氧化氢或生理盐水浸湿软化敷料后再揭除。在换药过程中两把换药镊要保持其中一把始终处于相对的无菌状态,不可污净不分,随意乱用。取下的污染敷料均放在弯盘内,不得随意丢弃,以防污染环境或交叉感染。

（2）处理伤口 ①左手持一把无菌镊子将换药碗内的碘伏棉球传递给右手的无菌镊子。右手夹持碘伏棉球消毒缝合伤口及周围皮肤,一般应达伤口周围5 cm。清洁伤口先由创缘向外擦洗;化脓及感染创口由外向创缘擦拭,擦拭过程中注意动作轻柔,碘伏棉球勿过干或过湿,过干创面不能彻底消毒,过湿易使碘伏流入创口引起疼痛和损伤组织。②同样方法使用盐水棉球清洗创口,禁用干棉球擦洗创口,以防损伤肉芽组织。③轻轻剔除过度生长的肉芽组织、腐败组织或异物等,必要时用拆线剪剪去坏死组织,酌情取标本送细菌培养,根据伤口深度和创面情况置入引流物,观察伤口深度、愈合情况及引流等情况。再用盐水棉球清除沾染皮肤上的分泌物,用碘伏棉球消毒伤口。

（3）包扎固定伤口 用乙醇棉球再次消毒周围皮肤一遍,以无菌敷料覆盖创面及伤口,用胶布或绷带固定。敷料覆盖的大小以不暴露伤口外3 cm左右为宜,数量视渗出情况而定。一般浅部伤口常用凡士林纱布;分泌物多时用盐水纱布,外加多层干纱布。

（4）换药后整理 换药完毕,协助患者卧于舒适体位,整理床单位和用物。特殊感染者的敷料如破伤风、铜绿假单胞菌感染患者的敷料应随即焚烧销毁,器械、器皿做特殊灭菌处理。

（三）不同伤口的处理

1. 缝合伤口的处理 无引流物的缝合伤口,如无感染现象,可至拆线时更换伤口敷料。对于手术中渗血较多、污染伤口或伤口内放置引流物,如渗血、渗液湿透外层纱布,应随时更换敷料;引流物一般术后24～48 h取出。局部以70%乙醇消毒后,更换敷料。术后3～4 d若患者自觉伤口疼痛或有发热,应及时检查伤口。如出现缝线反应,针眼周围发红,可用70%乙醇湿敷或红外线照射,使炎症吸收。线眼处出现小脓疱时,即刻拆去此针缝线并去除伤处脓液,再涂以碘酊。伤口感染初期给予物理疗法,化脓时应拆除部分线,进行引流。

2. 肉芽创面的处理 根据创面的变化采取不同措施。

（1）健康肉芽 为鲜红色,较坚实,呈颗粒组织、分泌物少、触之易出血,处理时先以生理盐水棉球蘸吸除去分泌物,外敷等渗盐水纱布或凡士林纱布。较窄的伤口可用蝶形胶布拉拢创缘,促进伤口愈合,减少瘢痕形成。面积较大的新鲜肉芽创面,应尽早植皮覆盖,缩短愈合时间,增强伤口表层强度。

（2）肉芽生长过度 创面高于创缘,阻碍周围上皮生长,应将其剪平,以棉球压迫止血,或用硝酸银烧灼后生理盐水湿敷,数小时后肉芽可复原,再拉拢创缘或植皮。

（3）肉芽水肿 创面淡红、表面光滑,质地松软,触之不易出血,宜用3%～5%高渗氯化钠湿敷,并注意患者全身营养状况。

3. 脓腔伤口的处理 伤口深而脓液多者,保持引流通畅,必要时冲洗脓腔。根据创面、伤口情况选用引流物,浅部伤口常用凡士林或液状石蜡纱布;伤口较小而深时应将凡士林纱条送达创口底部,但不可堵塞外口,个别小的引流口需再切开扩大。

常见致病菌感染的特点:①金黄色葡萄球菌引起的感染可见到黄白色、较黏稠、无臭的脓液,创面肉芽上沾有脓液,尚可生长;②溶血性链球菌引起的感染可见到红褐色、较稀薄、无臭的脓液,创面肉芽少,周围皮肤浸润发红;③铜绿假单胞菌引起的感染可见到绿色、有甜腥味的脓液,创面肉芽不生长,或生长后溶解;④多种菌混合引起的感染可见到红褐色、黄褐色,有或无臭味的脓液,肉芽生长慢,创面可见坏死组织;⑤厌氧菌引起的感染可见到红褐色、棕色、较稀薄、有腥臭味、可有气泡的脓液,创面可见肌坏死;⑥白念珠菌引起的感染可见到色暗、量少的脓液,创面有霉斑或颗粒,肉芽水肿。

练习题

1. 患者,男,55岁。车祸造成多发性损伤,急救车到达后首先要处理的情况是(　　)

A. 开放性骨折　　　　　　　　　　　　B. 腹部外伤后肠管脱出

C. 外伤性大出血　　　　　　　　　　　D. 颅脑外伤

E. 膀胱破裂

2. 开放性损伤与闭合性损伤的主要区别是(　　)

A. 是锐性暴力还是钝性暴力所致　　　　B. 皮肤或黏膜是否保持完整

C. 是否合并有内脏损伤　　　　　　　　D. 是否引起局部感染

E. 是直接暴力还是间接暴力所致

3. 患者,女,3岁。不慎被开水烧伤左手。烫伤部位局部红肿,有一个约2 cm×2 cm大水疱,其周边有3~5个小水疱。该患儿的烧伤程度为(　　)

A. Ⅰ度烧伤　　　　　　　　　　　　　B. Ⅱ度烧伤

C. Ⅲ度烧伤　　　　　　　　　　　　　D. 重度烧伤

E. 特重度烧伤

4. 患者,男,39岁。因大面积Ⅲ度烧伤入院,对其所住的病室进行空气消毒的最佳方法是(　　)

A. 臭氧灭菌灯消毒　　　　　　　　　　B. 消毒液喷雾

C. 开窗通风　　　　　　　　　　　　　D. 食醋熏蒸

E. 过滤除菌

5. 大面积烧伤后2 d内,患者最主要的全身改变是(　　)

A. 急性呼吸衰竭　　　　　　　　　　　B. 脓毒血症

C. 低血容量性休克　　　　　　　　　　D. 急性肾衰竭

E. 应激性溃疡

6. 外伤后施行清创术的最佳时机是(　　)

A. 6~8 h内　　　　　　　　　　　　　B. 8~10 h内

C. 10~12 h内　　　　　　　　　　　　D. 12~16 h内

E. 16~18 h内

(陈　超)

参考答案

第十章 肿瘤患者的护理

▒▒▒▒▒▒▒ **学习目标** ▒▒▒▒▒▒▒

1. 掌握:肿瘤的常见病因、三级预防。
2. 熟悉:肿瘤患者的护理评估、护理措施。
3. 了解:肿瘤的概念。
4. 学会恶性肿瘤患者的健康指导。
5. 具有良好的护患沟通能力,及时安慰、指导患者配合治疗。

第一节 概 述

机体正常细胞在不同的始动与促进因素长期作用下,发生过度增殖与异常分化所形成的新生物,称为肿瘤。肿瘤细胞不受人体正常机制的调节,具有异常的增殖能力,不因病因去除而停止增殖,且破坏正常组织与器官。随着疾病谱的改变,恶性肿瘤逐渐成为我国目前常见的死亡原因之一。

【病因】

肿瘤的病因至今尚未完全清楚。目前认为肿瘤的发生是由多种外源性及内源性因素长期作用的结果。

(一)外源性因素(环境因素)

1. 物理因素 电离辐射可致皮肤癌、白血病;紫外线可致皮肤癌;石棉纤维可引起肺癌;滑石粉可引起胃癌。

2. 化学因素 有机农药、硫芥等烷化剂导致肺癌及造血器官肿瘤;亚硝胺类与食管癌、胃癌和肝癌的发生有关;经常与煤烟垢、煤焦油、沥青等多环芳香烃类化合物接触的工人易患皮肤癌、肺癌;燃料中的氨基偶氮类物质易诱发膀胱癌和肝癌。

3. 生物因素

(1)病毒 是生物致癌中最主要的因素。如 EB 病毒可引起鼻咽癌、伯基特淋巴瘤;人乳头瘤病毒可引起宫颈癌;乙型肝炎病毒可引起肝癌。

(2)细菌 可引起肿瘤。如幽门螺杆菌感染与胃癌的发病有关等。

(3)少数寄生虫 也可引起肿瘤。如华支睾吸虫可致肝癌、日本血吸虫可致大肠癌。

(二)内源性因素(机体因素)

1. 遗传因素 部分恶性肿瘤存在一定的遗传倾向性。如乳腺癌、胃癌、部分食管癌、肝癌、鼻咽癌者多存在家族史。

2.内分泌因素　雌激素和催乳素与乳腺癌有关,生长激素可促进癌症发生。

3.免疫因素　如获得性自身免疫性疾病者易发生恶性肿瘤。

此外,癌前期病变(如萎缩性胃炎、慢性胃溃疡、胃息肉易引起胃癌)和不良生活方式(如抽烟、喝酒等)的长期作用可引发恶性肿瘤;精神因素、微量元素缺乏、营养失调等也与肿瘤的发生有关。

【分类】

肿瘤可分为良性与恶性两大类。一般将良性肿瘤称为"瘤",如脂肪瘤。恶性肿瘤,来源于上皮组织者称为"癌",如肺癌;来源于间叶组织者称为"肉瘤",如骨肉瘤;胚胎性肿瘤常称为母细胞瘤,如肾母细胞瘤;但某些恶性肿瘤仍沿用传统名称"瘤"或"病",如恶性淋巴瘤、白血病。还有少数肿瘤,在形态学上属于良性,但常浸润性生长,切除后易复发,甚至可转移,其生物学行为介于良性与恶性之间,称为交界性或临界性肿瘤,如包膜不完整的纤维瘤。

【病理生理】

1.肿瘤细胞的分化　在细胞学上良性肿瘤近似正常细胞,很少出现核分裂象。而恶性肿瘤细胞的分化程度不同,恶性程度和预后也有差异。恶性肿瘤细胞可分为高、中、低(或未分化)分化3类,或称Ⅰ、Ⅱ、Ⅲ级。高分化(Ⅰ级)细胞形态接近正常,恶性程度低;低分化(或未分化、Ⅲ级)细胞核分裂较多,恶性程度高,预后差;中分化(Ⅱ级)的恶性程度介于两者之间。

2.恶性肿瘤的发生发展过程　包括癌前期、原位癌及浸润癌三个阶段。癌前期表现为上皮细胞增生明显,伴有不典型增生;原位癌常指癌细胞局限于上皮层、未突破基膜的早期癌;浸润癌是指原位癌突破基膜向周围组织浸润、发展,破坏周围组织的正常结构。

3.肿瘤的生长方式　良性肿瘤多为膨胀性生长,挤压周围组织,形成包膜样纤维包绕,彻底切除后少有复发。恶性肿瘤主要呈浸润性生长,肿瘤沿组织间隙、神经纤维间隙或毛细血管扩展,边界不清,甚至扩展范围远超过肉眼所见,局部切除后极易复发。

4.生长速度　良性肿瘤多生长缓慢,病程长。恶性肿瘤生长快,病程较短。但良性肿瘤若发生恶变亦可较快增大,若合并出血或感染,可于短期内明显增大。

5.转移方式　①直接蔓延:肿瘤细胞向与原发灶相连续的组织扩张生长,如晚期宫颈癌可蔓延到直肠和膀胱。②淋巴转移:多数先转移至邻近区域淋巴结,也可出现"跳跃式"越级转移。如皮肤淋巴管转移可使局部呈卫星结节。③血行转移:肿瘤细胞侵入血管,随血流转移至远处脏器,如腹腔内肿瘤可经门脉系统转移到肝。④种植性转移:肿瘤细胞脱落后在体腔或空腔脏器内的转移,最常见的是胃癌种植转移至盆腔。

6.肿瘤分期　恶性肿瘤的临床分期有助于制订合理的治疗方案,正确评价治疗效果以及判断预后。国际抗癌联盟提出了TNM分期法,T(tumor)代表原发肿瘤大小,N(node)代表区域淋巴结转移,M(metastasis)代表远处转移。根据TNM的不同组合,诊断为Ⅰ、Ⅱ、Ⅲ、Ⅳ期。若临床无法判断肿瘤体积时,则用T_x表示。肿瘤分期有临床分期(CNM)及术后的临床病理分期(PNM)。各类肿瘤TNM分期具体标准由各专业会议协定。

第二节　肿瘤患者的护理

【护理评估】

(一)健康史

了解患者的年龄、职业、饮食习惯、个人嗜好、心理特点、生活方式,以及近期是否遭受重大生活事件,仔细询问既往史、家族史和用药史。评估是否存在内源性或外源性致癌与促癌因素,如有无长期大量吸烟、酗酒,化学性或物理性致癌物接触情况,慢性炎症、溃疡、息肉等癌前病变,病毒、细菌、寄生虫感染史等。

(二)身体状况

1. 局部表现　肿瘤早期无明显症状。晚期因出血、梗阻、脏器衰竭而出现相应的症状。

(1)肿块　多为体表或表浅肿瘤的首发症状,如乳腺癌和骨肉瘤等。肿瘤的性质不同,肿块的硬度、活动度不同。一般良性肿瘤的肿块边界清楚,恶性肿瘤与周围组织分界不清。肿瘤位于深部和内脏者,肿块不易触及,但可出现组织受压或空腔脏器梗阻等症状。

(2)疼痛　早期多不明显,随着肿瘤的膨胀性生长、破溃或感染可使末梢神经或神经感受刺激或受压可出现局部疼痛或放射痛,晚期肿瘤常呈持续性疼痛,难以忍受,夜间尤甚。

(3)出血　肿块破溃或侵及血管可致出血,如消化道肿瘤出现呕血或便血,肺癌出现咯血或血痰等。

(4)溃疡　体表或消化道的肿瘤,如生长过快、血供不足可发生坏死,或因继发感染导致破溃,可伴有恶臭和血性分泌物。

(5)梗阻　空腔脏器的肿瘤可产生梗阻症状,如大肠癌引起肠梗阻、胃窦癌引起幽门梗阻、胆管癌引起胆管阻塞等。

(6)浸润与转移症状　肿瘤压迫或浸润周围组织产生相应症状,如压迫血管引起供血不足或静脉回流障碍,浸润神经引起肢体运动和感觉障碍,颅内肿瘤引起颅内压增高和定位症状等。远处转移在转移部位引起相应症状。

2. 全身表现　良性肿瘤及早期恶性肿瘤,多无明显的全身症状。随着肿瘤的进展,可产生一系列非特异性全身症状,以消瘦、乏力、贫血、发热最常见。出现恶病质是恶性肿瘤终末期全身衰竭的表现。某些肿瘤还可有内分泌失调的表现,如嗜铬细胞瘤引起高血压、甲状旁腺瘤引起骨质疏松、功能性胰岛细胞瘤引起低血糖症状等。

(三)辅助检查

1. 实验室检查

(1)常规检查　包括血、尿及粪便常规检查。白血病患者血常规明显改变,消化道恶性肿瘤可伴有贫血和粪便潜血试验阳性,泌尿系统恶性肿瘤可见血尿。

(2)血清学检查　碱性磷酸酶(AKP)升高见于肝癌、骨肉瘤,酸性磷酸酶(ACP)升高见于前列腺癌;绒毛膜上皮癌患者的绒毛膜促性腺激素升高。

(3)免疫学检查　主要检查来自体内肿瘤的胚胎抗原、相关抗原、病毒抗原等,对某些肿瘤的诊断及判断预后有一定价值。如癌胚抗原(CEA)检测作为大肠癌术后监测有较好作用,甲胎蛋白(AFP)检测用于肝癌普查效果良好,抗 EB 病毒抗原的 IgA 抗体(VCA-IgA 抗体)可用于鼻咽癌筛查。

（4）流式细胞分析技术与基因诊断　由于细胞或分子水平的变化常早于临床症状之前,近年来发展的该类技术因其敏感性和特异性较高而有助于临床诊断、估计预后及指导治疗。

2. 影像学检查

（1）X 射线检查　肺肿瘤、骨肿瘤等 X 射线检查可见特定阴影;硒静电 X 射线(干板摄影)和钼靶 X 射线球管摄影可用于乳腺癌及软组织肿瘤的检查;胸部 X 射线有助于鉴别炎症所致片状阴影和肿瘤团块实体阴影。各种造影检查技术如钡餐或钡灌肠、气钡双重造影、碘剂器官造影与血管造影、X 射线减速造影等,可获得清晰图像以提高诊断阳性率。

（2）计算机断层摄影(CT)　用于颅内肿瘤、实质性脏器肿瘤、实质性肿块及淋巴结肿大等的诊断与鉴别诊断,能清楚显示肿块的位置、大小及外形等。螺旋 CT 经电脑工作站处理,可形成全胸或全腹三维图像、CT 血管造影、仿真内镜检查等。

（3）超声显像(BUS)　具有安全、简便、无损伤等特点,有助于了解肿瘤所在部位、范围及判断阴影性质,广泛应用于肝、胆、胰、脾、子宫及卵巢等检查。

（4）放射性核素显像　一般可显示直径 2 cm 以上的病灶,常用于甲状腺肿瘤、骨肿瘤、肝肿瘤、脑肿瘤及大肠癌等检查。

（5）MRI　分辨率高,主要适用于中枢神经系统肿瘤的诊断。

3. 病理形态学检查　为目前确定肿瘤的直接而可靠的依据。其中,临床细胞学检查取材方便、易被接受而应用广泛,常用的有细针直接穿刺涂片或超声导向穿刺涂片检查,取胸腔积液、腹腔积液、尿液沉渣、痰液及阴道分泌物涂片,检查体液自然脱落细胞。经食管拉网、胃黏膜洗脱液、宫颈刮片及内镜下肿瘤表面刷脱等方法采集标本,行黏膜细胞学检查等。病理组织学检查则是根据肿瘤所在部位、大小及性质等,通过钳取活体组织、经手术完整切除肿瘤送检或于术中切取病变组织作快速切片等方式进行病理检查。活体组织检查理论上有可能促使恶性肿瘤扩散,故常在治疗前短期内或术中施行。

4. 内镜检查　应用金属(硬管)或纤维光导(软管)的内镜直接观察空腔器官、胸腔、腹腔、纵隔等部位的肿瘤及其他病变,并可取活体组织做病理学检查,具有定位和定性双重诊断价值。常用的有支气管镜、食管镜、胃镜、各类肠镜、腹腔镜、纵隔镜、膀胱镜、阴道镜及子宫镜等。

5. 手术探查　适用于高度怀疑而又难以确诊的恶性肿瘤,诊断和治疗可同时进行。

(四)治疗方法

肿瘤的治疗方法很多,临床常根据肿瘤性质、发展程度和患者全身状况等选择具体治疗方案。原则上良性肿瘤应完整手术切除,临界性肿瘤必须彻底手术切除,否则极易复发或恶变。恶性肿瘤常伴浸润与转移,须从整体考虑采用综合疗法,通常Ⅰ期以手术治疗为主;Ⅱ期以局部治疗为主,行原发肿瘤切除或放疗,辅以有效的全身化疗,并包括转移灶的治疗;Ⅲ期采取综合治疗,于手术前、后及术中放疗或化疗;Ⅳ期以全身治疗为主,辅以局部对症治疗。

1. 手术治疗　手术切除对实体肿瘤是一种最有效的治疗方法,为肿瘤患者首选的局部治疗。恶性肿瘤的主要手术方式如下。

（1）根治术与扩大根治术　适用于早、中期患者,将癌肿所在器官的大部或全部,连同周围一定范围的正常组织和区域淋巴结整块切除,以期达到彻底治愈的目的。其切除范围较广,术后可有不同程度的功能障碍或缺失,如失语、截肢、乳房缺失、人工肛门、尿流改道等。

（2）姑息手术　适用于晚期有远处转移或癌肿无法切除的患者,仅作原发灶切除或将原发灶旷置,通过手术达到缓解症状、减轻痛苦、延长生命及改进生存质量的目的。如癌肿姑息性切除、结扎癌肿供血动脉、内分泌腺切除、中空性器官梗阻时的捷径转流或造口术等。

（3）其他 如激光手术切割或激光气化治疗多用于头面部肿瘤；超声手术切割可用于颅内肿瘤及肝叶切除；液氮冷冻手术应用于脑肿瘤、血管瘤等。

2.化学治疗（化疗） 半个世纪以来，肿瘤化疗有了迅速发展，目前已能单独应用化疗治愈绒毛膜上皮癌、睾丸精原细胞瘤、伯基特（Burkitt）淋巴瘤、急性淋巴细胞白血病等，对某些肿瘤可获得长期缓解，如霍奇金病、颗粒细胞白血病、肾母细胞瘤、乳腺癌等。多类药物的合理应用是临床控制肿瘤复发和转移的可能途径。

化疗必须联合、多疗程用药，两疗程之间至少间隔4～6周，以提高疗效、减轻副反应。可通过静脉滴注、肌内注射、口服等全身给药，或外敷、冲洗、腔内或瘤内注射等局部给药。近年来临床广泛开展介入治疗，经动脉定位插管单纯灌注或栓塞加化疗，也可同时皮下留置微泵，在肝癌和肺癌治疗中应用较多。经介入治疗肿瘤缩小后可采取手术切除，或多次治疗使肿瘤得以控制或缓解症状。

按作用原理不同常将化疗药物分为六类。①烷化剂类（细胞毒素类）：如环磷酰胺、氮芥、卡莫司汀、白消安（马利兰）等。②抗代谢类药：如5-氟尿嘧啶、甲氨蝶呤、阿糖胞苷等。③抗生素类：如放线菌素D（更生霉素）、丝裂霉素、多柔比星（阿霉素）、博来霉素等。④生物碱类：如长春新碱、长春碱、羟喜树碱等。⑤激素类：常用的有他莫昔芬（三苯氧胺）、己烯雌酚、黄体酮、甲状腺素、泼尼松等。⑥其他：如顺铂（PDD）、L-门冬酰胺酶、丙卡巴肼（PCZ）、羟基脲等。

目前抗癌药物对体内正常细胞也有一定影响，尤其是增殖较快的细胞，故用药后可能出现多种不良反应。常见的有骨髓抑制、消化道反应、肝肾毒性、毛发脱落、口腔黏膜及皮肤反应、免疫功能降低、静脉炎和局部组织的变性、坏死等。下列情况禁忌化疗：①白细胞<$3×10^9$/L，血小板<$80×10^9$/L或有出血倾向者；②贫血及血浆蛋白低下者；③肝功能障碍或严重心血管疾病者；④已发生骨髓转移者；⑤年老体衰、营养状况差及恶病质者。

3.放射治疗（放疗） 对增殖状态的肿瘤细胞有抑制和杀伤作用，是肿瘤治疗的主要手段之一，可单独使用或作为手术前后的配合治疗。常用放射源有深度X射线、γ射线、放射性核素（镭、^{60}钴）和粒子加速器（电子束、中子束、质子束等），应用方法分为外照射和内照射。

各种肿瘤对放射线的敏感性不一。淋巴造血系统肿瘤、性腺肿瘤、多发性骨髓瘤、小脑髓母细胞瘤等属高度敏感；基底细胞癌、宫颈鳞癌、鼻咽癌（未分化癌和淋巴上皮癌）、食管癌、乳腺癌、肺癌、皮肤癌等中度敏感；胃肠道腺癌、软组织及骨肉瘤等低度敏感。

放疗的副作用主要有虚弱疲乏、骨髓抑制、皮肤黏膜改变、胃肠道反应和脱发等。治疗中必须常规检测白细胞和血小板，若白细胞降至$3×10^9$/L或血小板低于$80×10^9$/L，须暂停放疗。可应用鲨肝醇、利血生、单核苷酸钠混合针剂，以及养阴补肾、益气健脾中药，以减轻放疗不良反应。

4.生物治疗 应用生物学方法治疗肿瘤患者，可改善宿主个体对肿瘤的应答反应及直接效应，包括免疫治疗和基因治疗两大类。免疫治疗通过刺激宿主的免疫机制而促使肿瘤消散，如接种卡介苗、注射干扰素、接种自体或异体瘤苗等。基因治疗是通过改变基因结构及功能等方法赋予靶细胞新的功能特性，以治疗人体的失调和疾病，但目前大部分仍处于临床及实验研究阶段。

5.其他治疗 内分泌治疗（激素治疗）、中医中药治疗及心理治疗等，对恶性肿瘤的治疗起到一定的辅助作用。

（五）心理社会状况

肿瘤患者因各自的文化背景、心理特征、病情性质及对疾病的认知程度不同，会产生不同的心理反应。良性肿瘤患者的心理压力主要来自手术，因预后良好，故患者通常较乐观。而恶性肿瘤的诊断一旦确立，往往使患者及其家属经历一系列复杂的心理变化。临床常将肿瘤患者的心理反应分为以下五个时期。

1. 震惊否认期　获知癌症诊断后,患者感到震惊,可能出现暂时性情绪休克,表现为不言不语、表情及眼神呆滞、知觉消失,甚至晕厥。继之极力否认,怀疑诊断有误,要求复查,有的患者辗转多家医院就诊、咨询,期望否定诊断。这是一种保护性心理反应,但若持续时间过久可导致延误治疗。

2. 愤怒期　当事实无可否认时,患者表现出恐慌、悲愤、烦躁、不满等情绪,常迁怒于家人和医务人员,如百般挑剔、大声叱喝、无理取闹,甚至拒绝治疗及出现冲动性行为。

3. 磋商期　经过愤怒发泄后,患者转而进入"讨价还价"阶段,求生的欲望驱使患者易于接受他人的劝慰,表现出良好的遵医行为,祈求多争取些时日以完成未了的心愿及工作,或者争取机会寻求名医、秘方等以期延长或挽救生命。

4. 抑郁期　由于治疗效果欠佳、病情加重或癌症复发,患者心情沉重,感到无助和绝望,出现畏缩、沉默寡言、悲伤哭泣、不吃不喝,甚至企图自杀。

5. 接受期　患者经过激烈的内心挣扎,逐渐接受并能面对患病事实,心境平和,不再自暴自弃,理性地配合治疗和护理,有调理地安排后事。

上述心理变化可同时发生、反复发生或一直停留在某一阶段,且不同个体的心理反应存在很大差异,各期的持续时间、出现顺序等不尽相同。此外,手术的应激和放疗或化疗副反应,可引起患者的紧张、焦虑及恐惧心理。如有容貌改变、器官缺失或功能障碍,还可能产生自卑、自我形象紊乱及退缩等心理社会反应。

【护理问题】

1. 焦虑/恐惧　与环境陌生、角色改变、担忧预后、手术应激及化疗或放疗不良反应等有关。
2. 疼痛　与肿瘤侵犯或压迫组织及神经、手术创伤、放疗或化疗所致组织损伤等有关。
3. 营养失调:低于机体需要量　与吸收障碍、慢性肿瘤消耗,以及厌食、恶心、呕吐等消化道症状有关。
4. 有皮肤黏膜完整性受损的危险　与长期卧床、活动受限、放疗或化疗所致组织损伤等有关。
5. 潜在并发症:出血、感染、脏器功能障碍、口腔溃疡、骨髓抑制、静脉炎等。
6. 知识缺乏　缺乏肿瘤防治、放疗或化疗反应及术后康复知识。
7. 自我形象紊乱　与术后器官缺失、功能障碍和放、化疗所致脱发等有关。

【护理目标】

患者的焦虑或恐惧减轻,能面对现实,并配合治疗;疼痛得到有效控制,舒适感增加;营养改善,体重增加;患者无损伤或损伤修复,皮肤黏膜完整,无压疮;并发症发生时能被及时发现,并得到处理;患者了解肿瘤预防、治疗及自我照顾的有关知识和方法;能正确认识并接受外貌的改变、器官缺失或功能障碍等情况。

【护理措施】

(一)心理护理

肿瘤患者承受着巨大的心理压力,积极的心理反应不仅增进对治疗和护理的配合,利于病情的控制,而且可调动机体免疫功能,提高对肿瘤细胞的免疫监视和对感染等的防御能力。相反,消极的心理反应如悲观、失望、自暴自弃等,常使病情每况愈下,严重影响身心健康与生活质量。护士应具有高度的同情心和责任感,多关心、陪伴患者,理解患者各种心理和行为表现,并动员社会支持系统的力量,根据不同时期心理反应的特点,提供细致的心理支持、鼓励和疏导。

1. **震惊否认期** 不宜直接揭穿患者的心理防御机制,允许其有一定时间去接受现实。医护人员的态度要保持一致,尽量肯定回答患者的疑问,减少患者怀疑及逃避现实的机会。多给予患者情感支持和生活照顾,通过耐心细致的服务态度、温和的语言促进良好护患关系的建立,增加患者的安全感。

2. **愤怒期** 向家属解释此期患者的心理改变,取得家属的理解和配合。鼓励患者倾诉,纠正其错误感知,不阻止其适度的发泄情绪,但应小心预防意外事件发生。可邀请其他病友介绍成功治疗的经验,教育和引导患者正视现实。

3. **磋商期** 维护患者的自尊,尊重患者的隐私,重视对患者及其家属的健康教育,主动与患者商讨,发挥其主观能动性,共同制订个体化的整体护理计划。介绍医院的医疗水平和护理质量,增强患者对治疗的信心,减少病急乱投医行为。

4. **抑郁期** 给予患者更多的关爱和抚慰,加强沟通交流,诱导说出内心的感受和想法,鼓励发泄情绪,减轻心理压力。帮助患者维持身体的清洁与舒适,指导家人陪伴患者,防止出现自杀行为。

5. **接受期** 尊重患者意愿,尽量满足其生理、心理和社会等方面的需求,提高生活质量。执行护理计划时,尽可能减少痛苦和打扰。

(二)疼痛护理

疼痛是困扰肿瘤患者的常见问题,尤其是持续难以控制的疼痛对患者身心威胁很大。其一般护理措施包括保持病室安静,减少环境压力因素,加强基础护理,增进身心舒适,鼓励患者适当参与娱乐活动以分散注意力,以及指导患者使用松弛疗法、音乐疗法等缓解疼痛。

当前,全世界约有一半的癌症发生在发展中国家。当患者确诊时,多数已失去治愈机会。止痛成为晚期肿瘤患者必须实施的人道主义措施。可按照世界卫生组织(WHO)提出的三级阶梯止痛方案遵医嘱用药,有效改善患者的生存质量。对于疼痛较轻或初始疼痛者,遵循一级止痛方案,主要使用阿司匹林等非麻醉性镇痛药。当上述药物无效或是中度持续性疼痛者,采取二级止痛方案,改用可待因等弱麻醉性镇痛药。如疼痛进一步加剧,二级止痛无效时,执行三级止痛方案,给予吗啡、哌替啶等强麻醉性镇痛药。应注意用药原则,即从小剂量开始,视止痛效果逐渐增量;以口服为主,无效时直肠给药,最后才考虑注射给药;强调按时给药,而不是等待患者先疼痛后给药。

此外,近年来临床使用患者自控止痛法(PCA),通过硬膜外腔置管持续微量给药,不仅符合药代动力学原理、易于维持最低有效镇痛药浓度,而且可满足止痛药需求的个体差异。有利于患者在任何时刻及不同疼痛强度下获得最佳止痛效果。

(三)营养支持

制订科学合理的饮食计划,创造舒适愉快的进餐环境,鼓励患者进食高热量、高蛋白、富含维生素、清淡易消化饮食。注意食物色、香、味及温度,避免粗糙和辛辣刺激性食物,少量多餐,保证充足的水分摄入。咀嚼、吞咽困难者进流质饮食,口腔黏膜溃疡严重时给予微冷、无刺激的流质或半流质饮食,恶心、呕吐或有疼痛者餐前适当用药控制症状。如有严重呕吐、腹泻,需静脉补液以维持水、电解质及酸碱平衡,必要时遵医嘱采取肠内或肠外营养支持措施。

(四)手术治疗的护理

对于拟行手术治疗的患者,应向患者及其家属解释手术的必要性,重视术前的心理支持,增强患者对治疗的信心。指导患者按计划完成各项术前检查,遵医嘱补液、输血及营养支持,全面改善机体状况,提高对麻醉和手术的耐受力。根据手术需要认真备皮,按常规做好术前呼吸道准备、消化道准备及药物过敏试验等工作,积极预防麻醉和手术并发症。

根治性手术范围广、损伤大,术后并发症多,应密切监测患者生命体征,观察并记录切口和引流状况,及时发现病情的异常变化并正确处理。加强术后饮食、补液、用药、引流、切口及活动等各方面的护理,指导患者积极进行功能锻炼,介绍功能重建的可能及所需条件,训练患者的自理能力,达到减少并发症、促进康复、提高生存质量等目的。

(五)化学疗法的护理

化学疗法即化疗,是肿瘤治疗的重要手段之一。由于各类抗肿瘤药物往往具有局部刺激强、全身毒性反应大、毒副作用多等特点,护士必须了解常用药物的特点、种类、用药途径、副作用及其预防措施,才能做好化疗患者的护理。除掌握正确的给药方法、按计划执行化疗方案、注意保护静脉及自我防护等措施以外,重点加强常见毒副反应的预防和护理。

1. 栓塞性静脉炎与组织坏死　许多抗肿瘤药物,如氮芥、放线菌素 D(更生霉素)、长春新碱等均有较强的局部刺激,应根据药性选择合适的给药途径。静脉给药时使用适当的溶酶稀释至规定浓度,左右交替、由远及近合理使用静脉血管,提高静脉穿刺成功率,妥善固定针头以防滑脱渗漏,尽量避免进针与拔针过程中的局部刺激。一旦发现药液溢至皮下,应立即停药,局部注射生理盐水及相应的解毒剂或拮抗剂,并可涂以氢化可的松软膏,冰敷 24 h。如发生栓塞性静脉炎,须停止使用相关静脉,采取如意金黄散或用 50% 硫酸镁湿敷、理疗等措施,不可挤压或按摩以免血栓脱落引起栓塞。

2. 胃肠道反应　大部分抗肿瘤药物对消化道黏膜有损害作用,引起食欲减退、恶心、呕吐、腹泻等表现。要关心患者的进食情况,进食前用温盐水漱口,反应较重者安排在睡前或晚饭后用药,给服镇静止吐剂,针灸也有一定帮助。口腔炎或溃疡剧痛者,可用 2% 利多卡因喷雾止痛,改用吸管吸取流质饮食,必要时行肠外营养;合并真菌感染时,用 3% 碳酸氢钠液和制霉菌素液含漱;溃疡创面涂抹 0.5% 金霉素甘油。

3. 肝肾毒性反应　记录 24 h 液体出入量,注意尿量和尿比重变化,鼓励患者大量饮水,定期监测肝、肾功能,及时发现脏器功能异常并报告医生。

4. 骨髓抑制与免疫功能低下　为化疗最严重的毒性反应,常引起白细胞、血小板显著减少甚至再生障碍性贫血,患者免疫功能低下,易于继发感染。应常规检查血常规每周 1~2 次,观察有无皮肤黏膜瘀斑、牙龈出血、鼻出血、血尿、便血及感染征象。严格执行无菌技术操作,保持病室空气新鲜、限制探视,注意安全,避免受伤,遵医嘱用药及输血,对大剂量强化治疗或白细胞低于 1.0×10^9/L 者实施严密的保护性隔离。

5. 头发脱落　多柔比星(阿霉素)、环磷酰胺等常引起脱发,影响患者容貌。化疗时用冰帽局部降温可预防脱发。若脱发严重,可协助患者选购合适的发套。

(六)放射疗法的护理

耐心解释放疗的作用和必要性,鼓励患者坚持按疗程接受放疗。观察放疗后局部和全身反应,加强放疗期间的护理,尽量减轻或消除放疗给患者造成的不适和不良影响。

放射线照射后数小时或 1~2 h 开始,患者常出现虚弱、乏力、头晕、头痛、厌食等全身反应,其轻重与照射部位、范围及剂量有关。放疗前后让患者静卧 30 min,保证充足的休息与睡眠,并加强营养、补充大量维生素,有助于预防和减轻全身反应。放疗也常引起骨髓抑制,导致白细胞、血小板等减少及免疫功能低下。应每周检查血常规,如过低则需暂停放疗,可使用利血生、维生素 B_4 等药物及少量多次输入新鲜血制品改善身体状况,并应注意消毒隔离,加强个人防护,预防继发感染。

放疗的局部反应主要是皮肤、黏膜损伤和照射器官功能的变化,如胸部照射后放射性肺纤维变,食管照射后梗阻加重,膀胱照射后出现血尿,全腹照射后小肠黏膜溃疡、出血甚至坏死等。应细心观察,注意保护照射野皮肤,保持局部清洁、干燥,尤其是腋下、腹股沟、会阴部等皮肤皱褶处。指导患者穿着棉质、柔软、宽松内衣并勤更换,避免热刺激及使用粘贴胶布,外出时防止日光直射。放疗期间加强局部黏膜清洁,如口腔含漱、阴道冲洗、鼻腔用抗生素及润滑剂滴鼻等。

【健康指导】

（1）向患者及其家属解释手术、化疗、放疗等治疗方法，可针对性地提供正确、有价值的信息资料，使患者能够积极配合治疗。

（2）指导患者合理安排日常生活，注意休息，加强营养，保持心情舒畅，避免过度疲劳，改变不良的饮食习惯和行为方式。

（3）患者注意个人卫生，尽量少去人多的公共场所，减少与有感染人群的接触，外出时注意防寒保暖，并可戴上口罩，预防感染。

（4）指导术后患者早期活动，积极进行功能锻炼，以减少并发症，促进功能重建及提高自理能力。

（5）放疗或化疗期间坚持血常规及重要器官功能检查，每周 1～2 次，以尽早发现异常，及时处理。

（6）坚持定期随访，恶性肿瘤治疗后最初 3 年内至少每 3 个月随访 1 次，以后每半年复查 1 次，5 年后每年复查 1 次，直至终生。

练习题

1. 某女性患者，60 岁。宫颈癌晚期，常常自语："这不公平，为什么是我？"出现这种心理反应，提示患者处于（　　　）

A. 接受期　　　　　　　　　　　　　B. 否认期

C. 愤怒期　　　　　　　　　　　　　D. 协议期

E. 抑郁期

2. 某癌症晚期患者，处于临终状态，感到恐惧和绝望。当其发怒时，护士应（　　　）

A. 热情鼓励，帮助其树立信心　　　　B. 指导用药，减轻患者痛苦

C. 说服患者理智面对病情　　　　　　D. 理解、陪伴、保护患者

E. 同情照顾，满足患者要求

3. 与原发性肝癌发生关系最密切的疾病是（　　　）

A. 甲型肝炎　　　　　　　　　　　　B. 乙型肝炎

C. 肝脓肿　　　　　　　　　　　　　D. 中毒性肝炎

E. 肝棘球蚴病

4. 以下肺癌术后呼吸道护理措施中错误的是（　　　）

A. 吸氧　　　　　　　　　　　　　　B. 定时给患者叩背

C. 鼓励患者浅快呼吸　　　　　　　　D. 鼓励患者咳嗽

E. 对气管插管者应严密观察其导管的位置

5. 某男性患者，58 岁。食管癌切除，食管胃吻合术后第 5 天，出现高热、寒战、呼吸困难，白细胞 $20 \times 10^9/L$，高度怀疑发生了（　　　）

A. 出血　　　　　　　　　　　　　　B. 吻合口瘘

C. 吻合口狭窄　　　　　　　　　　　D. 乳糜胸

E. 肺炎、肺不张

6. 某女性患者，62 岁。胃癌，血压 150/95 mmHg，中度贫血，消瘦。术前不必要的项目是（　　　）

A. 纠正贫血　　　　　　　　　　　　B. 改善营养状态

C. 检测肝功能

D. 血压降至正常

E. 血生化检查

7. 肿瘤患者放疗或化疗期间,最主要的观察项目是(　　　)

A. 脱发程度

B. 食欲不振

C. 恶心呕吐

D. 皮肤损害

E. 血白细胞和血小板计数

8. 恶性肿瘤化疗时应掌握的原则,不包括(　　　)

A. 诊断必须明确

B. 有手术指征不可错过手术时机

C. 注意不良反应

D. 每周查白细胞

E. 白细胞在 0.4×10^9 L 以下时应停药

（赵　旭）

参考答案

第十一章 移植患者的护理

▰▰▰▰▰ 学习目标 ▰▰▰▰▰

1. 掌握:皮肤移植、断肢(指)再植、常见器官移植围手术期护理。
2. 熟悉:移植物的储存、断肢(指)再植、常见器官移植患者术后并发症治疗。
3. 了解:器官移植概况和常见的免疫抑制剂。
4. 学会皮肤再植、断肢(指)再植和器官移植的护理方法,能运用护理程序对患者实施整体护理。
5. 具有高度的责任心和耐心,能理解、尊重和关心患者。

第一节 概 述

移植是指将一个个体的细胞、组织或器官用手术或介入等方法,植入自体或者另一个体的同一或其他部位,以替代或增强原细胞组织或器官功能的一门医学技术。用在体内或固定在体表,不含有人或动物的组织和细胞的物质不属于移植术,如应用假体、人工合成物质或人造器官等。

【器官移植发展概况】

器官移植经过半个世纪的临床实践和发展应用,现已成为治疗各种器官衰竭的有效手段。1954年,Murray 等在同卵双生兄弟之间进行同种肾移植获得成功,成为器官移植临床应用的一个里程碑。此后,随着对免疫排斥反应机制的不断深入研究、各种免疫抑制剂的开发和应用、长期血液透析的广泛开展及人类白细胞组织相容性抗原定型用于供者和受者的选择,肾移植从非同卵双生间、活体亲属之间,到应用尸体肾移植,都获得了成功。在肾移植获得成功的基础上,相继开展了原位肝移植、肺移植、胰肾联合移植、心肺联合移植和小肠移植。在早期阶段,虽然有部分受者移植物获得长期存活,但总的效果并不令人满意。直到 20 世纪 70 年代末 80 年代初由于新型免疫抑制剂环孢素 A 的问世,特别是与器官移植相关的一些学科,如免疫学、外科学、药理学、病理学和分子生物学等学科的进展,推动了器官移植的全面发展。我国器官移植始于 20 世纪 60 年代,20 世纪 70 年代末逐渐开展起来,20 世纪 80 年代形成一定规模,到了 20 世纪 90 年代已能开展国外主要施行的各种不同类型的器官移植。在少数移植中心,某些器官的移植效果已经达到或接近国际先进水平。

器官移植虽然得到飞速发展,但是供体器官严重短缺。开发更安全、更长效的器官保存液,研制特效、廉价和毒副作用小的新型免疫抑制剂,探索诱导临床免疫耐受的措施,移植时涉及的医学和伦理道德等问题依然还存在。欧美一些国家已成立了供体器官分配、共享协调机构,通过网络有效地确定器官最佳受体,使有限的供体器官得到充分利用。

【分类】

（一）根据移植物不同分类

根据移植物不同分为细胞移植、组织移植和器官移植。移植的器官称为移植物。提供移植物的个体称为供体/者。接受移植物的个体称为受体/者。

1. 细胞移植　指将适量游离的具有某种功能的活细胞输注到受体的血管、体腔或组织器官内的技术。细胞移植中骨髓与造血干细胞移植可用于治疗重症地中海贫血等遗传性疾病、重症再生障碍性贫血和各种白血病在内的血液系统恶性肿瘤等疾病。

2. 组织移植　指某一种组织，如角膜、皮肤、筋膜、肌腱、软骨、骨、血管等或整体联合几种组织移植，如皮瓣移植术。一般采用自体移植或血管吻合移植以修复某种组织的缺损。

3. 器官移植　指实体器官部分或整体，并进行器官所属血管及其他功能性管道结构重建的移植。如肾脏、肝脏、心脏、胰腺、肺脏、小肠、脾脏移植，以及心肺、肝肾、胰肾、腹腔器官联合移植。

（二）根据供者和受者的遗传学关系分类

1. 自体移植　供、受者为同一个体，不引起排斥反应。如断肢再植术、自体皮肤移植等。
2. 同质移植　相同基因不同个体间的移植（同卵双生子间的移植），不会发生排斥反应。
3. 同种异体移植　供、受者属于同一种族（人-人），有排斥反应。
4. 异种移植　为不同种族之间的组织或器官移植如人-动物，可引起强烈的排斥反应。

（三）根据移植物植入的部位分类

1. 原位移植　先将受者的病变器官切除，再将移植物植入该器官的原解剖位置，如心脏原位移植。

2. 异位移植　又称辅助移植，指将移植物植入受者该器官原解剖位置以外的部位，可以切除或者不切除原来的器官。如将肾移植到髂窝内、将肝移植到脾窝内。

3. 原位旁移植　移植物植入受者该器官原解剖位置旁，不切除原来的器官移植。如切除部分受者肝脏在其旁行部分肝移植。

（四）根据移植物的活力分类

1. 活体移植　移植物来源于活体供体，临床上大部分移植特别是器官移植均为活体移植。
2. 结构移植/支架移植　指移植物丧失活力（骨、软骨、血管、筋膜），不会发生排斥反应。

（五）根据移植器官的数量分类

1. 单一/单独移植　每次仅移植单个器官，如肾、肝或心脏移植。
2. 联合移植　两个器官同时移植一个个体的体内，如肝肾、心肺联合移植。
3. 多器官移植　同时移植 3 个或更多器官到同一个体的体内。
4. 器官簇移植　在联合移植或多器官移植中，若两个或多个器官只有一个总的血管蒂，整块切除后，在植入时只需吻合其主要动静脉主干，称为器官簇移植。如肝、肠联合移植，肝、胰、胃、肠联合移植，联合移植较单一器官移植排斥反应轻，有免疫学方面优势。

（六）根据移植物供体来源分类

1. 尸体供体移植　指器官或组织来源于心脏死亡供体的移植。
2. 活体供体移植　指供体器官或组织来源于活体的移植。活体移植分为活体亲属和活体非亲属器官移植。

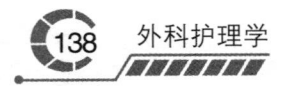

【移植物的贮存】

安全有效的器官保存是移植成功的先决条件,目的是保持移植器官的最大活力。器官保存原则是低温、合适的渗透压和减少缺血再灌注损伤。器官移植要求移植有活力的器官,要延长移植器官活力,必须迅速改变热缺血(在常温下无血液供应)为冷缺血(在低温下无血液供应),也就是应用"低温"原则。所谓热缺血时间是指从供者器官血供停止到冷灌注开始所间隔的时间。这期间的常温下缺血对器官的损害最为严重,离体缺血器官在 35~37 ℃ 常温下(称为热缺血)短时间内即趋于失去活力,一般不应超过 10 min。冷缺血时间是指从器官冷灌注到移植器官血供开放前所间隔的时间,其中包括器官保存阶段。

(一)器官保存原则

必须遵循低温保存、维持合适的渗透压和减少缺血再灌注损伤三个原则。

1. 低温保存　保存器官的低温(0~4 ℃)状态,可以有效地降低保存器官的代谢率,降低器官对氧、能量及其他营养物质的摄取和利用,并能有效抑制细胞内水解酶(如蛋白酶、溶酶体酶、磷脂酶等)的释放,防止细胞损伤。

2. 维持合适的渗透压　有效的器官保存液还须含有一定的渗透压成分,以抵抗细胞内胶体渗透压。糖类,如葡萄糖、蔗糖、甘露糖等都是影响渗透压的成分。同时保存液内的钾、钠离子也应保持与细胞内离子水平相应的浓度。

3. 减少缺血再灌注损伤　除了细胞肿胀之外,缺血再灌注也是导致移植器官损伤的重要原因,移植物的缺血再灌注损伤是指器官在获取和保存期间经过一段时间的缺血状态,当血供恢复之后,血液再灌注后释放大量氧自由基、缩血管物质以及炎性细胞的聚集、细胞内钙超负荷、能量合成障碍等,因此保存液内往往加入抗自由基成分。

(二)器官保存的方法

目前通用的方法是冷贮存法,也叫单纯灌洗保存法,将切取的脏器用一种特制的冷溶液(0~4 ℃)先作短暂的冲洗,使其中心降温到 10 ℃ 以下,灌洗后,供移植器官保存于低温 2~4 ℃ 的保存液中直至移植。20 世纪 80 年代初,新型器官保存液的成功研制与应用,延长了供体器官的保存时间,增加了器官移植手术的安全性,有利于器官的远距离运送。

1. 单纯低温保存法　目前临床大多数器官保存采用单纯低温保存法。这种方法通过冷灌洗使器官迅速均匀降温后,将其置于容器中,用冷保存液浸没,并以冰块等维持 0~4 ℃ 的保存温度,直至移植。单纯低温保存法方便实用,不需特殊设备,便于器官转运,对大多数器官来说能取得基本满意的保存效果,因此应用广泛。

2. 持续低温机械灌流法　是指将供者器官用冷灌流液经其血管系统进行持续灌流,并提供低温状态下基本的营养物质和氧分,清除有关代谢废物,以达到延长器官保存时间的目的。

3. 深低温冷冰保存法　是指将器官或组织迅速降温冷冻保存,以最大程度地减少器官损伤。但目前可以得到的低温保存剂,如甘油、二甲基亚砜对组织细胞均有毒性,因此冷冻保存法除用于细胞保存外,大器官的保存尚处于实验研究阶段。

(三)常用的器官保存液

常用的器官保存液分为仿细胞内液型、仿细胞外液型和非细胞内液非细胞外液型等三类。美国威斯康星大学研制的 UW 保存液应用最为广泛。

1. 仿细胞内液型　这类保存液的阳离子浓度和细胞内液相似,因此可减少细胞内外的离子梯度,降低细胞能力消耗,保持细胞活性。它可以保存肝达 30 h 以上,保存肾和胰腺均达 72 h,在心脏与肺等保存方面也明显优于其他保存液,被誉为器官保存技术的一大飞跃。另外如 Euro-Collins 保存液,价格便宜,其主要成分是模仿细胞内液制成,并且用葡萄糖来维持高渗透浓度,但葡萄糖的代谢产物,如乳酸的堆积会进一步加重细胞的肿胀。

2. 仿细胞外液型 如乳酸林格加清蛋白液(Hartmann 液)等,一般作为供者器官切取时冷灌注之用。另外,Celsior 液多用于心脏移植体的保存。

3. 非细胞内液非细胞外液型 如 HTK(Histidine tryptophan-ketoglutarate)保存液,主要改进方面是采用了由组氨酸和另外两种代谢物组成的强大缓冲体系,且粘滞度较低。对肝和胰腺在 24 h 内的保存,HTK 液和 UW 液同样安全有效,其价格相对较低,但需要的灌注量较大。

【供体的选择】

(一)免疫学方面的选择

同种异体器官移植的最大障碍是移植后供、受体之间的免疫排斥问题。因此,除了考虑年龄、解剖及生理、病理等因素外,免疫学因素尤其重要。为预防排斥反应,提高移植效果,在器官移植前必须进行相关的免疫学检测,主要包括以下几种。

1. ABO 血型相容试验 检测供者与受者的红细胞血型抗原是否相同或相容。同种异体移植:供、受者血型相同,至少符合输血原则。

2. 人类白细胞抗原(HLA)配型 MCH-Ⅰ类分子抗原:HLA-A、HLA-B、HLA-C。MCH-Ⅱ类分子抗原:HLA-DR、HLA-DP、HLA-DQ。HLA 六抗原配型与肾移植、骨髓移植的存活率有密切关系,但与肝移植的存活率无密切相关。

3. 预存抗体的检测 ①淋巴细胞毒交叉配合试验:检测受者血清中针对供体特异性抗体反应性的最直接方法。阳性>10% 提示移植后有超急性排斥反应或血管排斥反应的风险。②群体反应性抗体(PRA)检测:通过检测受者体内同种异体抗体对随机细胞群体反应的细胞筛查试验来测定其被致敏的程度。PRA 高的患者交叉配型的阳性率高提示不容易找到合适的供体。

4. 混合淋巴液的培养 受者与供者的淋巴细胞混合在一起培养,观察其转化率。若转化率大于 20%,提示供、受者的淋巴细胞抗原不同,不宜进行移植手术。

(二)非免疫学方面要求

移植器官功能正常,供者无血液病、结核病、恶性肿瘤、严重全身性感染和 HIV 等。供者年龄<50 岁最佳。活体移植的选择顺序:同卵孪生→异卵孪生→同胞兄弟姐妹→父母子女→血缘相关亲属→无血缘者。

【移植前准备】

(一)受者的准备

1. 心理准备 让患者了解器官移植的相关知识,解除思想顾虑,减轻对移植的恐惧不安,增强对移植手术的信心,积极配合移植治疗和护理。

2. 完善相关检查 除一般术前常规检查外,还要检查肝肾、心肺和神经系统等重要脏器功能。根据不同移植器官进行相关的免疫学检查,如血型、HLA 配型等。

3. 免疫抑制药物的应用 术前或术中开始用药,具体药物及其剂量、用法及用药时间,可根据移植器官的种类和受者情况决定。

4. 预防感染 及时治疗咽喉部和泌尿道等潜伏感染病灶,遵医嘱预防性应用抗菌药。

5. 加强营养 保证足够热量及氮量,增强抵抗力,纠正水、电解质及酸碱平衡失调。

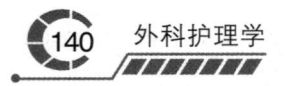

6.其他准备　做好皮肤准备、胃肠道准备,术晨测量生命体征并记录。

(二)病室准备

1.病室设施　光线及照明充足,通风良好。中心供氧及负压吸引,空气层流设备或其他空气消毒设施。

2.物品准备　①灭菌物品:被套、枕套、大单、中单、患者衣服和腹带等。②仪器:常用的抢救和监测仪器。③其他:精密尿袋、量杯、磅秤;隔离病房外间准备隔离衣、帽、鞋。

3.专用药柜　止血药、抗生素、免疫抑制剂、维生素、降压药、利尿药、急救药等。

4.消毒与隔离

(1)消毒　术前一日用0.5%过氧乙酸或其他消毒液擦拭室内一切物品和门窗,然后用乳酸熏蒸或其他方法进行空气消毒。手术日再以消毒液擦拭病室地板及室内其他物品,并进行室内空气消毒。有条件者将患者安排到空气层流设备的洁净病房。

(2)隔离　医护人员或患者家属进入移植隔离病房前,应洗手,穿戴隔离衣、帽、口罩和专用拖鞋等。

【移植后的并发症与处理措施】

(一)排斥反应

排斥反应指受者对移植器官抗原的特异性免疫应答反应。根据发生时间、免疫机制及组织形态学的不同分为以下类型。

1.超急性排斥反应　超急性排斥反应(hyperacute rejection,HAR)表现为移植后数分钟、数小时出现排斥反应,移植器官功能迅速衰竭。通常是由于受者体内存在针对供者特异性抗原的预存抗体所导致。受者由于妊娠、输血或曾接受过器官移植而致敏或ABO血型不符,移植物再灌注后数分钟或数小时内,预存抗体迅速与移植物抗原结合,激活补体介导的溶解反应,同时导致移植物微血管系统内广泛血栓形成,移植物迅速被破坏。往往在术中就可以看到恢复血供后移植物颜色由正常迅速转变为暗红色,出现肿胀。随后血流量减少,移植物质地变松软,失去弹性,同时移植物功能丧失。病理组织学可见毛细血管与小血管壁有粒细胞浸润、血栓形成和管壁纤维素样坏死,实质内明显出血、水肿及大片出血性坏死。超急性排斥反应无法治疗,只能切除移植物,但可以通过术前严格的ABO血型配合及淋巴细胞毒试验而有效地预防。

2.加速性排斥反应　加速性排斥反应(accelerated rejection)又称血管性排斥反应或延迟性超急性排斥反应,由体液介导并依赖一种新的、发展迅速的抗移植物抗体而发生的免疫反应。病理形态学改变以小血管炎症和管壁的纤维素样坏死为主要病变。表现为术后3~5 d发生的剧烈排斥反应,病程进展快,经激素冲击治疗结合血浆置换去除血液中的抗体,有逆转的可能。

3.急性排斥反应　急性排斥反应(acute rejection,AR)是临床器官移植排斥反应中最常见的类型,多发生在移植术后1周以后,绝大多数发生在术后6个月之内。主要为T、B淋巴细胞介导,以特异性细胞免疫为主并有体液免疫参与的免疫应答。排斥反应程度轻微时临床上一般无特征性表现,需与原发性移植物功能不全、免疫抑制药物的毒副作用及移植术后感染等病因进行鉴别。以急性血管病变为主要特征,主要症状是突发寒战、高热、全身不适、移植物肿大而引起局部胀痛等,并出现移植器官功能减退。典型的移植免疫反应,移植后4~14 d内,术后1月内或数月后,及时诊断、治疗,可逆转。急性排斥反应一旦诊断明确应尽早治疗,大剂量皮质类固醇激素冲击治疗或调整免疫抑制药物及方案。

4.慢性排斥反应　慢性排斥反应(chronic rejection,CR)是由体液免疫和细胞免疫共同介导和参与的慢性进行性免疫损伤过程。表现为移植术后数月或数年后逐渐作用的结果。慢性排斥反应的标志为血管周围炎症、纤维化和动脉粥样硬化。慢性排斥反应用现有的免疫抑制剂治疗一般无效,只能再次移植,是目前器官移植的最大障碍之一。

(二)免疫抑制治疗

免疫抑制治疗的基本原则:理想的免疫抑制治疗既能保证移植物不被排斥,又尽可能使其毒副作用及对受者免疫系统的影响减至最小程度。因此,需采用个体化治疗方案,联合用药,增加协同作用,减少毒副作用。

1. 分类 移植物血流开通后即开始了免疫应答过程,临床器官移植的免疫抑制治疗可分为基础治疗和挽救治疗。

(1)基础治疗 是应用免疫抑制剂预防排斥反应的发生。应用免疫抑制剂用量较大,这一阶段称为诱导阶段。随后可逐渐减量,最终达到维持量,以预防急性排斥反应发生,即维持阶段,多数情况下免疫抑制需终身维持。

(2)挽救治疗 当排斥反应发生时,加大免疫抑制剂的应用剂量或调整免疫抑制剂的应用方案,以逆转排斥反应,此即挽救治疗阶段。

2. 常用免疫抑制剂 免疫抑制剂的应用、研究和开发极大地推动了临床器官移植的发展。免疫抑制剂的联合用药使抑制排斥反应的效果显著改善,副作用明显减少,很大程度提高了移植术后存活率。然而免疫抑制剂的毒副作用仍不应忽视,如对肝、肾、骨髓的毒性以及导致新生肿瘤、机会感染、肝炎病毒复发等。常用的免疫抑制剂种类有以下几种。

(1)皮质类固醇激素 常用于预防和治疗同种移植排斥反应,通常与其他免疫抑制剂联合应用。皮质类固醇激素的疏水结构使其能迅速穿透细胞膜进入细胞核,与核内细胞因子的启动基因结合,起到抑制细胞因子产生的作用,从而成为一种有效但非特异性的抗炎因子。目前皮质类固醇激素主要用于免疫抑制治疗的诱导和维持阶段,大剂量激素的冲击治疗可在发生急性排斥反应时作为挽救治疗手段。长期应用皮质类固醇激素的副作用亦十分常见,如药物性库欣(Cushing)综合征、感染、高血压、糖尿病、白内障及骨无菌性坏死等。目前激素用量逐渐减少方案和激素早期或中期撤离方案在各类实质性器官移植中取得良好效果,待进一步临床证实后,可广泛应用。

(2)增殖抑制药物硫唑嘌呤(azathioprine,Aza) 可抑制细胞DNA的合成。Aza对所有分裂活跃细胞均有抑制作用,且对T细胞增殖的抑制作用较为突出。常与环孢素A及激素组成三联免疫抑制方案。主要的毒副作用为骨髓抑制、肝毒性及胃肠道反应等。

(3)吗替麦考酚酯(mycophenolate,MMF) 是霉酚酸的乙烷酯,可相对特异地抑制T、B淋巴细胞的增殖。与Aza相比,MMF很少产生肝毒性,其骨髓抑制作用亦相对轻微,因而有取代Aza的趋势。另外,MMF除用于维持治疗外,亦可用于发生排斥反应时的挽救治疗。其他的增殖抑制药物如环磷酰胺,因其毒副作用较大目前很少应用。

(4)环孢素A(cyclosporine A,CsA) CsA应用于临床是当代器官移植史上的一个里程碑,极大地提高了移植成功率。CsA是从真菌中分离的11个氨基酸组成的环状多肽,它可与T细胞胞浆中的亲环素(cyclophilin)结合。该复合物与钙神经素-钙调蛋白复合物紧密结合,抑制钙依赖的磷酸化和转录调节因子NF-AT的激活,从而阻止T细胞激活所必需的细胞因子的表达,抑制T细胞的活化、增殖。CsA不溶于水,可溶于脂类及其他有机溶剂中。临床应用的剂型有口服和静脉两种。CsA主要由细胞色素P450系统代谢,因而联合用药时需注意调整CsA的用量。其主要的副作用包括肾毒性、肝毒性、高血压、神经毒性、牙龈增生、多毛症等。CsA是免疫抑制维持治疗的最基本药物之一。临床治疗时需严格监测CsA的血药浓度,尽可能减少其毒副作用。

(5)他克莫司(tacrolimus) 又名普乐可复(prograf)或FK506,它与细胞浆内的配体FK结合蛋白(FK binding protein,FKBP)结合后,通过与CsA相似的作用途径抑制T细胞的活化增殖。如CsA

效果不佳时,也可用 FK506 取代 CsA,有时有效。FK506 的副作用如肾毒性与 CsA 相似,神经毒性、致糖尿病作用可能较 CsA 稍强,但高血压发生较少,罕见牙龈增生、多毛症等不良反应。

（6）哺乳类雷帕素靶蛋白（mammalian target of rapamycin, mTOR）抑制剂　如雷帕霉素（rapamycin）和依维莫司（everolimus, SD2-RAD）等,虽然结构与普乐可复类似,但两者作用机制明显不同。TOR 抑制剂并不与 FKBP 结合,而是通过作用于 IL-2R 下游的信号传导系统,使细胞周期停留在 G1 期和 S 期,从而起到免疫抑制作用。TOR 抑制剂可与钙神经素抑制剂联合使用。最近临床试验证实,其单独应用同样具有良好的抑制排斥的效果,而且还具有抗肿瘤的作用。但是能否减少移植后肿瘤的发生或复发还有待于进一步验证。TOR 抑制剂的主要副作用包括了白细胞减少、脂代谢紊乱、伤口愈合能力下降、间质性肺炎等。

（7）抗淋巴细胞制剂　主要包括一些免疫球蛋白制剂,如多克隆抗体及单克隆抗体。多克隆抗体如抗淋巴细胞球蛋白（anti-lymphocyte globulin, ALG）和抗胸腺细胞球蛋白（anti-thymo cyte globulin, ATG）为从血清中提取的多克隆抗体,可直接对淋巴细胞产生细胞毒作用并使之溶解。临床上多用于免疫抑制的诱导阶段,与 CsA、激素等联合用药。其副反应较多,故目前在诱导治疗中一般不作为一线药物,在排斥反应的挽救治疗中应用较多。抗 CD3 单克隆抗体:主要是 OKT3,为抗人淋巴细胞表面分子 CD3 的单克隆抗体,其作用在肾移植中有重要意义。它亦可用于逆转耐激素的难治性排斥反应,应用 OKT3 后部分患者出现全身性的细胞因子释放综合征,另外,巨细胞病毒、EB 病毒和单纯疱疹病毒感染亦较常见。

抗白介素-2 受体（IL-2R）的单抗:目前商业化的嵌合型单抗,如舒莱（simulect）,赛尼哌（zenapax, daclizumab）已广泛应用于临床器官移植。其作用位点主要是白细胞介素-2 受体上的 Tac 位点,IL-2R 仅在激活的 T 细胞表面表达,因此抗 IL-2R 单抗的作用具有一定的选择性,目前主要用于免疫抑制方案的诱导阶段,但是 T 细胞经 Tac 位点激活的途径有其他替代机制。因此,抗 IL-2R 的单抗必须与其他免疫抑制剂联合使用,以获得较好的疗效。

近年来,Anti-cl52（campath-1H）、FTY720 和 leflunomide 及其衍生物等新型免疫抑制剂已陆续进入临床应用。

第二节　皮肤移植患者的护理

皮肤移植,又称植皮术,是利用自体或异体皮片移植到皮肤缺损区域,使创面愈合,或因整形需要再造体表器官的方法。是治疗创伤、烧伤及其他因素所致皮肤缺损的常用方法。皮肤移植通常移植的自身皮肤,但在皮源紧张时会采用他人的皮肤或动物的皮进行移植,在这种情况下,患者会产生不同程度的排斥反应。皮肤移植常会选用头部、臀部、大腿、背部等部位的皮肤或皮瓣;皮肤移植的成活率一般较高。筋膜、软骨、骨骼、肌、肌腱、神经、血管、大网膜等,其中大部分可以用游离方式进行移植,自体组织是整复外科最常用的移植材料。

【分类】

（一）按照皮肤移植方式分类

按照皮肤移植方式分类可分为游离植皮、带蒂植皮和带血管蒂的游离植皮。

1. 游离植皮　皮肤完全脱离原来部位而移植他处。

2. 带蒂植皮　是指在移植过程早期,移植组织需要一个蒂和身体保持暂时性的血液循环联系,待 3 周后进行第二次断蒂手术,移植组织就可以在受区成活。带有皮下脂肪层的皮瓣组织移植时就必须应用此种方式。

3.带血管蒂的游离植皮 也是一种带蒂方式,但由于应用了显微外科技术,可将供应组织瓣的小口径血管(包括动静脉)、神经和受区血管神经进行吻合,就可能一次完成移植术,缩短疗程,减轻病痛,并为许多一期再造手术(如阴茎再造、鼻再造、手指再造、食管重建、头皮撕脱伤等)创造条件。

(二)按血液供应的不同形式分类

皮瓣移植按血液供应的形式不同,分别命名为随意皮瓣、轴型皮瓣、岛状皮瓣、游离皮瓣、复合皮瓣和组合皮瓣移植。

(三)按皮片来源分类

为自体皮肤移植和同种异体皮肤移植。

(四)游离植皮片的分类

依据皮肤植皮片厚度不同,游离植皮片可分为表层皮片、中厚皮片、全厚皮片和含真皮下血管网皮片四种。

1.表层皮片 又称刃厚皮片,是最薄的一种游离植皮片。它仅含表皮层及一小部分的真皮乳突层,成年人的刃厚皮片厚度为0.2~0.25 mm。特点是不论在新鲜无菌创面上或肉芽创面上均易生长。但由于皮片很薄,真皮层弹力纤维少,故皮片成活后收缩很大,经不住外物磨擦,若皮片移植在关节活动部位或肌肉肌腱组织上就会产生粘连,影响功能活动。若移植到面部,除发生挛缩畸形外,还会因色泽暗黑、表面皱缩而妨碍外貌。这类皮片仅适用于暂时消灭创面,或用于大面积烧伤患者的治疗过程中。

2.中厚皮片 又称断层皮片,包含皮肤表层和部分真皮层组织,平均厚度为0.3~0.6 mm。相当于皮肤全厚的1/3~3/4厚度。根据所含真皮层的厚度,可分为薄中厚皮片和厚中厚皮片。前者约包含1/3真皮厚度,后者可达真皮厚度的3/4。这类皮片易于成活,不受创面性质和大小的限制,是外科皮肤移植最常用的一种皮片。缺点是供皮区伤口愈合后留有瘢痕。

3.全厚皮片 包含全层皮肤组织在内的植皮片,不含有皮下组织。其厚度由采皮的部位不同而定,皮片成活后挛缩程度小,能耐受磨擦和负重,质地柔软,活动度好,色泽变化较少,是游离植皮术中效果最佳的一种,但不能在有感染的创面上生长成活。又因供皮区上已无上皮组织存留,面积较大的全厚皮片供区就不能拉拢缝合,需再取中厚皮片覆盖移植,因此,全厚皮片的应用受到一定的限制。

【供皮区的选择和切皮片厚度】

(一)供皮的部位

采取游离植皮时,一般应选择人体易被衣服遮掩的部位。如大腿外侧部、胸侧壁、背部等,但有色泽质地等要求,也宜选择和受区相邻近厚度相似的部位较佳。例如在面颈部面积较小的受区,如睑外翻整复时,可考虑用锁骨上、耳廓后或上臂内侧部位。但上、下睑植皮时,最理想的供皮区还是来自上、下睑过多的皮肤组织。头皮组织很厚,供皮丰富,采薄片后创面很快愈合,可以多次供刃厚皮片的采取,往往成为抢救严重烧伤患者(包括晚期瘢痕挛缩患者在内)的优良供源。

(二)皮片厚度的选择

1.植皮部位和治疗目的 如在颜面部、手掌、足跖以及关节部位植皮时,皮片宜偏厚一些,以中厚皮片或全厚皮片为佳。如在躯干或四肢植皮,目的在于消灭创面,对功能活动要求不高时,则可采用偏薄的皮片,甚至刃厚皮片。

2.植皮区创面的性质和面积大小 如在无菌新鲜创面上植皮,皮片可偏厚,以中厚皮片

（0.5 mm）为宜。如在污染或已有肉芽组织创面上植皮，则皮片不宜过厚，可选用薄中厚皮片（0.35~0.4 mm）或刃厚皮片。在修复大面积烧伤创面时，选用大张薄皮片较为恰当，如供区不足，则可应用邮票状或点状植皮。

3. 供皮区部位皮肤厚度　供皮区的愈合有赖于创面上上皮细胞残留的多寡。如取皮过厚，愈合困难，出现溃疡。因此，在考虑皮片厚度时，亦应考虑供区皮肤的厚度。如在背部取皮，采皮区创面愈合就受到阻滞，愈合后也将发生增殖性瘢痕，产生痒、痛等不适症状。

4. 患者的性别、年龄　女性皮肤常较男性薄，幼儿和老年人的皮肤亦较青年人薄，在决定采皮厚度时此点亦应予以考虑。经产妇的腹壁皮肤由于弹力纤维断裂，缺乏应有弹性，是一种质地不良的供皮区。

【取皮方法】

1. 徒手取皮法　此方法最简单易行，可以采取刃厚皮片和薄中厚皮片。

2. 切皮机取皮法　切皮机的问世为采取游离植皮片提供了极大方便，切片机有电动式和气动式等。鼓式切皮机每鼓面积为 200 cm²，厚度可借调节刀片和鼓面的间距来决定。使用时需用特制的胶水或胶纸在鼓面和皮肤间获得粘合后，以便于切割。但是有厚度不易控制、面积小、边缘不齐、部位受限制等缺点。

3. 全厚皮片取皮法　全厚皮片移植一般仅为较小面积，故取皮时不使用切皮机。

【护理】

（一）护理评估

1. 健康史　详细评估患者皮肤及皮下组织缺损原因、皮肤缺损和畸形情况，了解患者有无其他慢性疾病史，是否曾接受过整形手术、接受时间、次数和效果。

2. 身体状况　先天性畸形患者需了解其畸形和功能影响程度，是否多发脏器畸形。烧伤患者检查病变范围、部位、瘢痕情况和功能障碍程度，评估有无足够的供皮区及皮肤状况，是否为瘢痕体质等。

3. 心理社会状况　大面积植皮患者往往由于供皮面积不足，长期治疗产生抑郁、悲观等消极情绪，评估患者及家属对皮肤移植相关知识了解程度和心理承受能力，以及对手术所需费用的经济承受能力。

4. 辅助检查　血、尿、粪三大常规检查，凝血功能，肝肾功能检查，X 射线检查。

（二）护理问题

1. 组织灌注改变　与血管痉挛或血管吻合处血栓形成有关。
2. 有感染的危险　与开放性损伤和长时间手术有关。
3. 皮肤损伤　与手术和原有疾病有关。
4. 恐惧、焦虑　与对手术方式不了解和预后有关。

（三）护理目标

组织灌注量充足，患者生命体征维持正常范围，皮肤再植后能够成活，功能逐渐恢复，不发生术后并发症，保持皮肤功能和形态。

（四）护理措施

1. 术前护理　①指导患者进行有效的床上排便训练，注重术野皮肤准备。②加强心理护理，向患者及家属介绍医学相关知识和治疗情况，耐心与患者沟通交流，关注患者的心理变化。掌握患者疾病的特点,增强治愈的信心,增加患者及家属对医护工作人员的信任感,积极配合治疗和护理。

2.术中护理　根据手术需求做好相应的工作安排和手术配合工作,仔细进行血管外膜的剥离,剪除血管断端外膜,以免由于外膜带入管腔引发血栓,应给予0.1%肝素生理盐水冲洗凝血块和抗凝液浸泡治疗,预防血栓形成。

3.术后护理

(1)及时将患者送至病房,合理调节病房温度和湿度,维持病房室温恒定,预防由于室温过高或过低引发的血液循环障碍或血管痉挛等的发生。

(2)取平卧位,移植术后患肢制动,防止皮片移动,影响皮片存活。适当抬高受伤肢体,四肢植皮要注意末梢血液循环,注意有无麻木、苍白、肿胀、发干和疼痛等现象。预防由于体位变化而引起血压下降、血管收缩等。按时协助患者翻身,按摩受压处,促进局部血液循环,预防压疮和血栓形成。

(3)植皮区加压包扎,压力要均匀适度,避免过松或过紧。患肢肢体避免测量血压,防止血肿形成,影响手术效果,如大小便污染,及时更换。

(4)移植术后,严密观察并记录有无血运障碍、继发出血或感染等现象。定时观察创面情况,如皮片下有脓液、血液,立即切开引流,切勿挤压。如皮片坏死,及时剪去坏死部分。观察供体区有无感染现象。皮瓣血运若出现异常现象,应立即通知医生,并采取有效措施进行针对性处理。

(5)康复与理疗护理:根据病情制订术后功能训练计划,鼓励患者坚持不懈进行锻炼,促进早日恢复功能和健康。

(五)健康指导

(1)生活中注意预防外伤和烧伤。

(2)移植成功后要维护其功能,如有异常及时来院就诊。

(3)注意保护皮肤功能。

第三节　断肢(指)再植患者的护理

【定义和发展】

断肢(指)再植是显微外科的精细手术,它不仅需要将离断的血管重新吻合,恢复肢(指)体的血液循环,而且需要彻底清创和完成骨骼、神经、肌腱和皮肤的整复,术后还要继续完成各方面的综合治疗和功能锻炼。

1963 年,我国在国际上首先报道断肢再植(replantation of severed limb)的成功,随后又成功开展了断指再植(replantation of severed finger)。目前断肢(指)再植已广泛开展,再植技术已相当成熟,并取得不少突破性进展。

【分类】

(一)根据离断的程度分类

根据离断的程度分为完全性离断和不完全性离断。

1.完全性离断　离断部位的近端和远端无任何组织相连接,或只有少量组织相连,但也已损伤,在清创时必须将这部分组织切断。

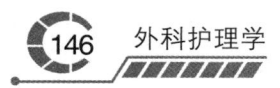

2.不完全性离断 伤肢(指)的断面有骨折或脱位、断面相连断面总量的1/4;主要血管断裂或伤指断面只有肌腱相连,残留的皮肤不超过断面周径的1/8,伤肢具有损伤的肌腱相连;上肢远端不能为断离肢体进行血液供应,断离肢体处于严重缺血状态,如不施行断肢再植肢体将坏死。

(二)根据致伤原因分类

根据致伤原因分为切割性断裂、挤压性断裂、碾压性断裂、撕裂性断裂、特殊性断裂。

(三)根据肢体损伤的性质分类

根据肢体损伤的性质分为整齐损伤和不整齐损伤。

【治疗原则】

(一)现场急救及处理

原则是生命第一、肢体第二,止血、包扎伤口,保存离断肢(指)体,迅速转运。

1.病情观察 发生肢体断离后,迅速判断患者全身情况,根据神志、脉搏、呼吸、血压等判断有无休克或是否合并颅脑、胸、腹部等重要脏器损伤,先抢救生命为原则。

2.残肢(指)急救 肢体完全断离者,一般血管回缩后可自行闭塞,采用加压包扎,夹板固定就能止血,如断肢(指)残端有搏动性出血,现场如有条件,可用止血钳夹住血管断端,但不可钳夹血管过多,以利血管吻合。用止血带止血者应记录应用时间,每小时放松1次。肢体如有多处骨折,应固定好患肢,防止造成附加的血管损伤。

3.断离肢(指)体的保存和转运 断离肢(指)应冷藏保存,肢(指)体用清洁布类包裹,外用塑料袋,周围置冰块,断离肢(指)禁忌直接浸泡在冰块或冰水中。断肢(指)的近端应用清洁敷料加压包扎,最好不用止血带。对必须使用止血带者,应每小时放松止血带1次。放松时用手指压住近心侧的动脉主干以减少出血。对于不完全性离断的肢体,在运送前应当用夹板固定伤肢,以免在转运时再度损伤。断离下来的肢体(手指)的断面亦应以清洁敷料包扎,以减少污染。若离医院较远,转送时应尽可能用速度最快的交通工具,并设法将断离肢体干燥冷藏保存。较大的肢体断离,失血量多,现场初步处理后要迅速转送到有条件进行肢体再植的医院,途中应注意平卧、保暖,给热饮料等抗休克措施,并要建立静脉通路,必要时可输血、右旋糖酐、葡萄糖盐水等,继续观察伤员的全身情况和局部渗血情况。若患者有严重休克,转运前应首先及时处理休克,防止转运途中发生生命危险。

(二)断肢(指)再植的时限

在常温下,肢(指)断离至重建血循环的时间,即热缺血时间,一般不超过6 h,如气温低或经过冷藏,则延长时限。所以再植的时限与肢体损伤的程度、环境温度、断肢(指)保存方法等条件有关,一般认为夏季为6~8 h,冬季为10~12 h。

(三)断肢(指)再植指体的条件

断肢(指)再植的目的不仅是再植肢(指)体的成活,更重要的是恢复其原有的感觉与运动功能。伤者全身情况良好是断肢(指)再植的首要条件。断指是否适应再植,首先要看指体的条件,只要两端指体结构完整,无明显挫伤及多发骨折,这类断指具备再植条件。指体有轻度挫伤,且未伤及两侧血管神经及指背静脉,这类断指也可施行再植。若断指有明显挫伤,结构缺乏完整性,则不适宜再植。

【护理】

(一)护理评估

1. **健康史**　了解患者的性别、年龄、职业等情况。评估患者受伤的部位、程度、范围、时间、地点、是否有污染、有无处理、伤肢是否整齐。评估断肢的原因,肢体保存情况,有无其他疾病和血液性疾病。

2. **身体状况**　判断患者受伤程度,有无休克、出血、疼痛、断肢是否整洁、肢体功能和活力,损伤性质和程度,血液循环是否完好,急救处理情况。

3. **心理社会状况**　评估患者的心理反应,患者及家属的愿望、经济情况和是否了解术后康复的重要性,社会关心的力度等。

4. **辅助检查**　X 射线检查受伤骨折部位和程度,血、尿常规及生化检查判断有无疾病病史和各脏器功能情况,联合伤检查有无脏器损伤。

(二)护理问题

1. **焦虑/恐惧**　与肢体断离,担心手术成功与否有关。

2. **体液不足**　与断离肢体出血和术中出血有关。

3. **有栓塞的可能**　与术后血管痉挛、血管吻合处栓塞有关。

4. **有感染的危险**　与损伤和手术有关。

5. **躯体移动障碍**　与再植肢体功能不全有关。

6. **知识缺乏**　缺乏功能锻炼的有关知识。

(三)护理目标

患者焦虑、恐惧缓解,补足液体量,防止血管栓塞,抗感染,保证伤口愈合,恢复功能和活力。

(四)护理措施

1. **术前护理**

(1)**心理护理**　患者多为意外伤,突如其来的打击难以承受,加上大多数患者对再植技术缺乏了解,医疗费用高,担心手术能否成功,是否影响正常功能、外观,担心今后的生活、工作等,造成心理压力大而焦虑不安。应随时与患者沟通,了解其心态和顾虑,根据不同心理及时给予安慰和精神上的支持。平时可多收集临床资料并制成幻灯片,术前让患者观看幻灯片,了解断肢(指)再植手术的恢复情况,展示成功病例的术前术后照片对比,消除其不良心理,增强治疗信心,积极配合手术。

(2)**术前准备**　患者入院后,迅速进行全身及局部检查,准确判断伤情。视具体情况对伤肢进行 X 射线检查,以排除伤肢合并的骨与关节损伤。同时备足术中用血,并做好术前准备。如发现患者有休克或合并伤存在,应首先处理休克。积极处理合并伤的同时进行断离肢体(手指)的清创。患者全身情况得到纠正,即可进行再植手术。全过程要密切观察患者的情况。常规做术前检查、抗生素皮试、TAT 皮试,备皮,通知患者禁食、水,急诊来院禁食、水未达 4 h,应及时通知手术室,注意防止发生麻醉反应导致误吸,保护好断肢(指),无菌敷料包扎伤口,力争在伤后 6 h 内进行再植,以提高手术成功率。

2. **术后护理**

(1)**一般护理**

1)术后全麻患者应专人守护至麻醉消失为止,以防在清醒过程中再植肢(指)发生无意识损害。臂丛麻醉要及时对患者进行劝慰,交代术后注意事项,消除紧张情绪以提高对疼痛的耐受力。

2)病室要求安静、舒适,温度保持 25 ~ 32 ℃,湿度 50% ~ 60%,自然光线充足。室内每天用

1∶200 的 84 消毒液拖地两次。定时通风,必要时给予氧气吸入。室内绝对禁烟、禁点蚊香、禁喧哗并避免多人探视。

3)体位的护理　患者 1~7 d 严格卧床,平卧位。7~10 d 后可侧卧、半卧位。患肢抬高,高于心脏水平 10~20 cm,患肢烤灯保暖,用 60~100 w 罩灯局部照射,照射距离为 30~40 cm。

4)饮食指导　鼓励患者进高热量、高蛋白、高维生素饮食,从半流质过渡到普食,少量多餐,多饮水,多进粗纤维食物防止便秘。禁止饮酒、吸烟,忌食辛辣刺激性食物,防止血管痉挛的发生。

(2)药物应用　根据术前创口污染情况及细菌培养药物敏感试验结果应用抗生素,静脉滴注罂粟碱、低分子右旋糖酐,口服阿司匹林等抗凝、解痉药物。及时补充液体量,防止休克的发生。

(3)观察病情

1)指体色泽　通过一看二摸三试验,即看颜色,摸温度及张力,试验毛细血管反应,每 30~60 min 观察一次,再植指体皮肤颜色应红润或与健侧皮肤颜色一致。若指体颜色苍白且指腹张力下降,说明断指处于缺血状态,可由动脉痉挛或栓塞引起,此时可肌内或静脉注射罂粟碱,分析发生原因予对症处理,如镇静、止痛、保暖等。若指体呈暗紫色,且指腹张力加大,说明静脉回流障碍,此时可抬高患肢,拆除部分皮肤缝线,或指端侧方小切口放血,肝素盐水擦拭伤口来缓解症状。如指腹张力低下,色泽由潮红转为苍白,则表示动脉供血障碍。指体呈蜡白色,指温偏低,毛细血管回充盈现象消失,指腹张力增高,指端侧方切开处能迅速流出鲜血,经治疗 1~2 d 后,指体由蜡白色渐渐变为樱桃红或淡红色,指温略有回升,毛细血管回充盈渐渐开始出现,指腹张力偏高,指端侧方切开处仍流出鲜血。上述处理无效,再行手术探查。

2)指体温度　术后可用半导体皮温计测量肢体温度,测量时应做到定点、定位及测量时压力恒定。一般术后 10 d 内每小时测皮温 1 次,测温应在烤灯关闭后 15 min 进行,避免误差,测温时应同时测量健侧肢体的相应部位,对照记录,再植指体的皮温为 33~35 ℃,与健指温度基本相同或低 1~2 ℃,如低 3 ℃以上,则说明血液循环出现障碍。

(4)疼痛护理和禁烟指导

1)疼痛、精神紧张是引起血管痉挛,导致血管危象的重要因素,耐心细致地向患者解释疼痛对再植指的危害,患者术后 3 d 常规使用止痛药,疼痛时及时采取止痛措施,执行各种治疗、护理操作时要轻柔,以减轻或避免疼痛,同时注重心理护理,消除患者的紧张心理。

2)断指再植术后绝对禁止吸烟,因为吸烟及被动吸烟,手部血液循环发生持续痉挛,血流量大小均为手指成活与否的关键。吸烟极易导致再植失败率在 30% 以上,因此,手外科病区绝对禁烟。

(5)功能锻炼

1)术后第 7~10 天采用讲解、示范等方法指导伤者用健肢固定伤指,主动运动伤肢中健指的指间、掌指关节等,每日 6 次,每次 30 min。

2)钢针内固定者术后 4 周拔除克氏针 48 h 后,进行伤指指间关节和掌指关节主动曲伸、对指、对掌练习。主动运动要轻柔、缓慢,逐渐加大力度,当达到极限角度时,保持 10~20 min,如此反复伸屈。运动幅度由小到大,锻炼初期每次活动 10~20 min,每日 3~4 次,以后每日或每周增加次数及活动时间,达到每次 30 min,每日 6 次。

3)术后第 6 周着重训练伤指动作的灵活性、协调性和精确性,练习抓、捏、握。如捏气球、拣玉米粒、握木棍、使用筷子等,并且训练两手协同操作的能力,如打结,解、系纽扣,打字和弹琴等,每日 6 次,每次 30~40 min。日常生活中,尽量做到生活自理。

4)术后第 9 周开始增加被动活动及抗阻力活动。伤指锻炼内容为掌指各方向的活动以及对掌、对指、握拳、伸拳等。可以用螺丝与螺帽等工具训练指力。

(五)健康指导

(1)严格按照规程和劳动安全制度,避免外伤。

（2）发生外伤后正确处理,不可慌乱,保护好断肢(指),迅速转运。

（3）移植成功后加强功能锻炼,逐渐恢复功能。

（4）有异常情况及时来院就诊。

第四节　肾移植患者的护理

肾移植是治疗终末期肾脏疾病的有效措施。最长的移植肾有功能存活已超过40年。肾移植术后大多数患者能够恢复正常的生活和工作。

【肾移植的适应证】

绝大多数进行慢性透析或准备透析的终末期肾病患者可考虑肾移植。

1.原发肾疾病　近年来虽然病种移植范围有所扩大,但根据大量资料统计,肾移植患者的原发病仍以肾小球肾炎为第一位,占全部患者的70%~90%。其次是慢性肾盂肾炎及代谢性疾病。代谢性疾病中晚期糖尿病性肾病数量有所上升。其他如遗传性肾炎、囊性肾炎、血管性肾病(如肾硬化症等)均各占1%左右,但这类原发病患者移植后的存活率均较低,效果较差。

2.年龄　一般在12~50岁,但近年来受者年龄范围较以往有所扩大,并无绝对的年龄限制。对老年患者应严格选择,术前应排除冠心病、脑血管病等并发症。

【肾移植禁忌证】

1.相对禁忌证　①如曾患过其他器官疾病,如糖尿病、肺结核、狼疮、弥漫性血管病变等,移植前应先得到控制;②如患过肝炎、急慢性感染病灶、消化道溃疡、精神病等,经过免疫抑制治疗可能引起病情恶化的疾病。

2.绝对禁忌证　合并恶性肿瘤或未控制的全身感染。

【供者的选择】

供肾可取自尸体或活体亲属自愿者。供者的选择应遵循供、受者免疫学和非免疫学选择的条件。免疫学选择条件包括:ABO血型必须相同或相容;供、受者淋巴细胞毒性试验<10%;HLA位点尽可能少的错配即尽可能相符。活体供者术前必须做详细的全面检查,确保供给肾后供者的健康和安全。非免疫学的选择主要需排除供者全身感染性疾病以及供肾的功能或解剖结构异常。术前应做选择性肾动脉造影,以便了解两侧肾动脉是否有多支或畸形。原则上应选择单支血管侧肾作供肾,保留功能较好的一侧肾给供者。

【肾移植手术方式】

受者的病肾通常不需切除,移植肾异位移植在受者的腹膜外髂窝。

【护理】

(一)护理评估

1.健康史　评估患者肾病情况、血液透析治疗的频率和效果等。了解其他重要脏器功能状况,如心、肝及肺功能。有无手术史及药物过敏史。

2. 身体状况

（1）全身　了解患者的生命体征、症状、体征、有无其他部位的感染灶,特别注意血压,有无水肿、贫血及营养不良等情况。

（2）局部　肾区有无疼痛、压痛、叩击痛及疼痛的性质、范围和程度。

3. 心理社会状况

（1）心理状态　有迫切型、迟疑型和恐惧型。

（2）认知程度　患者及其家属对肾移植手术、术后并发症、术后治疗康复相关知识的了解及接受程度。

（3）社会支持系统　家属及社会支持系统对肾移植手术的风险、肾移植所需高额医药费用的承受能力。

4. 辅助检查　除术前的常规及特殊检查外,还应重点评估供体、受体之间相关的免疫学检查情况。如血型是否相符,HLA 配型,淋巴细胞交叉配合试验及群体反应性抗体检测结果,注意尿、细菌咽拭子培养结果。

（二）护理问题

1. 焦虑与恐惧　与担心手术及效果有关。
2. 营养失调:低于机体需要量　与食欲减退、胃肠道吸收不良及低蛋白饮食有关。
3. 有体液不足的危险　与术前透析过度或术后多尿期体液排出过多有关。
4. 潜在并发症:出血、感染、急性排斥反应。

（三）护理目标

（1）患者恐惧与焦虑减轻或缓解,情绪稳定。

（2）患者的营养状况得到改善。

（3）患者未发生水、电解质、酸碱代谢紊乱或发生后得以及时发现并纠正。

（4）患者未发生并发症或发生得到及时处理。

（四）护理措施

1. 减轻焦虑和恐惧　根据患者的心理反应,针对性地给予心理护理,介绍手术及相关治疗方案,减少对手术的恐惧和担心,以积极心态配接受和配合手术。

2. 合理饮食/提供营养支持　鼓励适量优质蛋白、高碳水化合物、高维生素、低盐饮食,必要时给予肠内外营养。

3. 维持体液和内环境平衡

（1）监测生命体征　每小时测量并记录脉搏、血压及中心静脉压,平稳后第 2 天可根据患者情况逐步延长测量间隔时间。保持血压及中心静脉压在正常范围,以保证移植肾的有效血流灌注。

（2）保持出入量平衡　详细记录出入量,尤其是每小时尿量,根据血压和尿量及时调整输液速度和补液量,保持出入水量平衡。

1）监测尿量　尿量是反映移植肾功能状况及体液平衡的重要指标,术后应密切监测每小时尿量,术后第 1 天尿量宜维持在 300 mL/h 以上,不少于 100 mL/h。术前尿毒症患者可存在不同程度水钠潴留,多数患者术后早期出现多尿现象,尿量可达 1 000 mL/h 以上,称为多尿期,易发生在术后24 h 内。部分患者术后未出现多尿期,表现为少尿或无尿,可能原因多为术前血液透析过度、术中失血造成血容量不足、术后发生急性肾小管坏死或急性排斥反应等。应仔细分析和查找原因,为补液提供依据。

2）监测引流量　肾移植术后伤口内常留置引流管,应随时观察记录引流情况,注意引流量和色泽变化,观察伤口有无出血、淋巴漏和(或)尿外渗等,估计和记录其总量,以指导补液。

3）合理静脉输液　①静脉的选择：原则上不在手术侧下肢及做血液透析用的动静脉造瘘肢体选择静脉穿刺点，以保证静脉通路的通畅。②输液的原则：静脉输液应遵循"量出为入"的原则。每小时出量包括尿量、引流量和不显性失水，当尿量小于 500 mL/h 时，输液量为出量的全量；当尿量为 500～1 000 mL/h 时，输液量为出量的 80%；当尿量超过 1 000 mL/h 时，输液量为出量的 70%。根据病情确定输液的种类，合理安排输液顺序及速度。③保持静脉通路畅通：术后第一天应保证两路静脉通道，且保证有一路能供输血或快速输液用，确保输液畅通。

4）指导饮食　术后第 2 天，待患者胃肠功能恢复后，可给予少量饮食，逐渐加量，严格记录饮食和饮水量，以维持出入量平衡。

4. 并发症的预防和护理

（1）出血的预防和护理

1）防止血管吻合口破裂　①采取适当体位：术后平卧 24 h，肾移植侧下肢屈曲 15°～25°，禁忌突然改变体位减少血管吻合口的张力。②指导活动：术后 2 d 指导床上活动；术后 3 d 协助下床活动，逐渐增大活动量。③避免腹压增高：保持大便通畅，避免排便屏气。

2）应用止血药　遵医嘱预防性应用止血药。

3）加强观察　伤口敷料、引流液情况，移植肾区有无肿胀、心率、血压、中心静脉压（CVP）有无异常等，及时发现出血情况。

4）其他　发现伤口大量渗血、肿胀和（或）心率加快、血压及 CVP 降低等，应及时报告医师，并配合进行相应的处理。

（2）感染的预防和护理

1）口腔护理　每日两次进行口腔护理，保持清洁，根据患者口腔 pH 值选择适当漱口液，预防口腔感染。

2）伤口护理　严格无菌操作技术原则护理伤口，定期更换患者伤口及各种引流管周围的敷料，遵医嘱预防性应用抗菌药，防治伤口感染。

3）严格病房管理　①每日用消毒液擦拭病室地面和物体表面，定期进行空气细菌培养，确保病室符合器官移植的感染控制规范要求。②患者的衣服、床单和被子需经高压灭菌后使用。③医护人员进入病室前应洗手并穿戴隔离衣、鞋、帽和口罩。

4）预防交叉感染　外出检查和治疗注意保暖，戴好帽子和口罩，防止交叉感染。

5）加强观察　观察感染部位手术切口、肺部、尿道、口腔和皮肤等，应及时发现感染征象。若患者体温逐渐升高，但无尿量减少和血肌酐水平上升等改变，常提示感染的存在。

6）及时处理感染病灶　出现疑似感染症状，应结合患者的临床表现、实验室及其他相关检查结果，查明感染部位及病原体，遵医嘱应用敏感抗菌药或抗病毒药物治疗。

（3）急性排斥反应的预防和护理

1）准确应用免疫抑制剂　定期监测血药浓度、每日测量空腹体重，调整免疫抑制剂用量。

2）加强观察　密切观察患者生命体征、尿量、肾功能及移植肾区局部情况。体温突然升高，移植肾区自觉胀痛，尿量显著减少，体重增加，血压升高，B 超发现移植肾明显肿大是排异反应的表现。

3）及时处理排斥反应　根据排斥反应的轻重程度，遵医嘱应用抗排斥反应的药物，如甲泼尼龙、抗淋巴细胞球蛋白（ALG）、抗胸腺细胞球蛋白（ATG）或莫罗莫那 CD_3（OKT_3）等，及时观察用药效果。甲基强的松龙冲击治疗期间应注意观察患者腹部及大便色泽等情况，警惕应激性消化道溃疡的发生。

5. 其他护理

（1）术前　术前 1 d 送患者做血液透析治疗 1 次，遵医应用抗菌药、免疫抑制剂。

（2）术后　定期监测肾功能，及时发现异常。术后 3 d 内每日监测肾功能 1 次，待肾功能恢复后

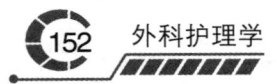

改为每周检测 2 次,以后逐步延长监测的时间间隔。

【健康指导】

1. 合理安排生活和活动　①合理安排作息时间,保持心情愉悦,术后半年可恢复正常工作。②避免不良情绪刺激,正确对待肾移植手术,消除躯体和心理的差异感,保持心理平衡。③根据身体恢复情况进行适当的体育锻炼,强度和运动幅度循序渐进为宜,同时保护移植物不被硬物挤压或碰撞。

2. 正确服药　终生服用免疫抑制剂,严格遵医嘱服用免疫制剂及其他药物,不能自行增减药物剂量。不宜服用对免疫抑制剂有拮抗作用的药品和食品。

3. 自我监测　①每日晨起和下午各测量体温一次并记录。②每日早晨测空腹体重并记录。③记录 24 h 总尿量。④指导患者自我检查方法:轻压移植肾区,了解移植肾大小和硬度,是否有压痛和肿胀。

4. 预防感染主要措施　①避免交叉感染:外出应佩戴口罩,尽量不到公共场所或人多嘈杂的环境。②注意保暖:防感冒。③注意个人卫生:保持衣裤和被褥清洁、干燥,居室保持通风。④注意饮食卫生:避免食用生冷、硬、辛辣和不洁食物。

5. 定期复查　①出院后第 1 个月每周 1 次。②出院后第 2 个月每 2 周 1 次。③出院半年后,每1 个月 1 次。④若病情有变化,及时就诊。

第五节　肝移植患者的护理

原位肝移植是目前治疗终末期肝病的最有效方法。术后 1 年、5 年和 8 年的生存率分别已达91%、84% 和 78%,最长存活者已超过 34 年。

【肝移植的适应证和禁忌证】

(一)肝移植的适应证
终末期肝疾病经各种常规的内、外科治疗不能治愈是原位肝移植的适应证。
1. 肝实质疾病　如终末期肝硬化、肝功能衰竭、难复性肝外伤等。
2. 先天性代谢障碍性疾病　如 α_1-抗胰蛋白酶缺乏症、铜蓄积症、酪氨酸血症等。
3. 胆汁淤滞性疾病　如先天性胆道闭锁、胆汁性肝硬化等。
4. 其他　肝良性肿瘤或原发性恶性肿瘤不能手术切除者。

(二)肝移植的绝对禁忌证
绝对禁忌证主要包括肝胆道以外的恶性肿瘤,难以控制的感染,合并有严重的肺、脑、肾等重要器官器质性病变,HIV 感染及难以控制的心理变态或精神病。相对禁忌证包括门静脉血栓(IV期)、胆管细胞癌等。

【肝移植手术方式】

1. 经典原位肝移植　将病肝切除后,进行肝移植的下腔静脉与已经切断肝的下腔静脉进行吻合,即下腔静脉的吻合方式。
2. 经典背驮式移植　此种方法不离断,进行肝移植的下腔静脉与原肝肝下腔静脉侧侧吻合,或与原肝肝静脉进行端侧吻合。

3.劈离式肝移植、减体积肝移植　此两种办法可加大供肝利用率,适宜于儿童。因为儿童腹腔比较小,肝脏面积大,所以出现劈离式肝移植或减体积肝移植。

4.辅助式肝移植　有原位辅助式肝移植和异位辅助式肝移植,相当于在原来肝基础上,再多放一块肝辅助原肝生长,也可以说是移植肝自己生长,即所谓辅助式肝移植。

【供者的选择】

移植用的肝脏必须是活体或是肝热缺血时间不超过 10 min 的尸体。供肝必须形态和功能正常,并通过一系列严格的化验检查。患有全身性感染、血液病、恶性肿瘤、肝脏疾病和严重酗酒者,严禁作为供肝者。供肝者的年龄一般不超过 50 岁,血型应该和受者相同,即使不同也应该遵守输血原则。供肝大小和受者肝体积相似或稍小。

【患者的准备】

必须接受全面的医学评估。对肝移植候选受者的评估涉及患者的心理社会、经济状况、全身情况、其他疾病对肝移植受体的影响、患者肝脏病变程度及对机体的影响等诸多方面。肝移植候选受者除了具有肝移植的指征,同时需具备良好的社会心理素质和经济保障。此外,对可能在围手术期和肝移植后影响患者预后的一些疾病和并发症进行重点评估,如食管胃底静脉曲张、肝细胞肝癌、门静脉血栓、心肺肾疾病等。

【护理】

(一)护理评估

1.健康史　了解患者肝脏疾病的原因、发生、发展和诊治情况,评估各重要脏器功能情况。

2.身体状况　患者有无黄疸、腹水、营养不良、神志不清及其他状况,评估肝脏大小以及肝脏疾病引起的其他脏器功能损害。

3.心理社会状况　患者对该疾病的认知程度,家庭、经济和社会支持的力度。

4.辅助检查　肝功能和凝血功能情况,B 超和 CT 检查肝脏的大小。

(二)护理问题

1.焦虑与恐惧　与担心手术是否成功有关。

2.有感染的危险　与疾病导致抵抗力下降有关

3.营养失调:低于机体需要量　与慢性肝病消耗、禁食有关。

4.潜在并发症:出血、急性排斥反应等。

5.知识缺乏　患者及家属缺乏与疾病相关知识。

(三)护理目标

(1)患者恐惧与焦虑减轻或缓解,情绪稳定。

(2)患者住院期间不发生感染。

(3)患者能维持良好的营养状况。

(4)患者未发生并发症或发生得到及时处理。

(5)患者及家属了解与疾病相关知识。

(四)护理措施

1.术前护理　①加强营养:给予患者高糖、高维生素、高蛋白饮食,进食困难者,给予静脉补充

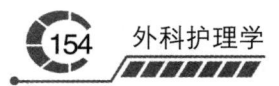

营养。②消除腹水:限制钠盐和水的摄入,补充血浆和白蛋白,消除水肿。③皮肤护理:按时更换体位,保持皮肤清洁,防止皮肤受损,黄疸者给予炉甘石洗剂涂擦皮肤,消除瘙痒症状。④心理护理:向患者和家属介绍手术的方式、成功的概率和肝移植的相关知识。

2. 术后护理

(1)一般护理 ①体位:半卧位,要绝对卧床休息,防止发生血管断裂引起大出血。做好生活护理,协助患者变换体位,清理大小便,保持床单清洁。②饮食:术后肛门排气,胃肠功能恢复后可以进食。禁食期间给予静脉补液和营养物质。

(2)管道护理 保持各引流管引流通畅。观察引流物的颜色、性质和量,准确记录。

(3)观察病情 吸氧,密切监测生命体征、血氧饱和度、心电图、中心静脉压、血气分析以及生化检查。注意患者神志、腹部症状和体征、伤口和皮肤黏膜情况,记录 24 h 液体出入量,定时测定肝功能。

(4)用药护理 准确应用药物的剂量和时间,使用方法,输注速度,注意药物之间的配伍禁忌,如发现并发症和不良反应,及时请示医生处理。

(5)心理护理 由于术后反应和潜在并发症多,危险性大,费用高,患者和家属可能出现恐惧、焦虑等不良心理反应。因此,耐心向患者解释病情和治疗情况,鼓励患者积极配合治疗和护理。

(6)严格消毒隔离护理 预防各种感染的发生。加强基础护理,做好消毒和灭菌工作。

(7)并发症的护理

1)术后出血 密切监测血常规和凝血功能情况,观察引流管的引流情况,发现大出血情况,应及时止血、补液,并配合医生进行处理。

2)感染 是常见的并发症之一。感染部位有切口和腹腔感染、留置器官部位感染、肺部感染、泌尿道感染、皮肤和黏膜感染。注意保护性隔离措施,严格无菌操作。早期发现感染征象及时处理。

3)排斥反应 急性排斥反应有肝区疼痛,寒战发热、黄疸,肝功能和胆红素升高,一般发生在术后 5～15 d,最直接的反应是胆汁量锐减。慢性排斥反应是易疲乏,转氨酶和胆红素进行性升高,处理排斥反应常用大量激素治疗。

4)精神异常 术后易发生肝性脑病。环境陌生、长期隔离、经济负担和预后的影响,患者各种检查和治疗也可致精神异常。加强保护患者的隐私权,保持高度的责任心,严格用药护理,防止发生精神异常。

5)胆瘘和胆道梗阻 肝脏手术易发生胆瘘和胆道梗阻,保持引流管通畅,严密观察引流液性质、颜色和量,注意腹部体征,及时发现和处理。

(五)健康指导

1. 合理安排作息时间 作息规律,禁止进行剧烈活动,可进行适当的活动。

2. 正确服药 免疫抑制剂需终身服用,应注意服用方法、时间、量和药物的毒副作用,不能随意调整药物的量和时间,发现问题及时就诊和处理。

3. 预防感染 饭前便后洗手,漱口和刷牙,防止感冒,外出佩戴口罩,减少去公共场所,避免日光照射,注意饮食卫生,不吃变质和霉变食物,勤换内衣,常洗澡,保持床单被褥的干燥和清洁。

4. 自我监测 观察移植肝的功能和免疫制剂的不良反应,及时发现排斥反应所出现的症状和体征,如发热、肝区疼痛、乏力、皮肤和巩膜黄染等。

5. 定时复查 一般出院后第 1 个月每周复查两次,第 2 个月每周复查一次,第 3 个月每两周复查一次,有病情变化及时就诊。

6. 饮食 避免使用导致免疫功能亢进的药物,保证蛋白质摄入,控制糖摄入,限制胆固醇。

练习题

1. 下列哪项不是肾移植术后的并发症(　　)

A. 排斥反应　　　　　　　　　　B. 出血

C. 感染　　　　　　　　　　　　D. 尿瘘

E. 肾病综合征

2. 器官移植的禁忌证包括(　　)

A. 恶性肿瘤　　　　　　　　　　B. 严重心血管疾病

C. 传染病活动期　　　　　　　　D. 精神病

E. 以上都是

3. 按移植物植入的部位分类,肾移植多为(　　)

A. 原位移植　　　　　　　　　　B. 异位移植

C. 原位旁移植　　　　　　　　　D. 结构移植

E. 单独移植

4. 肾移植术后24 h内,每小时尿量不应小于(　　)

A. 30 mL　　　　　　　　　　　B. 50 mL

C. 100 mL　　　　　　　　　　 D. 300 mL

E. 500 mL

5. 患者,男,45岁,肝移植术后第7天,黄疸逐渐消退,胆汁呈金黄色黏性液,约55 mL/h,痰液增多、黏稠,不易咳出,伴体温逐渐升高。应首先考虑(　　)

A. 急性排斥反应　　　　　　　　B. 慢性排斥反应

C. 肺部感染　　　　　　　　　　D. 手术伤口感染

E. 排斥反应并感染

(常玉兰)

参考答案

第十二章　甲状腺疾病患者的护理

━━━━━━━━━ 学习目标 ━━━━━━━━━

1.掌握:单纯性甲状腺肿、甲状腺功能亢进、甲状腺肿瘤的症状、体征和护理措施。

2.熟悉:单纯性甲状腺肿、甲状腺功能亢进、甲状腺肿瘤的辅助检查和处理原则。

3.了解:单纯性甲状腺肿的病因及发病机制、甲状腺功能亢进的分类、甲状腺肿瘤的病理。

4.学会单纯性甲状腺肿、甲状腺功能亢进、甲状腺肿瘤患者的护理评估内容、方法,能运用甲状腺疾病的护理知识和技能对甲状腺疾病患者实施整体护理。

5.具有良好的心理素质和护患交流能力,尊重患者,关爱患者,保护患者隐私。

第一节　单纯性甲状腺肿患者的护理

病例导入

患者,女,17岁,以"发现颈部肿大1年余,活动后气促1个月"为主诉入院。患者1年前无意中发现颈部肿大,1个月前一般活动后气促,无怕热、心悸、多汗、多食、体重减轻症状,无少言、水肿、食欲减退,无咽痛、颈部疼痛。查体:神情语利,无皮肤粗糙、脱屑,颜面无水肿、眼球不突出,甲状腺二度肿大,质软、无压痛,未触及结节。心率71次/min,节律齐,心脏各瓣膜听诊区未闻及杂音,双下肢无水肿。甲状腺彩超:甲状腺弥漫性肿大。术前积极完善血液分析、凝血时间、血型、尿液分析、肝肾功能、电解质、血糖、输血前四项(乙肝、丙肝、艾滋病、梅毒)、心电图、胸片等检查。择期手术,在全麻下行"甲状腺部分切除术",术毕安返病房。

请思考:

(1)患者重点专科检查有哪些?

(2)患者术前准备工作主要有哪些?

(3)患者术后主要护理工作有哪些?

单纯性甲状腺肿是甲状腺功能正常的甲状腺肿,是以缺碘致甲状腺肿的物质或相关酶缺陷等原因所致的代偿性甲状腺肿大,同时不伴有明显的甲状腺功能亢进或减退,为非毒性甲状腺肿。多见于女性,根据临床观察可分为地方性和生理性两类。

【病因】

1. 甲状腺素原料(碘)缺乏　环境缺碘是引起单纯性甲状腺肿的主要因素。高原、山区的饮用水和食物中碘含量不足,患此病者较多。故称为"地方性甲状腺肿"。

2. 甲状腺素需要量增加　青春发育期、妊娠期、绝经期妇女多见。故称为生理性甲状腺肿。

3. 甲状腺素合成或分泌障碍　较少见。

【临床表现】

1. 甲状腺肿大　仅有甲状腺肿大而无甲状腺功能亢进等其他表现,是单纯性甲状腺肿的重要特征。早期为弥漫性肿大,双侧对称,表面光滑,质软无压痛,可随吞咽上下移动。晚期可有大小不等结节性肿大,生长缓慢,质地较硬。

2. 压迫症状　压迫气管致气管移位或狭窄,甚至气管壁软化,引起呼吸困难、咳嗽;压迫食管引起吞咽困难;压迫颈静脉引起面部及上肢淤血、水肿等;压迫喉返神经引起声音嘶哑;压迫颈交感神经引起霍纳(Horner)综合征。

【辅助检查】

颈部 B 超、X 射线检查,放射性核素扫描,细胞学检查等。

【治疗原则】

1. 非手术治疗　生理性甲状腺肿,多吃含碘丰富的食物,如海带、紫菜等;20 岁以下弥漫性甲状腺肿大者可小剂量应用甲状腺素或左甲状腺素,以减缓甲状腺的增生和肿大。

2. 手术治疗　甲状腺大部切除术,一般选择次全切除。

手术适应证:①因气管、食管、喉返神经受压引起症状者;②胸骨后甲状腺肿;③巨大甲状腺肿影响工作和生活者;④结节性甲状腺肿继发甲状腺功能亢进者;⑤有恶变者。

【护理】

(一)护理评估

1. 健康史　了解甲状腺肿的发病时间,有无对饮食、睡眠的影响,当地有无此类疾病流行;了解患者有无甲状腺疾病病史;了解病情的变化经过。

2. 身体状况　了解有无饮食、体重及情绪的变化;心率和血压是否正常,有无突眼症状等;了解基础代谢率、血清甲状腺素水平等检查结果有无异常;观察术后并发症情况,以及处理治疗效果。

3. 心理社会状况　对本病造成的形象改变引起自卑情绪;手术时产生恐惧心理,不愿配合治疗。

(二)常见护理诊断/问题

1. 自我形象的改变　与颈部肿大变形有关。

2. 疾病认识缺失　缺乏相关的防治常识。

3. 潜在并发症:甲状腺肿大造成的压迫症状和恶变性质。

(三)护理措施

1. 病情观察　观察患者甲状腺肿大的程度、范围、质地,是否光滑,有无结节和压痛,有无并发症,生命体征有无改变等。

2.生活护理 注意休息,保持心情乐观;多食用含碘丰富的食物,如海带、紫菜等;避免食用含抑制甲状腺素合成的食物,如花生、包心菜、萝卜、菠菜等。

3.药物护理 对轻症及青少年患者,给予甲状腺素抑制剂治疗。若有不适,立即报告医生。

4.心理护理 多于患者沟通交流,多关心患者,消除自卑,增强信心,有利于疾病康复。

【健康教育】

(1)结合地区特点,推广食用加碘食盐。

(2)指导青春期、妊振期、哺乳期等人群补充富含碘食物。

(3)指导患者正确使用药物,学会观察不良反应。

(4)手术后患者注意颈部活动及护理。

第二节 甲状腺功能亢进患者的护理

病例导入

患者,女,32 岁,以"心悸、失眠 3 年加重半个月"为主诉入院。患者 3 年前无明显诱因出现心悸、失眠,伴胸闷、多食、手颤,眼球轻度突出,伴血压轻度升高,服用甲巯咪唑治疗后效果差,出现粒细胞减少症。停用甲巯咪唑,给予升白细胞药物治疗,后改用丙硫氧嘧啶,再次出现粒细胞减少症。1 年前行放射碘治疗,效果差。半月前出现活动后双下肢肿胀、酸痛,遂入院治疗。入院时体温 36.8 ℃,脉搏 132 次/min,呼吸 17 次/min,血压 135/85 mmHg,给予患者口服碘剂治疗。体检:双侧甲状腺二度肿大,质稍韧,无压痛,未及明显结节。颈部彩超示:甲状腺实质回声弥漫性改变。初步诊断:甲状腺功能亢进。在静吸复合全麻下行"双侧甲状腺次全切除术"。

请思考:

(1)患者术后常规护理工作有哪些?

(2)甲状腺功能亢进术后常见的并发症有哪些?

甲状腺功能亢进(简称甲亢),是由多种因素引起血液中甲状腺素水平异常增高,作用于全身组织所导致的高代谢状态的临床综合征。

【病因及分类】

按其发病原因,可分为原发性甲状腺功能亢进、继发性甲状腺功能亢进和高功能腺瘤三种。

1.原发性甲状腺功能亢进 临床最常见,好发于 20～40 岁的女性,患者在甲状腺肿大的同时出现甲状腺功能亢进的症状,甲状腺腺体呈弥漫性、对称性肿大,伴有眼球突出,又称突眼性甲状腺肿。该型甲状腺功能亢进病因尚未完全明确,目前认为是一种自身免疫性疾病。

2.继发性甲状腺功能亢进 该型较少见,在结节性甲状腺肿基础上发展为甲状腺功能亢进症状,患者年龄多在 40 岁以上。无眼球突出,易发生心肌损害。该型甲状腺功能亢进可能与甲状腺结节本身的自主分泌紊乱有关。

3.高功能腺瘤 少见,甲状腺内有单发的自主高功能结节。无眼球突出。

【临床表现】

1. 高代谢症状　主要为代谢亢进和多器官累及,表现为急躁易怒、怕热多汗、多言多语、失眠、疲乏无力、消瘦、手足震颤等。心率增快、脉压增大尤为重要,常可作为判断病情程度和治疗效果的重要指标。

2. 甲状腺肿大　多无局部压迫症状,弥漫性、对称性肿大腺体可随吞咽动作上下移动,表面光滑,质地不等,无压痛。甲状腺可触及震颤或听到血管杂音,为本病重要体征(图12-1)

3. 突眼征　双侧眼球突出、眼裂增宽。严重时上下眼睑闭合困难(图12-2)。

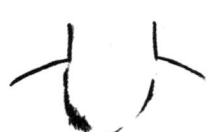

图12-1　甲状腺肿大

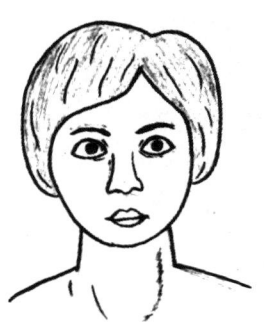

图12-2　突眼征

【辅助检查】

1. 基础代谢率(BMR)测定　在清晨空腹静卧时进行。常用计算公式:BMR(%)= 脉率+脉压(mmHg)−111。正常值为±10%,+20%~+30%为轻度甲状腺功能亢进,+30%~+60%为中度甲状腺功能亢进,+60%以上为重度甲状腺功能亢进。

2. 甲状腺摄^{131}I率测定　正常甲状腺24 h内摄取的^{131}I量为人体总量的30%~40%。如果2 h内甲状腺摄取的^{131}I量超过总量的25%,或在24 h内超过总量的50%,且摄取^{131}I高峰前移,可诊断为甲状腺功能亢进。

3. 血清T_3、T_4测定　甲状腺功能亢进患者血清T_3可高于正常值4倍,T_4可高于正常值2.5倍。故T_3对甲状腺功能亢进的诊断具有较高敏感性。游离T_3(FT_3)、游离T_4(FT_4)均增高,较T_3、T_4更准确,是临床诊断甲状腺功能亢进的首选指标。

4. 其他　B超检查、X射线检查、心电图检查、血清钙磷测定等可辅助诊断。

【治疗原则】

甲状腺大部分切除术仍是目前治疗中度以上甲状腺功能亢进的有效方法。

1. 适应证　中度以上原发性甲亢;有明显压迫症状或胸骨后甲状腺肿者;经内科治疗无效或复发者;有恶变者。

2. 禁忌证　症状较轻者;青少年患者;老年患者或有严重器质性病变不能耐受手术者;未完成术前用药准备者。

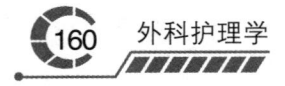

【护理】

(一)护理评估

1. **健康史** 了解发病前有无感染、损伤、劳累、精神刺激等情况发生;了解有无甲状腺疾病病史。

2. **身体状况** 有无饮食量、体重、情绪的变化;心率、血压是否正常,有无眼球突出体征;了解基础代谢率、血清甲状腺素水平等检查结果;术后及时评价治疗效果。

3. **心理社会状况** 患者易激怒、敏感多疑等社交障碍。颈部肿块压迫时常出现焦虑、不安,或拒绝手术治疗。

(二)常见护理诊断/问题

1. **营养不良** 与代谢率增高有关。

2. **焦虑** 与神经系统功能亢进,担心手术和预后有关。

3. **有受伤风险** 与突眼及甲状腺肿大有关。

4. **潜在并发症**:甲状腺危象,甲状腺功能亢进性心脏病,呼吸困难,窒息,喉返神经、喉上神经损伤,手足抽搐等。

(三)护理措施

1. **术前护理** 充分而完善的术前准备和护理是保证手术顺利和预防并发症的关键。

(1)**病情观察** 观察患者生命体征、体重变化、突眼症状和甲状腺肿大程度。

(2)**一般护理** 消除顾虑和恐慌心理,避免情绪激动。保持病房环境安静,减少活动,必要时给予镇静剂或安眠药,适当卧床休息以减少体力消耗。

(3)**完善术前检查** 除常规检查外,还需颈部X射线、心电图、喉镜、基础代谢率测定。

(4)**用药准备** 是术前准备的关键。目的是降低基础代谢率,减轻甲状腺充血、水肿。先用硫氧嘧啶类药物控制甲状腺功能亢进症状,待甲状腺功能亢进症状基本控制后,停服药物,改服碘剂。常用复方碘化钾溶液,从每次3滴开始,每日3次口服,逐日递增1滴,至每次16滴维持到手术日。服用碘剂一般不超过3周。当患者情绪稳定、体重增加、睡眠好转、心率稳定在90次/min以下、BMR低于+20%、腺体缩小变硬,即可手术。如常规用药无效者,可单用普萘洛尔或合用碘剂,每6 h服用20~60 mg,一般4~7 d可达到术前准备要求。期间注意眼部防护。

2. **术后护理**

(1)**一般护理** 体位:麻醉清醒后取半卧位;饮食:如无呛咳、误吸可流质饮食逐步改为普通饮食,注意高热量、高蛋白和高维生素饮食;急救准备:病床旁常规准备清创缝合包和气管切开包以备用。

(2)**观察病情** 密切监测生命体征,保持气道通畅,了解切口情况,有无发音异常现象,及时发现并发症。

(3)**碘剂的应用** 术后继续使用复方碘化钾溶液,从每日3次,每次16滴开始,逐日递减1滴,至每次3滴,每日3次为止。

(4)**并发症观察及护理**

1)**呼吸困难和窒息** 是最危急的并发症,多见于术后48 h内。①常见原因:血肿压迫、喉头水肿、气管塌陷、分泌物堵塞、双侧喉返神经损伤等。②处理方法:血肿压迫气管者立即拆除缝线、清除血肿、彻底止血;喉头水肿者立即激素雾化;气管塌陷者可手术悬吊固定气管;分泌物堵塞者及时清除,必要时气管切开;双侧喉返神经损伤者,立即气管插管或气管切开,再行神经修复。

2)**甲状腺危象** 是最危重的并发症,多见于术后12~36 h。①常见原因:术前准备不足,甲状腺功能亢进症状未能很好控制及手术应激。②主要表现:高热、大汗、脉快、恶心、呕吐、烦躁不安、谵妄昏迷,甚至死亡。③处理方法:冬眠疗法,持续吸氧,降低体温,维持水、电解质及酸碱平衡,使用激素和碘剂。

3)喉返神经损伤 ①常见原因:术中损伤。②主要表现:单侧损伤,声音嘶哑或发音困难;双侧损伤,呼吸困难或窒息。③处理方法:多为暂时性损伤,经理疗及时处理,一般3~6个月内即可逐渐恢复。双侧损伤需手术修复。

4)喉上神经损伤 ①常见原因:术中处理甲状腺上极时损伤内支或外支。②主要表现:喉上神经内支主感觉,损伤后喉黏膜感觉丧失,饮水易呛咳、误吸;外支主运动,损伤后环甲肌瘫痪,引起声带松弛、音调降低。③处理方法:喉上神经一般经理疗、针灸治疗后可逐渐恢复。

5)手足抽搐 多见于术后1~3 d。①常见原因:术中误伤甲状旁腺导致其功能低下、血钙下降,神经肌肉应激性增高。②主要表现:口唇麻木、手足抽搐,严重者出现喉和膈肌痉挛,呼吸困难窒息而死亡。③处理方法:立即静脉缓慢注射10%葡萄糖酸钙10~20 mL,解除痉挛,改善症状。

【健康教育】

1. 休息 劳逸结合,适当休息和运动,促进各器官功能恢复。
2. 饮食 高热量、高蛋白、富含维生素饮食。
3. 心理调适 正确引导患者面对疾病,保持心情舒畅、平和。
4. 用药指导 指导术后继续服药的重要性、方法和执行情况。
5. 随访 定期复查,出现心悸、手足抽搐即刻到医院就诊。

第三节 甲状腺肿瘤患者的护理

病例导入

患者,女,26岁,以"发现甲状腺肿物1 d"为主诉入院。门诊甲状腺彩超示:甲状腺右叶囊实性结节(考虑TI-RADS 3级)。患者10年前因左侧甲状腺结节在某肿瘤医院行手术治疗,术后恢复良好;患高脂血症4年,口服药物控制良好。诊断为甲状腺右叶结节。体温36.5 ℃,脉搏96次/min,呼吸20次/min,血压110/76 mmHg。颈部见一横行手术切口,右侧甲状腺可触及一大小约35 mm×20 mm结节,质韧、界清、无压痛,可随吞咽上下移动。左侧甲状腺未触及结节,未触及明显肿大淋巴结。术前积极完善血液分析、凝血时间、血型、尿液分析、肝肾功能、电解质、血糖、输血前四项检查(乙肝、丙肝、艾滋病、梅毒)、心电图、胸片等检查。择期手术,在全麻下行"右侧甲状腺癌根治术、左侧甲状腺部分切除术",术毕安返病房。

请思考:
(1)患者术前准备工作主要有哪些?
(2)患者术后主要护理工作有哪些?

甲状腺肿瘤分为良性和恶性两大类,良性多为腺瘤,恶性多为癌。

【病理】

1. 良性肿瘤 甲状腺腺瘤最为常见,多见于40岁以下妇女。病理显示具有完整的包膜,分为滤

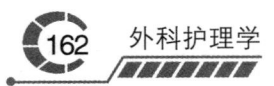

泡状腺瘤和乳头状囊性腺瘤,以滤泡状腺瘤多见。

2. 恶性肿瘤　甲状腺癌最常见,病理显示呈浸润性生长,无完整包膜。可分为四种类型。

(1)乳头状腺癌　恶性程度低,约占成人甲状腺癌的 60% 和儿童甲状腺癌的全部。多见于 21~40 岁女性,生长较缓慢,转移多局限于颈部淋巴结,预后较好。

(2)滤泡状腺癌　恶性程度中等,约占 20%,多见于中年人,生长较快,可经血液循环转移至肺、肝和骨等处,预后较差。

(3)未分化癌　恶性程度高,约占 15%,多见于 70 岁左右的老年人。发展迅速,早期即可发生局部淋巴结转移,或侵犯气管、喉返神经或食管,常经血液向肺、骨等处转移。预后最差。

(4)髓样癌　恶性程度中等,约占 5%,有家族倾向,较早出现淋巴结转移,经血液循环转移至肺和骨,预后较好。

【临床表现】

1. 甲状腺腺瘤　多数为无意中或体检时发现颈部肿物,生长较慢,多为单发,呈圆形或椭圆形,多局限在一侧腺体内。表面光滑、无压痛,质地柔软,边界清晰,能随吞咽动作上下活动。

2. 甲状腺癌

(1)肿块　是最常见的症状。肿块多为单发,固定、质硬、表面不光滑,随吞咽上下移动度差。

(2)压迫症状　随病情进展,肿块增大可压迫气管、食管、喉返神经,出现呼吸困难、吞咽困难和声音嘶哑症状。压迫颈交感神经可出现霍纳综合征,表现为患侧瞳孔缩小、上睑下垂、眼球内陷等。

(3)转移症状　常见颈部淋巴结肿大,肺和骨转移,出现咯血和疼痛等相应症状。

(4)其他　髓样癌除有颈部肿块外,其本身可产生激素样活性物质如 5-羟色胺和降钙素,出现腹泻、面部潮红和多汗等类癌综合征及内分泌失调的表现。

【辅助检查】

(1)影像学检查　①B 超检查可测定甲状腺肿块的位置、大小、数目及与临近组织的关系,能区别囊性或实体性结节,有助于诊断。②X 射线检查了解有无气管狭窄、移位、肿块钙化及上纵隔增宽;甲状腺部位出现细小的絮状钙化影,可能为癌;胸部及骨骼摄片可了解有无肺及骨转移。

(2)放射性 ^{131}I 扫描　甲状腺腺瘤可表现为温结节、冷结节或凉结节,其边缘较清晰,也可略模糊。甲状腺癌均为冷结节,边缘一般较模糊。

(3)细胞学检查　将细针从不同方向直接穿刺结节并抽吸、涂片,诊断正确率达 80% 以上。

(4)血清降钙素的测定　可协助诊断髓样癌。

【治疗原则】

甲状腺腺瘤诊断明确应及早行患侧大部分切除术,以免出现甲状腺功能亢进和癌变可能,术中常规行快速冷冻切片检查,以明确性质。甲状腺癌除未分化癌采用放疗外,其他类型均应采取手术治疗。根据肿瘤情况,行患侧腺体、峡部及健侧腺体的大部切除术或全腺体切除术,如有淋巴结转移应同时行颈部淋巴结清扫术。

【护理】

(一)护理评估

1. 健康史　了解患者发病情况及病程,了解既往史,有无甲状腺肿块史,有无肿瘤或甲状腺疾病家族史,有无手术史以及患病后的治疗情况和效果。

2. 身体状况　了解肿块生长速度,有无伴随症状如声音嘶哑、呼吸困难、吞咽困难等;检查甲状腺肿块的数目、大小、形状、质地、活动度,有无压痛;有无霍纳综合征表现及甲状腺功能亢进症状;有无颈部淋巴结肿大或肺、骨转移症状。

(二)常见护理诊断/问题

1. 焦虑、恐惧　与颈部肿块性质不明、担心治疗预后有关。

2. 潜在并发症:甲状腺功能亢进性心脏病,呼吸困难,窒息,喉返神经、喉上神经损伤,手足抽搐等。

(三)护理措施

1. 术前护理　做好心理安慰,以减轻患者的焦虑和恐惧状态,过分紧张者,遵医嘱给予镇静剂;指导手术体位练习,做好皮肤准备,备气管切开包和无菌手套;甲状腺癌根治术前遵医嘱备血。

2. 术后护理

(1)体位　患者取平卧位。待麻醉效果消失,生命体征平稳后可改半卧位。

(2)病情观察　监测生命体征,观察有无呼吸困难、窒息、声音嘶哑、音调降低或失音、呛咳、手足抽搐等症状,对合并甲状腺功能亢进者,还应注意有无甲状腺危象表现,如有异常及时协助处理。

(3)饮食和营养　甲状腺癌颈部淋巴结清扫术后,因手术创伤较大,患者全身和局部反应较重,多在术后2~3 d开始进食,不能进食期间要补充营养,防止电解质紊乱。

(4)切口护理　观察敷料有无渗血,必要时更换敷料,保持清洁干燥。有颈部引流管保持负压吸引,并观察引流量、性质,一般术后48 h拔除。

(5)用药护理　甲状腺次全切除术后,遵医嘱给予甲状腺素进行替代治疗。

【健康教育】

1. 功能训练　卧床休息期间,鼓励患者适当床上活动,促进血液循环和切口愈合;切口愈合后指导患者开始肩关节和颈部的功能锻炼,坚持3个月,促进颈肩部功能的恢复。

2. 指导用药　指导患者坚持服用甲状腺素制剂,预防肿瘤复发。

3. 心理调适　指导颈部淋巴结清扫术后的患者,可选择高领衣服或扎丝巾等遮掩颈部形态缺陷。

4. 定用复诊　指导患者自行检查颈部。出院后定期复诊,检查颈部、肺部和甲状腺功能等。如发现肿块、结节应及时就诊。

练习题

1. 甲状腺功能亢进术前准备,脉率应降至每分钟(　　)

A. 80 次以下　　　　　　　　　　　　B. 90 次以下

C. 100 次以下　　　　　　　　　　　D. 110 次以下

E. 120 次以下

2. 甲状腺功能亢进患者术前准备最重要的是(　　)

A. 测定基础代谢率　　　　　　　　　B. 心理护理

C. 喉镜检查　　　　　　　　　　　　D. 抗甲状腺药物和碘剂的应用

E. 钡餐和心电图检查

3.可用下列哪个公式计算基础代谢率(   )

A.收缩压+舒张压-111   B.脉率+收缩压-111

C.脉率+舒张压-111   D.脉率+脉压-111

E.脉率-111

4.患者,女,33岁,因甲状腺功能亢进进行甲状腺次全切除术,术后声音嘶哑。应考虑手术损伤了(   )

A.甲状旁腺   B.喉上神经内支

C.喉上神经外支   D.单侧喉返神经

E.双侧喉返神经

5.甲状腺癌最常见的类型是(   )

A.乳头状癌   B.滤泡状癌

C.未分化癌   D.髓样癌

E.溃疡型癌

(江雷振)

参考答案

第十三章　乳房疾病患者的护理

▓▓▓ 学习目标 ▓▓▓

1. 掌握:常见乳房疾病的临床表现及护理措施。
2. 熟悉:常见乳房疾病的病因、预防措施、治疗方法及护理问题。
3. 了解:常见乳房疾病的护理评估方法。
4. 学会并能正确指导他人进行乳房自我检查。
5. 能运用乳房疾病相关知识对患者进行健康指导;具有同理心和强烈的责任心,能理解、尊重、关心患者。

第一节　急性乳腺炎患者的护理

病例导入

患者,女,30 岁,以"发现右侧乳房有硬结 20 d,红、肿、热、痛伴发热 3 d"为主诉入院。患者 20 d 前发现右侧乳房有硬结,3 d 前出现局部皮肤红肿伴疼痛及发热,体温达 39 ℃,无头晕、恶心、呕吐等症状。门诊以"急性乳腺炎"收住院。专科情况:右侧乳房外上象限可触及一大小约 6.0 cm× 5.0 cm 肿块,局部皮肤红肿、有波动感。彩超提示:哺乳期右乳外侧叶脓肿形成。体温 37.7 ℃,脉率 84 次/min,呼吸 19 次/min,血压 119/73 mmHg。治疗原则:排空乳汁、暂停哺乳、抗感染治疗。在局部浸润麻醉下行"右侧乳房脓肿切开引流术",术毕安返病房。

请思考:

(1)该疾病的预防措施有哪些?

(2)患者术后主要护理措施有哪些?

急性乳腺炎是乳腺的急性化脓性感染,多见于哺乳期的初产妇,常发生在产后 3~4 周。

【病因及发病机制】

1.乳汁淤积　乳汁是细菌生长繁殖的良好培养基。引起乳汁淤积的原因:①乳头过小或者内陷;②乳汁分泌过多或者婴儿吸乳过少;③乳管不通畅;④每次哺乳后没有及时排空乳房。

2.细菌入侵　哺乳方法不当导致的乳头破损或皲裂是细菌入侵的主要原因。金黄色葡萄球菌是主要致病菌。

3. 其他　产后抵抗力下降。

【病理生理】

急性乳腺炎初期,乳房局部出现一个或几个炎性病灶,数日后可发展为脓肿。表浅脓肿可自行向外破溃或者破入乳管自乳头流出脓液;深部脓肿可穿至乳房与胸肌间的疏松结缔组织间,形成乳房后脓肿(图 13-1)。感染严重者可并发脓毒症。

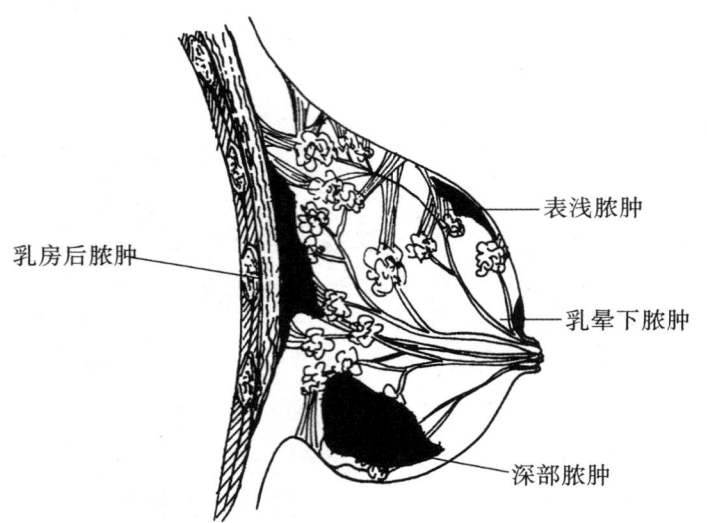

图 13-1　不同位置的乳房脓肿

【临床表现】

1. 局部表现　初期患侧乳房局部出现红、肿、疼痛,皮肤温度高于周围,压痛明显。严重者数日后局部会出现有波动感的肿块,可自行破溃或者破入乳管自乳头流出脓液;位置较深的脓肿皮肤红肿和波动感不明显,但乳房肿胀明显,有深压痛。患侧腋窝淋巴结可出现肿大、压痛。

2. 全身表现　患者可有寒战、高热、脉搏增快、食欲不振等全身症状。严重者可并发脓毒症。

【辅助检查】

1. 实验室检查　血常规可见白细胞及中性粒细胞比例均升高。

2. B 超检查　脓肿部位有液性回声,可了解脓肿的大小、部位及数目。

3. 诊断性穿刺检查　在波动最明显或压痛最明显的部位穿刺抽出脓液可确诊脓肿形成。脓液可做细菌培养及药物敏感试验。

【治疗原则】

1. 非手术治疗　脓肿尚未形成时,患侧乳房暂停哺乳,用吸乳器等排空乳汁;局部热敷或理疗;外敷鱼石脂软膏等;全身应用抗生素控制感染。

2. 手术治疗　脓肿一旦形成,应尽早进行切开引流(图 13-2)。切口选择:①一般选择放射状切口,避免损伤乳管导致乳瘘;②乳晕下脓肿需沿乳晕边缘做弧形切口;③乳房深部脓肿或乳房后脓肿需沿乳房下缘做弧形切口。

3. 终止乳汁分泌　严重感染或脓肿切开引流术后并发乳瘘者应考虑终止乳汁分泌。常用方法如中药炒麦芽,每日 60 g,用水煎后分两次服用,共 2 ~ 3 d。

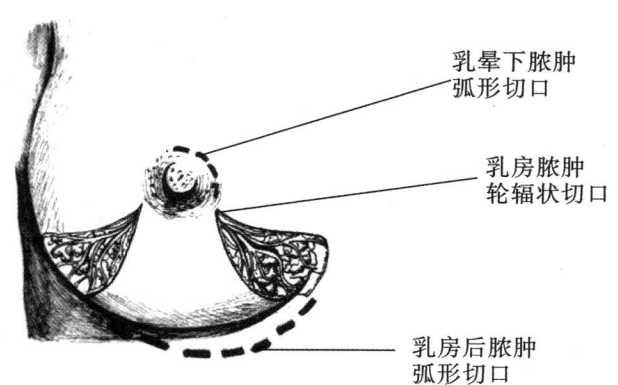

图 13-2　乳房脓肿引流切口方式

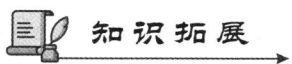知识拓展

非哺乳期乳腺炎

非哺乳期乳腺炎(non-puerperal mastitis,NPM)是自婴儿期至老年期的各个生理时期均可发生的乳腺炎症,是以非周期性乳房疼痛、非哺乳期乳房肿块或脓肿、乳头凹陷、乳头溢液和乳房瘘管等为主要临床表现的良性乳房疾病。NPM 是由乳腺导管扩张症(MDE)、肉芽肿性小叶性乳腺炎(GLM)、导管周围乳腺炎(PDM)等亚类构成的一组病症的统称。近年来,NPM 发病率占乳腺良性疾病的 4% ~ 5%,且呈逐年上升的趋势,20 ~ 40 岁非哺乳期妇女为本病的高发人群。NPM 的发病机制目前尚未明确,临床早期症状不明显、特征不显著、病理表现多样,易被误诊为乳腺癌或其他良性肿瘤,晚期易发生乳瘘,处理不当甚至会导致经久不愈。少数 NPM 与炎性乳腺癌表现极为相似,临床诊治较为困难。

【护理】

(一)护理评估

1. 健康史　查看患者的病程记录,询问患者产后哺乳情况,乳汁能否完全排空,有无乳头凹陷、乳头破损及乳汁淤积情况;评估患者对哺乳知识的了解程度,是否能够正确哺乳;了解婴儿有无口腔炎或含乳头睡觉的习惯。

2. 身体状况　测量生命体征,了解患者是否有畏寒、发热、食欲不振等全身表现;评估患侧乳房肿痛部位、肿块大小、范围及疼痛程度;评估患侧乳房有无波动感、脓肿的部位及范围;评估患侧腋窝淋巴结有无肿大、压痛;切开引流术后评估患者切口情况,引流管是否通畅,引流液的颜色、性状和量。

3. 心理社会状况　评估患者有无因病而对婴儿哺乳、日常生活及家庭关系产生影响,尤其是婴儿喂养问题;了解患者有无因脓肿切开引流术而对乳房外形受损产生担心和焦虑;了解患者家属是否为患者提供精神支持。

4. 辅助检查　了解各项辅助检查结果。

（二）护理问题

1. 疼痛　与乳房炎症、乳汁淤积及切开引流有关。

2. 体温偏高　与乳房炎症有关。

3. 焦虑　与担心婴儿哺乳、乳房外形改变及疾病预后有关。

4. 知识缺乏　缺乏正确哺乳方法和急性乳腺炎的预防和治疗知识。

（三）护理目标

（1）患者疼痛减轻或消失。

（2）患者体温恢复正常。

（3）患者情绪稳定，焦虑减轻或消失。

（4）患者掌握正确的哺乳方法及乳腺炎的预防和治疗知识。

（四）护理措施

1. 生活护理　指导患者充分休息，注意个人卫生，保持病室清洁，开窗通风。进食高热量、高蛋白、高维生素、易消化饮食，增强免疫力。高热时做好降温护理，行物理降温或药物降温。

2. 缓解疼痛　指导患者排空患侧乳房积乳，用宽松胸罩托起患侧乳房，炎症初期局部可进行热敷和理疗。

3. 控制感染　遵医嘱早期、足量应用抗生素和清热解毒类中药并评估用药效果。

4. 脓肿切开引流护理　保持引流通畅，观察切口敷料及引流液的颜色、性状、量、气味等；及时更换切口敷料，保持敷料的清洁干燥。遵医嘱做脓液细菌培养和药物敏感试验。

（五）健康指导

（1）注意哺乳卫生　指导患者哺乳前后均应洗手，用温水清洗乳头、乳晕，保持皮肤清洁。

（2）养成良好哺乳习惯　每次哺乳时，让婴儿吸空一侧乳房再吸另一侧乳房，哺乳结束后如有乳汁淤积可用吸乳器排空乳房，注意正确的哺乳方法，不让婴儿含着乳头睡觉。

（3）及时处理乳头破损　乳头破损者，需暂停哺乳，改用吸乳器吸出乳汁喂养婴儿。清洗乳头后涂抗生素软膏，待愈合后再哺乳。症状严重时及时就诊。

第二节　乳腺囊性增生患者的护理

患者，男，17 岁，以"发现双侧乳房增大 5 年余"为主诉入院。患者 5 年前无明显诱因发现双侧乳房增大，双侧对称，无压痛，皮肤无橘皮样改变，无红肿、发热、疼痛等特殊不适，当地医院诊断为"乳腺增生"，建议继续观察。为进一步治疗，门诊以"男性乳房发育"为诊断收住入院。彩超提示：双侧乳腺轻度增生。体温 36.8 ℃，脉搏 68 次/min，呼吸 17 次/min，血压 120/76 mmHg。术前积极完善血常规、凝血、血型、肝肾功能、电解质、输血前四项、心电图、胸片等检查。择期手术，在全麻下行"双侧乳腺切除术"，术毕安返病房，留置有两根创腔引流管。

请思考：

（1）患者术前主要护理工作有哪些？

（2）患者术后主要护理工作有哪些?

乳腺囊性增生病常见于中年妇女,是乳腺组织的良性增生,以乳腺小叶、小导管及末端导管高度扩张形成的囊肿为特征,也称为慢性囊性乳腺病,简称乳腺病。

【病因】

乳腺囊性增生病与内分泌失调有关。一是体内黄体酮分泌减少、雌激素量增多导致乳腺实质过度增生和复旧不全;二是部分乳腺组织中雌激素受体异常,使乳腺各部分的增生程度不同。增生可发生于腺管周围,出现大小不等的囊肿,也可出现腺管囊性扩张或腺管内乳头状增生等。

【临床表现】

1. 症状　典型表现为与月经周期有关的乳房胀痛,月经来潮前疼痛加重,月经结束后疼痛减轻或消失。少数患者可有乳头溢液。

2. 体征　一侧或双侧乳腺弥漫性增厚。可局限于乳腺的一部分,多见于外上象限;也可分散于整个乳腺。肿块呈颗粒状、结节状或片状,大小不一,质韧而不硬,与周围乳腺组织分界不清。

【辅助检查】

1. 乳腺 X 射线摄影　可见棉花团或毛玻璃状密度增高影,边缘模糊不清。

2. B 超　增生部位可见不均匀低回声区和无肿块的回声囊肿区。

3. 红外线热成像　可见散在点、片状灰影或条索状、云雾状灰影,血管增多、增粗,呈网状、树枝状,并常见蜂窝状不均匀透光区。

4. 活组织病理学检查　是最可靠的诊断方法。

【治疗原则】

1. 非手术治疗　本病的治疗主要是观察和对症治疗。口服逍遥散、小金丹等中草药可缓解症状,每隔 2~3 个月到医院复查。

2. 手术治疗　有乳腺癌家族史、疑有恶变或经活组织病理学检查,发现有不典型上皮增生者,应采取手术治疗。

【护理】

（一）护理评估

1. 健康史　查看患者的病程记录,询问患者乳房胀痛与月经周期是否有关,有无乳头溢液等病史,评估患者对乳腺囊性增生病的了解程度。

2. 身体状况　评估患者乳房肿块的数量、大小、质地及范围。

3. 心理社会状况　评估患者有无因担心肿块恶变而焦虑,了解患者家属是否为患者提供精神支持。

4. 辅助检查　了解各项辅助检查结果。

（二）护理问题

1. 慢性疼痛　与内分泌失调导致乳腺实质过度增生有关。

2. 焦虑 与担心恶变有关。

3. 知识缺乏 缺乏乳腺囊性增生病的相关知识。

(三)护理目标

(1)患者疼痛减轻或消失。

(2)患者情绪稳定,焦虑减轻或消失。

(3)患者掌握乳腺囊性增生病的相关知识。

(四)护理措施

1. 缓解疼痛 指导患者用宽松的胸罩托起乳房;遵医嘱服药。

2. 生活护理 指导患者合理休息,慎用含雌激素的化妆品。

3. 心理护理 与患者及家属沟通,介绍乳腺囊性增生病的性质和治疗方法,解除患者的思想顾虑。

(五)健康指导

(1)定期复查。

(2)指导患者掌握乳房自我检查方法,每月自我检查乳房 1 次,发现可疑的乳房肿块,及时到医院就诊。

第三节 乳房良性肿瘤患者的护理

病例导入

患者,女,20 岁,以"发现右侧乳房肿块 3 个月"为主诉入院。患者于 3 个月前无意中发现右侧乳房有一花生米样大小肿块,无疼痛不适,无寒战、高热,无胸闷、气喘,未在意未就诊;因肿块进行性增大,2 个月前就诊于某肿瘤医院,考虑"乳腺纤维瘤",建议定期复查。2 d 前再次至某肿瘤医院就诊,复查彩超,结果提示:右侧实性结节,BI-RADS3;左乳多发实性结节 BI-RADS2,建议手术治疗。门诊以"乳腺纤维瘤"收入院。体温 36.5 ℃,脉搏 114 次/min,呼吸 19 次/min。双乳基本对称,双乳头居同一水平线,无内陷及湿疹样变。双乳皮肤无橘皮征、酒窝征。右乳乳头旁可触及一肿物,大小约 2.0 cm×1.0 cm,质韧,轻压痛,界限清,类椭圆形,与周围组织无粘连,活动度可。左乳未触及肿物,双侧腋窝未触及肿大淋巴结。术前积极完善血液分析、凝血时间、血型、尿液分析、肝肾功能、电解质、血糖、输血前四项(乙肝、丙肝、艾滋病、梅毒)、心电图、胸片等检查。完善术前准备、备皮。在局麻下行"右乳肿物切除术",术毕安返病房。

请思考:

(1)患者术前准备工作主要有哪些?

(2)患者术后主要护理工作有哪些?

女性乳房良性肿瘤以乳房纤维腺瘤最多见,其次为乳管内乳头状瘤。乳房纤维腺瘤是女性常见的乳房良性肿瘤,高发年龄为 20～25 岁,好发于乳房外上象限。乳管内乳头状瘤是乳腺导管上皮的良性肿瘤,多见于 40～50 岁的中年女性。

【病因和发病机制】

1.乳房纤维腺瘤 发病的原因与体内雌激素水平增高有关,所以乳房纤维腺瘤发生于卵巢功能期。

2.乳管内乳头状瘤 大多发生在大乳管近乳头的壶腹部,瘤体细小,带蒂而有绒毛,不易触到,且有较多壁薄的血管,故易出血。

【临床表现】

1.乳房纤维腺瘤 多数患者可在乳房外上象限触及单发圆形或椭圆形肿块,表面光滑、质地较硬,活动度大,与周围组织无粘连,易于推动。肿块一般生长缓慢,月经周期对肿块大小无影响。

2.乳管内乳头状瘤 瘤体较小,常不易触到,较大的可在乳晕区扪及圆形、质软、可推动的小肿块。主要是乳头溢液,溢液多为血性,可自行溢出,也可在挤压时流出。

【辅助检查】

1.乳房纤维腺瘤 乳腺X射线摄影、活体组织病理学检查等有助于本病的诊断与鉴别。

2.乳管内乳头状瘤 ①乳管内镜检查:可将内镜插入溢液乳管,直接观察乳腺导管内情况。②乳腺导管造影:可明确乳管内肿瘤的大小、部位等。

【治疗原则】

应及早手术切除,切除的标本进行病理学检查。若证实有癌变,则行乳腺癌根治术。

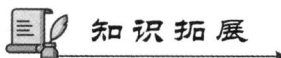 知识拓展

环乳晕切口

乳房良性肿块的传统治疗方法是采用乳房放射状切口切除肿块,但该治疗方法会使患者乳房留有明显的手术瘢痕,造成两侧乳房不对称,影响患者乳房的美观。环乳晕切口位于乳晕边缘皮肤色差交界的弧线上,该切口较为隐蔽,且术后瘢痕不明显,能维持女性患者术后乳房的美观。同时,由于乳晕区的皮肤相对较薄,术后瘢痕组织不会太硬,对患者整个形体的影响较小,一般不易造成术后患者两侧乳房不对称现象。

【护理】

(一)护理评估

1.健康史 查看患者的病程记录,询问患者既往乳房发育情况、发现肿块的时间、肿块生长情况;评估患者对乳腺纤维腺瘤和乳管内乳头状瘤的了解程度。

2.身体状况 评估患者乳房肿块的数量、大小、质地及范围。

3.心理社会状况 评估患者有无因担心肿块恶变和手术而焦虑,了解患者家属是否为患者提供精神支持。

4.辅助检查 了解各项辅助检查结果。

（二）护理问题

1. 疼痛　与手术有关。
2. 焦虑　与乳头溢液、担心恶变和手术有关。
3. 知识缺乏　缺乏乳房良性肿瘤诊治的相关知识。

（三）护理目标

（1）患者疼痛减轻或消失。
（2）患者情绪稳定,焦虑减轻或消失。
（3）患者掌握乳房良性肿瘤诊治的相关知识。

（四）护理措施

1. 切口护理　术后保持切口敷料清洁、干燥。
2. 心理护理　与患者及家属沟通,介绍乳房良性肿瘤的相关知识,使其保持心情愉快。

（五）健康指导

（1）定期复查:告知患者定期复查的时间和注意事项。
（2）指导患者掌握乳房自我检查方法,密切观察肿块的变化,明显增大者应及时到医院就诊。

第四节　乳腺癌患者的护理

病例导入

　　患者,女,52 岁,以"发现左侧乳腺肿物 9 个月"为主诉入院。患者 9 个月前无意中发现左侧乳腺有一质硬肿物,大小约 4 cm×3 cm,活动度欠佳,无乳头溢液。穿刺活检病理检查示:左乳浸润性癌、左腋下淋巴结转移癌。行"盐酸吡柔比星+环磷酰胺"新辅助化疗 1 周期后自行停止。近几月来左侧乳腺肿物较前明显增大,大小约 7 cm×6 cm,且有压痛。腋下淋巴结可触及肿大淋巴结。入院测生命体征:体温 36 ℃,脉搏 70 次/min,呼吸 20 次/min,血压 113/75 mmHg。在全麻下行"左侧乳腺癌改良根治术"。

请思考:
（1）患者术后护理常规有哪些?
（2）如何对患者进行出院健康指导?

　　乳腺癌占全身各种恶性肿瘤的 7%~10%,好发于更年期和绝经期前后的女性,是女性最常见的恶性肿瘤之一,发病率呈逐年上升趋势,男性也有偶发病例。

【病因和发病机制】

　　乳腺癌的病因尚未完全清楚,一般认为,雌二醇和雌酮与乳腺癌的发生有直接关系。乳腺癌的高危人群有:

　　1. 年龄　45~50 岁发病率较高,绝经后发病率继续上升,可能与年老女性体内雌酮含量增高有关。

　　2. 月经、生育史　月经初潮早于 12 岁;绝经晚于 52 岁者;未生育(>40 岁)、晚生育(>35 岁)或分娩后未哺乳者。

3.乳腺良性疾病　目前多数学者认为乳腺小叶上皮高度增生或不典型增生者可能与乳腺癌发病有关。

4.饮食与营养　高脂饮食、营养过剩、肥胖可加强或延长雌激素对乳腺上皮细胞的刺激,增加乳腺癌发病机会。

5.家族史　一级亲属(母女)中有乳腺癌病史者,其发病危险性是普通人群的2～3倍。

6.其他　环境因素及生活方式等。

【病理生理】

1.病理分型　乳腺癌大多起源于乳腺管上皮,少数发生于腺泡,国内目前多采用以下几种分型。

(1)非浸润性癌　又称原位癌,指癌细胞生长局限于末梢乳管或腺泡的基底膜内,无间质浸润的癌,包括导管内癌、小叶原位癌和乳头湿疹样乳腺癌(不伴发浸润生长者)。属早期乳腺癌,预后较好。

(2)早期浸润性癌　是指癌细胞穿破基底膜开始向间质浸润的癌,包括早期浸润性导管癌和早期浸润性小叶癌。也属于早期癌,预后较好。

(3)浸润性特殊癌　包括乳头状癌、髓样癌(伴大量淋巴细胞浸润)、小管癌、黏液腺癌、腺样囊性癌、大汗腺癌和鳞状细胞癌等。此型分化程度一般较高,预后尚好。

(4)浸润性非特殊癌　是乳腺癌中最常见的类型,约占80%,包括浸润性小叶癌、浸润性导管癌、硬癌、髓样癌(无大量淋巴细胞浸润)、单纯癌、腺癌等。此型分化程度低,预后较差。

(5)其他罕见癌　如炎性乳腺癌。

2.转移途径

(1)局部浸润　癌细胞沿导管或筋膜间隙蔓延,侵及周围组织。

(2)淋巴转移　是最主要的转移途径,最常见的一种是癌细胞经胸外侧淋巴管转移至同侧腋窝、锁骨下淋巴结;位于乳房内侧和中央区的乳腺癌常最先转移到胸骨旁淋巴结。

(3)血行转移　癌细胞可经淋巴途径进入静脉,也可直接侵入血液循环向远处转移。目前认为,有些早期乳腺癌已有血行转移。最常见的远处转移部位依次为肺、骨、肝。

3.临床分期　临床目前多采用国际抗癌协会(UICC)建议的T(原发肿瘤)、N(区域淋巴结)、M(远处转移)分期法。

T_0:原发肿瘤未查出;T_{is}:原位癌;T_1:肿瘤长径≤2 cm;T_2:肿瘤长径>2 cm,≤5 cm;T_3:肿瘤长径>5 cm;T_4:肿瘤大小不计,有胸壁或皮肤的侵犯。

N_0:无区域淋巴结转移。N_1:同侧Ⅰ、Ⅱ级腋窝淋巴结转移,尚可推动。N_2:同侧Ⅰ、Ⅱ级腋窝淋巴结转移,固定或融合;或有同侧内乳淋巴结转移,而没有Ⅰ、Ⅱ级腋窝淋巴结转移。N_3:同侧锁骨下淋巴结(Ⅲ级腋窝淋巴结)转移,伴或不伴Ⅰ、Ⅱ级腋窝淋巴结转移;或有同侧内乳淋巴结转移,并有Ⅰ、Ⅱ级腋窝淋巴结转移,或同侧锁骨上淋巴结转移,伴或不伴腋窝或内乳淋巴结转移。

M_0:无远处转移;M_1:有远处转移。

组合以上分期情况,可将乳腺癌分为0～Ⅳ期,有助于进一步评估病变的发展程度、选择合理的治疗方案和判断预后。0期:$T_{is}N_0M_0$;Ⅰ期:$T_1N_0M_0$。Ⅱ期:$T_{0\sim1}N_1M_0$,$T_2N_{0\sim1}M_0$,$T_3N_0M_0$。Ⅲ期:$T_{0\sim2}N_2M_0$,$T_3N_{1\sim2}M_0$,T_4任何M_0,任何$T N_3M_0$。Ⅳ期:包括M_1的任何TN。

【临床表现】

1.症状　单发无痛性乳房肿块是最常见的症状;少数患者可出现乳头溢液,以血性分泌物多见。晚期可出现消瘦、乏力、贫血等全身消耗症状。

2.体征

（1）乳房肿块　多在无意中发现，是乳腺癌最重要的早期表现。多见于乳房外上象限，其次是乳晕区或内上象限。特点为单发、无痛、质地硬、表面不光滑，与周围组织分界不清楚，活动度差。

（2）乳房外形改变　癌肿较大时乳房局部隆起；癌细胞侵及乳房内不同组织，出现相应特征性表现。①若癌肿侵及 Cooper 韧带，皮肤表面出现局部凹陷，形似酒窝，称"酒窝征"（图13-3）。②癌肿表面皮肤因皮内和皮下淋巴管被癌细胞阻塞，引起淋巴回流受阻，出现真皮水肿，毛囊处出现点状凹陷，皮肤呈"橘皮样"改变（图13-4）。③邻近乳头或乳晕的癌肿因侵及乳管使之缩短，可牵拉乳头偏向癌肿一侧，使乳头扁平、内陷或偏移。④晚期癌肿可侵入胸筋膜、胸肌，使癌肿固定于胸壁，不易推动。⑤如癌细胞广泛侵及皮肤，可出现多个坚硬小结节，呈卫星样围绕原发病灶，称"卫星结节"。卫星结节可彼此融合，使胸壁紧缩呈盔甲样改变，导致呼吸受限，称"铠甲胸"。⑥皮肤可破溃呈菜花状，有恶臭，易发生出血和感染。

（3）淋巴结肿大　最初多见于同侧腋窝淋巴结，早期散在、无痛、质硬、活动度好，后期可相互粘连、融合成团。晚期锁骨上淋巴结及对侧腋窝淋巴结均可肿大。

（4）血行转移　肺转移时可出现胸痛、气促、胸腔积液等；肝转移时可出现黄疸、肝大等；骨转移时可出现骨疼痛等。

（5）特殊类型乳腺癌　①炎性乳腺癌的特征为患侧乳房明显增大，皮肤发红、水肿、增厚、粗糙、表面温度升高，类似急性炎症改变，无明显肿块。病程发展迅速，预后差，多于发病后数月内死亡。多见于妊娠期或哺乳期的年轻妇女。②乳头湿疹样乳腺癌初期乳头有瘙痒、烧灼感，继而出现乳头和乳晕区皮肤粗糙、糜烂如湿疹样，进而形成溃疡，有时覆盖黄褐色鳞屑样痂皮。该类型乳腺癌恶性程度低，发展慢，多见于非哺乳期妇女。

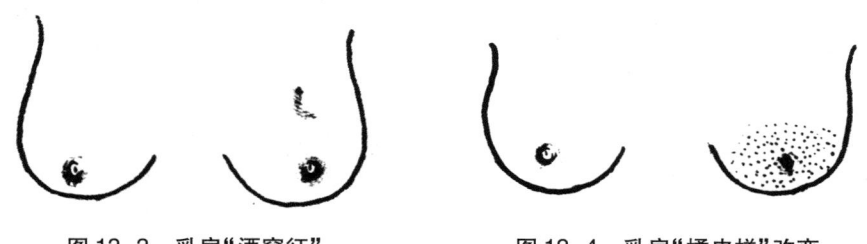

图13-3　乳房"酒窝征"　　　　图13-4　乳房"橘皮样"改变

【辅助检查】

1.乳腺 X 射线摄影　是早期发现乳腺癌的最有效方法，可显示乳房软组织结构。乳腺癌肿块呈高密度阴影，边缘呈毛刺状、蟹状改变，肿块内或肿块旁出现微小钙化灶，局部皮肤增厚。

2.B 超检查　能发现直径在 0.5 cm 以上的乳房肿块，可区别囊性或实性病灶，结合彩色超声多普勒检查观察肿块血流供应情况，可提高判断的敏感性。

3.活组织病理学检查　疑为乳腺癌者，可将肿块连同周围少许正常组织整块切除，做快速病理学检查，同时做好乳腺癌根治术的准备。

4.细胞学检查　取乳头溢液做涂片或采用肿块穿刺针吸细胞学检查，多数能获得诊断依据。

【治疗原则】

乳腺癌以手术治疗为主，辅以化疗、放疗、内分泌、生物治疗等综合疗法。

1.手术治疗 手术是治疗病灶局限于局部及区域淋巴结患者的首选方法,适用于0期、Ⅰ期、Ⅱ期和部分Ⅲ期患者。乳腺癌改良根治术是常用的手术方式,切除范围包括患侧全部乳腺组织,覆盖肿瘤表面的皮肤,腋窝和锁骨下脂肪及淋巴组织,该根治术保留了胸肌,手术后外观效果较好(图13-5)。还可采取乳腺癌根治术、全乳房切除术、保留乳房的乳腺癌切除术等。

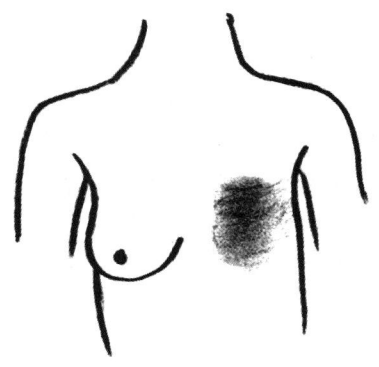

图13-5 乳腺癌改良根治术后

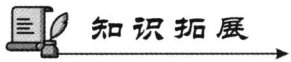

知识拓展

达芬奇机器人辅助下保留乳头乳晕的乳房切除并即刻假体乳房重建术

随着乳腺癌治疗方案的不断完善,患者预后明显改善,对术后美容效果的要求也越来越高。保留乳头乳晕的乳房切除并即刻假体乳房重建是确保肿瘤安全性的手术方法。达芬奇机器人手术平台可通过极小的手术切口完成乳房切除,切口选择腋中线可有效隐藏术后瘢痕。因腋窝分期手术包括前哨淋巴结活检或腋窝淋巴结清扫,是乳腺癌手术必不可少的标准程序,腋窝瘢痕在多数乳腺癌患者中是不可避免的。与传统的保留乳头乳晕的乳房切除术相比,机器人手术系统的人体工程学特征可确保保留乳头乳晕的乳房切除术更易通过小的腋窝切口进行,可隐藏瘢痕并保留乳头乳晕。

2.化疗 乳腺癌是实体瘤中应用化疗最有效的肿瘤之一。术后化疗可提高生存率,应在手术后早期开始应用,一般认为联合化疗效果优于单药化疗,一般2~3个疗程。常用的药物有环磷酰胺(C)、甲氨蝶呤(M)、氯尿嘧啶(F)、多柔比星(A)、多西他赛(T)等,可采用CMF、CAF或TAC方案等。

3.内分泌治疗 雌激素受体(ER)、孕酮受体(PR)检测阳性的患者应用雌激素拮抗剂他莫昔芬可降低乳腺癌术后复发及转移率。用量为20 mg/d,一般服用5年,至少服用3年。

4.放疗 通常作为Ⅱ期以上的病例手术后的辅助治疗,可减少局部复发。

5.生物治疗 曲妥珠单抗注射液对人类表皮生长因子受体2(HER-2)过度表达的乳腺癌患者有一定的疗效,是通过转基因技术制备。

【护理】

(一)护理评估

1.术前评估

(1)健康史 询问月经史、婚育史、哺乳史、家族史、既往乳腺疾病病史、长期应用雌激素史、年龄、饮食结构、生活环境及生活史;了解患者重要脏器功能及营养状况;了解患者曾做过何种治疗。

（2）身体状况　评估患者乳房肿块的发现时间、部位、大小、生长速度、质地、光滑度、活动度,是否伴有疼痛、乳头溢液、溃疡等症状;评估乳房局部是否有凸起、凹陷,乳头是否偏移、抬高或回缩,皮肤是否水肿;腋窝、胸骨旁、锁骨上淋巴结有无肿大;评估患者有无胸痛、气促、肝大、黄疸、局部骨骼疼痛等远处转移症状;评估患者有无低热、乏力、消瘦、贫血等全身消耗症状。

（3）心理社会状况　评估患者的性格、职业、文化程度、经济状况,对乳腺癌的治疗方案、手术和预后的认知程度;评估患者有无因担心手术、预后和形体改变而产生焦虑和恐惧情绪。了解患者配偶对乳腺癌治疗及预后的认知程度、心理承受能力以及对患者的关心和支持程度。

（4）辅助检查　了解各项辅助检查结果,以评估病情及患者对手术的耐受力。

2.术后评估

（1）术中情况　了解患者的手术时间、采取的麻醉方式、手术类型,病变切除情况,术中有无意外及输血、输液情况。

（2）术后情况　评估患者的神志、生命体征;评估引流管是否通畅,引流液的颜色、性状和量;了解皮瓣和切口愈合情况;评估患者患侧上肢功能。

（二）护理诊断

1.自我形象紊乱　与乳腺癌切除术造成乳房缺失和术后瘢痕形成、担心影响婚姻质量和社交有关。

2.焦虑/恐惧　与对癌症的恐惧,担心预后和手术造成身体外观改变有关。

3.知识缺乏　缺乏有关乳腺癌术后患肢功能锻炼的知识。

4.潜在并发症:出血、气胸、皮下积液、皮瓣坏死、上肢水肿等。

（三）护理目标

（1）患者能够正确认识和积极面对自我形象的变化。

（2）患者焦虑/恐惧减轻,情绪稳定。

（3）患者掌握了患肢功能锻炼的知识,并能正确进行功能锻炼。

（4）患者未发生出血、气胸、皮下积液、皮瓣坏死、上肢水肿等并发症,或并发症发生时得到及时发现和处理。

（四）护理措施

1.术前护理

（1）协助检查　术前进行各项常规化验和重要脏器功能检查,评估手术耐受力。

（2）妊娠与哺乳　妊娠期及哺乳期患者,因激素作用活跃可加速癌肿生长,应立即终止妊娠或停止哺乳。

（3）皮肤准备　做好手术要求范围的皮肤准备,对切除范围大、考虑植皮的患者,需做好供皮区的皮肤准备。

（4）控制感染　乳腺癌晚期皮肤破溃者,术前注意保持病灶局部清洁,每日换药,应用抗生素控制感染。

（5）心理护理　向患者介绍手术的必要性,告知患者术后能逐步恢复工作与生活,切除的乳房可以重建,以增强患者的信心;多与患者沟通,给予患者更多的理解与关心,鼓励患者说出顾虑与担心,有针对性地进行心理护理,解除患者的忧虑,并取得家属的支持。

2.术后护理

（1）体位　术后麻醉清醒、生命体征平稳后取半卧位,有助于呼吸和引流。

（2）病情观察　严密观察生命体征,及时发现和处理并发症。出血患者要注意观察血压、心率的变化,防止休克发生。胸骨旁淋巴结清除的患者,注意观察呼吸变化,如发现患者有胸闷、呼吸困难等情况,应考虑气胸等可能。一旦发生,应及时报告医生并配合处理。

（3）伤口护理 ①术后伤口用弹力绷带或胸带进行包扎,使皮瓣紧贴胸壁,防止皮下积液、积气,有利于皮瓣愈合。包扎松紧度适宜,以能容纳一手指,维持正常血运,不影响呼吸为宜。压迫过紧可引起皮瓣、术侧上肢的血运障碍,松弛则易出现皮瓣下积液,致使皮瓣或植皮片与胸壁分离不利于愈合。注意观察术侧上肢远端血液循环,若出现皮肤发绀、皮温降低、脉搏不能扪及,提示腋部血管受压,应及时调整胸带或绷带的松紧度。②更换敷料时注意观察皮瓣是否红润、是否紧贴胸壁,皮瓣下有无积液、积气及创面愈合情况并记录,发现异常应报告医生及时处理。③创面愈合后,可轻柔清洗局部,以柔软毛巾轻轻吸干皮肤上的水分,用护肤软膏轻轻涂于皮肤表面,促进血液循环,防止干燥脱屑。

（4）引流管护理 乳腺癌根治术后,皮瓣下常规放置引流管并接负压引流,以便吸出残腔内的积气积液,并使皮肤紧贴胸壁,有利于皮瓣愈合。

1）妥善固定:皮瓣下引流管妥善固定于床旁,若需起床可固定于上衣,告知患者及家属勿牵拉引流管,以免脱落。

2）保持引流管通畅:保持持续性负压吸引,防止引流管受压、扭曲、堵塞和滑脱。

3）观察记录引流情况:观察有无活动性出血,术后 1～2 d 引流血性液体每日 50～200 mL,以后引流液颜色逐渐变淡、量减少。应注意观察记录引流情况,发现异常应及时报告医生。

4）适时拔管:术后 4～5 d,引流液转为淡黄色,每日量少于 15 mL,无感染征象,无皮下积液,创面与皮肤紧贴,皮瓣生长良好,可考虑拔管,拔管后继续用绷带包扎伤口。

（5）术侧上肢功能锻炼 术后应鼓励患者进行功能锻炼,松解和预防肩关节粘连、增强肌肉力量、最大限度地恢复肩关节活动范围(图 13-6)。锻炼次数以每日 3～4 次、每次 20～30 min 为宜,循序渐进,避免过度劳累,避免他人强力牵拉,以免造成损伤。术侧肩关节术后 7 d 内不上举、10 d 内不外展,不得以术侧上肢支撑身体,需他人扶持时不要扶持术侧,以防皮瓣移位影响愈合。

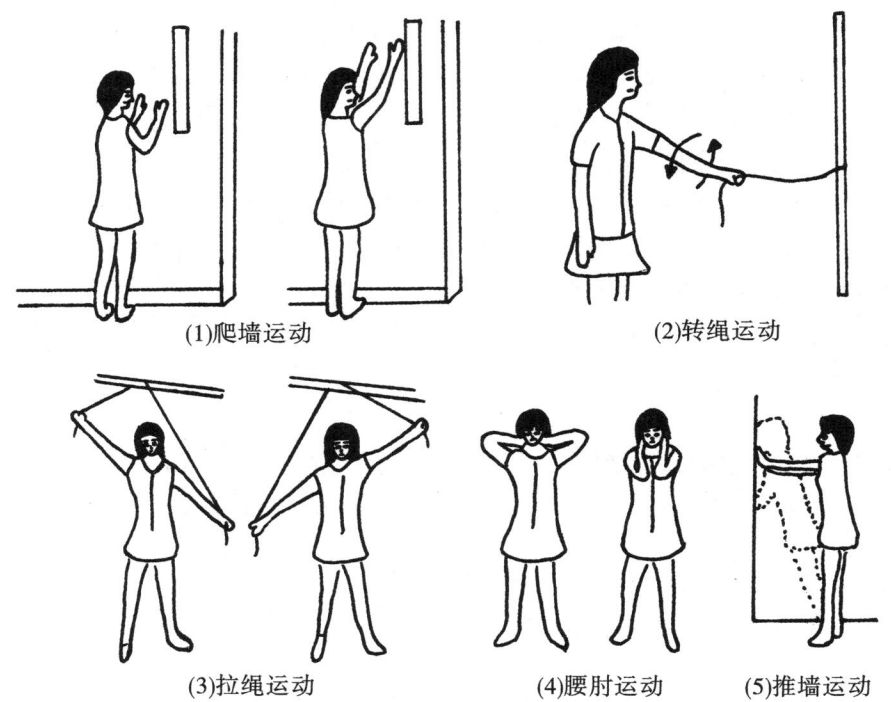

(1)爬墙运动　　(2)转绳运动

(3)拉绳运动　　(4)腰肘运动　(5)推墙运动

图 13-6　乳腺癌术后术侧上肢功能锻炼

1)术后 24 h 内,鼓励患者做手指、腕部和肘部的屈曲和伸展运动,避免外展上臂,肩关节制动,以防术后出血、皮下积液。

2)术后 1~3 d,进行上肢肌肉等长收缩训练,可用健侧上肢或由他人协助患侧上肢进行屈肘、伸臂等锻炼,逐渐扩大到肩关节小范围前屈(小于 30°)和后伸(小于 15°)活动。

3)术后 4~7 d,鼓励患者用患侧上肢进行自我照顾,如刷牙、洗脸等,并进行以患侧手触摸对侧肩部及同侧耳朵的锻炼。

4)术后 1~2 周,术后 1 周皮瓣基本愈合,可开始活动肩关节,以肩部为中心,前后摆臂;术后 10 d 左右,皮瓣与胸壁已黏附较牢固,可循序渐进地进行上臂各关节活动,如手指爬墙、梳头、转绳运动或滑绳运动等活动锻炼。

(6)并发症防治与护理

1)皮下积液　乳腺癌术后皮下积液较为常见,发生率在 10%~20%,术后要特别注意保持引流通畅,胸带包扎松紧度适宜,避免术侧上肢过早外展。护理过程中要能及早发现皮下积液并配合医生及时处理。

2)皮瓣坏死　乳腺癌切除术后皮瓣坏死率为 10%~30%,皮瓣缝合张力过大是皮瓣坏死的主要原因。术后注意观察,胸带加压包扎勿过紧,及时处理皮瓣下积液。

3)上肢水肿　主要原因为患侧腋窝淋巴结清除、腋部感染或积液等导致上肢淋巴回流不畅或静脉回流障碍。护理中注意:①避免损伤,睡眠时取健侧卧位,禁止在术侧上肢静脉穿刺、测量血压,及时处理皮瓣下积液。②保护术侧上肢,术侧上肢要抬高,以促进静脉和淋巴的回流。平卧时垫一软枕,将术侧上肢抬高 10°~15°,肘关节轻度屈曲,半卧位时屈肘 90°置于胸腹部。③促进肿胀消退,可采用按摩术侧上肢、进行握拳及屈伸肘运动以促进淋巴回流,肿胀严重者可缠绕弹力绷带或戴弹力袖促进淋巴和静脉回流,也可热敷腋区及上肢。

(7)乳房外观矫正与护理　选择与健侧乳房大小相似的义乳,固定于内衣上。当癌症复发概率很小时,可实施乳房重建术。乳房重建的方法有义乳植入术,背阔肌肌皮瓣转位术,横位式腹直肌肌皮瓣转位术等。

(8)综合治疗与护理　①放疗患者的护理:放疗前后半小时不宜进食,以免加重胃肠道反应。应定期检查血常规。放疗患者照射区皮肤可能发生鳞屑、脱皮、干裂、瘙痒、红斑等,注意保持照射区皮肤清洁干燥,局部忌用肥皂擦洗和粗毛巾搓擦,避免阳光照射,穿着柔软的内衣,不要戴胸罩,忌摩擦、搔抓。②化疗患者的护理:化学药物治疗时常发生恶心、呕吐、食欲减退、脱发、白细胞和血小板降低等不良反应。患者出现消化道反应时注意调整饮食和控制呕吐,必要时可暂停用药。化疗期间应每周检查血细胞计数,定期查肝、肾功能,鼓励患者多饮水,以促进药物的排出。静脉用药时要严防药物外渗,一旦发生应立即停止注药,应用解毒剂。③内分泌治疗护理:向患者解释治疗的目的以及治疗过程中可能出现的情况,鼓励患者遵医嘱按时服药,定期到医院随访。服药过程中会出现不同程度的消化道反应,告知患者进食清淡、易消化食物。

(五)健康指导

1.一级预防措施　女性要适龄结婚、生育,产后提倡母乳喂养;积极治疗乳房良性疾病;避免过多放射线检查,接受检查时做好防护;避免进食高脂肪饮食,肥胖者注意控制体重。

2.二级预防措施

(1)乳房自我检查　20 岁以上妇女、女性高危人群每个月进行双侧乳房自我检查 1 次,乳腺癌术后的患者每个月进行手术区域和健侧乳房自我检查 1 次,配合每年行乳腺 X 射线摄影,做到早发现、早诊断、早治疗。

　　绝经前的妇女最好选在月经周期的第7~10天或月经结束后2~3 d进行乳房自我检查,已经绝经的妇女可每月固定同一时间检查。

　　患者采取坐位或仰卧位,在良好的光线下,认真仔细地进行乳房自我检查,具体步骤如下(图13-7)。①视诊:解开内衣,充分暴露胸部,两臂放松垂于身体两侧,站在镜前仔细观察双侧乳房大小、外形、轮廓、对称性,有无块状突起、凹陷或"橘皮样改变";观察乳头有无回缩、抬高、偏移及溢液,乳晕有无湿疹。双手高举抱于头后再次观察上述内容。②触诊:患者采取仰卧位,肩下放一小枕头垫高,被查侧手臂弯曲枕于头下,另一侧手的示指、中指和无名指并拢,用指腹在被查侧乳房进行圆圈状触诊(动作轻柔、不可抓捏),仔细检查乳房各部位有无肿块,顺序依次为外上、外下、内下、内上象限,最后是乳晕区;再用拇指及示指轻轻挤捏乳头,观察有无异常溢液或分泌物流出;最后检查腋窝淋巴结有无肿大;同法检查另侧。如发现肿块或乳头溢液应及时就医。

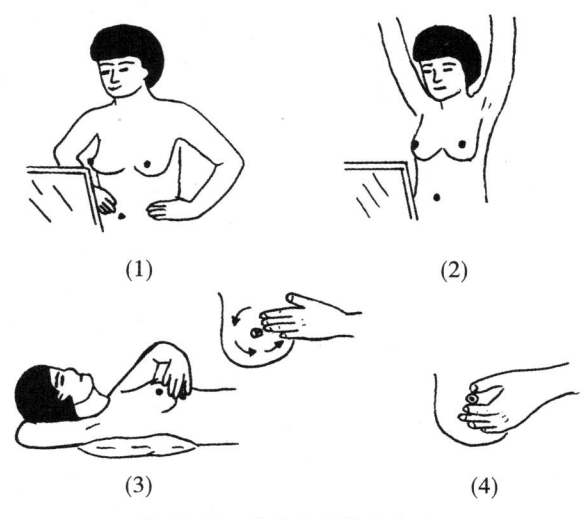

(1)　　　　　　　　　　　(2)

(3)　　　　　　　　　　　(4)

图13-7　乳房自我检查方法

　　(2)定期检查　40岁以上女性和乳腺癌术后患者每年定期行乳腺X射线摄影1次。

　　3.三级预防措施

　　(1)鼓励患者遵医嘱坚持放疗或化疗,按要求定期检查肝肾功能和血常规,发现异常及时就医。

　　(2)出院后术侧上肢不宜搬动、提拉重物,避免在术侧上肢进行测血压、静脉穿刺等治疗和护理操作,衣袖不宜过紧,不要佩戴过紧的手表或首饰,睡觉时垫软枕抬高患肢;继续坚持术侧上肢的康复训练,患侧手臂越过头顶能摸到对侧耳朵或梳对侧头发。

　　(3)嘱患者出院后做好自我防护,加强营养,增强机体抵抗力,避免感染。

　　(4)告知患者术后5年内避免妊娠,以防乳腺癌复发。

　　(5)指导患者术后佩戴义乳,乳腺癌复发概率很小时可实施乳房重建术,以提高患者生活质量。

练习题

　　1.急性乳腺炎的主要病因是(　　　)

　　A.产后首次哺乳时间推迟　　　　　　　　B.乳汁淤积和细菌入侵

　　C.过早终止哺乳　　　　　　　　　　　　D.每次哺乳时间太短

　　E.乳汁经常溢出

2. 急性乳腺炎多发生于(　　)

A. 妊娠妇女　　　　　　　　　B. 产后 3~4 周的哺乳期妇女

C. 乳头凹陷的妇女　　　　　　D. 哺乳 6 个月后的妇女

E. 长期哺乳的妇女

3. 患者,女,28 岁,产后 4 周。体温升高,左侧乳房疼痛,局部红肿,有波动感。最主要的护理措施为(　　)

A. 全身应用抗生素　　　　　　B. 及时切开引流

C. 33% 硫酸镁湿敷　　　　　　D. 局部物理疗法

E. 托起患侧乳房

4. 乳房脓肿形成后切开引流最常用的切口是(　　)

A. 乳晕下缘弧形切口　　　　　B. 乳房下缘弧形切口

C. 横切口　　　　　　　　　　D. 以乳头为中心的放射状切口

E. "+"形切口

5. 患者,女,25 岁,每逢月经来潮前数天自觉两侧乳房胀痛,能触及边界不清的多数小结节状物,月经期过后减轻。应考虑诊断为(　　)

A. 乳腺癌　　　　　　　　　　B. 乳管内乳头状瘤

C. 乳腺囊性增生病　　　　　　D. 乳房慢性炎症

E. 乳房纤维腺瘤

6. 患者,女,38 岁。右乳腺癌根治术后,患侧上肢活动受限。护士指导其进行上肢功能锻炼,最理想的预期目标是(　　)

A. 臂能平举　　　　　　　　　B. 肘能屈伸

C. 手摸到同侧耳朵　　　　　　D. 手经胸前摸到对侧肩膀

E. 手经头顶摸到对侧耳朵

(7~8 题共用题干)

患者,女,47 岁。发现右侧乳房内无痛性肿块 2 个月。体格检查:右侧乳房外上象限可扪及直径约 4 cm 的肿块,边界不清,质地硬。周边乳房皮肤出现"橘皮样"改变。经活体组织病理学检查证实为乳腺癌。行乳腺癌改良根治术。

7. 该患者乳房皮肤出现"橘皮样"改变,是由于(　　)

A. 癌细胞堵塞皮下淋巴管　　　B. 癌肿侵犯乳房

C. 癌肿与胸肌粘连　　　　　　D. 癌肿与皮肤粘连

E. 癌肿侵犯乳管

8. 术后第 2 天,对患者采取的护理措施不正确的是(　　)

A. 患侧垫枕以抬高患肢　　　　B. 保持伤口引流管通畅

C. 观察患侧肢端的血液循环　　D. 指导患侧肩关节的活动

E. 禁止在患侧手臂测血压、输液

9. 患者,女,39 岁。行右侧乳腺癌切除术后生命体征平稳。家属发现伤口处包扎过紧,问护士"怎么这么紧啊?"护士的正确解释是(　　)

A. 防止感染　　　　　　　　　B. 保护伤口

C. 防止皮瓣坏死　　　　　　　D. 有利于引流

E. 利于肢体功能恢复

10.患者,女,28 岁,乳腺癌扩大根治术后,咨询术后可以妊娠的时间是术后(　　　)

A.1 年

B.2 年

C.3 年

D.4 年

E.5 年

（刘艳磊）

参考答案

第十四章 胃、肠疾病患者的护理

学习目标

1. 掌握：胃十二指肠溃疡、胃癌、急性阑尾炎、肠梗阻、腹外疝患者手术前后护理措施。
2. 熟悉：胃十二指肠溃疡外科治疗适应证和常见胃、肠疾病的病因、分类、症状、体征及处理方法。
3. 了解：常见胃、肠疾病的护理评估方法。
4. 学会用胃、肠疾病的护理知识和技能对患者实施整体护理。
5. 具有同理心和强烈的责任心，能理解、尊重、关心患者。

第一节 胃、十二指肠溃疡外科治疗患者的护理

知识归纳

病例导入

患者，男，76岁，以"全腹部疼痛10 h"为主诉入院。患者10 h前无明显诱因出现脐周疼痛，后迅速转移至全腹疼痛，无发热、寒战、反酸、烧心等其他不适。口服止痛药物治疗，疼痛减轻，为求进一步治疗来院就诊，行腹部CT提示：腹腔游离气体，考虑消化道穿孔。门诊以"消化道穿孔"收治入院。患者既往有胃溃疡病史。专科情况：板状腹，腹式呼吸存在，未见腹壁静脉曲张、肠型及蠕动波，全腹压痛、反跳痛，尤以上腹部明显。未触及包块，肝区及胆囊区无叩痛。入院后急查血常规、凝血、血型、肝肾功能、电解质、血糖、输血前四项(乙肝、丙肝、艾滋病、梅毒)、心电图、胸片等相关检查，急诊手术，在静吸复合全麻下行"腹腔镜下胃穿孔修补术+肠粘连松解术"，术毕转入ICU，留置胃管接胃肠减压、2根腹腔引流管、尿管。

请思考：

(1)患者术前主要护理工作有哪些？

(2)患者术后主要护理措施有哪些？

胃、十二指肠黏膜的局限性圆形溃疡或椭圆形的全层黏膜缺损，称胃、十二指肠溃疡。十二指肠溃疡较胃溃疡多见。外科手术治疗的指征为：①急性穿孔；②出血，溃疡病急性大出血，或反复呕血危及生命者；③梗阻，幽门梗阻严重影响进食者；④恶变，胃溃疡恶性变；⑤内科药物治疗无效的顽固性溃疡。

急性穿孔是胃、十二指肠溃疡严重并发症，是常见的外科急腹症，需紧急处理，若诊治不当可危

及生命。十二指肠溃疡穿孔男患者居多,胃溃疡穿孔多见于老年女性。

胃、十二指肠溃疡大出血患者表现为大量呕血、柏油样黑便,可引起血红蛋白、红细胞计数和血细胞比容明显下降,甚至出现休克表现;是上消化道大出血中最常见的原因。

胃、十二指肠溃疡患者,因幽门溃疡或十二指肠球部溃疡反复发作,合并幽门痉挛水肿时形成幽门梗阻。

【病因及发病机制】

(一)胃、十二指肠溃疡急性穿孔

溃疡穿孔是活动期的溃疡逐渐向深部侵蚀,穿透浆膜所致。溃疡穿孔后胃、十二指肠内容物如胃酸、胆汁、胰液等有强烈刺激性的消化液和食物溢入腹腔,引起化学性腹膜炎,以剧烈腹痛和休克为主的一系列症状。$6\sim8\,h$ 后转为化脓性腹膜炎,病原菌以大肠埃希菌多见。由于强烈的化学刺激,液体渗出导致有效循环血量的减少,细菌毒素的吸收,严重者可出现休克。

(二)胃、十二指肠溃疡大出血

胃、十二指肠溃疡大出血是溃疡侵蚀基底部血管破裂的结果。胃溃疡大出血多发生在胃小弯,出血来自胃左、右动脉及其分支,十二指肠溃疡大出血位于球部后壁,来源于胃十二指肠动脉及其分支或胰十二指肠上动脉。大出血后有效循环血量减少,血压降低,血流缓慢,血管破裂处形成血凝块等暂时出血停止。当胃肠蠕动或胃肠内容物与溃疡病灶接触,可能使血凝块移位或溶解,可再次发生出血。

(三)胃、十二指肠溃疡瘢痕性幽门梗阻

瘢痕性幽门梗阻常见于十二指肠球部溃疡。溃疡并发幽门梗阻有 4 种:①痉挛性梗阻;②炎症水肿性梗阻;③瘢痕性梗阻;④粘连性梗阻。前两种非手术治疗,后两种需手术解除。早期部分梗阻,胃蠕动增强,胃壁肌肉相对肥厚,胃轻度扩张;梗阻晚期胃代偿功能减退,胃蠕动减弱,胃壁松弛,胃明显扩张。长期胃有大量胃内容物潴留,黏膜受刺激而发生慢性炎症,又加重梗阻。长期不能进食,且经常发生呕吐;造成水、电解质失调和严重的营养不良,大量氢离子和氯离子随胃液吐出,血液中氯离子降低,碳酸氢根增加,造成代谢性碱中毒。因此,低钾、低氯性碱中毒在幽门梗阻患者中较为多见。

【临床表现】

(一)胃、十二指肠溃疡穿孔

1.症状　多数患者有溃疡病史。穿孔前自觉溃疡病症状加重;进刺激性食物、情绪波动、过度疲劳是诱发因素。

(1)腹痛　突然发生剧烈腹痛是穿孔最重要的症状。疼痛最初位于上腹部或穿孔的部位,常呈刀割或烧灼样痛,一般为持续性,但也可表现阵发性加重。疼痛很快扩散至全腹部。因消化液沿升结肠旁沟向下流,引起右下腹部疼痛,刺激横膈疼痛放射到肩部。这种剧痛初期由强的化学性刺激所致。经腹膜大量渗出液将消化液稀释,疼痛可减轻,继发细菌感染后可再次引起腹痛加剧。

(2)恶心、呕吐　早期为反射性,不剧烈,呕吐物主要是胃内容物,肠麻痹时呕吐加重,同时伴腹胀、便秘等症状。

(3)休克症状　早期主要是腹膜受刺激后引起的神经性休克,当腹膜反应性大量渗出中含消化液,休克症状往往自行好转,病情发展至细菌性腹膜炎和肠麻痹时,患者可再次出现中毒性休克征象。

2.体征　穿孔后全腹压痛、反跳痛,肌紧张等腹膜炎体征;呈板样强直,尤以左上腹最明显,患者表情痛苦,腹膜大量渗出,腹腔积液超过 400 mL 时可有移动性浊音;腹腔存在游离气体时叩诊肝浊音界缩小或消失。

(二)胃、十二指肠溃疡大出血

1.症状　①呕血与黑便:临床上主要是呕血和柏油样便,呕血前患者常有恶心,便血前后可有心悸、目眩甚至晕厥。多有溃疡病史。②贫血:大量出血、血红蛋白、红细胞计数和血细胞比容明显下降。③休克:若患者短期内失血量超过 800 mL,可出现休克症状,包括烦躁不安、脉搏细速、呼吸急促、血压下降。

2.体征　腹部体征不明显,上腹部轻度压痛,腹痛严重患者,可能伴发溃疡穿孔。

(三)胃、十二指肠溃疡瘢痕性幽门梗阻

1.症状　呕吐多发生在下午或晚间,呕吐量可达 1 000 ~ 2 000 mL。呕吐腐败酸臭味的宿食,不完全性幽门梗阻呕吐含胆汁,完全性幽门梗阻呕吐不含胆汁。呕吐后自觉腹胀减轻,故患者常自行诱发呕吐。患者常有少尿、便秘、贫血等慢性消耗表现。

2.体征　患者营养不良,消瘦。上腹隆起可见胃型和胃蠕动波,上腹部可闻及振水音。

【辅助检查】

(一)胃、十二指肠溃疡急性穿孔

1.实验室检查　血常规白细胞增多,中性粒细胞比例升高。

2.影像学检查　X 射线检查时,80% ~ 90% 的患者膈下半月状游离气体影。

3.B 超可发现腹腔积液　诊断性腹腔穿刺可抽出草绿色混浊液体或脓液。

(二)胃、十二指肠溃疡急性大出血

1.实验室检查　血常规可见红细胞计数、血红蛋白降低;粪常规可隐血阳性。

2.胃镜检查　出血 24 h 内,急诊胃镜可明确出血部位及原因。

3.选择性动脉造影　多能确定出血部位及病变性质,且通过介入注射药物栓塞出血部位血管,达到止血目的。

(三)胃、十二指肠溃疡瘢痕性幽门梗阻

1.胃镜检查　发现胃内滞留大量胃液和食物残渣,不能通过幽门。

2.X 射线钡餐检查　24 h 后胃内钡剂滞留诊断为瘢痕性幽门梗阻。

【治疗原则】

(一)胃、十二指肠溃疡急性穿孔

1.非手术治疗　适用于一般情况好,单纯溃疡小穿孔,腹膜炎已有局限趋势,无严重感染及休克者,无出血、幽门梗阻和胃癌恶变等。治疗措施:禁食水,胃肠减压,半卧位,输液输血以维持水、电解质平衡并给予营养支持,应用抗生素、制酸药物等;密切观察患者病情,若治疗 6 ~ 8 h 后病情仍加重应考虑手术治疗。

2.手术治疗　单纯穿孔缝合术、胃大部切除术。穿孔时间在 12 h 以内,腹腔污染较轻,可进行胃大部切除术;对十二指肠溃疡穿孔一般情况好,可施行穿孔单纯缝合修补后再进行迷走神经切断加胃空肠吻合术;目前腹腔镜行穿孔修补效果满意。胃大部切除术的方式包括毕(Billroth)Ⅰ式胃大部切除术、毕(Billroth)Ⅱ式胃大部切除术、迷走神经切断术。

（二）胃、十二指肠溃疡大出血

1. **非手术治疗**　溃疡病大出血患者多数经一般治疗,如禁食水、镇静、吸氧、输血补液、卧床休息,应用止血、抑酸、生长抑素等药物,同时应用冷生理盐水洗胃、内窥镜下注射肾上腺素或选择性动脉注射血管收缩剂等,出血可停止,但存在 5%~10% 患者出血仍继续;非手术治疗无效则应转为手术治疗。

2. **手术止血指征**　①出血速度快,短期内发生休克;②在 6~8 h 内输入 600~1 000 mL 血液情况不见好转者;③ 60 岁以上老人伴动脉硬化者;④大出血后合并穿孔或幽门梗阻;⑤正在内科药物治疗中的胃、十二指肠溃疡患者发生大出血,需急诊手术治疗的患者应积极输血、抗休克,争取在出血 24 h 内进行,效果较好。

手术方式:①溃疡在内的胃大部切除术;②贯穿缝扎处理溃疡底部出血后行迷走神经干切断加引流术。

（三）胃、十二指肠溃疡瘢痕性幽门梗阻

1. **非手术治疗**　由幽门痉挛或炎症水肿所致梗阻以非手术治疗为主。包括禁食水、胃肠减压、维持水、电解质平衡及全身支持治疗。

2. **手术疗法**　瘢痕性梗阻是手术治疗的绝对适应证。手术的目的是解除梗阻,使食物和胃液能进入小肠。手术以胃大部切除术为主,也可行迷走神经干切断术加胃窦部切除术。对于老人、全身情况极差或合并严重内科疾病者,可行胃空肠吻合加迷走神经切断术。术前需充分准备,术前 2~3 d 胃肠减压,温生理盐水洗胃直至洗出液澄清,纠正贫血与低蛋白血症,改善营养状况,维持水、电解质平衡,纠正脱水和低氯低钾性碱中毒。

【护理】

（一）护理评估

1. **健康史**　评估患者的年龄、性别、职业、饮食习惯及既往有无溃疡病史及胃部的手术史,特别是 NSAID 类抗炎药及皮质类固醇用药史。

2. **身体状况**　患者腹痛的性质、部位、时间及疼痛的节律性,有无压痛、反跳痛、肌紧张等腹膜炎体征。患者有无嗳气、食欲不振、恶心、呕吐等上消化道症状,观察患者的生命体征。有无呕血、排黑便情况。当失血量超过 800 mL 时,可出现出冷汗、脉搏细速、呼吸浅促、血压降低、尿少等明显休克征象,急性穿孔可有腹痛和腹膜炎表现,幽门梗阻有呕吐和营养不良等表现。

3. **心理社会状况**　患者的工作情况、生活状况及对疾病的态度等。患者对疾病的有关认知情况及心理反应,家属的配合情况。

4. **辅助检查**　查血红蛋白、红细胞计数、血生化、白细胞计数和中性粒细胞比例等,评估患者有无水、电解质紊乱,血容量丢失,感染等情况。X 射线、B 超、纤维胃镜检查来确定病变部位等。

（二）护理问题

1. **急性疼痛**　与胃、十二指肠黏膜受侵蚀及手术损伤有关。

2. **体液不足**　与溃疡大出血、急性穿孔后禁食、幽门梗阻患者呕吐致水、电解质丢失有关。

3. **营养失调:低于机体需要量**　与摄入不足及消耗增加有关。

4. **焦虑/恐惧**　与疾病相关知识缺乏、担心预后有关。

5. **潜在并发症:**上消化道大出血、急性穿孔、切口感染、吻合口破裂、术后梗阻等。

（三）护理目标

（1）患者疼痛减轻。

(2)患者水、电解质维持平衡。

(3)患者营养状况得到改善。

(4)患者焦虑/恐惧减轻。

(5)患者并发症得到有效预防,或已发生的并发症得到及时发现和处理。

(四)护理措施

1. 术前护理

(1)择期手术患者的准备　饮食应少量多餐,给予高蛋白、高热量、富含维生素、易消化、无刺激性的食物。拟行迷走神经切除术的患者,术前测患者基础胃酸分泌量、最大胃酸分泌量、夜间 12 h 分泌量及胰岛素试验分泌量,供手术参考。

(2)急性穿孔患者的护理　患者取半坐卧位,禁食水、持续胃肠减压。纠正水、电解质紊乱,应用抗生素预防感染,预防及治疗休克,监测生命体征变化,若经非手术治疗 6~8 h 病情不缓解,做好急症手术准备。

(3)急性大出血患者的护理　患者平卧位、禁食水、吸氧,情绪紧张者给予镇静剂,遵医嘱及时输血、补液、应用止血药物,以纠正贫血和休克;严密观察呕血、便血情况,并记录出血量;监测生命体征,观察患者是否存在口渴、四肢发冷、尿少等循环血量不足的表现;同时,做好急症手术前的准备工作。

(4)幽门梗阻患者的护理　完全梗阻者禁食水,肠外营养支持;不完全性梗阻者,给予无渣半流质饮食,以减少胃内容物潴留。补液、输血,积极纠正脱水、低氯、低钠、低钾和代谢性碱中毒。术前 3 d 每晚用 300~500 mL 温生理盐水洗胃减轻胃壁水肿和炎症,利于术后吻合口愈合。

(5)用药护理　督促患者按时服用抑制胃酸分泌、解痉及抗酸的药物,并观察药物疗效。

(6)心理护理　理解、关心患者。告知患者手术方式、有关注意事项,增加患者对手术的了解和战胜疾病信心,消除患者紧张、恐惧心理。

2. 术后护理

(1)病情观察　术后每 30 min 测血压一次,以后改为每 1 h 一次,血压平稳后延长测量时间。同时观察患者的呼吸、脉搏、神志、尿量、切口情况等。

(2)体位　患者术后平卧位,血压平稳后,改半卧位。

(3)饮食护理　患者拔除胃管当日可试饮少量水或米汤;第 2 日进半量流质饮食,若患者无腹痛、腹胀等不适,第 3 日进全量流质,第 4 日进半流质饮食,第 10~14 日进软食;忌生、冷、硬及刺激性食物,少食牛奶、豆类等产气食物。进食应循序渐进,少量多餐,逐渐减少进餐次数并增加进餐量,最后过渡为正常饮食。

(4)维持体液平衡　患者禁食期间,遵医嘱合理补液,准确记录 24 h 出入水量,维持水、电解质平衡;及时应用抗生素;若患者营养状况差,应补充血浆或全血,利于吻合口的愈合。

(5)术后活动　鼓励患者术后早期活动,促进肠蠕动,预防肠粘连,减少术后并发症。术后第一日可协助患者坐起,并做床上活动,第 2 日可下地床边活动,第 3 日在室内活动。患者活动量可视患者具体情况而定。

(6)注意做好伤口及引流管的护理　保持引流管通畅,观察并记录每日引流液体的颜色、性状和量,保持引流管周围皮肤清洁干燥。

(7)早期并发症的观察和护理

1)术后出血　胃大部切除术后,从胃管不断吸出少量暗红色或咖啡色血性内容物,24 h 后仍不停止,一般为 100~300 mL。多经非手术方法止血如禁食、应用止血药物和输新鲜血。非手术疗法不能止血或出血量大时,立即手术止血。

2）胃排空延迟　多发生在术后 7 ~ 10 d,患者进食流质几日后改为半流或不易消化的食物时,突然发生上腹持续性饱胀、呕吐,呕吐物含有胃液和胆汁,有时呈高位肠梗阻表现。原因:①含胆汁的十二指肠液进入胃,干扰肠胃功能。②输出段肠麻痹,功能紊乱。③与变态反应有关。多数患者经禁食水、胃肠减压、肠外营养,纠正低蛋白血症,维持水、电解质和酸碱平衡,应用促胃动力药物等非手术疗法完全治愈。

3）吻合口破裂或瘘　常于术后 1 周左右发生。大多由缝合不当、吻合口张力过大、局部组织水肿或低蛋白血症等原因所致组织愈合不良。胃肠吻合口破裂常引起严重的腹膜炎。如出现高热、脉速及弥漫性腹膜炎的表现,应立即通知医生。无弥漫性腹膜炎者,可禁食、胃肠减压、充分引流、肠外营养支持、应用广谱抗生素;如因吻合口破裂所致腹膜炎,需立即通知医生,进行手术修补。

4）十二指肠残端破裂　多发生在术后 3 ~ 6 d,患者表现为右上腹突然发生剧烈疼痛,局部或全腹明显压痛、反跳痛、腹肌紧张等腹膜炎症状。是毕 Ⅱ 式胃切除术后早期最严重的并发症,一旦诊断,立即手术治疗。

5）术后梗阻　包括吻合口梗阻和输入段梗阻、输出段梗阻。①输入段梗阻:分为慢性不完全性输入段梗阻,进食后 15 ~ 30 min 发生呕吐,上腹胀痛,呕吐物含胆汁,呕吐后症状缓解。多数患者经非手术疗法症状可改善或消失。如果在数周和数月内症状不见好转,需手术治疗。急性完全性输入段梗阻,突发剧烈的腹痛,呕吐频繁,呕吐量少,不含胆汁,上腹有压痛及肿块,可出现烦躁、脉速和血压下降等休克表现。应尽早手术治疗。②输出段梗阻:多由粘连、大网膜水肿或炎性肿块压迫所致。患者表现为上腹饱胀、呕吐含胆汁的胃内容物,若非手术疗法不能自行缓解,应立即手术治疗。③吻合口梗阻:常因吻合口过小或吻合口炎症水肿出现暂时性梗阻。经禁食、胃肠减压、补液等措施使梗阻缓解,如治疗无效时,应手术解除梗阻。

6）倾倒综合征　①早期倾倒综合征:发生于进食后 10 ~ 30 min 内,因胃容积减少和失去对胃排空的控制,当进食高渗性食物快速进入十二指肠或空肠,大量细胞外液转移到肠腔,循环血量突然减少,同时肠道遭受刺激后释放多种消化道激素,引起一系列血管收缩功能的紊乱。患者出现消化道症状,如上腹胀痛不适、恶心、呕吐、肠鸣音亢进,继而腹泻。循环系统表现为全身乏力、头晕、心悸、出汗,持续 60 ~ 90 min 后自行缓解。患者经调整饮食,症状好转,注意避免过甜、过咸、过浓食物。如进食低糖、高蛋白饮食,宜饭后平卧 10 ~ 20 min,多数患者术后半年或 1 年内逐渐痊愈。②晚期倾倒综合征:又称低血糖综合征,是高渗食物快速进入小肠,吸收后血糖升高,迫使机体释放大量胰岛素,从而产生反应性低血糖。于餐后 2 ~ 4 h,患者出现心慌、无力、出冷汗、手颤、脉搏细弱甚至晕厥等症状,可通过进食糖类缓解。指导患者少量多餐,避免过甜饮食,增加蛋白质含量。

(8)远期并发症的观察和护理

1）碱性反流性胃炎　因碱性的十二指肠液、胆汁反流入胃,腐蚀破坏胃黏膜屏障,导致胃炎,表现为上腹部或胸骨后烧灼痛,呕吐胆汁样液体和体重减轻、贫血,多用 H_2 受体拮抗剂治疗能基本好转,严重者需手术治疗。

2）吻合口溃疡　一般在术后 2 年内,患者溃疡病症状再现,出现腹痛、出血等症状,可采取药物保守治疗,溃疡严重者可再次手术。

3）营养性不良综合征　由于术后胃肠道功能紊乱或障碍,导致营养不良、贫血、骨病等。治疗以调节饮食、补充营养,症状可获改善。

4）残胃癌　胃、十二指肠溃疡患者行胃大部切除术后 5 年以上,残留胃发生的原发癌,多在术后 20 ~ 25 年发生。与胆汁反流和萎缩性胃炎有关,纤维胃镜可确诊,应手术治疗。

(五)健康指导

1.用药指导　指导患者避免服用对胃黏膜有损害性的药物,如阿司匹林、吲哚美辛、皮质类固

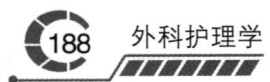

醇等药物。注意服用药物的时间、剂量及药物副作用。

2. 合理安排饮食　多进高蛋白、高热量饮食,少食腌、熏制食品,避免进食过硬、过冷、过烫、过辣及油煎炸食物。行胃大部切除的患者应少量多餐,尽量避免食用易产气食物和刺激性食物,有利于伤口愈合。

3. 出院定期复查　告知患者出院后发现切口部位红肿或有异常疼痛,肿胀,停止排便、排气,应及时来院就诊。

第二节　胃癌患者的护理

知识归纳

病例导入

患者,女,66岁,以"腹痛腹胀半个月,黑便5 d"为主诉入院。患者于半个月前无明显诱因出现上腹痛,伴腹胀。5 d前开始出现黑便,为血与大便混合物。无头晕、发热等症状。胃镜检查示:胃癌(胃角)(病理结果未归)。门诊以"胃癌伴出血"收住院。胃镜病理结果显示:(胃角)高级别上皮内瘤变。完善血常规、凝血、血型、肝肾功能、电解质、血糖、输血前四项(乙肝、丙肝、艾滋病、梅毒)、心电图、胸片等相关检查,在静吸复合全麻下行"腹腔镜下胃大部分切除术伴胃十二指肠吻合术",术毕转入 ICU 治疗。

请思考:

(1)患者的术前准备工作有哪些?

(2)患者的术后护理措施有哪些?

胃癌,在我国各种恶性肿瘤中居首位,好发年龄在 50 岁以上,男女发病率之比为 2∶1。

【病因】

1. 相关因素　胃癌的发病与患者的生活习惯、饮食、环境等密切相关。如吸烟,过度饮酒,频繁食用霉变、腌制、熏烤等食物可增加胃癌发生的危险性,这可能与引起胃黏膜损伤有关。饮食中硝酸盐、亚硝酸盐、多环芳烃化合物等前致癌物或致癌物含量较高,且缺乏具有保护作用的抗氧化剂如维生素 C、维生素 E 和微量元素等。一些环境因素也可直接或间接通过饮食途径与胃癌有关。

2. 胃幽门螺杆菌感染　我国胃癌高发区成人幽门螺杆菌(HP)感染率在 60% 以上。HP 在胃内产生氨,胃中的硝酸盐在偏碱环境下转化成亚硝酸盐。亚硝酸盐与食物中的二级氨结合成亚硝胺,且亚硝胺是强烈的致癌物。

3. 癌前病变　胃息肉、胃溃疡、慢性萎缩性胃炎及胃部分切除后的残胃;约 10% 的患者伴不同程度的慢性炎症、胃黏膜肠上皮化生或非典型增生,有可能转变为胃癌。

4. 遗传因素　与胃癌患者有血缘关系的亲属其胃癌发病率较对照组高 4 倍。

【病理】

1. 部位　胃癌发病部位以胃窦部最常见。

2. 大体分型

(1)早期胃癌　病变仅限于黏膜或黏膜下层,不论有无淋巴结转移。病灶在 10 mm 以内的称小胃癌,在 5 mm 内的称微小胃癌。分三型:Ⅰ型为隆起型,癌灶突向胃腔;Ⅱ型浅表型,癌灶较平坦没有明显的隆起与凹陷;Ⅲ型凹陷型,为较深的溃疡。上述各型可并存。早期胃癌多发生在胃的中下部,贲门部少见。

（2）进展期胃癌　癌灶深度超过黏膜下层侵入胃壁肌层为中期胃癌;侵入浆膜层或浆膜外组织者为晚期胃癌,分为四型。①Ⅰ型:块状型,呈息肉样或菜花样突入胃腔,肿瘤表面可有溃烂,生长缓慢,转移较晚。②Ⅱ型:溃疡型,成单个或多个溃疡,发生于突入胃腔的癌组织上。转移早,预后差。③Ⅲ型:溃疡浸润型,溃疡周围黏膜因癌组织尖锐而隆起。④Ⅳ型:浸润性,胃壁因癌组织浸润而增厚,局限型形成硬癌,弥漫型形成皮革状胃,恶性度极高。

3. 组织学分型　临床上以腺癌多见,还包括黏液细胞癌、印戒细胞癌、鳞状细胞癌、类癌、未分化癌等。

4. 转移途径　胃癌有 4 种转移途径。

（1）直接蔓延　病变侵及邻近器官:如肝脏、脾、胰、横结肠等。

（2）血行扩散　发生在晚期,癌细胞经门静脉转移至肝脏,并经肝静脉转移至肺、脑、骨骼等。以肝转移最常见。

（3）腹膜腔种植　腹腔内癌细胞种植。如癌细胞脱落,种植于直肠周围及卵巢等。形成转移结节。

（4）淋巴转移　是胃癌最早、最多见的转移途径。最初多局限于胃大弯、胃小弯和胃周围的淋巴结,后转移至远处淋巴结,如左锁骨上淋巴结、腋下淋巴结等。

【临床表现】

1. 症状　早期胃癌多数患者无明显症状,随病情进展,出现非特异性、类似溃疡病的上消化道症状,包括上腹部饱胀不适、反酸、嗳气、消化不良、黑便等。进展期胃癌出现疼痛与体重减轻,与进食无明显关系,类似消化性溃疡的疼痛,进食后可缓解。上腹饱胀不适、厌食、乏力、消瘦,部分患者有恶心、呕吐、腹泻、贫血、水肿、发热等。贲门胃底癌可有剑突下、胸骨后疼痛和进行性吞咽困难,胃体部癌以膨胀型较多见,疼痛不适出现较晚。胃窦小弯侧以溃疡性癌最多见,上腹部疼痛症状出现较早。肿瘤侵及幽门口时可有恶心、呕吐等幽门梗阻症状。肿瘤破坏血管后可有呕血、黑便等消化道出血症状。

2. 体征　早起患者多无明显体征。晚期胃癌患者可出现贫血、消瘦、营养不良甚至恶病质。锁骨上淋巴结肿大、腹部包块、直肠指诊在直肠前凹扪及肿块等。

【辅助检查】

1. X 射线钡餐检查　采用气钡双重造影,通过黏膜相和充盈相的观察作出诊断。早期胃癌的改变为黏膜相异常,进展期胃癌的形态与胃癌大体分型基本一致。

2. 纤维胃镜检查　是早期诊断胃癌的最有效、首选方法。活检结合细胞学检查可提高胃癌诊断率。能了解肿瘤浸润深度以及周围脏器和淋巴结有无转移。

3. CT 与 MRI　多检查病变与周围组织的关系。

4. 血常规　示不同程度的贫血,红细胞沉降率加快,胃液可混有血液或咖啡色样沉渣,粪便隐血检查持续阳性。

【治疗原则】

1. 手术治疗　是根治胃癌最有效的方法,对中晚期患者也尽可能予以切除。

（1）根治性手术　切除包括癌灶和可能受浸润胃壁在内的胃的大部或全部,按临床分期标准整块清除胃周围的淋巴结,重建消化道。

（2）姑息性手术　原发灶无法切除或部分切除,根据患者具体情况,做姑息性胃切除术、胃空肠吻合术、空肠造口、穿孔修补术等。

（3）化学治疗　在根治性手术的术前、术中和术后使用,延长生存期。晚期胃癌患者采用适量化疗,能减缓肿瘤的发展速度,改善症状,有一定的近期效果。常用的胃癌化疗给药途径有口服给药、静脉给药、腹膜腔给药、动脉插管区域灌注给药等。

（4）其他治疗　包括放射疗法、激光微波治疗、免疫治疗、中医中药治疗等。

【护理】

（一）护理评估

1. 健康史　了解患者的年龄、性别、职业及饮食习惯及患者家族中有无胃癌或癌前病变史,患者有无胃部慢性炎症病史及胃手术病史等。

2. 身体状况　询问患者反酸、嗳气、食欲减退等上消化道症状;检查腹部疼痛性质、部位,患者的营养情况、重要脏器功能、体重变化等。

3. 心理社会状况　评估患者的生活状况,面对疾病的态度,以及情绪的变化等;患者对疾病的认知程度及家庭经济承受能力等。

4. 辅助检查　胃镜、钡餐造影、脱落细胞学检查、血尿便三大常规的检查等。

（二）护理问题

1. 疼痛　与疾病及手术创伤有关。

2. 营养失调:低于机体需要量　与摄入不足及肿瘤生长消耗增加有关。

3. 焦虑/恐惧　与对疾病的发展及预后缺乏了解、担心手术效果有关。

4. 潜在并发症:上消化道出血、术后出血、感染、十二指肠残端瘘、倾倒综合征等。

（三）护理目标

（1）患者疼痛减轻。

（2）患者营养状况得到改善。

（3）患者焦虑/恐惧减轻,患者能复述术后康复知识。

（4）患者并发症得到有效预防。

（四）护理措施

1. 术前护理

（1）改善营养　给予高蛋白、高热量、高维生素、少渣的半流质或流质饮食,纠正电解质紊乱。重度营养不良、低蛋白血症及贫血患者,术前静脉补充白蛋白及输血,必要时给予全胃肠外营养,纠正负氮平衡,提高手术耐受力。

（2）术前准备　协助患者做好术前各种检查及手术前常规准备。有幽门梗阻者,术前 3 d 每晚用温生理盐水洗胃,清除胃内容物,减轻胃黏膜水肿。严重幽门梗阻者,术前 1~3 d 进行持续胃肠减压及用生理盐水洗胃,直至洗出液澄清。

（3）心理护理　理解、关心患者,向患者讲解相关的疾病和手术知识,增强治疗的信心。

2. 术后护理

（1）严密监测生命体征变化　术后每 30 min 测量血压一次,以后改每 1 h 测一次。血压平稳后可延长测量时间,以防早期出血、血容量不足引起的脉率及血压下降。

（2）术后体位　患者全麻清醒,生命体征平稳应采用半卧位,以利于呼吸和腹腔引流,减轻腹壁张力。

（3）饮食护理　术后暂禁食,禁食期间,遵医嘱静脉补充液体,维持水、电解质平衡,准确记录24 h出入水量;若患者营养状况差或贫血,应补充血浆或全血。拔除胃管后由试验饮水或米汤,逐渐过渡到半量流质饮食、全量流质饮食、半流质饮食、软食至正常饮食。

（4）保持腹腔引流管通畅　腹腔引流管接无菌引流袋,无菌引流袋应每日更换,以防逆行感染;引流管不宜过长,妥善固定,注意观察有无扭曲、挤压、折叠、脱落等现象。严密观察引流液颜色、性状及量并认真记录。

（5）胃管与营养管的护理　保持管道通畅,如有堵塞,可用生理盐水冲洗胃管和营养管,妥善固定,防止脱出;注意胃液颜色、性状和量,如有鲜红色血性液体流出,应及时报告医生。经营养管注入营养液,要注意浓度、速度及温度。

（6）疼痛护理　根据患者疼痛情况,适当应用止痛药物。

（7）并发症的观察和护理　胃癌手术后主要并发症:出血、胃排空障碍、吻合口破裂或瘘、十二指肠残端破裂和术后梗阻。

（五）健康指导

1. **知识宣教**　向患者及家属讲解有关疾病康复知识,保持心情愉悦,坚持综合治疗。

2. **饮食指导**　指导患者饮食,避免进食过冷、过硬、过烫、过辣及油煎炸的食物,少食腌、熏制食物,不饮烈酒、不抽烟。

3. **并发症预防指导**　告知患者及家属有关手术后期可能出现的并发症的表现。

4. **出院指导**　告知患者注意休息、避免过劳,向患者及家属讲解化疗的必要性和副作用。定期门诊随访,若有不适及时就诊。

第三节　急性阑尾炎患者的护理

知识归纳

病例导入

患者,男,71 岁,以"右下腹疼痛4 d"为主诉入院。患者4 d前无明显诱因出现右下腹部疼痛,呈间断性钝痛,无发热、寒战。先后就诊于当地诊所、当地医院。腹部彩超示:左肾多发囊肿,右下腹部囊实质性包块,建议 CT 进一步检查。患者神志清,精神可,饮食差,睡眠一般,大小便正常,体重无明显下降。体格检查:体温36 ℃。脉搏84 次/min,呼吸19 次/min,血压133/84 mmHg。腹部平软,无腹壁静脉曲张。右下腹压痛、反跳痛。Murphy 氏征阴性,无移动性浊音。上腹部 CT示:①考虑急性化脓性阑尾炎;②左侧肾脏单纯性囊肿。初步诊断:急性化脓性阑尾炎;局限性腹膜炎。在全麻下行"腹腔镜下阑尾炎切除术+肠黏连松解术"。

请思考:

（1）患者术前准备工作有哪些?

（2）患者术后护理措施有哪些?

急性阑尾炎是一种外科常见的急腹症,青壮年中较为多见,其中男性发病率高于女性。

【病因及发病机制】

1. 阑尾管腔阻塞　是阑尾炎最常见的病因。其中最常见的原因是淋巴滤泡增生明显,约占病因的60%,且以年轻人较为多见。第二常见的病因是粪石阻塞,约占35%。另外较为少见的原因有异物、炎性狭窄、食物残渣、蛔虫、肿瘤等。

2. 细菌入侵　当阑尾管腔不通畅,发生阻塞时,其内部压力升高,动脉血流受阻,容易发生梗死和坏疽。其主要原因是阑尾腔内压力升高,而阑尾腔又与盲肠相通,肠道内的各种革兰氏阴性杆菌和厌氧菌在阑尾黏膜有损伤时,侵入管壁,引起不同程度的感染。

【临床表现】

1. 症状

(1)腹痛　通常情况下,腹痛开始于上腹部,继而转向脐部,数小时后(一般是6~8 h)疼痛转移到右下腹。因为患者的疼痛不是扩散,而是之前疼痛部位的痛感消失,而最后定位在右下腹,因此这类患者有典型的转移性右下腹疼痛的特点。对于不同类型的阑尾炎,其腹痛的性质和程度也有差异:单纯性阑尾炎表现为轻度隐痛;化脓性阑尾炎呈现出阵发性胀痛和剧痛;坏疽性阑尾炎则表现为持续性剧烈腹痛;穿孔性阑尾炎在早期因阑尾腔压力骤减,腹痛可暂时减轻,但随后出现腹膜炎腹痛又会持续加剧。

(2)胃肠道症状　患者发病早期可以出现厌食、恶心、呕吐的症状,但一般程度较轻。一般在腹痛开始后数小时内呕吐一次,不会频繁出现,有的患者还可能发生便秘和腹泻。盆腔位阑尾炎,炎症刺激直肠和膀胱,可引起排便里急后重和尿痛症状。

(3)全身表现　病变早期有乏力、头痛等症状,炎症重时出现中毒症状,如出汗、口渴、发热等,高热可达38 ℃左右,若发生阑尾穿孔时,体温甚至可达39~40 ℃,并发腹膜炎时可出现畏寒、高热,若沿肠系膜上静脉感染到门静脉而并发门静脉炎时也可出现畏寒、高热,另外还有轻度黄疸。

2. 体征

(1)右下腹压痛　是急性阑尾炎患者最常见的典型体征。压痛点称之为麦氏(McBurney)点,位于脐部和右髂前上棘连线的中外1/3交界点,压痛点始终固定在一个位置上(图25-1)。

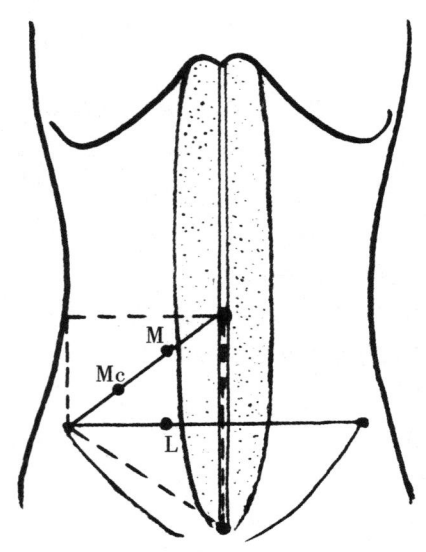

M:Morris 点;Mc:McBurney 点;L:Lenz 点

图25-1　阑尾炎的压痛点

（2）腹膜刺激征 是壁腹膜受到刺激时出现的防御反应，提示阑尾炎症状加重，出现化脓、坏疽或穿孔等进一步的病理改变，临床表现是压痛、反跳痛和腹肌紧张。

（3）右下腹包块 如果体检时看到右下腹比较突出，并可扪及一压痛性的包块，边界不清且固定，应考虑发生了阑尾周围脓肿。

（4）其他 结肠充气试验、腰大肌试验、闭孔内肌试验阳性，或者肛门直肠指检可作为辅助诊断的依据。①结肠充气试验（Rovsing 征）：嘱患者取仰卧位，用右手压左下腹，再用左手压近侧端结肠，结肠内气体可传至盲肠和阑尾，若引起右下腹疼痛即为阳性。②腰大肌试验（psoas 征）：嘱患者取左侧卧位，右大腿向后伸长，引起右下腹疼痛者即为阳性，提示阑尾位于腰大肌前方。③闭孔内肌试验（obturator 征）：嘱患者呈仰卧位，使其右髋部和右大腿屈曲，检查者辅助其向内旋，若发生右下腹疼痛即为阳性，提示阑尾靠近闭孔内肌处。④直肠指检：盆位阑尾炎或者是阑尾炎扩散到盆腔时指检可有直肠右前方的触痛，如果进一步形成盆腔脓肿时可触及痛性包块。

【辅助检查】

1. 实验室检查 急性阑尾炎患者多数有白细胞计数增多，血常规可见白细胞及中性粒细胞升高，可达到 $(10\sim15)\times10^9/L$。随着炎症逐步加重，白细胞甚至可达到 $20\times10^9/L$ 以上。但年老体弱或免疫功能受抑制的患者，白细胞不一定会增多甚至可能下降。

2. 影像学检查 腹部 X 射线平片检查可以见到盲肠扩张和液气平面。B 超检查有时可见肿大的阑尾或者是脓肿。CT 和 B 超作用相似且更为可靠，尤其能诊断阑尾周围脓肿。

【治疗原则】

1. 手术治疗 大多阑尾炎确诊后尽早实施阑尾切除术。如果阑尾穿孔已被包裹，阑尾周围脓肿形成且病情稳定时，用抗生素治疗或中西医结合治疗来促进脓肿局部吸收，也可以在 B 超引导下穿刺抽吸或置管引流。若脓肿有扩散的趋势应行手术切开引流，若术中阑尾显露良好也应一并切除阑尾，否则应术后 3 个月后再行阑尾切除术。

2. 非手术治疗 部分急性单纯性阑尾炎可以通过非手术治疗痊愈。具体措施有卧床、禁食、静脉补液，应用抗生素，以及对症处理（如镇静、止痛、止吐）等。但在保守治疗的同时应当密切观察病情，如果有加重的趋势，则应立即改为手术治疗。

知识拓展

快速康复外科单纯腹腔镜阑尾切除术护理配合

小儿单纯性阑尾炎是小儿腹外科常见疾病之一。随着微创技术发展，临床治疗小儿单纯性阑尾炎的方法逐渐被腹腔镜手术替代，该术式具有创伤小、恢复快、安全性高等特点，但由于小儿治疗依从性较差，且术后有可能出现并发症的特点，需要配合有效的护理干预措施，而快速康复外科是目前广泛应用于外科中的一种综合护理技术，可帮助患者减轻疼痛，促进其全面康复。其具体措施有术前不行常规肠道准备、不放置导管、不用镇静药物，将禁食时间缩短至术前 2 h，术前 2 h 给患儿服下 12.5% 的碳水化合物 300～400 mL。手术过程中使用保温毯做好患儿非手术部位的保暖工作，将手术室温度控制在 25 ℃，术中使用的输液液体和冲洗液等均加热至人体正常体温 37 ℃。术中为减少患儿出现应激反应，应控制液体输入量及速度。这些综合的护理措施可帮助患者实现更快速的恢复，耐受性更好，也体现出医学中一切以患者为中心的整体护理观。

【护理】

（一）护理评估

1. 健康史　了解患者的既往史,之前有无急性阑尾炎的发作,注意需要和其他相似疾病相鉴别,比如胃、十二指肠溃疡穿孔,右侧输尿管结石,胆石症,急性肠系膜淋巴结炎,胸膜炎,急性胰腺炎及妇产科疾病等急性腹痛的疾病。

2. 身体状况　观察患者有无特征性的转移性右下腹疼痛,有无其他临床表现如厌食、恶心、呕吐等,有无乏力、高热、腹膜刺激征等症状体征。

3. 心理社会状况　急性阑尾炎是常见的腹外科急症,因此大多数患者起病急,且需手术治疗,短时间患者常常突然感觉到焦虑、害怕,应及时了解患者的心理状况及其社会支持系统,了解其经济状况,从各方面关心照顾患者。

4. 辅助检查　了解各项辅助检查结果。

（二）护理问题

1. 急性疼痛　与阑尾炎症刺激、手术创伤以及精神紧张等有关。

2. 体温过高　与肠道内细菌的感染有关。

3. 潜在并发症:腹腔脓肿、内外瘘形成、门静脉炎、术后出血、切口感染、粘连性肠梗阻等。

（三）护理目标

(1)患者疼痛缓解。

(2)患者体温恢复正常。

(3)患者未发生并发症,或发生并发症但及时发现且配合医生有效的处理,未出现更严重后果,病情恢复。

（四）护理措施

1. 术前护理

(1)病情观察　患者需按时多次观察巡视,查看其脉搏、血压等基础生命体征数据并进行测量记录。如果患者出现体温显著升高,在38℃以上且持续不退,要警惕是否病情加重,比如发生阑尾穿孔、阑尾周围脓肿等并发症;如果患者出现了压痛、反跳痛、腹肌紧张之类的典型腹膜刺激征的表现,需及时通知医生并配合救治。

(2)对症处理　由于患者为急腹症,因此在治疗期间需暂禁食,同时遵医嘱补液,维持水、电解质酸碱平衡,同时有针对性地运用抗生素控制感染。若患者有较为明显的疼痛,可嘱其双腿弯曲或采用半卧位,减轻腹壁张力以减轻疼痛。若患者主诉有明显疼痛时,在未明确疼痛病因前,禁用止痛剂如吗啡等,不利于其病情的判断。

(3)术前准备　阑尾炎患者一般建议尽早施行急诊手术,嘱患者禁食,行备皮、药物过敏试验、建立静脉通道输液等准备。

(4)心理护理　由于患者患阑尾炎后常需要做急诊手术,患者一时接受不了这样的转换,容易出现焦虑的情绪,因此在护理上要注意安慰患者,照顾患者的情绪;向患者介绍急性阑尾炎的相关护理知识,讲解手术的方式、内容和术后注意事项等,让患者多一些对疾病的了解能减少其焦虑情绪,让他们能积极配合医护人员完成治疗,早日康复出院。

2. 术后护理

(1)一般护理

1)休息与活动　患者术后回病房应根据麻醉方式选择合适的体位,一般6 h后,血压脉搏平稳者,可改为半卧位,有利于呼吸和引流,若有腹膜炎等并发症者,此体位也有利于炎症的局限,减轻患者不适。同时在患者能耐受的情况下,鼓励患者尽早下床活动,促进恢复,防止肠粘连等并发症。老年或消瘦等患者要注意定期翻身、排痰、注意保暖、预防坠积性肺炎、预防压疮等一般护理措施。

2)饮食护理 急性阑尾炎患者术后护理常规是暂禁食,可先通过静脉补液。待肠蠕动恢复,排气后可先尝试进清淡饮食,若无其他不适,可逐步过渡到普食。少数病情较严重患者肠道功能恢复较慢,可缓慢恢复进食。

3)病情观察 术后需密切观察患者的脉搏、血压等生命体征数据并进行记录。倘若患者血压下降、脉搏速度加快或体温升高,需警惕有无出现粘连性肠梗阻、腹腔脓肿、感染扩散等,需要及时上报主治医师,配合医生对病情进行有效处理。

(2)切口和引流管的护理 术后应当密切观察患者的切口情况,注意保持切口处敷料的清洁干燥,若敷料出现渗血、渗液,要及时更换敷料,若手术伤口出现局部红肿、疼痛且患者体温超出正常范围,需给予患者热敷以及理疗处理。若出现其他问题比如感染化脓等,需及时报告医生并配合治疗。如果患者有腹腔引流管,应当妥善固定,避免扭曲、打结,注意多挤压引流管,方向是从近心端到远心端,并密切患者引流液的颜色、量、性状的变化,观察脓液或血有无减少,若持续减少且颜色变淡,呈浆液性,患者体温和血常规也都基本正常,可以考虑拔管。

(3)遵医嘱运用有效抗生素 控制感染,预防并发症,防止病情加重。

(4)并发症的预防和护理

1)切口感染 是阑尾炎术后最常见的并发症。多见于化脓或穿孔导致阑尾炎周围炎症扩散的情况,一般表现为术后体温升高显著,多于术后2～3 d,且出现切口疼痛、局部红肿、压痛,有脓液渗出等情况,可穿刺抽吸脓液,如效果不理想,可拆线排脓,于脓液处放置引流管排脓,并密切观察。术中加强观察,止血,消灭死腔等预防伤口感染。

2)粘连性肠梗阻 是术后较为常见的并发症,多由于术后活动少导致。因此需鼓励患者早期积极下床活动,减少此类并发症发生,若较严重可能还需要手术治疗。

(5)心理护理 术后为患者及其家属做好相关的术后护理知识宣教,了解术后疼痛,预防并发症的注意事项,让患者对自己的病情有充分的了解,减轻焦虑、不适,积极配合医护人员治疗。

(五)健康指导

1.知识宣教 对于非手术治疗患者,教会患者自我观察,解释不同的症状、体征可能代表的问题,指导其在观察到病情进展时及时告知医护人员进行治疗。

2.饮食与活动指导 指导患者术后应暂禁食,在排气后可先尝试进食流质,若无不适再逐渐过渡到普食,并告知患者术后早期活动是加速患者康复的一项十分重要的内容,鼓励患者能耐受情况下早期下床活动,防止肠粘连的情况发生。

3.其他 若出现腹部任何不适要及时随诊。

第四节 肠梗阻患者的护理

知识归纳

病例导入

患者,男,57岁,以"腹部疼痛7 d"为主诉入院。4年前曾行"胃溃疡穿孔胃修补术",术后长期口服"奥美拉唑胶囊"。半年后因外伤导致肝损伤,行"肝部分切除术"。7 d前无明显诱因出现腹部

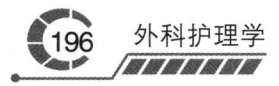

疼痛,呈持续性胀痛,伴恶心、呕吐、纳差;肛门停止排便排气。无发热、胸闷等不适。在当地医院以"肠梗阻"诊治,保守治疗后症状未缓解。患者神志清、精神差、睡眠可。体格检查:体温 36 ℃,脉搏 100 次/min,呼吸 20 次/min,血压 106/74 mmHg。查体:腹部稍膨隆,上腹部可见陈旧性切口瘢痕,未见腹壁异常蠕动波及腹壁静脉曲张,腹肌稍紧,全腹散在压痛,无反跳痛。腹部叩诊呈鼓音,听诊肠鸣音活跃,可闻及气过水声。初步诊断:肠梗阻。给予禁食水、补液、营养支持、解痉止痛、抑酸护胃、灌肠等对症治疗。腹部立位平片示:肠梗阻。在全麻下行"腹腔探查术"。

请思考:

(1)患者术前准备工作有哪些?

(2)患者术后护理措施有哪些?

由于各种原因导致肠内容物不能正常通过肠道称为肠梗阻,是腹外科常见急症。

【病因及发病机制】

1. 根据肠梗阻发生的基本原因分类

(1)机械性肠梗阻 最常见的肠梗阻类型。由于各种原因导致肠腔狭窄或阻塞,导致肠内容物无法顺利通过。主要原因如下。①肠腔内阻塞:如肠内蛔虫团、异物、胆结石、粪石、特殊的食物等。②肠外受压:比如粘连带压迫或牵拉、绞窄性疝、肿瘤压迫、肠扭转等。③肠壁病变:肠道先天性异常、肿瘤、炎症性狭窄等。

(2)动力性肠梗阻 这种肠梗阻无器质性肠腔阻塞,而是肠壁肌肉紊乱,由神经反射或毒素刺激引起,使得肠内容物通过障碍。包括麻痹性肠梗阻(paralytic ileus)和痉挛性肠梗阻(spastic ileus)两种。麻痹性肠梗阻常见,如急性弥漫性腹膜炎、腹膜后血肿或感染、腹部大手术等。痉挛性肠梗阻少见,如慢性铅中毒、尿毒症、肠腔功能紊乱等原因。

(3)血运性肠梗阻 肠系膜上血管的栓塞或血栓,导致肠道血运不良,发生功能失调,导致肠麻痹,从而肠内容物不运行。

2. 根据有无肠壁血运障碍分类

(1)单纯性肠梗阻 没有肠壁血运障碍,只有肠内容物通行障碍。

(2)绞窄性肠梗阻 指肠内容物不能通过和血运障碍同时存在,可能是梗阻时间过长引起血运障碍,也可能是肠系膜血管受压或栓塞等引起。

3. 其他分类 按梗阻部位,肠梗阻可分为高位(如空肠上段)和低位(如回肠末段和结肠)两种。按照梗阻的程度,可以分为完全性肠梗阻和不完全性肠梗阻。按病情进展时间长短,可分为急性肠梗阻和慢性肠梗阻。

【临床表现】

1. 症状

(1)腹痛 阵发性腹绞痛是机械性肠梗阻的典型特征。梗阻部位以上,由于肠蠕动增强,较为剧烈的肠蠕动是疼痛的主要原因,腹痛多在腹中部,也可以在梗阻所在的部位。如果是绞窄性肠梗阻,则一般表现为持续性的腹痛伴阵发性加剧,机械性肠梗阻伴感染也可有此表现。麻痹性肠梗阻一般表现为持续性胀痛。

(2)呕吐 梗阻早期一般为反射性呕吐,呕吐物为食物或者是胃液等。此后呕吐物随着梗阻的部位而有所不同,梗阻在高位时,由于食物不能继续向前蠕动,呕吐较为频繁,主要为胃或者十二指肠肠内容物,比如呕吐大量宿食。低位小肠梗阻时呕吐不频繁,可一次性呕吐出大量粪样物。回盲瓣有阻止结肠内容物反流入小肠的作用,因此结肠梗阻时呕吐较轻或没有呕吐。绞窄性肠梗阻由于伴有肠壁血运障碍,还可以出现咖啡样或者血样呕吐物。

（3）腹胀　其程度与梗阻部位及性质有密切关系。高位小肠梗阻由于频繁呕吐可以没有明显的腹胀,有时可见胃型;低位小肠梗阻或者麻痹性肠梗阻由于梗阻范围较大,则呈全腹胀,有时可见到肠型,结肠梗阻由于位置分布,多在腹部四周呈现腹胀,绞窄性肠梗阻则表现为不对称的局部腹胀。

（4）肛门停止排便排气　急性完全性肠梗阻通常表现为此症状,但梗阻早期及高位梗阻时可因梗阻部位以下肠段积蓄之前的气体和粪便,因此仍可有少量排便排气,不完全性肠梗阻也可有此表现,绞窄性肠梗阻如肠套叠、肠系膜血栓形成等,还可排出黏液血便或果酱样便。

2. 体征

（1）全身表现　单纯性肠梗阻早期患者全身情况多数没有明显改变,肠梗阻晚期或者绞窄性肠梗阻可以出现口唇干燥、眼窝凹陷、皮肤弹性消失、尿少或无尿等明显缺水征象,以及脉细弱、血压下降、面色苍白、四肢厥冷等中毒和休克征象。

（2）腹部体征　位置较低的机械性肠梗阻时,腹部胀满,可见肠型和蠕动波,位置高的可无明显表现;麻痹性肠梗阻时,呈全腹均匀的腹部胀痛;单纯性肠梗阻有轻度的压痛,当肠壁出现血运障碍发展到绞窄性肠梗阻时,可由于肠壁失去活力,通透性增加,腹腔渗出液过多导致腹膜刺激征,相应部位压痛,可扪及痛性包块,腹腔内有渗液还可以导致移动性浊音阳性。位置较低的机械性肠梗阻时肠鸣音亢进,有气过水声或金属音,麻痹性肠梗阻时会出现肠鸣音减弱甚至消失。直肠指检:如果触及肿块提示可能有肿瘤或者是肠套叠;如果指套染血提示肠套叠或者是肠绞窄。

3. 几种常见临床肠梗阻类型

（1）粘连性肠梗阻　是肠梗阻最常见的类型,发生率为 40%～60%,由于肠管的一部分被粘住或者是部分肠管嵌顿在被粘连的腹腔粘连带中。粘连性肠梗阻病因复杂,少数为腹腔内先天性因素,大多见于腹部手术或腹腔炎症以后,其中腹部术后的粘连目前是肠梗阻的主要原因,因此术后早期的活动十分重要。

（2）肠扭转　肠扭转是一段肠管及其系膜沿其系膜长轴扭转而造成的闭袢型肠梗阻,通常是由于肠袢及其系膜过长导致,肠扭转后由于肠腔通道被中断且局部由于扭转受压,既有肠管梗阻,更有血液循环受阻。主要类型有小肠扭转、乙状结肠扭转、盲肠扭转,盲肠扭转未及时治疗危险性大,可见于发育畸形的儿童、便秘的老人,或者是饱餐后剧烈活动引起等。

（3）肠套叠　肠套叠是指部分肠管及其系膜套入相邻的一段肠管内,通常见于学龄前儿童,大部分在 2 岁内,以回盲部回肠套入结肠最为常见,临床以腹部绞痛、腹部腊肠样肿块、果酱样血便三大症状为特征,X 射线钡灌肠呈"杯口状"改变,早期空气或钡剂灌肠疗效可达 90% 以上。

（4）蛔虫性肠梗阻　蛔虫性肠梗阻是由于大量蛔虫聚集成团,引起肠管痉挛而造成梗阻。多见于 13 岁以下的儿童,主要是卫生条件较差的农村儿童偏多。表现为阵发性腹部绞痛,以脐周和右下腹疼痛较为明显,甚至可能吐出蛔虫,没有排便和排气。多为单纯性不完全性肠梗阻。腹部 X 射线检查可看到梗阻处成团的蛔虫影。

【辅助检查】

1. 实验室检查　单纯急性肠梗阻后期可见到白细胞计数增多;若后期出现血液浓缩,可见到红细胞计数增多,血细胞比容增加,尿比重增高。绞窄性肠梗阻早期即可有白细胞计数增加。

2. 影像学检查　肠梗阻常见的影像学表现为腹部出现明显肠扩张,肠管内出现积液、积气,且可形成气液平面。空肠梗阻时平片示"鱼肋骨刺"征,结肠梗阻示结肠袋。麻痹性肠梗阻则全腹均

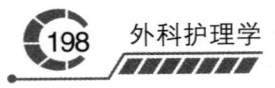
匀性扩张。

【治疗原则】

1. 非手术治疗　主要适用于动力性肠梗阻、单纯机械性肠梗阻以及绞窄性肠梗阻的术前准备。主要措施有禁食水及胃肠减压,纠正水、电解质及酸碱平衡失调。可根据情况输注抗生素预防感染,尤其应当用于绞窄性肠梗阻。禁用强镇痛剂,比如吗啡,以免延误病情的判断,禁用强导泻剂,以免导致病情加重,对痉挛性或某些单纯性肠梗阻者,可用阿托品解除痉挛性疼痛。还可用生理盐水或肥皂水 500 mL 等低压灌肠方式,对老年人由粪块引起的结肠梗阻尤为有效,应用非手术治疗方式时也应当随时注意病情变化,如果发现病情有加重的倾向,比如由不完全进展为完全性肠梗阻,或伴有血运障碍等情况及非手术治疗无效时,应及时考虑手术治疗。

2. 手术治疗　主要适用于绞窄性肠梗阻,单纯机械性肠梗阻保守治疗无效时,必须手术解除梗阻病因,比如新生儿肠闭锁、肛门直肠闭锁,以及肿瘤、蛔虫等所致肠梗阻者。手术的方式主要有以下几类。①病因治疗:如果肠梗阻的原因是由于异物梗阻所导致的,比如蛔虫,这时候可通过手术将异物取出来;有的肠梗阻是由于肠粘连所导致的,这时候要进行肠粘连松解术;或者还有肠套叠复位、肠扭转复位术等术式。②肠切除肠吻合术:如果由于肠肿瘤,炎症导致肠腔狭窄或者肠管某节段坏死,则可选择部分肠管切除后肠吻合术。③若是肠肿瘤发展到后期,局部广泛浸润,不便切除,或者是局部广泛肠粘连等原因导致不能切除者,可将梗阻近、远侧行短路吻合术。④肠造口或肠外置术:如果患者基础状况差,不能耐受切除者的低位梗阻者,可行肠造口术。对于已有肠坏死者可先将坏死肠管切除,断端肠管先作外置造口术等待二期手术治疗。

知识拓展

腹腔镜探查肠粘连松解术治疗粘连性肠梗阻

粘连性肠梗阻是肠道或腹腔内粘连引起肠内容物阻塞而导致的肠梗阻,属于临床常见的梗阻性疾病。针对于临床肠梗阻,非手术治疗难以消除,所以手术治疗才是最常用的方案。传统开腹手术治疗虽然可以解决粘连性梗阻,但有手术创伤大、术后恢复慢及并发症发生率高等问题。近年来,腹腔镜手术则以其独特的创伤小、术后恢复快等优点在临床应用越来越广泛。相关研究报道,腹腔镜探查肠粘连松解术治疗粘连性肠梗阻效果显著,具有促进患者胃肠功能恢复、降低并发症发生率,缩短手术时间、下床活动时间、住院时间及术后肠蠕动恢复时间、肠鸣音恢复时间、排气时间、排便时间等特点。综上所述,腹腔镜粘连松解术治疗粘连性肠梗阻有利于促进患者康复,缩短术后恢复时间,患者耐受性良好的优点。

【护理】

(一)护理评估

1. 健康史　询问患者的既往病史,注意之前有无饮食习惯不良、活动不当、感染、手术、劳累等病因诱因,尤其是常见病因,比如腹部感染、疾病史、手术史等。

2. 身体状况　观察患者是否存在腹痛、腹胀、呕吐、肛门停止排便排气等典型症状,有没有出现口唇干燥、眼窝凹陷、皮肤弹性差、尿少等休克征象,腹部有无膨隆、腹胀、或压痛、反跳痛、肌紧张的腹膜刺激征征象,是否出现肠鸣音亢进、肠鸣音减弱或消失征象。

3.心理社会状况　肠梗阻是外科常见的急腹症,因此大多数患者起病较急,患者有可能是儿童、中青年或老年,心理状态可能有所区别,但一般起病急患者常常突然感觉到无助、害怕,应及时了解患者的心理状况及其家属情况、经济状况等,从各方面关心、了解、开导和照顾患者。

4.辅助检查　了解各项辅助检查结果。

(二)护理问题

1.急性疼痛　与肠蠕动增强或肠壁缺血,腹膜刺激征等有关。

2.体液不足　与非手术治疗如禁食、胃肠减压及腹腔积液、呕吐等有关。

3.知识缺乏　缺乏术前、术后相关专业的护理知识。

4.潜在并发症:肠坏死、腹膜刺激征、腹腔感染、感染性休克、肠瘘等。

(三)护理目标

(1)患者腹痛缓解或消失。

(2)患者水、电解质和酸碱平衡。

(3)患者了解相关手术注意事项,护理和康复知识。

(4)患者未发生并发症或并发症得到有效控制,未出现严重后果。

(四)护理措施

1.非手术治疗/术前护理

(1)一般护理　①休息和体位:嘱患者卧床休息,病情平稳者可半坐卧位,以利于缓解腹部胀满带来的不适;②禁食,胃肠减压:在梗阻期间,需要暂禁食,有利于减少肠壁积气积液,降低腹内压等,提高患者舒适度,如果梗阻解除,开始排气后,可逐步进食流质饮食。胃肠减压期间做好记录。

(2)病情观察　注意观察患者的意识状态,有无腹痛、腹胀、呕吐,胃肠减压性质、量,是否出现腹膜刺激征等情况。如果是由痉挛引起的疼痛,没有伴肠绞窄时,可遵医嘱应用阿托品,654-2等抗胆碱药缓解,但是注意观察期间一般禁用止痛药,因其可掩盖病情。密切观察是否出现肠绞窄的征象,若出现需要报告医生并配合行手术准备:①腹痛起病急骤,开始即为或进展为持续性剧烈疼痛,或者持续性疼痛伴阵发性加剧;疼痛部位固定,有时可由于肠系膜受牵拉疼痛牵涉到背部,呕吐早且频繁。②病情进展较迅速,容易出现休克,且抗休克治疗效果不佳。③可出现腹部的压痛、反跳痛和腹肌强直,腹胀与肠鸣音亢进则不明显,同时伴有体温上升、脉率增快、白细胞计数增多。④腹部呈现不均匀腹胀、局部隆起或可扪及胀大的肠袢。⑤呕吐物、胃肠减压引流液、腹腔穿刺液中含血性液体或者可出现便血,严重的患者会表现出停止排气排便的现象。⑥腹部X射线可以见到局部部分胀大的肠袢,位置固定,或者出现假肿瘤状阴影,若出现肠间隙增宽,提示腹腔积液。⑦经非手术治疗措施无明显改善。发现此类症状需马上报告医生。

(3)维持体液平衡　患者由于禁食、胃肠减压,需要遵医嘱通过静脉补液,补液时准确记录出入量,结合电解质分析结果,合理安排补液量、种类、顺序等,积极维持患者的水、电解质和酸碱平衡。

(4)呕吐的护理　患者最好能取低半坐卧位,这样呕吐时能避免误吸,若不能,可将头偏向一侧,以免引起误吸和窒息,呕吐完及时清除口腔内呕吐物后漱口,记录呕吐物的颜色、性质、量等。

(5)用药护理　遵医嘱应用抗生素防治感染。注意观察用药效果。可给予阿托品等缓解患者痉挛性疼痛,还可用热敷腹部等方式缓解疼痛。

(6)术前护理　除上述常规术前护理外,根据需要酌情备血。

(7)心理护理　做好患者和家属的沟通,病情解释工作,对病情和治疗护理的详细解释和安慰有利于减轻患者的焦虑情绪,促进其对自己病情的了解,帮助家属更好地护理患者。若需手术治疗,解释手术相关知识,减轻其担忧、害怕情绪,使其能用积极的心态配合治疗。

2.术后护理

(1)一般护理   ①体位:患者术后一般取平卧位,若为全麻应当先头偏向一侧,避免患者意识未恢复导致的反流误吸引起吸入性肺炎。清醒后可采取低半卧位。②饮食相关护理:术后早期患者先禁食,保持胃肠减压通畅,观察引流液的性状、颜色、量等。若胃管拔出后,胃肠道排气,可尝试逐步进食,可先试饮水,若无呛咳,可进少量流食,再逐步过渡到半流食、软食,最后逐步恢复为普食。③活动:在病情允许和患者能耐受的情况下,一定要尽早下床活动,避免肠粘连,促进肠蠕动的恢复。

(2)病情观察   注意观察患者一般情况,每 30~60 min 测量其生命体征,并记录 24 h 出入量。观察腹部情况,有无排便排气,腹痛、腹胀情况。腹腔引流管妥善固定,同时观察引流液的性状、颜色、量等,有异常及时汇报医生。

(3)静脉补液护理   在禁食期间需要遵医嘱静脉补液,维持患者体液平衡,遵医嘱输入抗生素预防感染,观察患者的用药反应。

(4)并发症的观察与护理   绞窄性肠梗阻术后若出现腹痛、腹胀,白细胞计数明显增多,腹壁切口红肿流脓,或引流管引流出粪臭味液体时,应警惕腹腔感染、切口感染、肠瘘等并发症,应及时报告医生处理。

(5)心理护理   解释术后各项护理操作的目的和意义,安慰鼓励患者积极配合治疗,让患者及家属了解掌握相关知识,能很好地康复。

(五)健康指导

1.饮食与活动指导   饮食宜清淡,不要过多食用刺激性食物刺激胃肠道,可进食高蛋白、高维生素、富含膳食纤维的易消化食物,注意饮食卫生,刚吃完东西不宜剧烈活动。

2.保持大便通畅   便秘者应多吃富含膳食纤维的食物,如各种蔬菜水果。经常运动、腹部按摩等,特别是对于容易引起粪块肠梗阻的老人。

3.其他   出院后如果有腹胀、腹痛、停止排便排气等各种不适要及时随诊。

第五节   腹外疝患者的护理

知识归纳

病例导入

患者,男,59 岁,以"发现右侧腹股沟突出可复性包块半年余"为主诉入院。患者半年前无明显诱因发现右侧腹股沟突出包块,如核桃大小,质软,无压痛,于咳嗽、站立时突出,平卧或用手按压时消失,无腹痛、腹胀、恶心、呕吐等症状,未治疗。后突出包块逐渐增大,且包块突出时伴有坠胀不适感,为求进一步治疗入院就诊,门诊以"右侧腹股沟疝"收入院。患者发病以来,神志清,精神可,饮食、睡眠正常,大小便无异常,体重无减轻。腹部彩超示:右侧腹股沟疝。体温 36.3 ℃,脉搏 65 次/min,呼吸 19 次/min,血压 125/76 mmHg。患者在硬脊膜外腔阻滞麻醉下行"右侧腹股沟疝无张力疝修补术"。

请思考:

(1)患者术前准备工作有哪些?

(2)患者术后主要护理工作有哪些?

【概述】

体内任何脏器或组织通过人体的间隙、薄弱点、缺损处离开原来的位置,突入其他部位,形成肿块,称为疝。腹腔内的脏器或组织连同腹膜壁层,经腹壁薄弱点或孔隙,向体表突出形成的肿块,称为腹外疝。

(一)病因

腹壁强度降低和腹内压力增高是发生腹外疝的两个主要因素。

1. 腹壁强度降低　分先天性和后天性两种。

(1)先天性因素　①某些组织穿过腹壁的部位,如精索或子宫圆韧带穿过腹股沟管、股动静脉穿过股管、脐血管穿过脐环等处;②腹白线因发育不全亦可成为腹壁的薄弱点。

(2)后天性因素　手术切口愈合不良、外伤、感染、腹壁神经损伤、年老、肥胖等导致肌萎缩。

2. 腹内压力增高　见于长期慢性咳嗽、便秘、排尿困难(如良性前列腺增生、膀胱结石)、腹水、多次妊娠、婴儿经常啼哭等。

(二)病理解剖

典型腹外疝由疝环、疝囊、疝内容物和疝外被盖等四部分组成。疝环也称疝门,即腹壁薄弱或缺损处。疝囊和疝内容物经此突出腹腔外,如腹沟管的内环、股管的股环等。疝囊为壁腹膜经疝环向外突出形成的囊带,分颈、体、底三部分。囊颈是疝囊与腹腔相通的狭窄部分,其位置相当于疝环。各种疝通常以疝门部位作为命名,如腹股沟疝、股疝、脐疝、切口疝等。疝内容物是突入疝囊的腹内脏器或组织,以小肠、大网膜为多见。盲肠、阑尾、乙状结肠、横结肠、膀胱等较少见。疝外被盖是指疝囊以外的各层组织。

(三)临床类型

腹外疝分为易复性、难复性、嵌顿性、绞窄性疝四种类型。

1. 易复性疝　指当腹内压增高时,疝内容物突出于疝囊,平卧或用手推送疝内容物时,又可还纳回腹腔内的疝。

2. 难复性疝　疝内容物不能回纳或不能完全回纳入腹腔内,但并不引起严重症状者,称难复性疝。这种疝的内容物多数是大网膜。

3. 嵌顿性疝　疝囊颈较小,当腹内压突然增高时,疝内容物强行扩张疝囊颈进入疝囊,随后因囊颈的弹性收缩,将内容物卡住,使其不能回纳,这种情况称嵌顿性疝。

4. 绞窄性疝　肠管嵌顿如不及时解除,疝内容物发生血液循环障碍,导致缺血、坏死、穿孔时即为绞窄性疝。

(四)治疗原则

1. 非手术治疗　1岁以内的患儿可采用压迫疝环的方法,如腹沟斜疝,可用棉束带压迫包扎,避免疝内容物脱出。年老体弱或伴有严重慢性疾病,不能耐受手术者,如无嵌顿或绞窄,可佩戴特制疝带压迫疝环。

2. 手术治疗　手术是治疗腹外疝最有效方法。嵌顿性疝和绞窄性疝原则上行紧急手术,及时解除嵌顿,防止肠管坏死。

【常见腹外疝】

(一)腹股沟疝

腹股沟疝分为斜疝和直疝两种。疝囊经腹壁下动脉外侧的腹股沟管深环(腹环)突出,向内、向

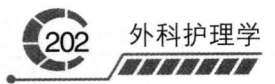

下、向前斜行经过腹股沟管,再穿出腹股沟管浅环(皮下环),并可进入阴囊,称为腹股沟斜疝。疝囊从腹壁下动脉内侧的直疝三角区直接由后向前突出,不经深环,也不进入阴囊,称为腹股沟直疝。斜疝约占全部腹外疝的85%,占腹股沟疝的95%;男性发病率高于女性,右侧较左侧多见。

1. 发病机制

(1)腹股沟斜疝　分先天性和后天性两种。

1)先天性斜疝　婴儿出生后若鞘突不闭锁或闭锁不完全,就成为先天性斜疝的疝囊。

2)后天性腹壁薄弱或缺损　任何腹外疝,都存在腹横筋膜不同程度的薄弱或缺损。腹横筋膜和腹横肌的收缩可把凹间韧带牵向上外方,而在腹内斜肌深面关闭腹股沟深环。如腹横筋膜或腹横肌发育不全,这一保护作用就不能发挥而发生疝。

(2)腹股沟直疝　老年人,如有慢性咳嗽、排尿困难或习惯性便秘等,则腹内压经常或突然增高,腹内脏器由直疝三角向外突出,形成直疝。

2. 临床表现

(1)腹股沟斜疝　临床表现为腹股沟区有一突出的肿块。有的患者开始时肿块较小,仅通过深环进入腹股沟管,疝环处仅有轻度坠胀感。

1)易复性斜疝　多表现为腹股沟区有肿块及偶有胀痛感。患者站立、行走、咳嗽或劳动时,在腹股沟区出现肿块,多呈带蒂柄的梨形,并可降至阴囊或大阴唇。用手按肿块并嘱患者咳嗽,可有膨胀性冲击感。如患者平卧休息或用手将肿块向腹腔推送,肿块可向腹腔回纳而消失。疝内容物如为肠段,触诊肿块柔软、光滑,叩诊呈鼓音,听诊有肠鸣音;若疝内容物为大网膜,则肿块坚韧,叩诊浊音。阴囊透光试验阴性。

2)难复性斜疝　主要特点是疝块不能完全回纳。

3)嵌顿性疝　通常发生在强力劳动或排便等腹内压骤增时。临床表现为疝块突然增大,并伴有明显疼痛。平卧或用手推送不能使疝块回纳。肿块紧张、发硬,且有明显触痛。嵌顿内容物若是大网膜,局部疼痛较轻;如为肠段,局部疼痛明显,伴腹部绞痛、恶心、呕吐、停止排便排气、腹胀等机械性肠梗阻的临床表现。疝一旦嵌顿,需及时解除,否则将发展为绞窄性疝。

4)绞窄性疝　临床症状较严重,但肠段坏死穿孔时,疼痛可因疝块压力骤降而暂时有所缓解;绞窄时间较长者,由于疝内容物发生感染侵及周围组织,易致疝外被盖的急性炎症。

(2)腹股沟直疝　常见于年老体弱者。区别于腹股沟斜疝(表14-1),主要表现是当患者直立时,在腹股沟内侧端耻骨结节上外方出现一半球形肿块,不伴疼痛或其他症状;平卧后疝块多能自行消失,不需用手推送复位,直疝不进入阴囊,极少发生嵌顿。疝块回纳后指压深环,不能阻止疝块突出。

表14-1　斜疝和直疝的鉴别

特征	斜疝	直疝
发病年龄	多见于儿童及青壮年	多见于老年
突出途径	经腹股沟管突出,可进入阴囊	由直疝三角突出,不进入阴囊
疝块外形	椭圆或梨形,上部呈蒂柄状	半球形,基底较宽
回纳疝块后压住深环	疝块不再突出	疝块仍可突出
精索与疝囊的关系	精索在疝囊后方	精索在疝囊前外方
疝囊颈与腹壁下动脉的关系	疝囊颈在腹壁下动脉外侧	疝囊颈在腹壁下动脉内侧
嵌顿机会	较多	极少

3.辅助检查

（1）实验室检查　疝内容物继发感染时,血常规示白细胞计数和中性粒细胞比例升高。

（2）X射线检查　疝嵌顿或绞窄疝时X射线检查发现肠梗阻征象。

4.治疗原则

（1）非手术治疗　1岁以内的婴幼儿,腹壁肌肉可随其生长发育逐渐强壮,疝有自行消失的可能。腹股沟斜疝可采用棉线束带或绷带包扎压迫,避免疝内容物脱出。年老体弱或伴有其他严重疾病而禁忌手术者,如无嵌顿或绞窄,可佩戴特制疝带压迫疝环。

（2）手术治疗　是腹股沟疝最有效的治疗方法。若患者有慢性咳嗽、严重便秘、排尿困难、腹水等腹内压增高情况,或合并糖尿病,手术前应先予处理,避免和减少术后复发。

1)疝囊高位结扎术　适用于疝比较小,腹壁肌发育健全的患儿,在疝囊颈以上高位结扎疝囊,不进行腹股沟管的修补。

2)疝修补术　适用于腹壁缺损不是很严重,仅腹横筋膜松弛,腹股沟管后壁较为薄弱的患者。在疝囊高位结扎的基础上,用周围的健康组织进行修补,以加强腹壁。经腹腔镜疝修补术,具有创伤小、恢复快、复发率低等优点,能同时检查双侧腹股沟疝和股疝。但因手术费用高、需特殊手术设备,目前临床应用较少。

3)疝成型术　适用于巨大腹股沟疝、腹股沟管后壁严重缺损、周围组织薄弱难以修补的患者,在疝囊高位结扎后,取同侧腹直肌前鞘或游离的阔筋膜来缝补腹壁结构。

嵌顿性疝在下列情况时可先试行手法复位:嵌顿时间在3～4 h内,局部压痛不明显,无腹膜刺激征表现者;年老体弱或伴有其他较严重疾病而估计肠段尚未绞窄坏死者。手法复位前注射吗啡或哌替啶等解痉药和镇静剂,复位时手法轻柔,切忌粗暴;复位后需严密观察腹部情况,如有腹膜炎或肠梗阻的表现,应尽早手术探查。嵌顿性疝原则上需紧急手术治疗,以防止疝内容物坏死并解除伴发的肠梗阻。

（二）股疝

腹腔内脏器经过股环、股管向股部卵圆窝突出形成的疝称为股疝。股疝是腹外疝中最容易发生嵌顿的疝,可达60%,多见于中年以上多次妊娠的妇女。

1.发病机制　女性骨盆宽大、联合肌腱和腔隙韧带较薄弱,以致股管上口宽大松弛;加上多次妊娠和分娩导致腹内压增高。使腹腔内脏器连同腹膜进入股管,从卵圆窝突出。疝内容物多为大网膜或小肠。由于股管几乎是垂直向下,疝块在卵圆窝处向前转折时形成一锐角,且股环本身较小,周围多是坚韧的韧带,因此股疝容易嵌顿。股疝一旦嵌顿,可迅速发展为绞窄性疝。

2.临床表现　疝块一般不大,而且无明显症状,肿块位于腹股沟韧带下方卵圆窝处,为半球形的突起。疝块有时不能完全消失,是因为疝囊外有很多脂肪堆积。部分患者在久站或咳嗽时感到患处胀痛,并有可复性肿块。股疝嵌顿后,可有局部明显疼痛伴急性机械性肠梗阻表现。

3.治疗原则　因股疝易嵌顿,可迅速发展为绞窄性疝。因此,股疝诊断确定后,应急诊手术治疗。最常用的手术是McVay修补法经腹股沟进行修补。

（三）切口疝

腹部纵行手术切口愈合后,由于组织缺损,腹内脏器组织由切口处向外突出者称为切口疝。最常见的是腹直肌切口疝。

1.发病机制　除腹直肌外,腹壁各层肌肉及筋膜等组织的纤维多为横向走行,腹部手术如纵行切口易切断纤维,致局部腹壁强度降低;术后由于剧烈咳嗽、胃肠胀气等因素可导致腹内压增高,引起切口处腹膜、筋膜等裂开,易发生切口疝;切口处留置引流管过久,切口过长及切断肋间神经过多,腹壁切口缝合不严密或缝合时强拉创缘致组织撕裂;切口严重感染形成瘢痕愈合,部分瘢痕愈

合组织较薄弱,不能承受腹内压力,腹内脏器组织在切口瘢痕处膨出形成切口疝;此外腹部多次手术创伤、过度肥胖、营养不良等因素均可形成切口疝。

2.临床表现 主要症状为手术后数周、数月、数年后患者腹壁切口处逐渐膨隆,出现增大肿块。通常在站立或用力排便时更加明显;平卧休息时缩小或消失。较大的疝块使患者有腹部牵拉感,伴食欲减退、恶心、便秘等症状。疝内容物如为肠管,可见肠型和蠕动波,听诊肠鸣音,肿块回纳后可扪及切口裂开处形成的疝环边缘。

3.治疗原则 治疗原则为在消除腹内压增高基础上进行手术修补。对于较大的切口疝,可用人工高分子修补材料或自体筋膜组织进行修补。

(四)脐疝

腹腔内脏器通过脐环突出形成的疝称为脐疝。

1.发病机制 脐疝分小儿脐疝和成人脐疝,以小儿脐疝多见。由于患儿脐环闭锁不全或脐部瘢痕组织不够强韧,加上小儿经常啼哭和便秘使腹内压增高所引起。成人脐疝多见于经产妇,常因多次妊娠、肥胖等因素致腹壁薄弱而形成脐疝。

2.临床表现 表现为患儿脐部出现肿块。患儿哭闹、用力排便、站立时肿块增大,平卧后肿块消失,很少发生嵌顿。成人脐环狭小,容易发生嵌顿且肿块不能完全回纳。发生嵌顿时患者有腹痛、恶心、呕吐等症状。

3.体征 股疝患者在其腹股沟处触及肿块,切口疝患者在切口处触及肿块。

4.治疗原则

(1)小儿脐疝 2岁内患儿采取非手术疗法。回纳疝块后,用大于脐环且外包纱布的硬币或小木片抵住脐环,然后用绷带或胶布固定避免移动。2岁后患儿,如脐环直径>1.5 cm,则行手术治疗。原则上,5岁以上儿童的脐疝均应采取手术治疗。

(2)成人脐疝 因疝环狭小,易发生嵌顿或绞窄,故尽早采取手术疗法,切除疝囊,缝合疝环。

【护理】

(一)护理评估

1.健康史 询问病史,了解患者有无慢性咳嗽、便秘、腹水、多次妊娠、从事重体力劳动、婴儿是否经常哭闹等病史;检查患者有无因手术切口愈合不良、外伤或感染导致腹壁缺损或肥胖,年老造成肌肉萎缩等。

2.身体状况 检查腹部肿块部位、大小、质地、能否回纳等,严密观察有无嵌顿性和绞窄性疝发生,嵌顿后有无肠梗阻或肠绞窄现象。

3.心理社会状况 评估患者有无因疝块长期反复突出影响工作、生活而感到焦虑;了解患者及家属对预防腹内压增高的相关知识掌握的程度。

4.辅助检查 了解各项辅助检查结果。

(二)护理问题

1.焦虑/恐惧 与疝块突出影响工作、生活有关。

2.疼痛 与疝块嵌顿或手术创伤有关。

3.知识缺乏 缺乏预防腹内压增高及术后康复知识。

4.潜在并发症:术后阴囊水肿、切口感染。

(三)护理目标

(1)患者焦虑/恐惧程度得到缓解。

(2)患者疼痛减轻。

(3)患者掌握预防腹内压升高、促进术后康复的相关知识。

(4)患者并发症得到有效预防。

(四)护理措施

1. 术前护理

(1)病情观察　患者腹痛明显,伴疝块突然增大、紧张、发硬有触痛,不能回纳腹腔,应高度警惕嵌顿疝发生的可能,立即报告医生。

(2)休息与活动　建议疝块较大患者卧床休息,适度减少活动;患者离床活动时使用疝带压住疝环口,避免腹腔内容物脱出造成疝嵌顿。

(3)消除引起腹内压升高的因素　择期手术患者,术前消除如咳嗽、便秘、排尿困难等引起腹内压升高的因素;指导患者多饮水、多进食粗纤维食物,以保持排便通畅。吸烟者术前2周戒烟。

(4)术前训练　对老年、腹壁肌肉薄弱、易复发性疝的患者,术前加强腹壁肌肉锻炼,并训练床上排便等。

(5)术前准备　①一般护理:手术区域常规皮肤准备,若手术区域毛囊炎炎症明显,应暂停手术。对于较大的阴囊疝、切口疝的患者术前晚给予灌肠,防止术后腹胀。患者手术前,嘱其排空膀胱,以防术中误伤。②特殊护理:嵌顿性疝及绞窄性疝患者需做好急诊手术准备。给予禁食、静脉输液、抗感染,纠正水、电解质及酸碱平衡失调,必要时备血。

(6)心理护理　向患者解释腹外疝行手术治疗的目的及必要性,消除患者顾虑,尽可能地取得患者的配合。

2. 术后护理

(1)病情观察　监测生命体征的变化,观察切口有无红、肿、疼痛,阴囊部有无出血、血肿。

(2)休息与活动　患者回病房后取平卧位,膝下垫软枕,髋关节微屈,以降低腹股沟区切口的张力和减少腹腔内压力,减轻切口疼痛,利于切口愈合。次日改半卧位,术后3~5 d可离床活动,鼓励患者卧床期间活动肢体。采用无张力疝修补术的患者可早期离床活动。

(3)饮食护理　术后6 h若无恶心、呕吐,可进饮食。行肠切除吻合术者,术后暂禁食,待肠功能恢复后方可进食。

(4)伤口护理　术后切口如有血肿,适当应予沙袋加压。保持切口敷料清洁、干燥;预防切口感染。

(5)预防腹内压升高　术后指导患者在咳嗽时用手掌扶持、保护切口,在腹压增加时(如咳嗽)用手掌稍加压于切口。保持排便通畅,便秘者给予通便药物,避免用力排便。因麻醉或手术刺激引起尿潴留者,可肌内注射卡巴胆碱或针灸,促进膀胱平滑肌的收缩,必要时导尿。

(6)预防并发症　为避免阴囊内积血、积液和促进淋巴回流,术后可用丁字带托起阴囊,并密切观察阴囊肿胀情况,预防阴囊水肿。绞窄性疝行肠切除、肠吻合术后,易发生切口感染,术后须应用抗生素;及时更换敷料,一旦发现切口感染征象,及早处理。

(五)健康指导

1. 活动指导　患者出院后应逐渐增加活动量,3个月内应避免重体力劳动或提举重物等。

2. 预防复发　减少和消除引起腹外疝复发的因素,如剧烈咳嗽、用力排便等,防止术后复发。

3. 出院指导　定期随访,若疝复发,应及早诊治。

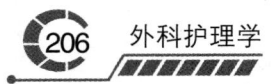

练习题

1. 十二指肠球部后壁溃疡最常发生的并发症是(　　)

A. 穿孔　　　　　　　　　　　　　　　B. 幽门梗阻

C. 胆囊炎　　　　　　　　　　　　　　D. 恶变

E. 出血

2. 胃穿孔非手术疗法最重要的是(　　)

A. 取半卧位　　　　　　　　　　　　　B. 禁食,静脉输液

C. 准确记录出入量　　　　　　　　　　D. 有效的胃肠减压

E. 按时应用抗生素

3. 胃癌最主要的转移途径是(　　)

A. 直接蔓延　　　　　　　　　　　　　B. 淋巴转移

C. 血行转移　　　　　　　　　　　　　D. 腹腔内种植

E. 医源性转移

4. 急性阑尾炎最主要的症状是(　　)

A. 畏寒、发热　　　　　　　　　　　　B. 恶心、呕吐

C. 腹泻或便秘　　　　　　　　　　　　D. 转移性右下腹痛

E. 食欲下降

5. 提示阑尾炎的体征错误的是(　　)

A. 结肠充气试验阳性　　　　　　　　　B. 腰大肌试验阳性

C. 麦氏点压痛　　　　　　　　　　　　D. 闭孔内肌试验阳性

E. 墨菲征阳性

6. 关于急性阑尾炎,下列说法错误的是(　　)

A. 观察期间不能注射止痛剂　　　　　　B. 腹痛减轻说明病情好转

C. 术后应尽早下床活动　　　　　　　　D. 术后 6 h 不可进食

E. 大多有转移性右下腹痛

7. 对肠梗阻患者的术前护理正确的是(　　)

A. 予流质饮食,促进肠蠕动　　　　　　B. 予止痛剂,缓解腹痛症状

C. 给予缓泻剂,以解除梗阻　　　　　　D. 禁食、胃肠减压

E. 予腹部热敷缓解腹痛

8. 绞窄性肠梗阻是指肠梗阻并伴有(　　)

A. 肠袢两端均完全阻塞　　　　　　　　B. 肠壁血运障碍

C. 肠壁穿孔、坏死　　　　　　　　　　D. 肠系膜扭转

E. 肠腔高度扩张

9. 鉴别斜疝与直疝最有意义的是(　　)

A. 疝的形状　　　　　　　　　　　　　B. 是否降入阴囊

C. 单侧或双侧　　　　　　　　　　　　D. 是否易嵌顿

E. 回纳疝块后,压迫深环,增加腹压疝块是否突出

10. 疝内容物被嵌顿时间较久,发生血液循环障碍而坏死称为(　　)

A. 难复性疝　　　　　　　　　　　　　B. 嵌顿性疝

C. 绞窄性疝

D. 易复性疝

E. 滑动性疝

（赵丽敏　曾　子）

参考答案

第十五章　腹部损伤与急性腹膜炎患者的护理

知识归纳

第一节　腹部损伤患者的护理

病例导入

　　患者，男，17岁，以"右上腹被捅伤1 h"为主诉急诊入院。患者1 h前饮酒后与朋友发生口角后被利器捅伤右上腹，伤口约2 cm，呈开放性，有活动性出血，无寒战、发热，无恶心、呕吐等伴随症状。患者神志不清，血压测不出，急诊以"腹外伤，失血性休克"收入院。患者浅昏迷，体温36.3 ℃，脉搏109次/min，呼吸30次/min，血压52/32 mmHg。双侧瞳孔等大等圆，直径4 mm，对光反射正常，双肺呼吸音粗，未闻及干湿啰音；心律齐，未闻及心脏杂音及额外心音；腹肌紧张、压痛、反跳痛；上腹部中线偏右侧可见一2 cm开放性伤口，伴活动性出血；听诊肠鸣音未闻及；四肢肌力评估不合作，肌张力未见异常。入院诊断：①失血性休克；②腹部开放性损伤伴腹内器官损伤。在全麻下行"保留脾脏的胰体尾切除、肝脏破裂修补、胃贯通伤修补、剖腹探查、腹壁开放性伤口扩创术"。术毕送ICU治疗。

请思考：

（1）患者术前准备工作主要有哪些？

（2）患者术后主要护理工作有哪些？

腹部损伤根据腹壁有无伤口分为开放性和闭合性两大类。

【概述】

（一）病因与分类

1. 开放性腹部损伤　是指伤后腹壁失去完整。根据有无腹膜破损分穿透伤（多伴内脏损伤）和非穿透伤(偶伴内脏损伤);有腹膜破损者称为穿透伤,腹膜无破损者称为非穿透伤。刀刺、枪弹、弹片等锐器造成腹部伤口,根据伤口特点,如有出入口者,称贯通伤,有入口而无出口者称非贯通伤。此类损伤的特点是伤口容易受外源性污染、内脏损伤或内脏脱出腹腔外。

2.闭合性腹部损伤　是指伤后腹壁保持完整。但皮下组织以内(包括腹腔内器官)可有损伤;常为坠落、碰撞、暴力挤压、拳打脚踢等钝性暴力伤及腹部所致。

无论开放性或闭合性腹部损伤,均可导致腹内脏器损伤。常见受损腹内脏器依次是脾、肝、胃、小肠、结肠等;胰腺、十二指肠、直肠等解剖位置较深,损伤机会少。

腹部损伤的严重程度、是否涉及内脏等情况在很大程度上取决于暴力的强度、速度、着力部位和作用方向等因素。

(二)临床表现

1.腹壁损伤　开放性腹壁损伤可见伤口,伤口有出血或腹腔液体流出;而闭合性腹壁损伤表现为受伤部位红肿、压痛,有时可见皮下瘀斑,损伤程度和范围随时间逐渐减轻,且无休克、胃肠道症状及腹膜刺激征。

2.腹内脏器损伤

(1)实质脏器和血管损伤　以内出血和失血性休克表现为主。①腹痛:腹痛一般不剧烈,当肝破裂伴肝内胆管断裂胆汁沾染腹膜,胰腺损伤伴胰管断裂,胰液溢入腹腔时,有明显的腹膜刺激征,腹痛明显。②休克:肝、脾、胰、肾等或大血管损伤时腹腔(或腹膜后)出血,患者表现面色苍白、脉率加快、血压下降、尿少等,甚至休克;出血量>500 mL时腹部可出现移动性浊音。

(2)空腔脏器破裂　以腹膜刺激征和全身感染中毒症状表现为主。①腹痛:持续性剧烈腹痛。②胃肠道症状:恶心、呕吐、呕血、便血等;有明显腹膜刺激征。③感染中毒症状:患者可出现高热、脉速、呼吸浅快、大汗等。④其他表现:直肠损伤可见鲜血便,肾脏损伤时可出现血尿、少尿、无尿等。

(三)辅助检查

1.实验室检查　实质脏器损伤,血中红细胞及血红蛋白计数、血细胞比重明显下降。胰腺损伤多有血尿淀粉酶升高,泌尿系统损伤可出现血尿;腹腔内空腔脏器破裂,血中白细胞计数和中性粒细胞比例明显升高。

2.影像学检查　腹部立位 X 射线平片或透视显示膈下游离气体,提示腹腔内空腔脏器破裂、腹内积气。B 超检查用于诊断实质脏器肝、脾、胰腺、肾损伤程度,以及腹腔积血、积液情况;CT 检查实质脏器损伤比 B 超更准确。

3.诊断性腹腔穿刺术和腹腔灌洗术　空腔脏器破裂,可抽出胃肠内容物、胆汁或混浊液体,实质器官破裂,可抽出不凝固血液。

4.腹腔镜检查　经以上检查仍不能确诊时,可考虑腹腔镜检查,要求是患者能耐受全身麻醉,腹腔内无广泛粘连。腹腔镜检查用于腹部损伤的早期诊断,可提高诊断准确率,同时可以在腹腔镜下对脏器进行修补或止血。

(四)处理原则

腹部损伤往往伴有腹部之外的合并伤,应全面检查,分清轻、重、缓、急,首先处理对生命威胁最大的损伤,如心跳呼吸骤停、窒息、大出血等;开放性腹部损伤合并腹内脏器脱出时,可用消毒或者清洁碗覆盖保护再包扎,然后迅速送医院进一步治疗。

1.非手术治疗　用于生命体征平稳、暂时不确定有无内脏损伤或轻度的实质脏器损伤患者,也可做为手术前准备工作。治疗包括取半卧位、禁食水、持续胃肠减压、静脉补液,维持水、电解质和酸碱平衡,应用广谱抗生素防治腹腔内感染,补充血容量防治休克,密切观察患者病情变化。

2. 手术治疗　①清创术:开放性腹部损伤一般需进行清创术,有内脏脱出,将内脏消毒后还纳腹腔再清创。②剖腹探查术:用于开放性、穿透性腹部损伤确诊或高度怀疑内脏损伤,经非手术治疗休克不见好转或继续加重者,腹膜炎有扩大趋势,腹痛有加重,肠鸣音减弱或消失,腹胀明显,全身情况恶化,胃肠道出血不宜控制,积极抗休克不见好转者。

【常见内脏损伤】

(一)脾破裂

脾是腹部内脏最易受损的器官,在腹部闭合性损伤中,脾破裂占 20%～40%,在腹部开放性损伤中,脾破裂约占 10%。存在病理改变(如血吸虫病、疟疾等)的脾更易破裂。可分为中央型破裂(破在脾实质深部)、被膜下破裂(破在脾实质周边部分)和真性破裂(破损累及被膜)三种。前两种因被膜完整,出血量受到限制,常因血肿形成而被吸收。临床所见脾破裂,多是真性破裂(破损累及被膜)出血量往往很大,患者可迅速发生休克,甚至未及抢救已致死亡。

(二)肝破裂

肝破裂在各种腹部损伤中占 15%～20%,右肝破裂较左肝多。肝破裂后可能有胆汁溢入腹腔,引起胆汁性腹膜炎,故腹痛和腹膜刺激征常较脾破裂伤者更为明显。肝破裂后,血液可通过胆管进入十二指肠而出现黑便或呕血;中央型肝破裂则更易发展为继发性肝脓肿。

(三)胰腺损伤

暴力直接作用于脊柱,致胰腺受到上腹部强力挤压所引起,损伤位于胰的颈、体部。胰腺损伤后常并发胰液漏或胰瘘。因胰液侵蚀性强,又影响消化功能,故胰腺损伤的死亡率高达 20% 左右。胰腺破损或断裂后,胰液可积聚于网膜囊内而表现为上腹明显压痛和肌紧张,同时膈肌受刺激而出现肩部疼痛。外渗的胰液经网膜孔或破裂的小网膜进入腹腔后,很快可出现弥漫性腹膜炎。

(四)胃和十二指肠损伤

腹部闭合性损伤时胃很少受累。上腹或下胸部的穿透伤导致胃损伤,多伴肝、脾、胰等损伤。十二指肠的大部分位于腹膜后,损伤的发病率低;若合并胰腺、大血管等相邻器官的损伤,尤其是腹部大血管伤,多因处理不当导致死亡;腹腔内部分的十二指肠破裂后,可有胰液和胆汁流入腹腔而早期引起腹膜炎。

(五)小肠破裂

小肠占据中、下腹的大部分空间,因此受伤的机会较多。小肠破裂后在早期即产生明显的腹膜炎;一部分患者的小肠裂口不大,或穿破后被食物渣、纤维蛋白素甚至突出的黏膜所堵塞,可能无弥漫性腹膜炎的表现。

(六)结肠破裂

结肠损伤发病率低,但因结肠内容物液体成分少而细菌含量多,故腹膜炎出现得较晚,但较严重。一部分结肠位于腹膜后,受伤后易漏诊,常引起严重的腹膜后感染。

(七)直肠损伤

直肠上段在盆底腹膜反折之上,下段则在反折之下。损伤在腹膜反折之上,其临床表现与结肠破裂基本相同。若发生在反折之下,将引起严重的直肠周围感染。

【护理】

(一)护理评估

1. 健康史　了解患者受伤原因、时间、部位、地点,受伤时的姿势和体位,致伤性质和暴力的强度、方向;询问伤后是否接受救治、效果如何。既往有无慢性病史。

2. 身体状况　测量生命体征;有无休克表现;有无合并胸部、颅脑、四肢其他部位损伤;了解患者是否有发热、腹胀、腹痛的程度和性质;腹部有无移动性浊音,腹膜刺激征的程度和范围等。

3. 心理社会状况　了解患者患病后的心理反应,是否存在焦虑、恐惧;询问患者或家属对腹部损伤的认知程度和家庭对治疗费用的经济承受能力。

4. 辅助检查　血常规、尿常规、腹腔穿刺或灌洗、X 射线、B 超、CT、腹腔镜等检查。

(二)护理问题

1. 体液不足　与腹部损伤致腹腔出血、呕吐致体液丢失过多有关。

2. 急性疼痛　与腹部损伤及手术有关。

3. 营养失调:低于机体需要量　与损伤致出血有关。

4. 焦虑/恐惧　与意外创伤导致的出血、内脏脱出的刺激及担心手术有关。

5. 潜在并发症:损伤脏器再出血、腹腔脓肿、休克。

(三)护理目标

(1)患者体液平衡得到维持。

(2)患者疼痛缓解。

(3)患者营养状况得到明显改善。

(4)患者焦虑/恐惧减轻。

(5)患者并发症得到有效预防。

(四)护理措施

1. 现场急救　急救时首先处理心跳呼吸骤停、窒息、开放性气胸、大出血等患者。对已发生休克患者,应迅速建立静脉通路,快速补液,必要时输血。对开放性腹部损伤应妥善处理伤口,若有内脏脱出,可用清洁或消毒碗保护后再包扎,切忌还纳入腹腔,以防腹腔污染。如腹部损伤情况诊断未明确,禁用吗啡、哌替啶等镇痛药物,以免掩盖病情,贻误抢救时机。

2. 非手术治疗的护理

(1)一般护理　①体位:患者绝对卧床休息,给予吸氧;减少搬动,以免加重伤情,若病情稳定取半卧位。②禁食禁水:疑空腔脏器破裂或腹胀明显者行胃肠减压。禁食期间静脉补液,必要时输血,积极补充血容量,防止水、电解质及酸碱平衡失调。

(2)严密观察病情　每 15~30 min 监测脉搏、呼吸、血压 1 次。观察腹部体征,尤其注意腹膜刺激征的程度和范围,肝浊音界范围,移动性浊音的变化等。有下列情况之一者,考虑为腹内脏器损伤:①伤后短时间内出现明显的失血性休克表现;②腹部持续性剧痛和腹膜刺激征有加重的趋势;③肝浊音界缩小或消失,有明显腹胀;④腹腔穿刺阳性;⑤有便血、呕血或尿血者;⑥直肠指检盆腔触痛明显、有波动感,或指套染血者;⑦实验室检查红细胞计数进行性下降。

(3)补充血容量和抗感染　快速补液,预防休克,遵医嘱应用广谱抗生素。

(4)术前准备　除完成常规准备外,还应注意以下几点。①交叉配血试验;②迅速补充血容量;③留置胃管、导尿管;④血容量严重不足患者,在严密监测中心静脉压条件下,尽可能在 15 min 内输入液体 1 000~2 000 mL。

(5)心理护理　关心患者,向患者说明腹部损伤后可能出现的并发症及相关的治疗和护理措施知识,缓解其焦虑情绪,使其积极配合治疗。

3.手术治疗的护理　监测生命体征、观察病情变化,禁食、胃肠减压;遵医嘱静脉补液、应用抗生素和进行营养支持,保持腹腔引流的通畅,积极防治并发症。

(五)健康指导

①加强安全教育:遵守交通规则,安全行车,避免意外损伤的发生;②普及急救知识:在意外损伤现场,能进行简单的急救或自救;③出院指导:适当休息,加强锻炼,促进康复。若患者有腹痛、腹胀、肛门停止排气排便等不适,应及时到医院就诊。

第二节　急性腹膜炎患者的护理

病例导入

患者,男,75岁,以"突发上腹疼痛8 h"为主诉入院。患者于8 h前无明显诱因出现上腹部疼痛,为刀割样痛,开始为上腹部疼痛,后波及全腹,疼痛向背部放射,进食后疼痛加剧,任何体位不能缓解,伴恶心,无呕吐,无畏寒、发热、寒战,无腹胀、腹泻,无尿频、尿急、尿痛、血尿,未排黑便及黏液血便。腹部平片提示:膈下游离气体,考虑胃肠道穿孔可能。急诊以"腹膜炎、消化道穿孔"收住院。体格检查:体温36.5 ℃,脉搏85次/min,呼吸25次/min,血压107/76 mmHg。全腹腹肌紧张,全腹有压痛、反跳痛,以上腹部剑突下为甚,肠鸣音消失。行急诊手术,在静吸复合全麻下行"腹腔镜探查+胃穿孔修补术"。术毕安返病房。

请思考:
(1)患者术前准备工作主要有哪些?
(2)患者术后主要护理工作有哪些?

急性腹膜炎是腹膜受到细菌感染、腹部损伤、化学性刺激等引起的腹膜急性炎症性病变。临床上以急性继发性弥漫性化脓性腹膜炎最多见,简称急性腹膜炎,表现为急性腹痛、恶心、呕吐、腹膜刺激征和全身感染中毒症状。

腹膜是覆盖于腹、盆腔内面,腹、盆腔脏器表面的浆膜,由间质和结缔组织构成,覆盖于腹壁、盆腔内面的腹膜称为壁层腹膜,覆盖于脏器表面的腹膜称为脏层腹膜,覆盖在横结肠的腹膜下垂形成大网膜,活动度较大。腹膜腔是壁层腹膜和脏层腹膜间的一个不规则腔隙,是人体最大的体腔。男性的腹膜腔呈密闭状态,而女性的腹膜腔则经输卵管、子宫、阴道与体外相通。正常腹膜腔内含少量液体,对脏器有保护润滑作用。

腹膜的生理作用有以下四个方面。

1.润滑　正常腹膜可分泌少量液体,减轻胃肠蠕动时与其他脏器的摩擦。

2.渗出和吸收　腹膜呈双向的半透膜,能渗出大量液体稀释毒素减少刺激,也可吸收大量积液、积血、毒素。

3.防御　腹膜中的渗出液中含有大量的淋巴细胞和吞噬细胞,能吞噬细菌、异物和碎片组织。

4.修复　腹膜渗出液中的纤维蛋白沉浸于病灶周围,使病变局限,防止感染扩散,促进修复受损组织。

【病因与分类】

1. 原发性腹膜炎　腹腔内无原发性病灶。致病菌多为链球菌、肺炎球菌,细菌经血行传播到腹腔。女性可经生殖道感染,播散到腹膜腔引起腹膜炎。当患者营养不良,机体抵抗力低下时,肠腔内细菌也可通过肠壁进入腹膜腔,引起腹膜炎。

2. 继发性腹膜炎　最常见,腹腔内空腔脏器穿孔、外伤导致的腹壁或内脏破裂,是急性继发性化脓性腹膜炎最常见的原因。常见致病菌是大肠埃希菌,其次为肠球菌、链球菌、变形杆菌和厌氧类杆菌。一般有多种需氧菌和厌氧菌所致的混合感染,故病情严重,常需外科手术处理(图15-1)。

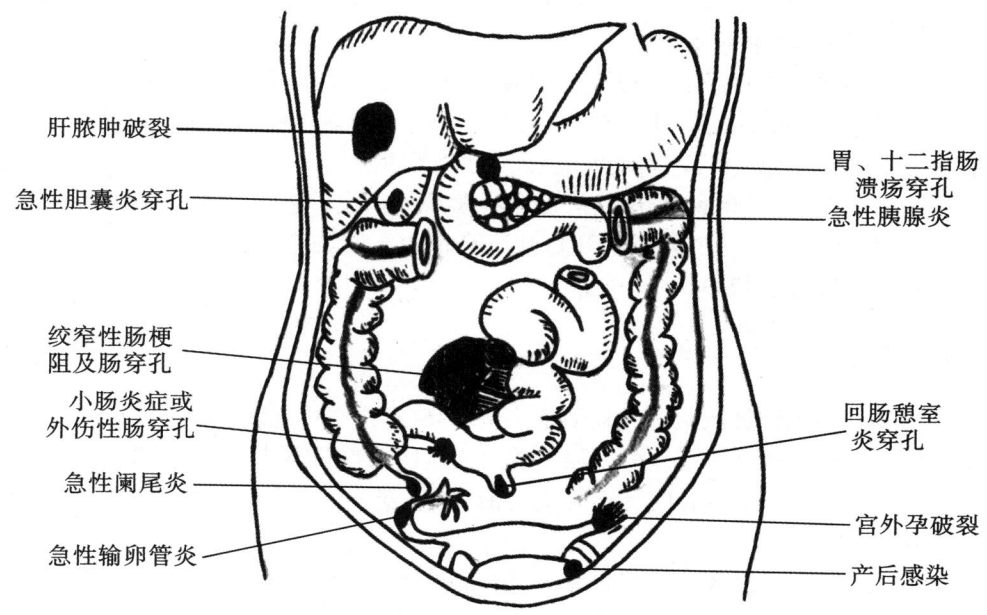

图15-1　继发性腹膜炎的常见原因

3. 腹膜炎分类　按病因分细菌性和非细菌性两类,按临床经过分急性、亚急性、慢性三种;按发病机制分原发性和继发性两类。按累及范围分局限性和弥漫性两类。

【病理生理】

当胃肠内容物和细菌进入腹腔后,腹膜受刺激而发生充血、水肿并失去光泽,并产生大量浆液性渗出液,渗出液中大量的巨噬细胞、中性粒细胞、坏死组织、细菌和凝固的纤维蛋白,使渗出液变混浊而成为脓液,并形成脓苔附着在脏器表面。当机体抵抗力强或细菌毒力弱、数量少时,感染可被大网膜、肠管粘连而局限,形成局限性腹膜炎,以后炎症逐渐被吸收而痊愈,如渗液多,未能被完全吸收,即可形成膈下、肠间或盆腔脓肿。当机体抵抗力差或细菌毒力强、数量多时,则炎症迅速扩散而形成弥漫性腹膜炎,此时肠管浸泡在脓液中,发生肠管壁炎症水肿,甚至出现麻痹性肠梗阻,引起严重脱水、电解质紊乱、感染性休克。

腹膜炎的转归取决于患者全身和腹膜局部的防御能力,污染细菌的性质、毒力和时间。年轻体壮、抵抗力强的患者,可使病菌毒力下降,炎症局限形成局限性腹膜炎或脓肿。患者机体抵抗力差,细菌毒力强,治疗不及时,腹腔渗液多,禁食水、发热等因素可使患者有效循环血量减少而出现休克,肠管炎性渗液的浸泡使肠管无蠕动,肠管活动及功能受损,造成腹胀,影响心肺功能,加上毒

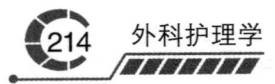

素吸收,引起感染性休克,最终导致多器官功能衰竭,直至死亡。

【临床表现】

1. **腹痛** 是最主要的症状。疼痛范围自原发病变部位开始,呈持续性剧痛,常难以忍受,深呼吸、咳嗽、转动身体时疼痛加剧,随炎症扩散延及全腹。

2. **恶心、呕吐** 腹膜受到刺激引起的反射性恶心、呕吐,吐出物多是胃内容物。发生麻痹性肠梗阻时可吐出黄绿色胆汁,甚至棕褐色粪水样内容物。

3. **感染中毒症状** 患者可出现高热、脉速、呼吸浅快、大汗。随病情进展,可出现面色苍白、眼窝凹陷、皮肤干燥、呼吸急促、口唇发绀、脉细微弱、体温骤升或下降、血压下降、神志不清等,表明患者存在重度缺水、代谢性酸中毒及休克。

4. **腹部体征** 视诊腹式呼吸减弱或消失。触诊腹部压痛、腹肌紧张、反跳痛即腹膜刺激征,是腹膜炎的标志性体征,尤以原发病灶所在部位最为明显。胃肠或胆囊穿孔可引起强烈的腹肌紧张,甚至呈"木板样"强直。幼儿、老人或极度衰弱的患者腹肌紧张不明显,易被忽视。叩诊腹部因胃肠胀气而呈鼓音。胃、十二指肠穿孔时,肝浊音界缩小或消失。腹腔内积液较多时可叩出移动性浊音。听诊时肠鸣音减弱,肠麻痹时肠鸣音可能完全消失。直肠指检:直肠前窝饱满及触痛,这表示盆腔已有感染或形成盆腔脓肿。

【辅助检查】

1. **实验室检查** 白细胞计数及中性粒细胞比例增高,可出现中毒颗粒。

2. **影像学检查** X射线立位平片可见膈下游离气体提示胃肠穿孔,小肠普遍胀气并有多个气液平面是肠麻痹征象。B超显示腹腔内有不等量的液体,病变部位等。CT检查对腹腔内实质性脏器的病变有诊断价值。

3. **B超引导下腹腔穿刺抽液或腹腔灌洗** 根据抽出液的性质判断:①结核性腹膜炎为草绿色透明腹水;②胃、十二指肠急性穿孔时抽出液呈黄色、混浊、含胆汁、无臭味;③饱食后穿孔时抽出液可含食物残渣;④急性重症胰腺炎时抽出液为血性,胰淀粉酶含量高;⑤急性阑尾炎穿孔时抽出液为稀薄脓性略有臭味;⑥绞窄性肠梗阻时抽出液为血性、臭味重;⑦如抽出液为不凝血,应考虑腹腔内出血;⑧抽出液做涂片镜检及细菌培养。

【治疗原则】

1. **非手术治疗** 对病情较轻,或病程较长超过24 h,且腹部体征已减轻或有减轻趋势者,或伴有严重心肺等脏器疾患不能耐受手术者,可行非手术治疗。非手术治疗也可作为手术前的准备工作。包括取半卧位,禁食禁饮,胃肠减压,静脉输液纠正水、电解质、酸碱平衡紊乱;病情严重的输成分血或全血;根据细菌培养及药物敏感试验结果合理选用抗生素;长期不能进食的患者做好营养支持,密切观察病情变化。

2. **手术治疗** 绝大多数的继发性腹膜炎需手术治疗。适应证:①经非手术治疗6~8 h后腹膜炎症状不缓解反而加重者;②原发病严重,如胃肠道穿孔或胆囊坏疽、绞窄性肠梗阻、腹腔内脏器损伤破裂、胃肠道手术后短期内吻合口瘘所致的腹膜炎;③腹腔内有大量积液,出现严重的肠麻痹或中毒症状,尤其是有休克表现者;④腹膜炎病因不明确,且无局限趋势者。

【护理】

（一）护理评估

1. 健康史　了解患者既往有无胃、十二指肠溃疡病史,腹内脏器疾病和手术史,近期有无腹部外伤史。儿童近期有无呼吸道、泌尿道感染病史,或存在营养不良的情况。

2. 身体状况　了解患者腹痛的性质、部位,恶心、呕吐情况,是否伴发热、感染中毒等全身表现;检查患者有无腹膜刺激征及移动浊音及肠鸣音的变化,判断病情。

3. 心理社会状况　了解患者患病后的心理反应,询问其对本病的认知程度和心理承受能力,家属及亲友的态度、经济承受能力等。

4. 辅助检查　血、尿常规,心电图、胸片、B 超、CT、血生化检查、凝血三项等。

（二）护理问题

1. 疼痛　与腹膜受炎症刺激有关。

2. 体温过高　与腹膜感染有关。

3. 体液不足　与大量腹腔渗出、高热、呕吐、禁食等有关。

4. 焦虑/恐惧　与病情严重、躯体不适、担心手术预后有关。

5. 潜在并发症:腹腔脓肿、切口感染、粘连性肠梗阻。

（三）护理目标

（1）患者腹痛减轻。

（2）患者体温得以控制。

（3）患者体液得到充分补充。

（4）患者焦虑/恐惧程度减轻,能配合治疗和护理。

（5）并发症得到及时发现和处理。

（四）护理措施

1. 非手术治疗的护理

（1）密切观察病情变化　定时监测生命体征,记录 24 h 液体出入量,观察有无水、电解质、酸碱平衡紊乱,重点观察患者腹膜刺激征和全身感染中毒症状,检查患者腹部体征,判断患者病情变化,如有异常及时报告医师。

（2）体位　无休克患者取半卧位,促使腹腔内渗出液流向盆腔,减少吸收和减轻中毒症状;减轻因腹胀挤压膈肌而影响呼吸和循环。鼓励患者早期活动,以防下肢静脉血栓形成。

（3）禁食、胃肠减压　胃肠穿孔患者禁食,并留置胃管持续胃肠减压,抽出胃肠道内容物和气体,促进胃肠道恢复蠕动,减轻患者不适。留置胃管期间,注意观察引流物的量、颜色、性状。

（4）纠正水、电解质紊乱,抗感染　迅速建立静脉输液通道,遵医嘱补液,纠正水、电解质及酸碱平衡失调,保持患者每小时尿量达 30 mL 以上,遵医嘱应用抗生素,按需氧菌和厌氧菌以及药物敏感试验给予抗生素。

（5）补充热量和能量　当患者应激或感染时,机体分解代谢增高。应加强营养和能量补充,增强患者的抵抗力。

（6）对症护理　高热患者给予物理降温,诊断不明或病情观察期间,禁用吗啡、哌替啶等强镇痛药,以免掩盖病情。

（7）心理护理　做好患者、家属的解释安慰工作,稳定患者情绪;介绍有关腹膜炎的疾病知识,使其积极配合治疗和护理。

2.术后护理

（1）病情观察　术后定时监测生命体征,检查腹部体征,了解有无膈下或盆腔脓肿形成,尽早处理。对危重患者,尤其注意其循环、呼吸、肾功能的监测和维护。

（2）体位　患者清醒,血压、脉搏平稳取半卧位。同时应鼓励患者翻身、床上活动,预防肠粘连。

（3）饮食护理　术后继续禁食、胃肠减压,待肠蠕动恢复、肛门排气后,拔除胃管,逐步恢复经口饮食。禁食期间口腔护理每日2次,给予肠外营养支持,提高防御能力。

（4）切口护理　观察切口敷料是否干燥,有渗血、渗液时及时更换敷料;观察切口愈合情况,尽早发现切口感染的征象。

（5）腹腔引流管护理　正确连接引流装置,腹腔有多根引流管时,贴上标识,标明各管位置。①妥善固定,防止脱出;②观察记录引流液的量、颜色、性状;③定时挤捏引流管以防血块或脓痂堵塞,保持腹腔引流通畅;④当引流量减少、引流液颜色澄清、患者体温及白细胞计数恢复正常,可考虑拔管。

（6）抗生素使用、补液与营养支持　根据病情选用有效抗生素;加强营养,促进伤口愈合;合理补充水、电解质,维持体液平衡。

（五）健康指导

1.知识宣教　向患者讲解疾病相关治疗、护理知识以及禁食、胃肠减压的重要性。

2.饮食指导　指导患者术后饮食按流质—半流—软食—普食的顺序,循序渐进、少量多餐,增强抵抗力,促进切口愈合。

3.康复指导　解释术后早期活动的意义,促进肠功能恢复,防止术后肠粘连的发生,鼓励患者卧床期间进行床上活动,体力病情许可尽早下床走动。

第三节　腹腔脓肿患者的护理

病例导入

患者,女,73岁,以"头晕伴恶心、呕吐,腹痛7 h余"为主诉入院。患者7 h前无明显诱因出现头晕、恶心、呕吐、腹痛,全身发抖,不能行走,无大小便失禁,无意识障碍,无发热等症状。腹部平扫CT+增强CT示:脾梗死伴脾周脓肿形成。急诊以"脾梗死伴脾周脓肿形成"收入EICU病房。专科情况:腹部膨隆,无腹壁静脉曲张,有压痛、反跳痛,未触及异常肿块。肝脾区无叩击痛,Murphy征阴性,无移动性浊音,肠鸣音正常,4次/min。入院后完善血常规、凝血、血型、肝肾功能、电解质、血糖、输血前四项、心电图、胸片等相关检查,急诊手术,在静吸复合全麻下行"脾切除术+腹腔脓肿引流术",术毕返回EICU病房。

请思考:

（1）患者术前主要护理工作有哪些?

（2）患者术后主要护理措施有哪些?

急性腹膜炎局限后,残留脓液在腹腔内积聚,经肠管、腹内脏器、网膜或肠系膜等粘连包围,与游离腹腔隔离,形成腹腔脓肿。腹腔脓肿可分为膈下脓肿、盆腔脓肿和肠间脓肿。感染细菌多为大肠埃希菌、肠杆菌和厌氧菌混合感染。

一、膈下脓肿

1. **病理与生理**　脓液积聚在膈下、横结肠及其系膜以上的间隙内者,通常称为膈下脓肿,以右膈下脓肿多见,常继发于阑尾穿孔、胃十二指肠溃疡穿孔和肝胆系统的急性感染。膈下脓肿全身感染中毒症状较严重,可使患者因感染致器官衰竭死亡。膈下感染可引起反应性胸腔积液,或经淋巴途径蔓延到胸腔引起胸膜炎,向腹腔扩散引起弥漫性腹膜炎,也可穿入胸腔引起脓胸。患者机体抵抗力低下可发生脓毒症。

2. **临床表现**　早期症状可被原发病或手术后反应所掩盖。

（1）全身症状　发热,初为弛张热,脓肿形成后呈持续高热、脉快、乏力、厌食、消瘦、白细胞计数及中性粒细胞比例增高。

（2）局部症状　脓肿部呈持续性钝痛,深呼吸时加重。疼痛常位于肋缘下或剑突下。脓肿刺激膈肌可引起呃逆。右膈下脓肿可使肝浊音界扩大。

3. **辅助检查**

（1）实验室检查　血中白细胞计数及中性粒细胞比例增加。

（2）影像学检查　X射线透视可见患侧膈肌升高,随呼吸活动受限或消失,肋膈角模糊、积液,膈下可见占位阴影。

（3）B超或CT检查　可显示液性平面及脓肿部位和大小。在B超定位下做膈下诊断性穿刺即可确诊。标本即送细菌培养和药物敏感试验。需要注意的是,穿刺阴性者不能排除存在脓肿的可能。

4. **治疗原则**　采用经皮穿刺置管引流术,同时加强支持治疗,包括补液、输血、营养支持和抗生素的应用。

（1）经皮穿刺置管引流术　优点是创伤小,可在局部麻醉下施行,一般不污染游离腹腔,引流效果较好。适应证:与体壁较靠近的、局限性单房脓肿。一旦穿刺失败便可及时手术。

（2）切开引流术　膈下脓肿切开引流可以通过多种切口和途径进行。①经前腹壁肋缘下切口:适用于肝右叶上、肝右叶下位置靠前及膈左下靠前的脓肿。②经后腰部切口:适用于肝右叶下、膈左下靠后的脓肿。

二、盆腔脓肿

1. **病理与生理**　盆腔处于腹腔的最低位,腹腔内的炎性渗出物或脓液易积聚于此形成脓肿。盆腔腹膜面积小,吸收毒素能力较低。盆腔脓肿时全身中毒症状也较轻。

2. **临床表现**　阑尾穿孔或结直肠手术后,出现急性腹膜炎,如出现体温升高、典型的直肠或膀胱刺激症状,伴里急后重、大便频而量少、有黏液便、尿频、排尿困难等。直肠指检可发现肛管括约肌松弛,在直肠前壁可触及向直肠腔内膨起、有触痛、有时有波动感的包块。

3. **辅助检查**　①已婚女患者可进行阴道检查,以协助诊断。如是盆腔炎性包块或脓肿,还可经后穹隆穿刺抽脓,助于诊断和治疗。②下腹部超声及经直肠或阴道超声检查均有助于明确诊断。必要时可做CT检查,进一步明确诊断。

4. **治疗原则**　盆腔脓肿较小或尚未形成时,可以采用非手术治疗。应用抗生素,辅以热水坐浴、温热盐水灌肠及物理透热等疗法。部分患者经过上述治疗,脓液可自行完全吸收。脓肿较大者须手术治疗。已婚妇女可经后穹隆穿刺后切开引流。

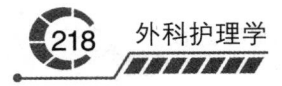

三、肠间脓肿

1. **病理生理**　肠间脓肿是指脓液被包围在肠管、肠系膜与网膜之间的脓肿。脓肿可能是单发的,也可能是多个大小不等的脓肿。如脓肿周围广泛粘连,可发生不同程度的粘连性肠梗阻。

2. **临床表现**　患者出现化脓感染的症状,并有腹胀、腹痛、腹部压痛或扪及包块。

3. **辅助检查**　腹部立位 X 射线片可见肠壁间距增宽及局部肠管积气,也可见小肠液气平面。

4. **治疗原则**　应用抗生素、物理透热及全身支持治疗。如脓肿自行穿破入肠腔或膀胱则形成内瘘,脓液随大、小便排出。如非手术治疗无效或发生肠梗阻时,应考虑剖腹探查解除梗阻,清除脓液并行引流术。

四、护理

(一)护理评估

1. **健康史**　询问患者是否患过阑尾炎、胆囊炎、胰腺炎等,是否有腹部手术史,及腹腔内脏器炎性病变的情况。

2. **身体状况**　测量生命体征,了解患者是否有上腹部、下肢部及盆腔疼痛;有无下坠感、里急后重等直肠刺激症状;有无发热、乏力、脉搏快等感染中毒症状。

3. **心理社会状况**　评估患者出现腹腔脓肿后,对治疗和预后是否产生担心及家庭经济支持力对其心理的影响。

4. **辅助检查**　了解各项辅助检查结果。

(二)护理问题

1. **疼痛**　与炎症刺激有关。

2. **体温偏高**　与脓肿形成有关。

3. **焦虑**　与担心疾病预后有关。

(三)护理目标

(1)患者疼痛减轻。

(2)体温恢复正常。

(3)情绪稳定,焦虑减轻。

(四)护理措施

1. **生活护理**　病情许可时,取半卧位;鼓励患者早期活动。保持病室清洁,开窗通风。给予高热量、高蛋白、高维生素、易消化饮食。

2. **用药护理**　遵医嘱做脓液细菌培养和药物敏感试验;遵医嘱早期、足量使用抗生素。

3. **对症护理**　高热时做好降温护理,疼痛剧烈者给予镇痛药。

4. **脓肿切开引流护理**　保持引流通畅,观察切口敷料及引流液的颜色、性状、量、气味等;及时更换切口敷料。

(五)健康指导

1. **知识宣教**　提供疾病护理、治疗知识,向患者说明非手术期间禁食、胃肠减压、半卧位的重要性。

2. **康复指导**　解释术后早期活动对于促进肠功能恢复,防止术后肠粘连的重要性,鼓励患者卧床期间进行床上活动,体力恢复后尽早下床活动,做好出院患者的健康指导,定期门诊随访。

练习题

1. 腹腔手术后,预防肠粘连的主要措施是(　　)

A. 保持腹腔引流通畅　　　　　　B. 遵医嘱使用抗生素

C. 及时拔除腹腔引流管　　　　　D. 鼓励患者早期活动

E. 保持有效的胃肠减压

2. 诊断胃穿孔最有价值的检查结果是(　　)

A. 腹部 X 射线透视有膈下游离气体　　B. 移动性浊音阳性

C. 剑突下听诊可闻及振水音　　　　　D. 腹腔穿刺抽出不凝血液

E. 立位 X 射线腹部平片可见气液平面

3. 腹部损伤时行诊断性腹腔穿刺,抽出不凝固血液,最可能的诊断是(　　)

A. 空腔脏器官破裂　　　　　　B. 误穿入腹腔血管

C. 前腹壁血肿　　　　　　　　D. 实质性器官破裂

E. 后腹膜间隙血肿

4. 腹部闭合性损伤中最常见的受损内脏是(　　)

A. 肝　　　　　　　　　　　　B. 脾

C. 肾　　　　　　　　　　　　D. 小肠

E. 肠系膜

5. 急性腹痛诊断未明时,严禁随意使用(　　)

A. 针灸　　　　　　　　　　　B. 解痉药

C. 舒适体位　　　　　　　　　D. 强效镇痛药

E. 补液

(赵丽敏)

参考答案

第十六章　结肠、直肠和肛管疾病患者的护理

========== 学习目标 ==========

1. 掌握：结肠、直肠和肛管疾病的临床症状、体征及护理措施。
2. 熟悉：结肠、直肠和肛管疾病的病因、预防措施、治疗方法及护理诊断。
3. 了解：结肠、直肠和肛管疾病的检查方法和发病机制。
4. 学会并能指导患者进行结肠、直肠和肛管疾病异常症状、体征的观察，以及运用术后正确饮食、活动的相关知识对患者进行健康指导，教会患者自我护理的方法。
5. 对待患者具有高度的责任心、认真严谨的工作态度，能理解、尊重、关心患者。

第一节　直肠与肛管良性疾病患者的护理

知识归纳

病例导入

患者，女，55 岁，以"大便时肛内肿物脱出伴疼痛 1 d"为主诉入院。患者 1 d 前发现大便时肛内肿物脱出伴肛门疼痛不适，可自行还纳。无大便带血、大便干燥、排便费力、排便不净等症状。门诊以"混合痔"收住院。患者入院后神志清，精神可，喜食辛辣食物，睡眠可。大便一天一次，小便正常。专科体检：肛缘有不规则皮赘形成。肛门口无畸形、肛裂、疣等病变。肛周皮肤无湿疹、溃疡等症状。肛门指检：齿状线痔区黏膜隆起，触痛明显，肛门括约肌收缩力可，指套退出无血迹。在硬膜外麻醉下行"混合痔外拨内扎术"。

请思考：
（1）患者术前准备工作主要有哪些？
（2）患者术后主要护理工作有哪些？

一、痔

痔是人体直肠末端黏膜下和（或）肛管皮肤下静脉丛发生扩张和迂曲所形成的静脉团，是一种常见的肛肠疾病。随着年龄增长发病率逐渐增高，是肛肠科最常见疾病。

（一）病因及发病机制

1. **病因**　目前尚未完全明确，主要有以下几种学说。①静脉曲张学说：认为痔是直肠下段黏膜下和肛管皮肤下的静脉丛淤血、扩张和迂曲所形成的静脉团。长期的站或坐位，或者便秘、妊娠等

引起腹内压增高的因素有可能促进痔的形成。②肛垫下移学说:在肛管黏膜下有一层环状的由静脉丛、平滑肌、弹性纤维和结缔组织组成的肛管血管垫,简称"肛垫",其起闭合肛管、调节肛管括约肌的作用。若由于反复便秘等腹内压增高情况持续,可使得肛垫逐渐向下移位,静脉丛淤血、扩张,肛垫则充血、下移形成痔。③遗传学说:痔疮患者常有家族史,可能与食物、排便习惯及环境有关。

2. 分类　按痔的发生部位分为内痔、外痔和混合痔。

(1)内痔　是最常见的类型。在肛管皮肤与直肠黏膜的连接处有一条锯齿状的线叫齿状线。内痔位于齿状线以上,是直肠上静脉丛淤血扩张导致的。内痔分为四度:Ⅰ度,排便时有血,但痔不脱出肛门;Ⅱ度,常有便血,排便时痔块脱出肛门,排便后自动回纳;Ⅲ度,排便时痔脱出,偶有便血,需用手辅助还纳;Ⅳ度,痔长期在肛门外,不能还纳,偶有便血。

(2)外痔　位置在齿状线以下,是直肠下静脉丛淤血扩张导致。

(3)混合痔　位置包含内痔和外痔,位于齿状线上、下,由直肠上、下静脉丛融合淤血扩张形成,表面覆盖直肠和肛管黏膜皮肤。其中,Ⅱ度以上的内痔多形成混合痔,表现为内痔和外痔的症状同时存在(图16-1)。

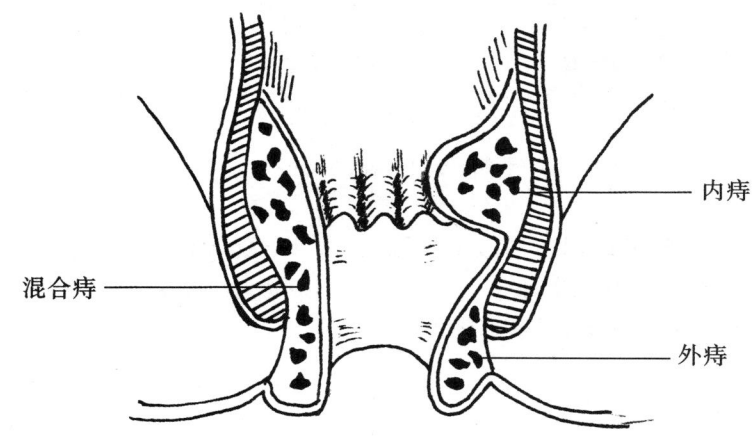

图16-1　痔的分类

(二)临床表现

1. 便血　无痛间歇性便血,通常见于内痔或混合痔早期。多是由于排便不畅导致粪块擦破痔块表面引起。轻度患者大便带有少量鲜血或者是便后滴出鲜血;严重患者可喷出较多鲜血,通常可自行停止。酒及辣椒等刺激性食物可以诱发便秘。长期出血还可能导致贫血。

2. 痔块脱出　Ⅱ度、Ⅲ度和Ⅳ度内痔以及混合痔可以出现痔块脱出,轻度排便时出现,可自行还纳。较严重时,咳嗽、便秘或活动时可引起脱出,有时用手辅助可还纳,若体积较大或严重时甚至不能还纳,还可能淤血甚至坏死。

3. 疼痛　单纯内痔不会出现疼痛。但当内痔或混合痔合并血栓、嵌顿或感染时可感到疼痛。外痔有血栓时,疼痛较为剧烈。有腹压增高行为如排便不畅、咳嗽等行为时,可以使得疼痛加重。

4. 瘙痒　外痔或脱出的内痔常伴有黏液外溢,可刺激肛周引起湿疹或瘙痒感。

(三)辅助检查

1. 肛门视诊　除Ⅰ度内痔外其他类型均可诊断,蹲位可观察痔的脱出程度。血栓性外痔可表现为肛周暗红色或红色硬结。

2. 直肠指诊　诊断内痔意义不大,但可了解直肠有无其他病变。

3. 肛门镜　可直视下了解直肠、肛管内情况。可了解内痔、混合痔的情况。

(四)治疗原则

1.非手术治疗　一般效果良好,若非手术治疗没有改善,再采用手术治疗。①一般治疗:注意饮食,忌酒和辛辣刺激食物,增加膳食纤维摄入,如富含纤维素的蔬菜、水果等,多饮水,保持大便通畅,必要时可以服用缓泻剂,排便后勤清洗肛门。脱垂型痔可先用手轻轻托回还纳痔块,防止再脱出。血栓性外痔可先局部热敷,外敷消炎止痛剂,避免久坐久立,适当运动。②注射疗法:对Ⅰ、Ⅱ度内痔效果好;将硬化剂注射于痔处黏膜下层,引起局部无菌性炎症反应及纤维化,从而使曲张的静脉萎缩;1个月后可重复治疗。③物理疗法:主要包括激光治疗、冷冻疗法、直流电疗法和铜离子电化学疗法、微波热凝疗法、红外线凝固治疗等,不常见。④胶圈套扎:用胶圈套扎痔的根部,阻断其血供以使痔缺血而逐渐坏死脱落;适用于Ⅰ、Ⅱ、Ⅲ度内痔(图16-2)。

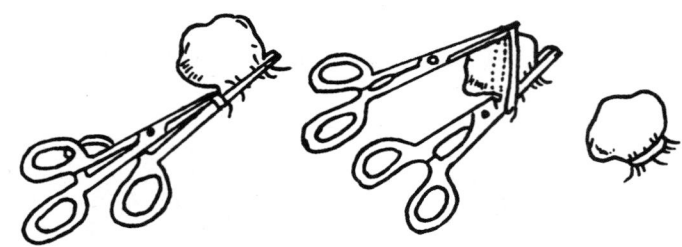

图16-2　内痔胶圈套扎术

2.手术治疗　①血栓性外痔剥离术:适用于血栓性外痔保守治疗后疼痛不缓解或肿块不缩小者。②传统痔切除术:主要适用于Ⅱ、Ⅲ度内痔和混合痔的治疗。③痔环切术(White head 术):适用于严重的环形痔,易导致肛门狭窄,目前临床少用。

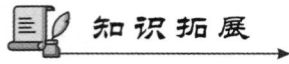　**知识拓展**

环状混合痔

　　环状混合痔是因痔疮发展到严重阶段,多个内外痔核脱出,分界不明,绕肛管环形一圈而成,这也是与其他痔疮的主要区别。因其临床症状较重,且常常进行性持续加重,给患者带来了极大的痛苦。环状混合痔的治疗方法以手术治疗为主,手术要求术者既要考虑最大程度地维护患者的肛门功能,又要力求恢复肛门形态、降低疾病复发率,所以手术方式的选择成为困扰肛肠科医师的一个难题。目前常用的环状混合痔的手术方法有痔环切术(White head 手术)、外剥内扎术(Milligan-Morgan 术)、痔上黏膜环切术(PPH)、选择性痔上黏膜切除术(TST)、自动痔疮套扎术(RPH)等。

(五)护理

1.护理评估

(1)健康史　了解患者的既往病史,询问是否有肛窦炎、肛腺炎等相关炎症病史。炎症容易导致肛周静脉失去弹性扩张。注意之前有无饮食习惯不良,比如长期饮酒、进食刺激性食物,或者存在其他不良习惯,比如长期站立或坐、长期便秘、妊娠等。特别是多次妊娠等导致腹压增高的问题,更容易诱发痔。

(2)身体状况　观察患者是否存在无痛性或者是痛性便血,痔块随大便脱出或自行脱出,能或不能还纳;部分类型出现疼痛,有时可有肛周瘙痒。

（3）心理社会状况　便血,痔块反复脱出,肛周瘙痒、疼痛等症状给患者生活带来不便。患者常产生痛苦、焦虑的心理等,应当从各方面关心、了解、开导、照顾患者。

（4）辅助检查　了解各项辅助检查结果。

2. 护理问题

（1）急性疼痛　与血栓性外痔、嵌顿、感染、坏死等有关。

（2）便秘　与饮食习惯不良、排便困难等有关。

（3）知识缺乏　缺乏痔的相关医疗护理和康复护理知识。

（4）潜在并发症:尿潴留、贫血、术后出血、感染、肛门狭窄等。

3. 护理目标

（1）患者疼痛缓解或消失。

（2）患者形成良好的饮食习惯,便秘改善或者形成了良好的排便习惯。

（3）患者了解相关治疗护理和术后康复知识。

（4）患者未发生并发症或并发症得到有效控制,未出现严重后果。

4. 护理措施

（1）直肠肛管检查配合与护理

1）直肠肛管检查　主要包括直肠指检和内镜检查。检查时应当在专门的房间中,注意保护患者隐私,适当遮挡。检查前,向患者做好解释和准备工作,解释检查的方法、目的和意义,嘱患者提前排便或灌肠;根据实际情况选择检查的合适体位,准备检查物品,包括指检手套、肛门镜、直肠镜、石蜡油、照明光源等,检查时嘱患者放松配合。肛门狭窄、肛周急性感染、肛裂及妇女月经期间禁止内镜检查。

2）直肠肛管检查体位　①左侧卧位:患者身体偏向左侧,左腿微屈,右腿髋、膝关节屈曲约90°,此体位最常用。②膝胸卧位:患者屈曲俯卧跪在检查床上,两肘部支撑在前,头部置于枕头上。③截石位:仰卧,两腿分别置于两旁的支架上,此体位是肛门直肠手术常用体位。④蹲位:患者取下蹲姿势,用力以增强腹压,此体位检查可有助于判断患者的内痔脱出严重程度。⑤弯腰前俯位:双下肢分开站,身体前倾,双手置于支撑物如椅子上,是肛门视诊的常用体位(图16-3)。

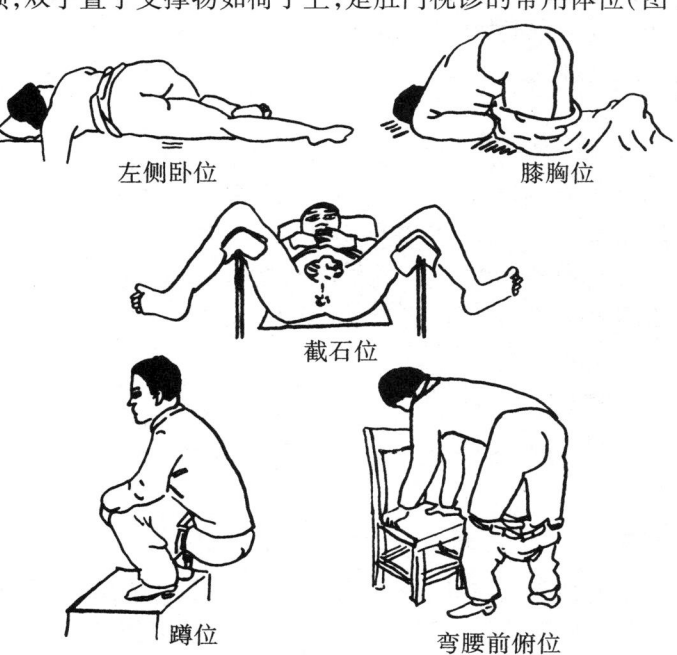

左侧卧位　　　　膝胸位

截石位

蹲位　　　　弯腰前俯位

图16-3　直肠肛管检查体位

3）直肠肛管检查的记录　记录直肠肛管内的病变用钟表定位法记录,不同检查体位记录方式不一样。如膝胸卧位检查时,肛门后正中点处为12点,前方为6点;截石位定位点与此相反。内痔好发部位在截石位的3、7、11点位置（图16-4）。

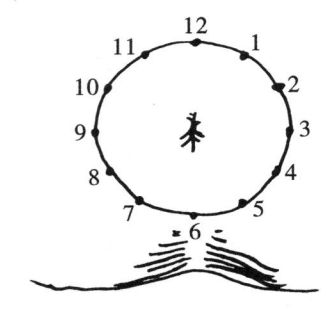

图16-4　肛门检查的时钟定位法（截石位）

（2）非手术治疗护理

1）饮食护理　嘱患者多饮水,多吃新鲜的蔬菜水果、富含膳食纤维的食物,尽量不吃辛辣刺激的食物,不饮酒。

2）排便管理　告知患者要养成良好的排便习惯,定时排便,预防便秘,便秘者适当服用缓泻剂;观察患者排便时是否有出血,注意量及颜色等。长期便血可能出现贫血,注意防止患者出现头晕、昏倒。

3）缓解疼痛　肛管内塞入消炎止痛栓剂,肛周可采用热敷。

4）坐浴　排便后可用温水或1∶5 000高锰酸钾溶液等坐浴,可促进患者康复,缓解疼痛。

5）痔块脱出的护理　患者如排便或腹压增高时出现痔块脱出,需先清洗干净,再涂润滑油将其回纳,防止其脱出。教会患者相关护理知识,促进其康复。

（3）手术治疗的护理

1）术前肠道准备　术前1 d可进食半流质饮食,同时给予缓泻剂,排便不畅时可给予清洁灌肠。

2）术后护理　①排便护理:术后尽量多饮水,多进食蔬菜水果保持大便通畅。术后早期服用阿片酊减少肠道蠕动,3 d内尽量不排便以防伤口污染。如果术后出现便秘可以口服石蜡油通便。②疼痛护理:若由于排便、敷料刺激引起伤口疼痛,可适当用止痛剂等措施减轻。

3）并发症的护理　①术后尿潴留:术后肛门疼痛,膀胱括约肌反射性痉挛导致尿潴留,可通过听水声、针灸等诱导排尿,尿潴留严重时没办法排尿可行导尿。②术后出血:由于术后用力排便等原因可能导致术后出血,通常是术后几日内便后附着有少量鲜血,不必过多处理,保持大便通畅,但如果发生便血多,且出现心慌、出冷汗、面色苍白、血压下降等休克表现,需及时通知医生处理。③伤口感染:肛周伤口由于受到排泄物的反复污染,可能出现感染,因此保持肛周清洁十分重要,可于便后清洁、坐浴、局部用药预防感染。④肛门狭窄:由于术后瘢痕挛缩导致,可于术后5～10 d扩肛处理。

5. 健康指导

（1）饮食与活动指导　饮食宜清淡,不要过多食用刺激性食物刺激胃肠道,可食膳食纤维丰富的饮食如各种新鲜蔬菜、水果等,多活动,多按摩腹部。

（2）保持大便通畅　定时排便,养成健康的排便习惯,多喝水,保持肛门卫生。

（3）其他　肛门括约肌松弛患者,鼓励患者进行肛门括约肌舒缩活动。

二、肛裂

肛裂指的是齿状线以下的肛管皮肤全层裂伤之后形成的缺血性小溃疡,长期难愈。多见于青年和中年人。

（一）病因及发病机制

肛裂的病因不完全明确,但可能和多种因素有关,如长期粪便干结和习惯性便秘在排便时容易损伤肛管周围皮肤,肛裂的好发部位是肛管后正中线上,此处皮肤伸缩性较差,且用力排便时,此处承受压力较大,因此在粪便干结、用力排便时容易发生此处的皮肤裂伤后溃疡。急性肛裂边缘较为整齐,呈现红色有弹性的溃疡;慢性肛裂由于反复的裂伤,导致伤口边缘不整齐,基底和边缘反复创伤导致纤维化,呈现灰白色。裂口上端形成肛瓣和肛乳头水肿,乳头呈现肥大,肛裂下端由于炎症水肿导致静脉回流障碍,形成袋状突起,称为"前哨痔"。肛裂、前哨痔、肛乳头肥大称为肛裂"三联征"(图16-5)。

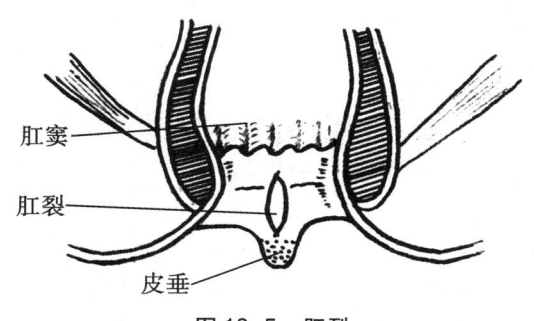

图16-5 肛裂

(二)临床表现

1. 疼痛 肛裂疼痛一般有较为典型的周期性疼痛,开始是排便时撑开肛裂处皮肤出现,刺激到神经末梢,立即会出现肛裂处烧灼样显著疼痛;接着是排便结束可以出现暂时性的缓解;缓解之后肛门括约肌的痉挛性疼痛会再次出现,持续时间长,根据病情严重程度不同,常可持续半小时甚至几个小时,直到括约肌疲劳得以缓解。随后下次排便时又呈现上述疼痛特点。

2. 便秘 肛裂患者由于排便时会出现明显疼痛,而疼痛会让患者害怕排便,从而更容易引起便秘,从而形成恶性循环,病情越来越严重。

3. 出血 患者排便时肛裂皮肤受到刺激会出现便血,可有粪便表面带血或滴血,一般不会发生大量出血。

(三)辅助检查

一般根据相应临床表现和视诊即可明确。对于已经明确诊断的患者,一般不用直肠指诊或者肛门镜等检查,因为会加重患者疼痛不适。

(四)治疗原则

1. 非手术治疗 主要的非手术治疗方式包括:多吃蔬菜水果、富含膳食纤维食物,确保大便软,排便通畅。排便后可坐浴缓解疼痛;可采用扩肛疗法,具体是指在局部麻醉下用示指缓慢扩张肛门括约肌,逐渐伸入中指并持续扩张5 min,从而改善便秘,缓解排便疼痛症状。

2. 手术治疗 如果非手术治疗无效时,可采用手术治疗肛裂,适用于症状严重,经久不愈的肛裂患者,主要手术方式有肛裂切除术、肛管内括约肌切断术。

(五)护理

1. 护理评估

(1)健康史 了解患者的既往病史,询问患者是否有不良饮食习惯,比如酗酒、爱吃辛辣食物、不吃蔬菜水果,或者是其他不良习惯,长期便秘,排便时便血和疼痛的特点。

(2)身体状况 观察患者是否存在长期的便秘,排便时会出现肛裂患者典型的周期性疼痛特点,还有排便时出血的特点等。

(3)心理社会状况 由于反复的疼痛、便血、便秘,给患者生活带来较大的影响,患者会出现害怕排便的焦虑心理。

（4）辅助检查　了解辅助检查结果。

2. 护理问题

（1）疼痛　与排便时肛裂处皮肤、神经末梢受刺激等有关。

（2）便秘　与不良饮食习惯以及反复的排便时疼痛导致恐惧排便等有关。

（3）潜在并发症：出血、感染、肛门失禁等。

3. 护理目标

（1）患者疼痛缓解或消失。

（2）患者形成良好的饮食习惯，便秘改善或者形成了良好的排便习惯。

（4）患者未发生并发症或并发症得到很好的控制。

4. 护理措施

（1）非手术治疗的护理　①保持大便通畅：同痔患者的护理。②坐浴：同痔患者的护理。③疼痛护理：患者疼痛不适时可适当遵医嘱用止痛剂，可适当用吗啡注射，或消炎止痛栓剂塞肛等。

（2）手术治疗的护理　①术前肠道准备：术前 3 d 应食少渣饮食，术前 1 d 进流质饮食，术前 1 d 晚做清洁灌肠。②术后观察：观察术后是否出现局部出血、伤口感染，以及肛门失禁、术后早期尿潴留等并发症，若出现需要及时报告医生并遵医嘱协助处理。术后早期尿潴留可能是害怕切口疼痛，可通过听水声、热敷局部、针灸等方式缓解，如无效果，遵医嘱处理。③缓解疼痛：同痔患者的护理。

5. 健康指导

（1）饮食与活动指导　饮食宜清淡，不要过多食用刺激性食物刺激胃肠道，可食各种新鲜蔬菜和水果等，多活动。

（2）保持大便通畅　养成健康的排便习惯，多喝水，多吃利于通便食物，保持肛门卫生。

三、直肠肛管周围脓肿

直肠肛管周围脓肿（perianorectal abscess）指的是肛管、直肠周围的软组织或其间隙导致的化脓性并常形成脓肿的一种感染，好发于青壮年，在 20～30 岁男性中较为多见。

（一）病因及发病机制

直肠肛周脓肿通常与肛腺感染化脓有关，也可由于内痔进展、损伤、皮肤周围感染、药物注射局部等引起。肛腺开口于肛窦，肛窦呈袋状，开口朝上，容易由于粪便干结，反复便秘刺激局部，引发肛腺的感染，并扩散至肛腺周围组织。由于直肠肛管周围是疏松的脂肪结缔组织，因此感染十分容易在组织间扩散，导致形成不同位置的脓肿（图 16-6）。

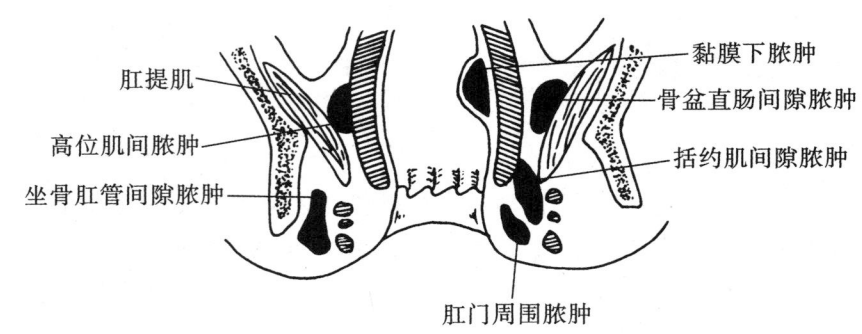

图 16-6　直肠肛管周围脓肿

（二）临床表现

不同部位脓肿的症状特点不一致。

1. 肛门周围脓肿　是最常见的类型,主要症状为肛周持续性跳动性疼痛。肛门周围可扪及发硬的肿块,局部红肿,触痛明显,脓肿形成后可出现波动感,可抽吸出脓液,行动不便,坐卧不安,全身感染性症状不明显。但影响患者日常生活,活动不方便。

2. 坐骨肛管间隙脓肿　较为常见,多由于肛腺感染扩散所引起。发病时患侧开始出现持续性胀痛,若继续发展,脓液聚集增多,则容易进展为持续性跳痛,患者排便或行走时疼痛有明显加重,甚至可以出现排尿困难和里急后重;全身感染症状显著。早期局部症状不太明显,到后期脓肿形成后,可有局部的红肿,一侧肿大,另一侧可正常,不对称;局部有隆起,可能由于脓液过多产生波动性跳痛甚至破溃形成肛瘘。

3. 骨盆直肠间隙脓肿　骨盆直肠间隙脓肿通常由肛腺感染或坐骨肛管间隙脓肿向上感染扩散引起。由于其位置较深,面积较大,早期就可以表现出如寒战、高热的全身中毒症状。局部有比较明显的坠胀感,常有排便不畅的感觉。在直肠指检的时候可以在直肠上部触及有压痛的肿块,若形成脓肿可有波动性疼痛,局部可穿刺出脓液。

（三）辅助检查

一般直肠肛管周围脓肿患者可做血常规、直肠指检等检查。如出现明显白细胞增高,直肠指检时局部不同类型直肠肛周脓肿相应部位有肿物和波动感,即可明确诊断。

（四）治疗原则

1. 非手术治疗　主要的非手术治疗方式包括:应用抗生素治疗感染;温水坐浴局部;局部理疗;多食蔬菜和水果保持大便通畅,若有便秘时可适当运用缓泻剂等药物促进排便。

2. 手术治疗　为治疗直肠肛周脓肿的主要方法,主要是形成明显脓肿后切开引流,一般恢复较快,但是如果合并肛瘘时则治疗周期会延长。

（五）护理

1. 护理评估

（1）健康史　了解患者的既往病史,了解是否有肛门瘙痒、局部疼痛、分泌物等肛窦炎、肛腺炎的临床表现,了解患者是否有局部感染、损伤、肛裂、局部药物注射史等可能与此病发生相关的病史。

（2）身体状况　观察患者是否存在肛门周围脓肿、坐骨肛管间隙脓肿、骨盆直肠间隙脓肿等直肠肛周脓肿相应类型的局部或全身症状,是否存在局部位置包块、局部触痛、排便困难、坐立不安、波动性跳痛以及穿刺抽吸有脓液等典型表现。

（3）心理社会状况　肛周疼痛容易让患者产生明显不适,严重影响患者的工作生活,患者焦虑症状比较明显。

（4）辅助检查　了解辅助检查结果。

2. 护理问题

（1）急性疼痛　与肛周相应部位炎症或手术治疗等有关。

（2）体温过高　与感染导致全身感染性发热等有关。

（3）潜在并发症:肛门狭窄、肛瘘等。

3. 护理目标

（1）患者疼痛缓解或消失。

（2）患者感染控制良好,体温降至正常。

（3）患者未发生并发症或并发症得到很好的控制。

4.护理措施

（1）体位　帮助患者取合适体位,减轻疼痛不适,急性期应当多卧床休息。

（2）控制感染　遵医嘱应用抗生素控制感染。

（3）保持大便通畅　多食蔬菜和水果保持大便通畅,若有便秘可适当应用缓泻剂等药物促进排便。

（4）高热护理　高热患者可给予物理降温,如温水擦浴等,嘱其多饮水,若温度过高可考虑药物降温。

（5）肛周护理　如应用抗生素症状无缓解甚至加重,需考虑手术治疗。有脓肿形成时配合医生做切口引流术。早期切口局部分泌物多,需要随时观察有无渗液,一旦浸湿及时更换敷料。局部放置引流管时需观察引流性质、量、颜色等特点,遵医嘱配合其他治疗。后期采取定期坐浴。注意创面应从内到外愈合。

5.健康指导　随时保持大便通畅,多吃蔬果;出现肛周任何异常症状及时随诊。

四、肛瘘

肛瘘(anal fistula)指的是肛管或者直肠下端与肛周皮肤相通所形成的肉芽肿性管道,主要波及肛管,很少侵犯直肠,因此称为肛瘘,由内口、瘘管、外口三部分组成。在男性青壮年中较为多见。

(一)病因及发病机制

肛瘘的内端多开口于肛窦,感染扩散后经皮肤破溃后形成外口,形成肛瘘,由于皮肤恢复速度较快,经常发生皮肤愈合但内部未愈,形成假性愈合。内口的感染扩散之后,脓肿周围由肉芽组织和纤维组织包绕形成瘘管,由于瘘管形成后常常是迂回狭窄的,且内口会经常遭受排泄物的污染,外部皮肤又容易形成假性愈合,因此导致脓肿反复,有时候脓肿多次经皮肤破溃在新的位置,会形成多个瘘管而演化成复杂性肛瘘。若仅有一个内口、瘘管和外口则为单纯性肛瘘。

肛瘘可按照位置高低分为低位肛瘘和高位肛瘘:①低位肛瘘,瘘管位于外括约肌深部以下。可有单纯性肛瘘和复杂性肛瘘两种。②高位肛瘘,瘘管位于外括约肌深部以上。也可包含有单纯性肛瘘和复杂性肛瘘。

肛瘘按照肛瘘外口所在位置分为外瘘和内瘘。①外瘘:肛瘘外口开口于肛周皮肤。②内瘘:肛瘘外口开口于直肠肛管内部(图16-7)。

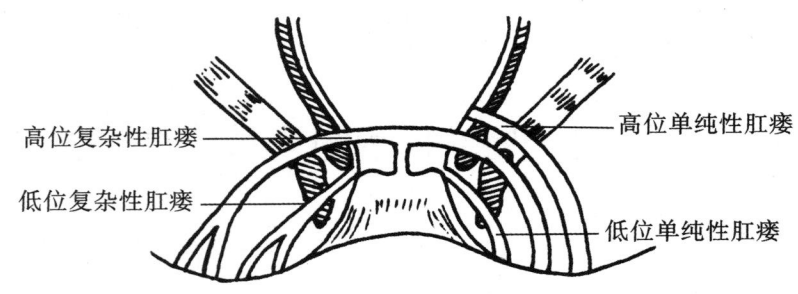

高位复杂性肛瘘

低位复杂性肛瘘

高位单纯性肛瘘

低位单纯性肛瘘

图16-7　肛瘘的分类

(二)临床表现

1.症状　主要的临床表现为从内口向外口溢出少量脓液,为血性或黏液性分泌物,污染内裤,有时分泌液刺激肛周皮肤,有瘙痒不适感,可引起肛周皮肤湿疹。若外口形成假性愈合,暂时关闭时,则脓液会聚集在瘘管内无法引流,则全身症状较重,可有寒战、发热等,局部有红肿、压痛,若皮肤再次破溃,脓液得以引流,全身症状会减轻,但反复的愈合及破溃有可能让瘘道穿破多个外口形成复杂性肛瘘。部分较大的高位肛瘘由于在肛门括约肌外侧不受控制还可出现外口排便排气。

2.体征　肛周皮肤可以见到一个甚至是多个外口,外口呈现乳头状或者肉芽组织的突起,按压皮肤可能出现分泌物的排出,可为脓性、血性或黏液性。如果瘘管位置表浅,有可能在外部扪及条索状瘘管。若位置较高、较深,可能出现多个外口。

（三）辅助检查

1.肛门镜检查　有时候可通过肛门镜检看见内口。从外口向内注射亚甲蓝溶液在肛门镜检下可以看到蓝色液体;通过填入肛管及直肠的白色纱布染色的位置来判断大致的内口所在位置。

2.X射线检查　通过外口注入碘油行瘘管造影可以看到瘘管的明确位置影像。

（四）治疗原则

肛瘘没办法自愈,因此只能做手术切除或切开治疗。手术方式包括以下几种:①肛瘘切开术;②肛瘘切除术;③挂线疗法,手术周期一般1~2周及以上(图16-8)。

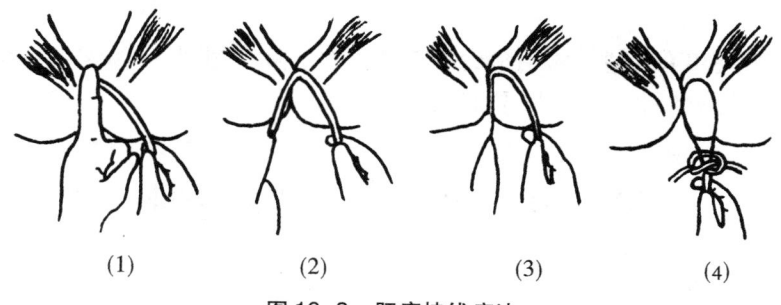

(1)　　　(2)　　　(3)　　　(4)

图16-8　肛瘘挂线疗法

（五）护理

1.护理评估

(1)健康史　询问患者的既往病史,多可能是由于直肠肛周脓肿迁延而来,应仔细了解相关病史。

(2)身体状况　观察患者是否存在有外口反复溢出脓性、血性或黏液性分泌物,询问患者是否有肛周瘙痒、湿疹等,观察患者是否肛周存在单个或多个外口,按压其外口是否有分泌物排出。局部是否有压痛,能否触及条索状局部硬结。观察外口是否有排便排气现象。

(3)心理社会状况　患者由于病程较长,局部反复发作,严重影响患者日常生活,容易产生抑郁,焦虑情绪。

(4)辅助检查　了解辅助检查结果。

2.护理问题

(1)疼痛　与局部感染、损伤等有关。

(2)皮肤完整性受损　与肛周瘘口、皮肤破溃、瘙痒等有关。

(3)潜在并发症:肛门狭窄、肛门失禁、伤口感染等。

3.护理目标

(1)患者疼痛缓解或消失。

(2)患者治疗后愈合良好,皮肤恢复。

(3)患者未发生并发症或并发症得到很好的控制。

4.护理措施

（1）饮食护理和术前肠道准备 让患者多吃蔬菜、水果，多喝水，保持大便通畅，其他同痔患者的护理。

（2）控制感染 遵医嘱在急性期和术后早期用抗生素控制感染。

（3）术后坐浴 患者从术后第2天起可于早晚及便后用1∶5 000高锰酸钾温水坐浴治疗，可消炎止痛。

（4）病情观察 手术后由于创面渗血或结扎术后线结脱落有局部出血，密切观察局部敷料是否有渗血、渗液，及时更换局部敷料。若采用挂线疗法者5~7 d检查挂线松紧度，若检查到有些松弛应当将挂线拉紧，重复几次，直至挂线脱落。观察创面是否健康，有没有正常愈合。若患者疼痛影响休息可应用止痛药物。

（5）尿潴留护理 同痔患者的护理。

（6）肛门失禁的护理 如果手术中切开了肛管直肠环即会造成肛门失禁，粪便不受控制排出体外，可能会持续刺激到肛周，导致局部皮肤溃烂。一旦有肛门失禁，应做好周围皮肤的护理，局部涂抹氧化锌软膏保护。轻度失禁的患者，可于手术后3 d后进行肛门舒缩运动；若是严重失禁则需要行肛门成形术。

5.健康指导 肛瘘患者经过手术治愈后也有复发的危险，因此坚持每次便后坐浴，同时清洗肛门及肛周，保持肛门部及肛周清洁，对预防肛周感染意义重要。

第二节 大肠癌患者的护理

知识归纳

病例导入

患者，男，67岁，以"间断腹痛2个月加重1 d"为主诉入院。2个月前患者无明显诱因出现腹痛，主要位于中下腹，伴腹胀，进食后加重，伴反酸、烧心，伴大便干结，无发热、腹泻。曾在当地医院检查治疗，腹部X射线示：肠梗阻。经当地治疗后症状好转。患者1年前胃镜检查示：食管胸中段癌，术后放疗。母亲死于"食管癌"。入院腹部X射线检查：腹腔游离气体，提示消化道穿孔。病理检查示：乙状结肠转移性鳞状细胞癌。体温36.6 ℃，脉搏84次/min，呼吸19次/min，血压99/68 mmHg。患者在全麻下行"乙状结肠部分切除术+小肠部分切除术+腹腔脓肿切开引流术+结肠造口术"，术毕转ICU。

请思考：

（1）患者术后护理常规工作有哪些？

（2）如何做好结肠造口的护理？

大肠癌包含了结肠癌以及直肠癌，是比较常见的消化道恶性肿瘤。结肠癌发病率在世界范围内呈现上升趋势，直肠癌较稳定。发达国家及城市发病率较高。直肠癌是乙状结肠与直肠交界处到齿状线之间的恶性肿瘤，青年人发病率有上升趋势。

【病因及发病机制】

结、直肠癌的病因尚不完全明确，但可能与下列因素相关。

1.不良生活习惯　不良的饮食和生活习惯可能会助推大肠癌的发生。比如吸烟、饮酒、高蛋白、高脂肪尤其是动物蛋白脂肪及低纤维素饮食,如摄入很少的新鲜蔬菜、水果,缺乏维生素的饮食,食用过多的煎炸类食物,或者是没有进行适度的运动锻炼。这些因素会减慢人体的正常肠道蠕动活动,肠道菌群发生改变,以及肠道中的胆酸和胆盐含量高都可能损害肠道黏膜,成为诱发疾病的因素。

2.遗传因素　遗传性结、直肠肿瘤,例如家族性肠息肉病、绒毛状腺瘤。某些特殊类型大肠癌,如遗传性非息肉病性大肠癌,也可能更多与遗传因素相关。有大肠癌家族史者,患病风险也高于普通人。

3.癌前病变　某些疾病,比如溃疡性结肠炎、克罗恩病、大肠腺瘤、直肠息肉、结肠血吸虫病肉芽肿等疾病,可能与大肠癌的发病相关。

【病理及分期】

1.根据肿瘤的形态分类

(1)隆起型　肿瘤主体向肠腔内部凸出,呈结节状、菜花状或息肉状隆起,一般恶性程度低,转移晚。

(2)浸润型　肿瘤向肠壁深部浸润,局部肠壁增厚,早期一般不发生溃疡,后期可有浅表溃疡,容易导致肠梗阻,转移较早。

(3)溃疡型　是结肠癌最为常见的类型。早期可发生溃疡,边缘隆起,中央凹陷。可分为局限溃疡型和浸润溃疡型两种亚型。转移较早,恶性程度高。

(4)胶样型　部分黏液腺癌的癌肿可以出现大量黏液使得肿瘤局部呈半透明的胶状,称为胶样型(图16-9)。

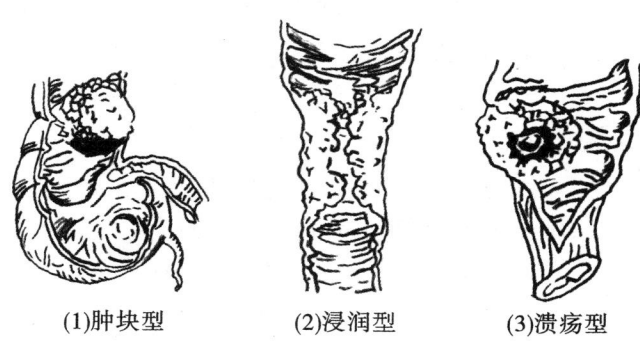

(1)肿块型　　(2)浸润型　　(3)溃疡型

图16-9　结肠癌分型

2.扩散和转移方法

(1)结肠癌　最主要是淋巴转移,可以延着结肠上淋巴结、结肠旁淋巴结、肠系膜血管周围的中间淋巴结以及肠系膜血管根部的中央淋巴结等途径依次转移,也可以直接浸润、种植转移、血行转移的方式进行。血行转移多为肝,其次还有肺、骨转移等途径。直接浸润可侵犯局部如膀胱、子宫、肝、肾等。种植转移可在腹腔种植。

(2)直肠癌　最主要途径也是淋巴转移,其次也可经过直接浸润、血行转移、种植转移进行。直接浸润可向周围,如输尿管、前列腺、会阴等部位浸润。

【临床表现】

1. 结肠癌　结肠癌在患病早期多无明显症状，但是随着病情进一步发展可以出现下列症状。①排便习惯与粪便性状的改变：一般是最早出现的症状。常见的表现有腹泻、便秘，或者腹泻与便秘交替存在，还可出现粪便变细、排便次数增多、便血、黏液或脓血便。②腹痛：也属于比较早期的症状。多见于右侧大肠，刚开始表现为局部隐痛或者钝痛，发展到后期可由于肠梗阻出现腹痛加重或是阵发性绞痛。③腹部肿块：肿块位置取决于癌肿的部位，一般是肿瘤本身，但有时也可以是肠梗阻近端所阻塞的粪块。肿块一般质地较为坚硬，呈结节状。如果癌肿穿透肠壁且并发感染，可能会出现肿块固定且压痛明显。④肠梗阻：一般发展到肠梗阻时多属于较晚期的症状，多数是慢性、低位性、不完全肠梗阻，主要表现为腹胀、便秘，有时也可便秘和腹泻交替出现，腹部会出现明显胀痛和阵发性绞痛，如果进展为完全性肠梗阻，就会出现停止排便排气等完全性肠梗阻的表现。⑤全身症状：由于长期慢性的癌性增生消耗患者营养导致体重下降，患者可以出现贫血、消瘦、乏力等。晚期可以出现恶病质表现。

结肠癌的临床表现根据发生部位不一致也有所差异。右半结肠癌多以全身症状较多，左半结肠癌多以局部症状较多，比如肠梗阻、腹泻与便秘交替、便血、脓血便、黏液血便等症状。

2. 直肠癌　直肠癌早期通常表现不明显，常到后期才出现较明显的临床症状。随着病程进展，癌肿变大，发生溃疡浸润或感染时才会出现。①直肠刺激症状：由于癌肿不断刺激局部，导致一直有肛门下坠感，里急后重，频繁排便，且有排便不尽感，到后期还可伴有下腹痛。②肠腔狭窄：癌肿侵犯到肠腔时，会导致肠腔出现狭窄，粪便的形状改变，变细。若癌肿较大，出现不完全肠梗阻时，则表现为腹痛、腹胀、阵发性疼痛、肠鸣音亢进等表现。③黏液血便：若发生癌肿破溃和感染，则会出现黏液血便或脓血便的表现。④转移症状：若癌肿侵犯到其他局部组织，比如前列腺、膀胱等部位，可出现尿频、尿痛的表现，若侵犯到骶前神经，可出现骶尾部持续性的剧烈疼痛；晚期若出现肝转移，可能出现腹水、肝大、黄疸等症状；若转移至肺，导致呼吸困难等症状。

【辅助检查】

1. 直肠指检　是最常用的诊断直肠癌最重要的方法。若患者出现便血、里急后重、大便形状改变、腹泻或便秘等症状，可行直肠指检做出初步判断，可扪及距离肛门 7 cm 以内的直肠壁情况。可以通过此检查了解癌肿的大小、位置、硬度、基底部位活动度、与周围的关系等基本情况。其次结肠癌患者可用直肠指检或直肠-阴道双合诊检查了解直肠膀胱陷凹或直肠子宫陷凹有无种植性转移病灶。

2. 实验室检查　①大便潜血试验：结直肠癌在早期时由于症状体征不明显，不容易自己发现，但一般有少量的出血，因此做大便潜血试验时多为阳性，此方法可以作为大规模普查手段，或者高危人群中的筛查手段，若阳性再做其他检查。②血清癌胚抗原（carcino-embryonic antigen，CEA）、CA19-9 测定：该检查对大肠癌的诊断不具有特异性，但是仍有一定价值，其对大肠癌手术效果的判断与术后复发的判断，均有一定作用。

3. 影像学检查　①X 射线钡剂灌肠或气钡双重造影检查：可观察到充盈缺损、肠腔狭窄、黏膜皱壁破坏等表现，可观察到结肠运动和异常形态，显示癌肿部位和范围，但其对直肠癌的诊断意义不大。对结肠镜检查因肠腔狭窄等原因未能继续进镜者，钡剂灌肠对肠镜未及肠段的检查有重要意义。②B 超和 CT 检查：可以显示出腹部的肿块、腹腔内的肿大淋巴结以及有无肝或其他组织转移等。还可有助于了解直肠癌盆腔或者其他部位扩散的情况。

4. 内镜检查　内镜检查主要有直肠镜、结肠镜和乙状结肠镜。内镜检查的优势是可以直观看见局部肠壁、肠腔的改变,并明确肿瘤的部位、大小、形状等,初步判断浸润范围,还有一个好处是可在直视下切取活组织做病理学检验,是大肠癌的确诊手段。

5.其他检查　低位直肠癌若伴有腹股沟淋巴结肿大应进行淋巴结活检。若癌肿位于直肠前壁存在向前侵犯的可能,应做阴道检查或者直肠-阴道双合诊检查。若男性出现尿频、尿急等泌尿系统症状应行膀胱镜检查。

【治疗原则】

大肠癌的治疗原则是以手术治疗为主,放射治疗、化学治疗为辅的综合治疗措施。

1.手术治疗

(1)结肠癌根治性手术　根治手术的方式是相应病变位置的结肠切除加局部淋巴结清扫,一般要求距离癌肿边缘 10 cm(图 16-10～图 16-13)。

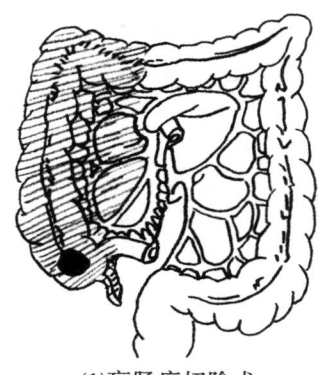 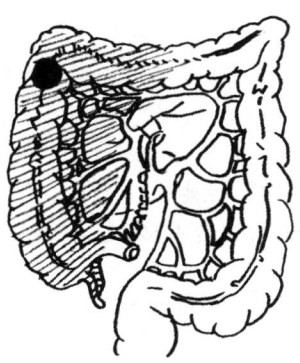

(1)盲肠癌切除术　　　　　　　(2)结肠右曲癌切除术

图 16-10　右半结肠切除范围

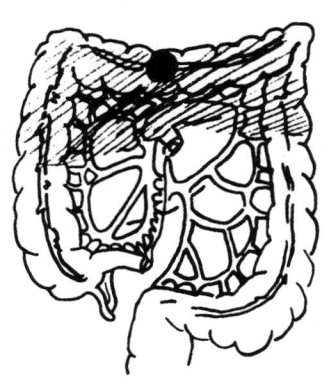 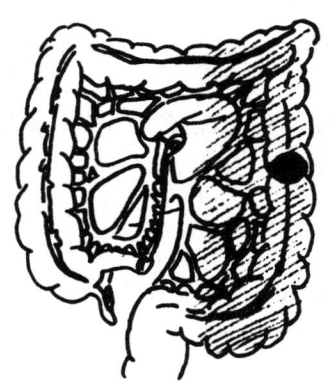 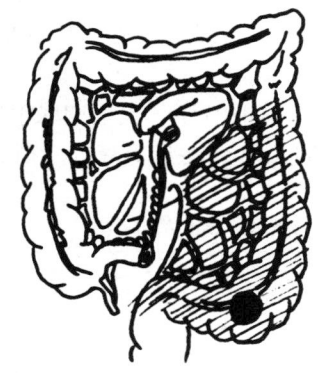

图 16-11　横结肠切除术　　　　图 16-12　左半结肠切除术　　　图 16-13　乙状结肠切除术

(2)直肠癌根治手术　手术方式的选择应根据癌肿的部位、大小、活动度等综合判断。①局部切除术:一般适用于肿瘤直径≤2 cm,分化程度较高,局限于黏膜或者黏膜下层的早期直肠癌。②腹会阴联合直肠癌根治术(Miles 手术):一般适用于腹膜反折以下的直肠癌,癌肿下缘距离齿状线 5 cm 以上的手术。③直肠低位前切除术(腹腔直肠切除术,Dixon 手术):一般适用于腹膜反折以上的直肠癌患者,即癌肿下缘距离齿状线 5 cm 以下的手术。④经腹直肠癌切除、近端造口、远端封闭术(Hartmann 手术):适用于全身情况不良,不能耐受 Miles 或 Dixon 手术的患者(图 16-14～图 16-16)。

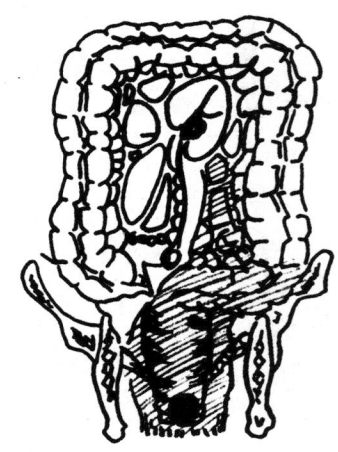

图 16-14　腹会阴联合直肠癌根治术（Miles 手术）

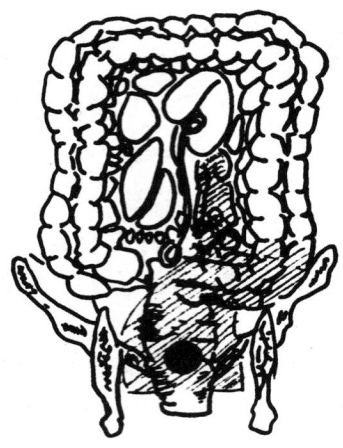

图 16-15　经腹直肠癌切除术（Dixon 手术）

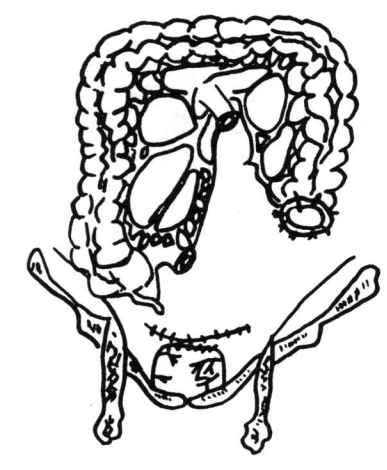

图 16-16　经腹直肠癌切除、近端造口、远端封闭术（Hartmann 手术）

（3）结肠癌并发急性肠梗阻手术　由于右半结肠肠腔狭窄，更容易发生肠梗阻。右半结肠癌梗阻可做肠切除以及一期肠吻合术；若患者耐受不良可先做肿瘤、肠道造瘘或短路术；待病情好转再行二期手术。

（4）姑息性手术　适用于虽然局部癌肿能切除，但是已经发生远处转移的晚期癌肿患者，可切除原发及转移灶，或切除原发灶辅以放化疗，若出现明显梗阻，可行梗阻近、远端短路术。

2. 非手术治疗

（1）放射治疗　术前放疗有利于缩小癌肿面积，降低癌细胞活力，可作为术前的辅助治疗；术后放疗适用于癌肿已到晚期，手术不能根治或又存在复发情况的患者。

（2）化学治疗　可在术前用于缩小原发灶，可利于提高患者的 5 年生存率，术后化疗还可以用于杀灭残余癌细胞。常见给药方式包括区域动脉灌注、门静脉给药、静脉给药、肠腔内化疗给药等途径。

（3）其他治疗　包括中医治疗、局部放置金属支架扩张肠腔、液氮冷冻、激光烧灼等，还有分子靶向治疗、基因治疗等尚处于研究阶段的治疗方式。

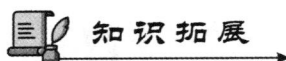 知识拓展

中西医结合快速康复外科应用于大肠癌患者治疗

快速康复外科（enhanced recovery after surgery，ERAS）是以证据为导向的围手术期照护路径，旨在促进患者的康复进程。临床研究中，患者在行大肠癌手术根治术的围手术期间给予中西医结合快速康复外科（Chinese Medicine in enhanced recovery after surgery，CMERAS）理念管理，给患者行中西医结合治疗管理。根据患者在疾病发展的不同时期和不同类型以及出现不同的虚实证型，分别采取不同中药治疗方案，以期调和阴阳、降低应激。所有患者在围手术期的营养支持在对照组基础上给予口服人参、大枣、黄精、龙眼、酸枣仁、陈皮等中药组方加入果糖制成的饮品，帮助患者安神志，补气血，健脾胃，通腑气。术中给予患者针药复合麻醉，通过针灸提高患者痛阈，减少麻醉药及阿片类镇痛药的使用量，使患者术后早期清醒，早期恢复活动。术后给予患者针灸治疗，主要内容

包括针刺促排尿、针刺止呃逆、针刺促进肠功能恢复、针刺镇痛等。采取中西医结合康复踏板预防术后血栓,该踏板将主动踝泵运动与穴位刺激相结合,使患者在进行踏板运动增加下肢静脉回流的同时,配以足底涌泉穴位刺激加强疗效,最终达到畅通气血、疏通经络、降气化瘀之功效,有利于预防下肢深静脉血栓形成。同时,给予患者中药穴位贴敷,根据患者的不同证型,选择不同穴位和药物进行中药穴位贴敷。通过药物、腧穴和经络共同作用,持续作用于人体各个组织脏腑,使全身经络疏通,气血流畅,从而促进机体恢复正常活动。

【护理】

(一)护理评估

1. 健康史　了解患者的既往病史,注意患者是否有相关的家族病史,是否有溃疡性结肠炎、克罗恩病等与大肠癌相关的癌前病变,是否存在不良的生活习惯,如高蛋白、高脂肪、低纤维素、油炸饮食,吸烟、喝酒或不爱运动等。

2. 身体状况　观察患者有无局部的大肠癌特征,如排便习惯或粪便性状改变,如腹泻、便秘、黏液脓血便、腹痛、阵发性绞痛、腹部肿块、固定压痛、不完全或完全性肠梗阻以及病程较长时出现的全身症状。其他如里急后重、频繁排便等直肠癌的表现,以及局部或远处转移的相关特征性表现。

3. 心理社会状况　大肠癌是恶性肿瘤,会给患者及家人带来沉重的心理负担,评估患者的心理状况,给患者普及相关治疗,关心、鼓励患者,评估患者和家属对手术的接受度、经济承受能力等,给患者力所能及的帮助。

4. 辅助检查　了解各项辅助检查结果。

(二)护理问题

1. 焦虑/恐惧　与癌症发生导致害怕以及其严重影响工作生活等有关。

2. 知识缺乏　缺乏疾病相关准备或术前、术后护理知识。

3. 营养失调:低于机体需要量　与肿瘤手术导致营养吸收差、慢性长期消耗、手术创伤、心情不好影响食欲等有关。

4. 自我形象紊乱　与肠造口术之后排便方式改变有关。

5. 潜在并发症:出血、切口感染、吻合口瘘、泌尿系统损伤及感染、造口狭窄及周围皮肤炎症、坏死等。

(三)护理目标

(1)患者焦虑、恐惧情绪缓解。

(2)患者了解到相关的护理知识,知道应该怎样进行自我护理。

(3)患者营养状况有所改善,体重上升。

(4)患者能接纳并习惯新的造口方式,并能很好地进行自我护理。

(5)患者术后未发生严重并发症,或发生了及时处理,未出现严重后果。

(四)护理措施

1. 术前护理

(1)营养护理　患者术前补充高蛋白、高维生素、易消化少渣饮食,如鱼、瘦肉、蛋、奶等。若需要时可少量多次输血,输入清蛋白等纠正营养不良。若患者有明显肠梗阻,水、电解质紊乱,应注意遵医嘱纠正,以提高患者的耐受性。

(2)心理护理　患者由于癌症,心理压力较大,且由于部分造口术患者术后要长期携带造口

袋,可能会造成自卑、焦虑的心理,要做好患者的安慰、解释工作,帮助患者积极寻找社会支持,帮助其增加战胜疾病的信心。

(3)肠道准备

1)控制饮食 ①传统饮食准备:术前3 d即准备进食少渣半流质,比如蒸蛋,术前2 d起进食无渣流质,比如豆浆。术前3 d番泻叶6 g饮用或术前2 d口服蓖麻油30 mL,每天上午1次。但具体使用时间应视患者的便秘、梗阻情况调整。②新饮食准备:术前3 d口服全营养制剂,每天4~6次。

2)肠道清洁 一般在术前1 d晚进行。①高渗性导泻:常用的有甘露醇、硫酸镁等高渗液。患者饭后快速口服20%甘露醇250 mL,再服用5%葡萄糖盐水2 500~3 000 mL,于1 h内饮用完毕。由于高渗的作用高渗性溶液可以吸收肠道水分,扩大粪便体积,从而有利于肠道蠕动排泄,起到清洁肠道的作用。对于年老体弱者,心、肾功能不全和肠梗阻特别是完全性肠梗阻患者不宜使用此法。②等渗性导泻:患者术前1 d内口服复方乙二醇电解质散2 000~3 000 mL,渗透压可与人体一致,等渗性导泻可造成容量性腹泻来清洁肠道,口服速度尽量快一些,总共在3~4 h饮用完毕。③灌肠法:若患者无法耐受前两种方法,可以考虑清洁灌肠。若患者直肠肠腔由于癌肿阻塞而狭窄,应选用管径细的导管且动作轻柔。不能高压灌肠,有导致癌细胞扩散的风险。

3)口服抗生素 如新霉素、庆大霉素等,还需使用维生素K,由于肠道杀菌剂使维生素K的合成减少。

(4)术日晨放置胃管和导尿管 若患者有肠梗阻应尽早放置胃管。术前放置导尿管是为了避免术中误伤膀胱,出现术后尿潴留等并发症。

(5)阴道冲洗 若女性患者已侵犯到阴道后壁,应于术前3 d冲洗阴道。

2.术后护理

(1)一般护理 患者术后情况稳定者可采用半坐卧位,有利于呼吸及腹腔引流。患者术后禁食、胃肠减压,通过胃肠外营养方式补充营养。若48~72 h后,肛门排气或结肠造口开放后可拔胃管并尝试进食,刚开始进食流质、不引起胀气的食物,一周后若情况好,可转为进食半流质饮食,再逐渐过渡到2周进普食。注意补充营养充足的食物。

(2)病情观察 患者术后每半小时测量生命体征1次,若连续几次病情都平稳则转为每小时1次,若继续平稳则再延长间隔时间。观察腹部及会阴切口,若渗血多则做好记录,必要时通知医生。

(3)引流管的护理 观察腹腔或其他引流管的引流通畅,注意妥善固定引流管,观察避免出现打折、扭曲、受压现象,观察引流液的颜色、量及性状,出现问题及时报告医生。若颜色变淡,量逐渐减少,报告医生,可考虑拔管。保持导尿管的通畅,观察尿液是否出现颜色及性状的变化,预防泌尿系感染,若拔管前需进行膀胱舒缩功能锻炼,定时夹闭和开放引流管,再考虑拔管。

(4)肠造口的护理

1)肠造口开放前护理 在肠造口开放前,随时观察肠造口端肠管的渗液等,随湿随换,避免感染,一般术后3 d拆除保护纱条。观察肠造口的黏膜颜色,有无出现肠段出血、回缩、坏死等。观察有无肠管颜色变深,如变成暗红、淡紫色或变黑,提示肠管缺血。肠管高度一般高出皮肤表面1~2 cm,肠造口一般近似圆形或椭圆形。随时观察形态及结构是否正常。

2)使用造口袋的指导和护理 一般术后开放造口后就可佩戴造口袋。①常用有一件式或两件式造口袋,一件式底盘和肛门袋是一体的,两件式是分开的。②学会更换造口袋:观察造口袋内情况,若造口袋的排泄物超过1/3时应当更换造口袋。具体步骤是轻柔取下造口袋,用生理盐水或温水彻底清洁皮肤,剪裁造口袋板,比对好粘贴上造口袋,最后戴好造口袋。

3)休息与活动 患者术后回病房应根据麻醉方式选择合适的体位,一般6 h后,血压、脉搏平稳者,可改为半卧位,有利于呼吸和引流,若有腹膜炎等并发症者,此体位也有利于炎症的局限,减轻患者不适。同时在患者能耐受的情况下,鼓励患者尽早下床活动,促进肺功能恢复,防止肠粘连等并发症。老年或消瘦等患者要注意定期翻身、排痰、注意保暖、坠积性肺炎,预防压疮等一般护理措施。

4)造口周围皮肤护理　注意保护造口周围皮肤清洁、干燥,及时用中性皂液等清洁周围皮肤,涂上氧化锌软膏,观察局部是否有红肿、皮炎、破损的现象。

5)饮食指导　饮食上注意避免辛辣刺激的食物,饮食一定要干净,注意不要食用太多粗纤维食物,比如洋葱、豆类等,多饮水,进食营养丰富全面。

6)造口及周围并发症护理　①造口出血:多数是由于肠造口黏膜与皮肤连接处的毛细血管及小静脉出血或肠系膜小动脉未结扎或结扎线脱落引起。如果出血量较少可以直接用纱布压迫止血,如果出血多可用1%肾上腺素溶液浸润纱布或用云南白药粉止血,大量出血不易止血时则需要缝合止血。②造口缺血:术后72 h内需要严密观察,若术后造口失去光泽出现暗红色、淡紫色甚至变成黑色,就提示可能出现缺血,均需要通知医生配合处理。③造口狭窄:系造口处瘢痕挛缩导致的,需要及时观察,若可能出现造口狭窄,可人工扩张造口,于拆线愈合后可用手指伸进造口处每日扩张一次,戴上手套涂上石蜡油缓慢深入扩张,动作轻柔,同时随时观察患者情况。

7)造口回缩　正常造口一般会突出皮肤表面1~2 cm,观察造口情况,若出现肠管内陷,可能是肠系膜牵拉或其他原因导致,需要通知医生,重新手术重建造口。

8)提高患者自护能力　为患者及家属做好思想工作,逐渐接受造口的存在,并学会造口袋的更换、观察等护理,很多患者由于自卑、不方便、不愿意参加社交,一定要鼓励患者积极参加社交活动,适度运动,护理中注意保护患者。

(5)并发症的护理

1)切口感染　术后随时观察患者情况,注意切口局部是否出现红、肿、渗液等异常情况,遵医嘱应用抗生素预防感染,观察并准备随时更换污染的敷料,会阴部切口尤其注意卫生,可于术后4~7 d用1:5 000高锰酸钾温水坐浴2次每天。

2)吻合口瘘　观察是否出现吻合口瘘,如术中吻合口缝合过紧等原因导致血供不足,或患者营养不良等都可能引发吻合口瘘,术后早期避免灌肠。若一旦出现吻合口瘘,需要禁食、胃肠减压,持续盆腔灌洗、负压吸引等引流措施,并遵医嘱给肠外营养支持,同时做好急诊手术的准备。

(6)心理护理　患者术后的心理问题主要是由于长期携带造口袋造成的,这时候应密切观察患者的心理状况,鼓励患者积极面对,保持乐观心态,指导其正确的自我护理,逐渐适应,积极配合治疗,学会正确自我观察病情,促进康复。

(五)健康指导

1.知识宣教　帮助患者了解患病相关知识,了解大肠癌相关的癌前病变如溃疡性结肠炎、克罗恩病等,以及与此发病相关的不健康饮食方式,如高蛋白、高脂肪、低膳食纤维饮食。

2.筛查护理　对有家族史患者以及癌前病变或年龄较大者,可行目标性大规模筛查及进一步诊断。

3.造口指导　介绍造口用品和使用方法,指导患者自行结肠灌洗,可有利于养成规律的排便习惯,常用液状石蜡或者是肥皂水,但压力不能过大,同时注意饮食,若出现造口狭窄征象,需及时随诊。

4.饮食指导　多进食营养丰富少渣饮食,多喝水,进食新鲜蔬菜、水果,避免可引起胀气的食物,比如洋葱、豆类、土豆等。

5.活动护理　鼓励患者术后积极参加社交活动,有利于疾病康复。

6.复查指导　出院后3~6个月复查一次。化疗、放疗后需要定期查血常规和其他检查。

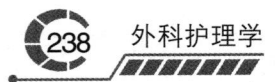

练习题

1. 内痔早期的典型症状是(　　　)

A. 痔块脱出 　　　　　　　　　　　　B. 无痛性、间歇性便后出血

C. 疼痛伴血便 　　　　　　　　　　　D. 肛门常有黏液分泌物

E. 肛门瘙痒感

2. 区分内痔与外痔的解剖结构是(　　　)

A. 肛窦 　　　　　　　　　　　　　　B. 齿状线

C. 肛柱上端 　　　　　　　　　　　　D. 肛管内括约肌

E. 肛管外括约肌

3. 内痔行痔切除术后,温水坐浴的水温应控制在(　　　)

A. 63 ~ 66 ℃ 　　　　　　　　　　　B. 53 ~ 56 ℃

C. 43 ~ 46 ℃ 　　　　　　　　　　　D. 33 ~ 36 ℃

E. 23 ~ 26 ℃

4. 患者做肛管直肠周围脓肿切开引流术后,最有可能出现(　　　)

A. 痔 　　　　　　　　　　　　　　　B. 肛瘘

C. 大便失禁 　　　　　　　　　　　　D. 脱肛

E. 肛裂

5. 患者,男,23 岁。直肠肛周脓肿切开引流术后 3 d,在饮食指导中错误的是(　　　)

A. 多喝水 　　　　　　　　　　　　　B. 均衡饮食

C. 少吃水果、蔬菜 　　　　　　　　　D. 避免辛辣食物

E. 避免油炸食物

6. 引起肛瘘最常见的原发病是(　　　)

A. 痔疮 　　　　　　　　　　　　　　B. 直肠息肉

C. 肛裂 　　　　　　　　　　　　　　D. 直肠肛管周围脓肿

E. 直肠癌

7. 诊断结肠癌最可靠的依据是(　　　)

A. X 射线钡剂灌肠 　　　　　　　　　B. 血 CEA 检查

C. B 超检查 　　　　　　　　　　　　D. CT 检查

E. 结肠镜并病理检查

8. 怀疑肛管直肠肿瘤,最简单而重要的检查是(　　　)

A. 直肠指诊 　　　　　　　　　　　　B. 乙状结肠镜检查

C. 直肠镜检查 　　　　　　　　　　　D. X 射线气钡灌肠

E. B 超检查

9. 直肠癌手术能否保留肛门主要取决于(　　　)

A. 肿瘤离肛门缘的距离 　　　　　　　B. 患者的性别、年龄

C. 患者的胖瘦 　　　　　　　　　　　D. 肿瘤的大小

E. 肿瘤占据直肠的周径比

10. 患者,男,50 岁,乏力、贫血、消瘦 3 个月,阵发性右下腹痛转为持续性,腹泻、黏液血便,右下腹触及包块。诊断上可能性最大的是(　　　)

A. 肠结核 　　　　　　　　　B. 慢性阑尾炎
C. 肠套叠 　　　　　　　　　D. 右半结肠癌
E. 盲肠炎症

（曾　子）

参考答案

第十七章　肝脏外科疾病患者的护理

┅┅┅┅┅ 学习目标 ┅┅┅┅┅

1. 掌握：原发性肝癌、门静脉高压患者的护理措施。
2. 熟悉：原发性肝癌、门静脉高压的治疗及护理问题。
3. 了解：原发性肝癌、门静脉高压的护理评估方法。
4. 学会并能给予他人原发性肝癌、门静脉高压相关知识的健康指导。
5. 具有同理心和强烈的责任心，能理解、尊重、关心患者。

第一节　原发性肝癌患者的护理

病例导入

患者，女，47岁，以"右上腹疼痛10余天，发现肝占位1d"为主诉入院。患者10余天前无明显诱因出现右上腹持续性钝痛，无恶心、呕吐，无黄疸、腹泻。当地医院腹部CT检查示：肝占位性病变。肝脏核磁检查示：肝内左叶、右前叶下段恶性肿瘤并周围卫星灶、门静脉左支癌栓形成、肝门区肿大淋巴结。患者乙肝病史10余年，未正规治疗。体温36.5 ℃，脉搏70次/min，呼吸20次/min，血压152/53 mmHg。术前积极完善血液分析、凝血检查、血型、尿液分析、肝肾功能、电解质、血糖、输血前四项(乙肝、丙肝、艾滋病、梅毒)、心电图、胸片等检查。保肝治疗，限期手术。患者在静吸复合全麻下行"肝癌根治术+肝组织活检术"。

请思考：

(1)患者术前准备工作主要有哪些？

(2)患者术后主要护理工作有哪些？

原发性肝癌是指肝细胞或肝内胆管细胞发生的恶性肿瘤。肝癌死亡率占我国肿瘤死亡率的第3位，是我国常见的恶性肿瘤之一。高发于东南沿海地区，以40~49岁男性多见。

【病因及发病机制】

原发性肝癌的病因和发病机制目前尚不完全清楚，一般认为与以下因素相关。

1. **肝硬化**　肝硬化发展成肝癌的过程：肝细胞变性坏死→间质结缔组织增生→纤维间隔形成→残留肝细胞结节状再生。在反复的肝细胞损害和增生中，发生间变或癌变。

2. **病毒性肝炎**　急性肝炎→慢性肝炎→肝硬化→肝癌。肝炎病毒有乙型（HBV）、丙型（HCV）、丁型（HDV）。我国肝癌患者 90% HBV 为阳性。

3. **黄曲霉毒素**　肝癌相对高发区食物被黄曲霉毒素污染度较其他地区高。

4. **饮水污染**　饮用水源不洁净，水中有水藻霉素等多种致癌物质。

5. **其他**　与亚硝胺类化学致癌物、烟酒、遗传、肥胖、遗传有关。

【临床表现】

1. **肝区疼痛**　表现为右上腹或中上腹多呈持续性钝痛、刺痛或胀痛，夜间或劳累后加重，为最常见的主要首发症状。疼痛部位常与病变位置有密切关系，左肝癌常表现为胃区疼痛，肝右叶顶部肿瘤病变累及膈肌时，右肩背部可出现牵涉痛。当肝癌结节发生坏死、破裂，可引起腹腔内出血，可出现突发的右上腹部剧痛，有腹膜刺激征等急腹症表现。

2. **肝区肿大或肿块**　中晚期肝癌患者肝脏呈进行性肿大、质硬有压痛，表面有大小不一的结节和肿块。肝右叶顶部肿瘤，可使肝浊音区升高，出现膈肌抬高或活动受限，可出现胸水。肝肿大明显者右上腹或右季肋部明显隆起，患者自己都可偶然发现。

3. **消化道症状**　表现为食欲减退、腹胀、恶心、呕吐、腹泻等症状，因早期无特异性，容易被忽略。

4. **全身症状**　①早期患者消瘦、乏力不明显，随着病情发展，晚期体重呈进行性下降，可出现贫血、黄疸、腹水及恶病质等。②可有不明原因的持续性低热或不规则发热（体温 37.5～38 ℃，个别可有 39 ℃），应用抗生素治疗无效，常用吲哚美辛退热。

5. **其他**　①发生肺、骨、脑等肝外转移，则有相应的临床症状和体征出现。②癌旁综合征的多样表现，如低血糖、高胆固醇血症、高钙血症、红细胞增多症、皮肤卟啉症、高血压和甲状腺功能亢进，要注意大多为特征性生化改变，且先于肝癌局部症状出现。③合并肝硬化者，则常会出现门静脉高压症。④晚期肝癌并发症：上消化道出血、肝性脑病、肝癌肿瘤破裂出血和继发性感染。

【辅助检查】

1. 肝癌血清标志物检测

（1）血清甲胎蛋白（AFP）测定　是诊断原发性肝癌最常用的方法，属肝癌血清标志物，具有专一性，用于普查，可发现无症状的早期患者。正常值 AFP<20 μg/L。AFP≥400 μg/L，持续 4 周或 AFP≥200 μg/L 持续 8 周，排除妊娠、活动性肝病、生殖腺胚胎性肿瘤等，诊断即可考虑为肝癌。临床也有 30% 肝癌患者 AFP 不升高，可检测 AFP 异质体，如为阳性，有助于诊断。

（2）血液酶学检查　血清碱性磷酸酶、谷氨酰转肽酶、乳酸脱氢酶同工酶、血清 5'-核苷酸磷酸二酯酶等同工异构酶可能升高，因其缺乏专一性和特异性，只用于辅助指标检查。

2. 影像学检查

（1）B 超检查　能发现直径 1～3 cm 的病变，诊断符合率 90% 左右，可显示肿瘤的部位、大小、形态及肝静脉或门静脉有无癌栓等情况。因操作简便、无创和在短期内可重复检查的优点，是目前肝癌的首选检查方法。

（2）CT 检查　临床上除了判断肝癌分期外，还多用于肝癌局部治疗的疗效评价，分辨率较高，可检出和诊断小肝癌。

（3）MRI　能够检查出直径<1.0 cm 微小肝癌，综合成像技术能力与鉴别诊断能力优于 CT 检查，特别是血管瘤的诊断检查。

（4）肝动脉造影　可明确显示肿瘤的数目、大小和血供情况，数字减影肝血管造影（DSA）可发现直径 0.5 cm 的肿瘤。对评估手术的可切除性和选择治疗方案有重要价值。为侵入性创伤性检

查,必要时才考虑采用。

（5）放射性核素肝扫描　应用^{198}Au、^{99m}Tc、^{131}I、^{113m}In放射性核素示踪肝扫描,诊断符合率85%~90%,但不易显示直径<3 cm的肿瘤。采用放射性核素断层扫描(ECT)进行全身骨显像,有助于肝癌骨转移的诊断。

3.肝穿刺活组织检查　一般在B超或CT检查引导下进行肝脏穿刺活检,获得病理诊断,主要应用于临床上缺乏典型肝癌影像学特征的肝脏病变。该检查方法会有出血和肿瘤沿穿刺针路径种植转移的风险。

4.腹腔镜检查　临床高度怀疑患者肝癌,但经各种检查未能确诊,必要时可通过腹腔镜探查获得明确诊断。

【治疗原则】

提高肝癌长期治疗效果的关键是:早诊断、早期手术切除为主的综合治疗。

1.手术治疗

（1）部分肝切除　适用于肿瘤结节少的多发肿瘤、微小肝癌和小肝癌等,还可做根治性切除的肝癌。术前要全面评估病人的全身状况及肝功能的储备情况。小肝癌的手术切除率>75%,手术死亡率<2%,术后5年生存率在60%~70%。根治术后复发性肝癌再手术,5年生存率可达53.2%。随着医学技术的不断发展提升,在传统的开腹肝切除术的基础上,有经验的医师可开展腹腔镜肝切除术。

（2）肝移植术　适用于不宜切除的小肝癌及失代偿期肝硬化。但目前国内对肝移植的适应证存在诸多争议,且肝源供体匮乏、治疗费用昂贵,因此,其疗效有待于进一步讨论。

不能切除的肝癌,可先考虑单独或联合应用肝动脉结扎插管、肝硬化化疗栓塞(灌注)等,肿瘤缩小后部分患者可获得二期手术切除的机会。

2.非手术治疗　①放射治疗;②射频消融;③介入治疗;④全身治疗(分子靶向药物、系统化疗、免疫治疗、中医药治疗)等。

3.肝癌破裂出血的治疗　①出血较少,生命体征尚平稳,评估肿瘤不能切除者,可行非手术治疗;②对于全身状况良好、病变局限者,可行急诊肝叶切除术;③如全身状况差者,可行肝动脉结扎或采取栓塞术、射频治疗、冷冻治疗、填塞止血等方法治疗。

知识拓展

肝癌介入治疗的现状

经肝动脉化学治疗栓塞术(transcatheter arterial chemoembolization,TACE)是肝癌介入治疗最常用的方法之一。根据BCLC分期标准,TACE主要用于中期肝癌患者,特别是对不能手术切除的患者。我国是肝癌高发区,介入治疗起步于20世纪70年代。对于肝细胞癌(HCC),TACE具有控制局部肿瘤、控制患者症状、预防肿瘤发展、延长患者生存期的作用。随着微导管和导丝技术发展,除了通过导管在HCC的供血动脉内,将细胞毒性抗癌药物与碘油混合液选择性地灌注到瘤体内,再用栓塞剂阻塞肿瘤动脉的传统TACE方法外,球囊阻塞TACE、药物洗脱微球TACE(DEB-TACE)和近距离放射治疗栓塞术(TARE)等方法应用于临床,取得较好的疗效,而联合治疗能使患者的病情得到控制,提高患者生存率。根据国际标准,结合我国肝癌的实际情况,制定符合循证医学要求的介入治疗规范是未来的发展方向。

【护理】

(一)护理评估

1. 术前评估

(1)健康史　查看患者的病程记录,了解患者一般情况如年龄、性别、婚姻和职业,居住地是否肝癌高发区。既往史:询问有无其他部位的肿块和手术治疗史;有无肝炎、肝硬化等其他疾病;饮食上是否有长期进食含黄曲霉毒素的食物及亚硝酸类致癌物的接触史等;有无用(服)药史、过敏史等。家族有无肝癌和其他肿瘤患者。评估患者疼痛情况:疼痛发生的时间、部位、性质、诱因和程度,与体位是否有关,夜间或劳累时是否加重,有无牵涉痛。是否伴有消化道症状,如恶心、呕吐、嗳气、腹胀、腹泻;近期有无乏力、食欲减退等。

(2)身体状况　测量生命体征,了解患者是否有发热。评估有无肝区疼痛、上腹部肿块等。肝脏大小,肿块大小、部位,质地是否较硬,表面是否光滑。有无肝浊音界上移、黄疸、腹水等体征。有无消瘦及恶病质表现。有无肝性脑病、上消化道出血及各种感染,如肺炎、败血症和皮肤压疮等。

(3)心理社会状况　了解患者对疾病的认知程度,对拟采取疾病治疗方法及术前相关知识是否了解和掌握,患者对于手术过程及术后可能出现的并发症及预后所产生的恐惧、焦虑和心理的承受能力;了解家属对患者的关心、支持程度,家庭对手术、化疗、放疗等的经济承受能力。

(4)辅助检查　了解患者 AFP 水平、血清酶谱检查结果、肝功能损害程度,超声、CT、MRI 检查有无肝占位,肝穿刺活组织检查或腹腔镜探查结果。

2. 术后评估

(1)术中情况　了解患者麻醉方式及效果,术中病变组织切除情况,术中出血、补液、输血情况和术后诊断。

(2)身体状况　评估患者生命体征,神志是否清醒,末梢循环、呼吸状态等;检查伤口敷料是否干燥,有无渗血、渗液;检查各引流管是否通畅,引流液的颜色、量、性状等;有无并发症如出血、感染、肝性脑病、膈下积液等出现。

(3)心理社会状况　了解患者有无焦虑、恐惧;是否配合康复训练和早期活动;是否清楚出院后的继续治疗和健康指导。

(二)护理问题

1. 疼痛　与肿瘤迅速生长导致肝包膜张力增加,或手术、放射、化学治疗后的不适有关。

2. 营养失调:低于机体需要量　与食欲减退、腹泻、化学治疗引起的胃肠道不良反应及肿瘤导致的代谢异常和消耗、手术创伤有关。

3. 焦虑/恐惧　与担心疾病预后和生存期有关。

4. 潜在并发症:上消化道出血、肿瘤破裂出血、感染、肝性脑病、膈下积液等。

(三)护理目标

(1)患者疼痛减轻或缓解。

(2)患者营养状况改善。患者能主动进食富含蛋白、能量、维生素、膳食纤维等营养均衡的食物或接受营养支持治疗。

(3)患者情绪稳定,焦虑减轻。能正确面对疾病、手术和预后,积极配合治疗和护理。

(4)患者未出现并发症,或及时发现并处理并发症。

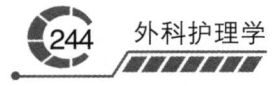

(四)护理措施

1. 术前护理

(1)改善营养状况 鼓励家属按患者饮食习惯,提供色、香、味俱全的富含蛋白、高热量、维生素和膳食纤维等易消化的食物,少量多餐;给患者创造舒适的进餐环境,刺激患者食欲。必要时提供肠内、肠外营养支持或补充蛋白等。

(2)疼痛护理 患者疼痛,遵医嘱给予止痛药或给予有效的镇痛治疗。

(3)预防出血 ①避免肝肿瘤破裂出血或食管胃底静脉曲张破裂出血,告知患者尽量避免剧烈咳嗽、用力排便等使腹压骤升的动作和进食干硬食物等,做到少量多餐;②多数肝癌合并肝硬化患者,为了防止在术中和术后出血,术前3 d给予维生素 K_1 肌内注射、补充血浆和凝血因子以改善凝血功能;③应用 H_2 受体阻断药,预防应激性溃疡出血;④密切观察腹部体征,若患者突发腹痛,伴腹膜刺激征,应高度怀疑肝肿瘤破裂出血,立即通知医师,积极配合抢救,做好术前的各项准备;⑤对不能手术的晚期患者,可采用补液、输血、止血剂应用、支持治疗等综合方法进行处理。

(4)心理护理 评估患者对拟采取的治疗方法、疾病预后及手术前、手术过程有关知识的了解和掌握程度,对手术可能导致的并发症及疾病预后所产生的焦虑、恐惧程度和心理承受能力。家属对本病及其治疗方法、预后的认知程度和心理承受能力及经济承受能力。

2. 术后护理

(1)一般护理 为了防止术后肝断面出血,术后不建议患者早期活动。术后24 h严格卧床休息,防止剧烈咳嗽和打喷嚏,引起术后出血。术后第2天,患者清醒且血压稳定,给予半卧位,鼓励其深呼吸。接受半肝以上手术切除者,间歇吸氧3~4 d。维持体液平衡,静脉输液补充水、电解质,对肝功能差伴腹水者,积极保肝治疗,严格控制水和钠的摄入量,准确记录24 h出入水量,每天观察并记录腹围变化。

(2)病情观察 密切观察并记录患者的生命体征、神志、尿量,全身皮肤黏膜有无出血点,有无发绀及黄疸等;观察患者血清学指标的变化。

(3)营养支持 禁食、胃肠减压者,给予静脉输入高渗葡萄糖、适量胰岛素以及维生素 B、维生素 C、维生素 K 等,待肠蠕动恢复后逐步给予流食、半流食以及普食。术后2周内应补充适量的白蛋白和血浆,以提高机体抵抗力。广泛肝切除后,可使用要素饮食或静脉营养支持。

(4)引流管的护理 肝叶和肝脏局部切除术后常规放置双腔引流管。①保持引流管通畅,妥善固定,避免受压、扭曲和折叠。②观察引流液的颜色、量及性状并做好记录。若引流液为血性,并且量持续性增加,考虑为腹腔内出血,及时通知医生,必要时做好术前准备工作。如引流液含有胆汁,考虑出现胆漏,立即通知医生,给以对症处理。③定期更换引流袋,更换时要严格执行无菌操作原则,要避免逆行感染。

(5)预防感染 遵医嘱合理应用抗生素。

(6)肝性脑病的预防和护理 主要发生于肝功能失代偿或濒临失代偿的原发性肝癌患者。术后加强神志的观察,患者表现出性格行为变化,如欣快感、表情淡漠等前驱症状,要立即告知医生。预防及护理措施有:①积极防治上消化道出血和感染,以消除肝性脑病的主要诱因。②肝性脑病者应限制蛋白质摄入,以减少血氨的来源。③避免大量放腹水、快速地排钾利尿,积极纠正电解质和酸碱平衡紊乱,合理应用镇静药和麻醉药。④口服甲硝唑或新霉素,可以抑制肠道细菌繁殖,有效减少氨的形成和吸收。⑤口服或静脉滴注支链氨基酸的制剂或溶液,以纠正氨基酸代谢失衡。⑥禁用肥皂水灌肠,可用生理盐水或弱酸性溶液(生理盐水100 mL加入食醋1~2 mL),使肠道 pH 保持为酸性。⑦便秘者可口服乳果糖,促使肠道内氨的排出。

(7)心理护理 让患者了解术后恢复过程,放置各种引流管的目的和重要性,鼓励患者积极配合治疗和护理工作,对术后康复很有意义。

3.肝动脉插管化疗的护理

(1)插管前护理　告知患者肝动脉插管化疗的目的、方法及注意事项。

(2)导管护理　①做好导管固定及维护。②每次导管内注药,都要严格遵守无菌操作原则,消毒导管,注入药物后,用无菌纱布包扎,防止发生导管逆行性细菌感染。③每次注药后用肝素稀释液(25 U/mL)2~3 mL 冲洗导管,防止发生导管阻塞。④治疗期间患者可出现肝区疼痛、恶心、呕吐、食欲减退,及白细胞不同程度的减少。若出现胃、胆、胰、脾动脉栓塞导致的上消化道出血及胆囊坏死等并发症时,要密切观察生命体征和腹部体征,及时通知医生进行处理。

(3)拔管后护理　协助患者取平卧位,穿刺处沙袋压迫 1 h,穿刺肢体制动 6 h。注意观察穿刺侧肢体皮肤的色泽、温度及足背动脉搏动情况,如有异常及时通知医生。

(五)健康指导

1.疾病指导　预防肝炎,避免进食霉变食物,特别是豆类;有肝硬化病史、肝癌家族史人群,特别是男性40岁以上,至少每隔6个月进行一次 AFP 检测或超声检查。

2.心理指导　帮助患者及家属消除紧张、恐惧心理,积极主动配合医生参与治疗,给予晚期患者精神上的支持和关怀,鼓励患者和家属共同面对疾病,让患者在生命最后的历程能够平静、舒适、有尊严地度过。

3.饮食指导　多吃富含热量、适量蛋白质、富含维生素和纤维素的食物。食物以清淡、易消化为宜。如有腹水、水肿,应控制水和钠盐的摄入量。

4.复诊指导　告知患者定期复查,第 1 年每 1~2 个月复查 AFP、胸部 X 射线和超声检查 1 次,以便早期发现复发或转移迹象。若患者出现水肿、体重减轻、出血倾向、黄疸和乏力等症状及时就诊。

第二节　门静脉高压患者的护理

> **病例导入**

患者,男,55岁,以"间断呕血3个月"为主诉入院。患者3个月前无诱因发生呕血,呕吐物为鲜红色液体,量约500 mL,含少量食物及血凝块。便血一次,量多,具体不详,伴头晕、黑矇、心慌、大汗、意识丧失等,当地医院给予禁食、止血、输血、保护胃黏膜、止吐、营养支持等对症治疗,治疗后症状缓解。后再发呕血一次,量约600 mL,伴乏力、头晕、黑矇、心慌、大汗,无晕厥及意识丧失,再次住院治疗,给予输血、止血、抑酸、抗感染、补液等对症支持治疗,病情好转后出院。后患者夜间再次出现呕血,呕吐物为鲜红色液体,量约1 000 mL,含少量食物及血凝块,伴乏力、腹痛,无发热、咳嗽、咳痰,无胸痛,无尿频、尿急、尿痛,尿色、尿量正常。急诊以"急性上消化道出血"收住院。患者既往"乙肝表面抗原阳性"12年余,10年前曾因"肝硬化、腹水、黑便"在某医院治疗。现口服"拉米夫定""阿德福韦酯"抗病毒治疗。体温37.5 ℃,脉率78 次/min,呼吸20 次/min,血压149/92 mmHg。患者贫血貌,睑结膜苍白。腹部CT平扫+增强结果提示:肝硬化、脾大、腹水、门静脉高压合并栓子形成、侧支循环开放。术前积极完善血液分析、凝血时间、血型、尿液分析、肝肾功能、电解质、血糖、输血前四项(乙肝、丙肝、艾滋病、梅毒)、心电图、胸片等检查。抗感染、对症治疗,择期手术。患者在全麻下行"脾切除+贲门周围血管周围离断",术毕安返病房。

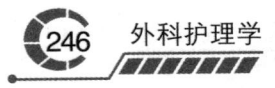

请思考：

(1)患者术前准备工作主要有哪些?

(2)患者术后主要护理工作有哪些?

门静脉高压指当门静脉血流受阻,血流淤滞引起门静脉系统压力增高,持续>24 cmH₂O,导致脾脏肿大伴脾功能亢进、食管胃底静脉曲张破裂大出血、腹水等一系列临床表现。正常门静脉压力为13～24 cmH₂O(1.27～2.35 kPa),平均为18 cmH₂O。

【病因及发病机制】

门静脉高压症按引起阻力增加的部位,将门静脉高压症分为肝前、肝内、肝后三型。

1.**肝前型**　肝外门静脉血栓形成、先天性畸形和外在压迫等。

2.**肝内型**　可分为窦前、窦后和窦型。窦前型:肝内窦前型阻塞的病因主要是血吸虫性肝硬化。血吸虫卵直接沉积在汇管区门静脉小分支内,引起这些小分支栓塞,周围呈现肉芽肿反应,致门静脉血流受阻和压力增高。在我国,肝炎后肝硬化是引起窦型和窦后阻塞型门静脉高压症的常见病因。

3.**肝后型**　Budd-Chiari 综合征、严重右心功能衰竭和缩窄性心包炎等。

【临床表现】

1.**脾肿大、脾功能亢进**　早期的门静脉高压即可有脾脏充血、肿大,程度不一,在左肋缘下可扪及,早期质软,可以活动。晚期脾内纤维组织由于增生而变硬,活动度减少,常伴有脾功能亢进,主要表现为白细胞和血小板减少。

2.**呕血和黑便**　门静脉高压症最危险的并发症是食管胃底静脉破裂出血,一次出血量可达1 000～2 000 mL,出现呕血或便血,呕血呈鲜红色,排便为柏油样黑便。

3.**腹水**　是肝功能严重受损的表现,大出血后可形成"顽固性腹水",常伴有腹胀、食欲减退和下肢水肿。

4.**其他**　可伴有肝肿大、黄疸、蜘蛛痣、腹壁静脉曲张、痔、肝掌、男性乳腺增生症、睾丸萎缩等。

【辅助检查】

1.**实验室检查**　①血常规检查:脾功能亢进时,全血细胞计数会减少,白细胞计数可降至3×10⁹/L以下,血小板计数可降至80×10⁹/L以下。②肝功能检查:常有血浆白蛋白降低而球蛋白增高,白蛋白与球蛋白比例倒置,凝血酶时间延长。肝炎后肝硬化患者血清转氨酶和血胆红素增高较血吸虫性肝硬化者明显,应行乙型肝炎病原免疫学和 AFP 检查。

2.**影像学检查**　①B超检查:可了解肝脏和脾脏的形态和大小,有无腹水及门静脉扩张。②食管钡餐 X 射线检查和内镜检查:在食管为钡剂充盈时,曲张静脉使食管黏膜呈虫蚀状改变;排空时,黏膜像则表现为蚯蚓样或串珠状负影。③腹腔动脉(静脉相)或肝静脉造影:可准确了解门静脉受阻部位及其侧支回流情况;为制定选择手术方案提供依据。

3.**内镜检查**　内镜下可见曲张静脉或血管团,即可诊断,还可用于急诊止血治疗。

4.**CT、MRI**　CT可测定肝脏体积,肝硬化时肝脏明显缩小,MRI可以准确测定门静脉血流方向及血流量。

【治疗原则】

外科治疗门静脉高压症主要是预防和控制食管静脉曲张破裂出血;解除或改善脾大伴脾功能亢进和治疗顽固性腹水。

1. 食管胃底曲张静脉破裂出血的治疗

（1）非手术治疗　①常规处理:绝对卧床休息;密切监测患者的生命体征;保持呼吸道通畅,防止呕吐物误吸引起窒息或吸入性肺炎;立即建立有效的静脉通道,给予输液、输血补充血容量（肝硬化患者宜用新鲜全血）。②药物止血:应用血管收缩剂,可使门静脉血流量减少,降低门静脉压力。常用药物有垂体后叶素、三甘氨酰赖氨酸加压素和生长抑素,急性出血控制率可达80%,与三腔双囊管压迫止血合用可达95%。③内镜治疗:经纤维内镜将硬化剂（常用鱼肝油酸钠）直接注入曲张静脉内,使之闭塞,其黏膜下组织硬化,达到止血和预防再出血目的,成功率可达80%~90%。主要并发症是食管黏膜溃疡、狭窄和穿孔。④三腔双囊管压迫止血:利用充气的气囊分别压迫胃底和食管下段的曲张静脉,达到止血目的,为紧急手术准备争取时间。⑤经颈静脉肝内门体分流术（TIPS）:经颈静脉途径在肝静脉与门静脉的主要分支间建立血流通道,并置入支架,实现门体分流。适用于食管胃底曲张静脉破裂出血经药物和硬化剂治疗无效、肝功能失代偿、不宜行急诊手术的患者,或等待肝移植的患者。

（2）手术治疗　有分流术和断流术两种手术方法（图17-1）。

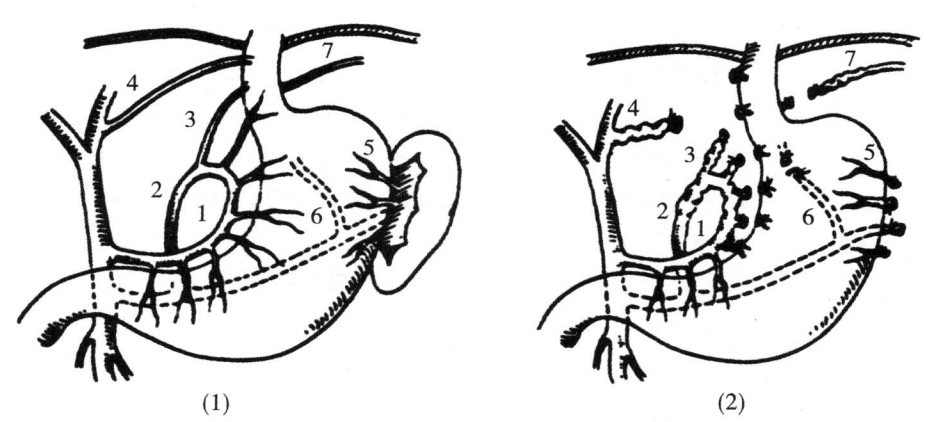

图17-1　（1）贲门周围血管局部解剖示意;（2）贲门周围血管离断术示意
1. 胃支;2. 食管支;3. 高位食管支;4. 异位高位食管支;5. 胃短静脉;6. 胃后静脉;7. 左膈下静脉。

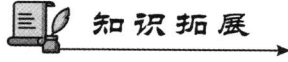

分流术和断流术

分流术是在把门静脉压力降低至恰好低于出血的阈值,从而既能有效控制食管静脉破裂出血,又能维持一定的门静脉向肝血流,以降低肝性脑病的发生率。由于传统的脾切除脾肾静脉分流术既能消除脾功能亢进,又有明显的降低门静脉压力的作用。因此,在我国肝硬化门静脉高压症的治疗中仍具有重要地位。

断流术是通过手术的方法阻断门静脉与其他静脉间的反常血流,以达到控制门静脉高压症合并食管胃底曲张静脉破裂出血的目的。临床上常用采用的术式是门静脉断流术。术后5年和10年

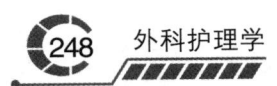

存活率分别为 91.4% 和 70.7%,5 年和 10 年再出血发生率分别为 6.2% 和 13.3%。腹腔镜下门奇静脉断流术除具有传统开腹的治疗效果外,尚可进一步减少出血和创伤,但是该手术属于风险大、技术难度高的复杂手术,不宜在短期内广泛普及。

临床上也可结合分流、断流手术特点实施联合手术,既保持一定的门静脉压力及门静脉向肝血流,又疏通门静脉系统的高血流状态,起到"断、疏、灌"作用。远期再出血发生率为 7.7%,术后肝性脑病发生率为 5.1%,显著提高患者的生活质量和长期存活率。但联合手术创伤和技术难度较大,并且对患者肝功能要求高。

2. 腹水的外科治疗　对肝硬化引起的顽固性腹水最有效的治疗方法是肝移植。其他疗法包括 TIPS 和腹腔-静脉转流术。

3. 单纯脾肿大、脾功能亢进的外科治疗　多用于晚期血吸虫病患者,因其肝功能较好,单纯脾切除效果良好。如患者同时有食管胃底静脉曲张破裂出血史,要考虑同时做切除脾和贲门周围血管离断术。

4. 肝移植　适用于终末期肝病伴有静脉曲张出血、难治性腹水、肝性脑病、肝合成功能低下等。通常采用原位肝移植和背驮式肝移植等手术方式。

【护理】

(一)护理评估

1. 健康史　查看患者的病程记录,了解患者一般情况:年龄、性别、婚姻、吸烟、饮酒史等。询问患者既往史:有无慢性肝炎、血吸虫病,有无黄疸、腹水、肝性脑病、溃疡病、食管异物病史,是否容易发生感染,有无血液病、黏膜及皮下出血、贫血等脾功能亢进表现。评估患者是否存在发病的诱因:是否进食粗硬、刺激性食物,是否有腹腔内压力骤升的因素,如剧烈咳嗽、打喷嚏、呕吐或用力排便等,是否服用激素或非甾体抗炎药。

2. 身体状况　全身表现:测量生命体征、意识、面色、肢端皮肤温度、弹性、色泽、尿量变化;有无呕血和黑便,出血的急缓,呕吐物及排泄物的颜色、性状和量;有无失血性休克表现;有无肝性脑病先兆症状,有无黄疸、肝掌、蜘蛛痣及皮下出血点,下肢有无水肿等;有无脾功能亢进的表现,如黏膜及皮下出血、贫血和易感染。局部表现:有无腹部膨隆、腹壁静脉曲张;肝、脾大小和质地;有无腹水,腹围大小,有无移动性浊音等。

3. 心理社会状况　评估患者是否因长期、反复发病,工作和生活受到影响而感到焦虑、恐惧;患者及家属对了解门静脉高压的诊疗、预防再出血知识的了解程度;家属能否给予患者心理和经济上的支持。

4. 辅助检查　查看血常规、肝功能等检查结果,了解脾功能亢进及程度;通过胃镜、X 射线钡餐和腹部 CT 等检查结果,判断食管胃底静脉曲张程度及出血部位。

(二)护理问题

1. 体液不足　与上消化道大量出血有关。

2. 体液过多(腹水)　与肝功能损害导致低蛋白血症、血浆胶体渗透压降低及醛固酮分泌增加等有关。

3. 营养失调:低于机体需要量　与肝功能损害、营养摄入不足、消化道吸收障碍有关。

4. 潜在并发症: 上消化道大出血、术后出血、肝性脑病、静脉血栓形成。

5. 知识缺乏　缺乏预防上消化道出血、肝脏疾病的相关知识。

（三）护理目标

（1）患者体液不足能及时得到纠正。

（2）患者腹水经治疗后消退，体液平衡得到维持。

（3）患者营养得到及时补充，肝功能及全身营养状况得到改善。

（4）患者未出现上消化道大出血、肝性脑病、术后出血、静脉血栓等并发症，或得到有效治疗及护理。

（5）患者了解预防上消化道出血、肝脏疾病的有关知识。

（四）护理措施

1. 非手术治疗护理措施

（1）一般护理　①绝对卧床休息：迅速将患者安置于急救室，给予吸氧，头偏向一侧防止误吸；②保持呼吸道通畅：及时清理血迹和呕吐物，做好口腔护理。

（2）病情观察　严密观察生命体征，监测CVP，做好24 h出入水量记录，检测有无水、电解质、酸碱平衡紊乱。

（3）维持体液平衡　迅速建立有效静脉通路，输液、输血、恢复血容量，预防肝性脑病，宜输新鲜血液。

（4）止血　①药物止血：遵医嘱应用止血药；②局部灌洗：用冰盐水或冰盐水加血管收缩药，如去甲肾上腺素，胃内灌洗；③应用三腔双囊管压迫止血。

（5）应用三腔双囊管压迫止血的护理

1）准备　向患者与家属解释三腔双囊管放置的目的是止血，放置方法和注意事项，取得患者的配合；分别向食管气囊和胃气囊注入150 mL和200 mL空气检查，是否膨胀均匀，气囊是否完好无漏气。

2）插入方法　管壁用液体石蜡油充分润滑，经患者一侧鼻孔或口腔轻柔插入，边插边嘱患者做吞咽动作，插入深度为50～60 cm，用注射器从胃管内抽取到胃液后，向胃内注入150～200 mL空气，用止血钳夹闭管口，将三腔双囊管向外提拉，感到不再被拉出并轻度弹力时，利用滑车装置在管端悬以0.25～0.50 kg重物做牵引压迫。然后抽取胃液观察止血效果，若仍有出血，再向食管气囊注入100～150 mL空气以压迫食管下段。置管后，胃管接胃肠减压器或用生理盐水反复灌洗，观察胃部内有无新鲜血液吸出。

3）置管后护理　患者取半卧位或头偏向一侧（图17-2），及时清除口腔、鼻咽腔分泌物，防止吸入性肺炎；保持鼻腔黏膜湿润，观察调整牵引绳松紧度，防止鼻黏膜或口腔黏膜长期受压发生糜烂、坏死；三腔双囊管压迫期间应每12 h放气10～20 min，使胃黏膜局部血液循环暂时恢复，避免黏膜长期受压而糜烂、坏死；观察记录胃肠减压引流液的量、颜色，判断出血是否停止，以决定是否需要紧急手术；若气囊压迫48 h后，胃管内仍有新鲜血液抽出，表明压迫止血无效，应紧急手术止血；床旁备剪刀，若气囊上移阻塞呼吸道，可引起呼吸困难甚至窒息，应立即剪断该管；放置时间不宜超过3～5 d，以免食管、胃底黏膜长时间受压迫而发生溃疡、坏死、食管破裂；气囊压迫24 h如出血停止，可先抽空食管气囊，再抽空胃气囊，继续观察12～24 h，若确认无出血，让患者口服液体石蜡30～50 mL，缓慢拔出三腔双囊管；若再次出血，可继续行三腔双囊管压迫止血或手术处理。

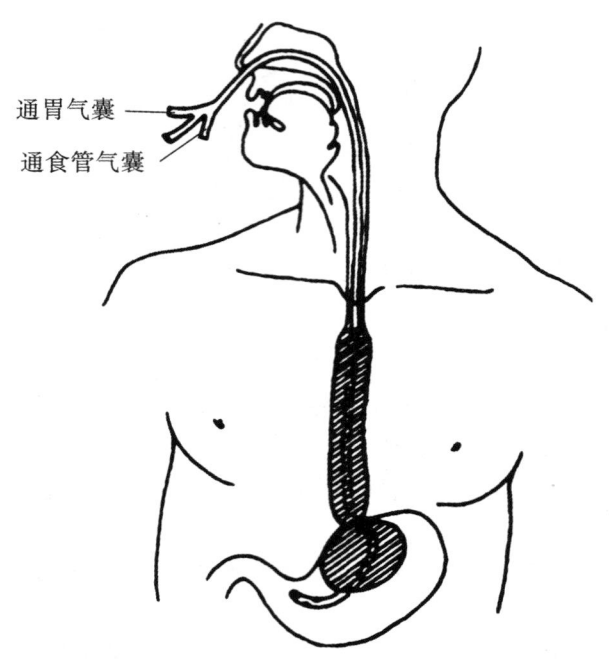

通胃气囊

通食管气囊

图 17-2　三腔双囊管压迫止血法

（6）预防肝性脑病　为减少肠道细菌数量,避免胃肠道残血被分解产生氨,诱发肝性脑病,可服用新霉素或链霉素等肠道非吸收抗生素、用缓泻剂或生理盐水灌肠刺激排泄。

（7）心理护理　护士要关心、安抚患者,减轻患者恐惧、焦虑情绪。检查及护理前要耐心告知,取得患者和家属的理解和积极配合。

2.手术治疗护理措施

（1）术前准备　常规护理措施,术前 2～3 d 口服肠道不吸收的抗生素,以预防术后肝性脑病;术前 1 d 晚用中性或弱酸性液体进行清洁灌肠;脾-肾静脉分流术前应明确肾功能是否正常;术前 1 周应用维生素 K;纠正低蛋白血症等。

（2）术后护理

1）一般护理　①体位与活动:分流术后 48 h 内,患者取平卧位或 15° 低坡卧位,2～3 d 后改为半卧位;避免过多活动,翻身时动作要轻柔;手术后不宜过早下床活动,一般需卧床 1 周,以防血管吻合口破裂出血。②饮食:指导患者从流食开始逐步过渡到正常饮食,保证热量供给。分流术后患者应限制蛋白质和肉类摄入,忌食粗糙和过热食物,禁烟酒。

2）病情观察　密切观察患者神志,严密监测患者生命体征等变化。

3）引流管的护理　观察胃肠减压和腹腔引流管的性状与量,若引流出新鲜血液量较多,考虑是否发生出血;若腹腔引流量较多且澄清应考虑低蛋白血症。

4）保护肝脏　术后给予吸氧,保肝治疗,禁用或慎用对肝脏有损害的药物,如吗啡、巴比妥类、盐酸氯丙嗪等。

5）并发症的观察和预防　①肝性脑病:分流术后部分门静脉血未经肝脏解毒直接进入体循环,同时肝脏功能受损,解毒功能下降,使血氨含量升高,术后易诱发肝性脑病。如果患者出现神志淡漠、嗜睡、谵妄,应立即通知医师;遵医嘱测定血氨浓度,应用谷氨酸制剂降低血氨水平并且限制蛋白质的摄入,减少血氨的产生;给以导泻、弱酸性溶液灌肠减少氨的吸收。②静脉血栓形成:脾切除后血小板迅速增高,有诱发静脉血栓形成的危险;术后勿用维生素 K 和其他止血药物,以防促使血栓形成。术后 2 周内每日或隔日复查 1 次血小板,若血小板超过 $600 \times 10^9/L$ 应立即通知医生,协助抗凝治疗。注意应用抗凝药物前后凝血时间变化。

（3）心理护理　解释手术治疗的必要性和重要性,消除患者及家属的思想顾虑,以取得配合。解释术后卧床 1 周的目的,安放各种引流管的意义,以及积极配合治疗和护理对康复的重要性。

（五）健康指导

1. 病情观察指导　指导患者观察有无黑便,皮肤、牙龈等出血征兆。

2. 休息与活动　合理休息与适当活动,避免过度劳累,一旦出现头晕、心慌和出汗等不适,立即卧床休息。

3. 饮食指导　禁烟、酒,少喝咖啡和浓茶;避免进食粗糙、干硬、带刺、油炸及辛辣食物。食物不宜过热,以免损伤食管黏膜而诱发上消化道出血。

4. 防止腹压升高　如剧烈咳嗽、打喷嚏、便秘、用力排便等,以免引起腹内压升高诱发胃底曲张静脉破裂出血。

练习题

1. 肝癌患者的首发症状是(　　)

A. 消瘦　　　　　　　　　　　　　　B. 恶心、呕吐

C. 肝区疼痛　　　　　　　　　　　　D. 黄疸

E. 贫血

2. 患者,男,40 岁。乙肝病史 20 年,实验室检查:甲胎蛋白 700 μg/L。最可能的诊断是(　　)

A. 急性肝炎　　　　　　　　　　　　B. 原发性肝癌

C. 肝硬化合并门静脉高压　　　　　　D. 阿米巴性肝脓肿

E. 细菌性肝脓肿

3. 患者,女,45 岁。因肝癌行肝叶切除术。手术后第 2 天,体温 37.9 ℃。患者不宜过早下床活动的主要原因是(　　)

A. 防止肝脓肿　　　　　　　　　　　B. 防止肝断面出血

C. 有利于患者恢复体力　　　　　　　D. 有利于患者伤口愈合

E. 防止肝性脑病

4. 最易引起原发性肝癌的疾病是(　　)

A. 脂肪肝　　　　　　　　　　　　　B. 血吸虫性肝硬化

C. 肝炎后肝硬化　　　　　　　　　　D. 肝血管瘤

E. 肝内胆管结石

5. 严重肝脏疾病患者手术前,最需要补充的维生素是(　　)

A. 维生素 A　　　　　　　　　　　　B. 维生素 B

C. 维生素 C　　　　　　　　　　　　D. 维生素 K

E. 维生素 E

6. 肝硬化合并上消化道大出血,经止血后常并发(　　)

A. 癌变　　　　　　　　　　　　　　B. 窒息

C. 肝性脑病　　　　　　　　　　　　D. 感染

E. 黄疸

7. 门静脉高压患者出血的特点是(　　)

A. 以呕血为主,可自行停止

B. 以便血为主,可自行停止

C. 有呕血、便血,可自行停止

D. 有呕血、便血,不能自行停止

E. 出血量小,可自行停止

8. 以下关于肝硬化门脉高压患者的临床表现,错误的叙述是( )

A. 早期可出现脾大,脾功能亢进

B. 全身无出血倾向

C. 可出现黄疸、蜘蛛痣、腹壁静脉曲张等

D. 腹部膨隆,可叩出腹部移动性浊音

E. 门静脉血液阻力增加是门脉高压的始动因素

9. 患者,男,50岁。因严重肝硬化伴门静脉高压症进行脾肾分流术。出院时进行预防上消化道出血的健康指导,最重要的是( )

A. 继续卧床休息

B. 低蛋白低脂饮食

C. 选择细软、不烫食物

D. 服用护肝药物

E. 应用维生素 K

10. 肝硬化合并上消化道出血最主要的原因是( )

A. 缺乏维生素 K

B. 急性胃黏膜糜烂

C. 血小板减少

D. 食管胃底静脉曲张破裂

E. 反流性食管炎

(段彦霞)

参考答案

第十八章　胆道疾病患者的护理

学习目标

1. 掌握:胆道疾病患者的护理措施。
2. 熟悉:胆道疾病的病因、预防措施、治疗方法及护理问题。
3. 了解:胆道疾病的辅助检查和护理评估方法。
4. 学会并能运用胆道疾病的护理知识和技能对患者实施整体护理。
5. 具有同理心和强烈的责任心,能理解、尊重、关心患者。

第一节　胆道疾病的特殊检查及护理

病例导入

患者,女,50岁,以"右上腹疼痛8 h"为主诉入院。患者8 h前无明显诱因出现右上腹疼痛,疼痛程度一般,呈持续性,无放射性痛;无恶心、呕吐,无发热、寒战。急诊上腹部CT平扫示:慢性胆囊炎伴结石。对症处理后好转,自行离院。1 h前症状加重,伴恶心、呕吐。患者神志清,精神差,未进食,大小便正常。查体:腹部平坦,无腹壁静脉曲张。腹部柔软,有压痛,无反跳痛。腹部无包块,无移动性浊音。Murphy氏征阳性。在全麻下行"腹腔镜下胆囊切除术"。

请思考:

(1)胆道疾病常见的检查有哪些?

(2)如何对胆道检查的患者进行健康指导?

一、超声检查

(一)腹部超声

B超检查是一种安全、快速、简便、经济的检查方法,能检出直径在2 mm以上的结石,是诊断胆道疾病的首选方法。开腹手术和腹腔镜手术的术中也可用到超声检查。肝外胆管结石诊断准确率为80%左右,肝内胆管结石诊断准确率高。B超检查可以辅助判断胆道梗阻部位及原因;了解肝内、外胆管及胆囊病变部位和大小;引导肝胆管穿刺、引流、取石。腹部超声多用于胆道结石、胆囊炎、胆道肿瘤、胆道蛔虫、先天性胆道畸形等胆道疾病的诊断。检查前3 d禁食牛奶、豆制品、糖类等易发酵产气的食物;检查前1 d晚餐须进清淡饮食,常规禁食8 h以上。

(二)超声内镜

超声内镜是直视性的腔内超声技术,同时可进行电子内镜和超声检查,提供肝外胆道和周围结构的高分辨率图像。超声内镜能够辅助判断胆道梗阻部位及原因,并了解胆总管病变部位和大小。多用于诊断胆道结石、胆道肿瘤、胆泥淤积等胆道疾病。检查前需禁食4~6 h,取左侧屈膝卧位,嘱患者深吸气咬紧牙垫,保持头放低稍向后仰,利于插镜和分泌物流出,防止误吸或窒息。观察患者的呼吸及面色,必要时监测心率、心律和血氧饱和度。

二、胆道镜检查

胆道镜检查可协助诊断和治疗胆道疾病,是一种常规诊疗方法。可用于了解胆道有无肿瘤、狭窄畸形和蛔虫等,可在胆道镜直视下取活检行病理检查。目前高分辨率的胆道镜广泛应于腹腔镜手术中,避免了开腹胆道探查和括约肌切开术的手术风险。还可通过胆囊的胆道镜取石,避免了行胆道外引流术。

(一)术中胆道镜

采用纤维胆道镜或硬质胆道镜经胆囊管或胆总管切开进行检查。可用于处理胆道结石,评估胆管内肿瘤范围。对于疑有胆管内结石残留、胆总管下段及肝内胆管主要分支开口狭窄的患者可以应用术中胆道镜辅助诊疗。

(二)术后胆道镜

纤维胆道镜经T管窦道或皮下空肠袢插入进行检查和治疗,还可经胆道镜采用特质器械行内镜下十二指肠乳头括约肌切开术。术后胆道镜能够辅助判断胆道内有无残余结石或胆管狭窄,可进行冲洗、止血、灌注抗生素、取石、取虫等治疗。

1.适应证 胆道术后残余结石、狭窄、出血,胆道蛔虫,胆道冲洗或灌注药物。

2.禁忌证 胆道感染、有出血倾向、严重心功能不全者。

三、经皮肝穿刺胆管造影

经皮肝穿刺胆管造影(PTC)是在X射线或B超监视下,经皮穿入肝内胆管后,然后将造影剂直接注入胆道从而使肝内、外胆管显影。可显示肝内外胆管病变部位、范围、程度和性质等,有助于胆道疾病的诊断和鉴别诊断。本法可能发生胆汁漏、出血、胆道感染等并发症,术前应检查凝血功能及注射维生素K 2~3 d,特别是对于有感染者及时应用抗感染类药物。做好剖腹探查的准备,及时处理胆汁性腹膜炎、出血等紧急并发症。另外,可通过造影管行胆管引流(PTCD)或放置胆管内支架用于治疗。

四、内镜逆行胰胆管造影

内镜逆行胰胆管造影(ERCP)是纤维十二指肠镜直视下通过十二指肠乳头将导管插入胆管和(或)胰管内进行造影。可直接观察十二指肠及乳头部的情况和病变,取材活检;收集十二指肠液胆汁、胰液。造影可显示胆道系统和胰腺导管的解剖和病变。同时可行鼻胆管引流治疗胆道感染,行Oddi括约肌切开胆总管下端结石取石及胆道蛔虫病取虫等治疗。ERCP可诱发急性胰腺炎和胆管感染。

1.适应证 胆道疾病伴黄疸;疑为胆源性胰腺炎、胆胰或壶腹部肿瘤;先天性胆胰异常;经内镜可治疗的胆管及胰腺疾病。

2.禁忌证 急性胰腺炎、严重胆道感染、碘过敏者,严重的心、肺、肾功能不全者禁忌做此项检查。

3.护理 ①检查前注意事项:检查前15~20 min注射地西泮5~10 mg、山莨菪碱10 mg及哌替啶50 mg,基本同其他内镜检查前的准备。②检查中注意事项:插内镜时指导患者深呼吸并放松,若造影过程中发现患者出现呼吸抑制、血压下降、呛咳、躁动、呕吐等特殊情况,应及时终止操作,并做相应处理。③检查后注意事项:造影后2 h方可进食低脂、半流质饮食。由于该检查可诱发急性胰腺炎和胆管炎等,故造影后3 h内及次日晨各检测血清淀粉酶一次,并观察患者的体温和腹部情况,发现异常及时处理。遵医嘱预防性应用抗生素。

五、CT、MRI或磁共振胆胰管造影

CT、MRI或磁共振胆胰管造影(MRCP)具有成像无重叠、对比分辨力高的特点。能清楚显示肝内外胆管扩张的范围和程度,结石的分布,肿瘤的部位、大小,胆管梗阻的水平,以及胆囊病变等。CT及MRI检查安全、准确且无损伤。

六、术中及术后胆管造影

胆道手术时可经胆囊管插管、胆总管穿刺或置管行胆道造影,了解有无胆管狭窄、结石残留及胆总管下端通畅情况,有助于确定手术方式。凡行胆总管T管引流或其他胆管置管引流者,拔管前应常规经T管或置管行胆道造影。

七、其他

其他的放射学检查包括腹部X射线平片,口服法胆囊造影、静脉法胆道造影、低张十二指肠造影等。这些方法由于阳性率低、对疾病判断作用有限、影像不够清晰等原因,逐步被更现代化的检查手段代替,临床上已较少应用。

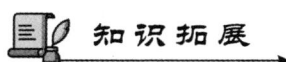 **知识拓展**

什么是ERCP?

ERCP即内镜逆行胰胆管造影,是指在内镜下经十二指肠乳头插管注入照影剂,从而逆行显示胰胆管的造影技术。在ERCP的基础上,可以进行十二指肠乳头括约肌切开术、内镜下鼻胆汁引流术、内镜下胆汁内引流术、胆道结石碎石取石术等一系列介入治疗,不用开刀、创伤小、住院时间短,深受患者欢迎。包括诊断性ERCP和治疗性ERCP,前者是指ERCP的诊断作用;后者是指以治疗为目的的ERCP。

第二节　胆道感染患者的护理

患者,男,48 岁,以"腹痛 6 d,加重 1 d"为主诉入院。患者 6 d 前进食后出现右上腹疼痛不适,呈持续性钝痛,阵发性加重,伴腰背部放射痛。后出现皮肤、巩膜黄染,间断性右上腹疼痛加重,腹胀。彩超示:胆囊体积增大,胆囊壁毛糙,考虑"胆囊炎",给予药物治疗。1 d 前早餐后全右腹疼痛明显加重。门诊查血常规示:WBC $19.8×10^9$/L;腹部 CT 示"胆囊炎,胆囊结石"。半天前出现发热、腹泻,体温最高 38.5 ℃,腹泻 3 次,黑色大便,不成形。门诊以"急性化脓性胆管炎、急性胆囊炎伴胆囊结石"收住院。患者右上腹疼痛难忍,右上腹压痛明显,腹肌紧张,反跳痛存在,Murphy 氏征阳性。入院后复查血常规示:WBC $31.5×10^9$/L,给予抗感染治疗。在静吸复合全麻下行"经腹腔镜胆总管探查 T 管引流+取石冲洗+腹腔镜胆囊切除、经胆道镜取石术"。

请思考:

(1)患者术后护理措施有哪些?

(2)如何对患者进行出院健康指导?

胆道感染是指胆囊壁和(或)胆管壁受到细菌的侵袭而发生的炎症反应。按发病部位分为胆囊类和胆管炎。胆道感染和胆石症互为因果关系,胆道感染反复发作是胆道结石形成的重要致病因素。胆石症可导致胆道梗阻,引发胆汁淤滞、细菌繁殖,从而造成胆道感染。

【病因及发病机制】

1. **急性胆囊炎**　是胆囊管梗阻和细菌感染引起的急性胆囊炎症。

(1)**胆囊管梗阻**　梗阻多因结石引起。当胆囊管突然梗阻,存留在胆囊内的胆汁排出受阻、淤积、浓缩致胆囊黏膜损伤,引起急性炎症改变;结石嵌顿也可直接损伤黏膜引起炎症反应。当胆囊内已有细菌存在时,会加快胆囊的炎症进程。

(2)**细菌感染**　细菌主要通过胆道逆行进入胆囊,也可经血液循环或淋巴途径进入,在胆汁流出不畅时引起感染。主要致病菌是革兰氏阴性杆菌,常合并厌氧菌感染。

2. **慢性胆囊炎**　是胆囊持续的、反复发作的炎症过程。慢性胆囊炎多伴有胆囊结石。

3. **急性梗阻性化脓性胆管炎**(acute obstructive suppurative cholangitis, AOSC)　又称急性重症胆管炎,是胆道梗阻及细菌感染所致。最常见的梗阻原因是肝内外胆管结石,其次是蛔虫和胆管狭窄。细菌感染的途径为经十二指肠逆行进入胆道或经门静脉系统进入胆道。

【临床表现】

1. **急性胆囊炎**

(1)**胆绞痛**　典型的表现为阵发性右上腹剧烈绞痛,常向右肩背部放射。

(2)**其他症状**　常伴恶心、呕吐、腹胀、腹部不适等消化道症状。如胆囊积脓、坏疽、穿孔,常表现为畏寒、发热。

(3)**体征**　右上腹部有不同程度、范围的压痛和肌紧张,Murphy 征阳性。若胆囊穿孔,则出现急性弥漫性腹膜炎症状和体征。

2. 慢性胆囊炎　临床表现常不典型,多数患者曾有胆绞痛病史。

3. 急性梗阻性化脓性胆管炎　患者多有胆道疾病史或胆道手术史。该病起病急,进展快。临床表现除具有一般胆道感染的查科(Charcot)三联征(腹痛、寒战高热、黄疸)外,还可出现休克、中枢神经系统抑制的表现,称雷诺(Reynolds)五联征。

【辅助检查】

1. 急性胆囊炎

(1)实验室检查　白细胞计数及中性粒细胞比例升高。部分患者可有血清转氨酶、碱性磷酸酶、血清胆红素增高。

(2)影像学检查　B超检查显示胆囊增大,胆囊壁增厚,大部分可探及囊内有结石光团。CT检查、MRI检查可协助诊断。

2. 慢性胆囊炎　B超显示胆囊壁增厚,胆囊缩小、萎缩,排空功能减退,常伴有结石。

3. 急性梗阻性化脓性胆管炎

(1)实验室检查　白细胞计数、中性粒细胞比例明显升高。肝功能出现不同程度损害,凝血酶原时间延长。

(2)影像学检查　B超检查显示肝和胆囊增大,肝内、外胆管扩张,胆管内有结石光团。CT检查、内镜逆行胰胆管造影(ERCP)可协助诊断。

【治疗原则】

1. 急性胆囊炎

(1)非手术治疗　包括禁食、胃肠减压、解痉止痛,纠正水、电解质及酸碱代谢失衡,应用抗生素控制感染及全身支持。

(2)手术治疗　急性胆囊炎的主要治疗措施为手术。手术方式为胆囊切除术,目前首选腹腔镜胆囊切除术(LC)。对于一般情况差、手术操作复杂,尤其是老年体弱患者,可先行经皮经肝胆囊穿刺术,待患者情况好转后再行二期手术切除胆囊。

2. 慢性胆囊炎　临床症状明显,并伴有胆囊结石者应行胆囊切除术。

3. 急性梗阻性化脓性胆管炎　需要紧急手术解除胆道梗阻,降低胆道压力。首要目的在于抢救患者生命,手术力求简单有效。常采用胆总管切开减压、取石、T形管引流、胆管减压引流。

【护理】

(一)护理评估

1. 健康史　了解患者的年龄、性别、职业、居住及饮食习惯;既往有无类似病史;治疗及检查情况。

2. 身体状况　测量生命体征,了解患者是否有寒战、发热等全身表现;检查患者是否有右上腹绞痛,疼痛是否向右肩背部放射。

3. 心理社会状况　了解患者因腹痛对学习、工作和生活产生的影响;评估患者对疾病的起因、发展、治疗及护理的了解程度;了解患者有无因疾病而产生恐惧和焦虑。

4. 辅助检查　了解各项辅助检查结果。

(二)护理问题

1. 疼痛　与胆囊或胆管收缩及感染、结石嵌顿有关。

2. **体液不足**　与禁食、呕吐、胃肠减压等有关。

3. **体温过高**　与胆道系统感染有关。

4. **营养失调**　与呕吐、进食减少或禁食、应激消耗等有关。

5. **潜在并发症**：胆囊穿孔、胆道出血、胆瘘等。

（三）护理目标

（1）患者疼痛缓解或减轻。

（2）患者体液得到及时补充，血容量得到恢复。

（3）患者胆道感染得到控制，体温恢复正常。

（4）患者营养状况得到改善或维持。

（5）患者未发生胆囊穿孔、胆道出血、胆瘘等，或发生后得到及时发现、及时处理。

（四）护理措施

1. **病情观察**　观察神志、生命体征的变化；观察尿量的变化；观察腹部症状及体征变化。若出现寒战、高热、腹痛加重、腹痛范围扩大、血压下降、意识障碍等，应及时报告医师，并配合抢救及治疗。

2. **缓解疼痛**　嘱患者卧床休息，取舒适的体位，指导患者进行有节律的深呼吸，以达到放松和减轻疼痛的目的。对诊断明确且疼痛剧烈者，常用盐酸哌替啶 50 mg、阿托品 0.5 mg 肌内注射给予解痉、镇静和止痛。但注意不要应用吗啡镇痛，因为应用吗啡会造成 Oddi 括约肌收缩，增加胆管压力加重病情。

3. **维持体液平衡**　严密监测生命体征及循环状况，如血压、脉搏、每小时尿量，准确记录 24 h 出入水量。有休克者，应迅速建立静脉通路，快速补液，恢复血容量，必要时应用血管活性药物，以改善和保证组织器官的血流灌注。根据病情、中心静脉压及每小时尿量等，遵医嘱补液，合理安排输液顺序和速度，维持水、电解质及酸碱平衡。

4. **降低体温**　根据患者体温升高的程度，采用温水擦浴、冰敷等物理降温或药物降温。遵医嘱应用抗生素控制感染，使体温恢复正常。

5. **维持营养状态**　病情轻者可给予清淡饮食。病情严重需要禁食和胃肠减压者，可经肠外营养途径补充，维持良好的营养状态。

6. **术后护理**

（1）**病情观察**　观察生命体征、腹部体征及引流情况，有黄疸的患者注意观察大便颜色并监测血清胆红素变化。

（2）**饮食护理**　术后禁食，待胃肠功能恢复、出现肛门排气、无腹痛腹胀不适，可由流质饮食逐步过渡到正常饮食。食物应清淡易消化、低脂，忌油腻食物。

（3）**T 形引流管护理**　主要目的：引流胆汁；引流残余结石；支撑胆道。

1）**妥善固定**　术后除用缝线将 T 形管固定于腹壁外，还应用胶布将其固定于腹壁皮肤，末端连接引流袋。但不可固定于床缘，以防因翻身、活动、搬动时牵拉而脱出。对躁动不安的患者应有专人守护或适当加以约束，避免将 T 形管拔出。

2）**保持有效引流**　改变体位时应特别注意，引流管不可高于腹部切口平面，以防胆汁逆流引起感染。引流袋的位置也不可过低，以免使胆汁流出过量，影响脂肪的消化和吸收。T 形管不可受压、折叠、扭曲，应经常挤捏管道，保持引流通畅。若术后 1 周内发现阻塞，可用细硅胶管插入管内行负压吸引。一周后，可用生理盐水加庆大霉素 8 万 U 低压冲洗。

3）**观察并记录**　及时、准确地记录引流液的色、质、量。术后 24 h 内引流量为 300～500 mL，恢复饮食后，可逐渐增加至每日 600～700 mL，以后逐渐减少至每日 200 mL 左右。术后 1～2 d 胆汁呈混浊的淡黄色,以后逐渐加深、清亮,呈黄色。若胆汁突然减少甚至无胆汁流出,则可能管道有受压、扭曲、折叠、阻塞或脱出,应立即检查。若引流量多,提示胆道下端有梗阻的可能。

4)预防感染　严格无菌操作,定期冲洗,定期更换无菌引流袋,引流管周围皮肤以无菌纱布覆盖,防止胆汁侵蚀皮肤引起红肿、糜烂。行 T 形管造影后,应立即接好引流管进行引流,以减少继发感染。

5)拔管　T 形管一般放置 2 周左右。拔除前要充足的准备,判断患者是否符合拔管的标准。患者黄疸消退,无腹痛、发热,大便颜色正常;胆汁引流量逐渐减少,颜色呈透明深绿色,无脓液、结石,无沉渣、絮状物;便可考虑拔管。拔管前夹管 1~2 d,如无不适,可在 X 射线下行经 T 形管行胆道造影,造影后开放引流管 24 h 以上,待造影剂完全排出后即可给予拔管。拔除后的窦口用凡士林纱布填塞,1~2 d 可自行闭合。如果造影时发现有结石残留,则需继续保留 T 管 6 周以上,再做下一步处理。

(4)并发症的处理及护理　术后并发症有出血和胆瘘等。术后早期出血多由于凝血机制障碍、术中止血不彻底或结扎线脱落所致。若出血量大,或出现休克征象,应立即与医师联系,并配合进行抢救。胆瘘由于胆管损伤、胆总管下端梗阻、T 形管脱出所致。注意观察腹腔引流情况及有无胆汁性腹膜炎。若术后腹腔引流管引流出胆汁或出现发热、腹痛、黄疸等症状,应疑有胆瘘,立即与医师联系并协助处理。

(5)心理护理　根据患者文化层次和疾病情况的不同,告知各种治疗的必要性、目的及配合方法,告知术后可能出现的不适及干预措施,在进行各种治疗、护理的操作前后和操作过程中与患者进行有效的沟通。让患者知情明白,心中有数。

(五)健康指导

(1)合理安排作息时间,劳逸结合。

(2)禁忌暴饮暴食,宜少量多餐。告知患者胆囊切除术后出现消化不良、脂肪性腹泻的原因,解除其焦虑情绪。如果出现黄疸、陶土样大便应及时就诊。

(3)定期复查。行胆囊造口术的患者,遵医嘱服用消炎利胆药物,按时复查,以确定是否行胆囊切除手术。出现腹痛、发热、黄疸等症状及时就诊。

(4)做好带 T 形管出院患者的护理指导。

第三节　胆石症患者的护理

病例导入

患者,女,73 岁。以"阵发性上腹部疼痛 2 个月余,加重 7 d"为主诉入院。2 个月前患者无明显诱因出现上腹部疼痛不适,呈阵发性发作,无恶心、呕吐、寒战、发热、腹胀、腹泻、皮肤黄染、肩背部放射痛等症状。当地医院行 CT 检查提示:脂肪肝、胆囊多发结石。给予口服熊去氧胆酸胶囊治疗,症状稍缓解。7 d 前患者感症状较前加重,伴皮肤黄染,当地医院行抗感染、补液等保守治疗,效果欠佳。为求进一步治疗入院。自发病以来,患者神志清,精神差,饮食差,大便少,小便黄,睡眠欠佳,体重无明显减轻。体格检查:体温 36.7 ℃,脉搏 111 次/min,呼吸 22 次/min,血压 134/51 mmHg。腹部膨隆,右上腹肋缘下及剑突下压痛明显,Murphy 氏征阳性。患者在静吸复合全麻下"行腹腔镜下胆囊切除术"。

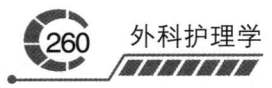

请思考：

（1）患者术前准备工作有哪些？

（2）患者术后护理措施有哪些？

胆石症指发生在胆囊和胆管的结石，是胆道系统的常见病、多发病。胆结石按化学成分可分为胆固醇结石、胆色素结石和混合性结石。胆固醇结石高于胆色素结石，胆结石主要见于成人，女性发病率高于男性。胆固醇结石约占50%，多发生在胆囊，X射线检查多不显影。胆色素结石约占37%，多发生于胆管内，X射线检查常不显影。混合性结石约占6%，X射线检查常可显影。按结石所在部位分类，可分为胆囊结石、肝外胆管结石、肝内胆管结石。

【病因及发病机制】

1.**胆道感染**　胆汁内的大肠埃希菌产生β-葡萄糖醛酸酶，将结合胆红素水解为非结合胆红素，与钙结合形成胆红素钙，促发胆色素结石形成。另外虫卵、细菌、炎症坏死组织也可形成结石。胆道感染常导致Oddi括约肌痉挛，胆道梗阻，胆汁淤积、浓缩、沉淀，形成结石。

2.**代谢异常**　代谢异常使胆固醇浓度升高或胆盐、卵磷脂浓度下降，三者比例失调，胆固醇则呈过饱和，从而形成结石。

【临床表现】

1.**胆囊结石**　单纯性胆囊结石，无梗阻和感染时，常无临床症状或仅有轻微的消化系统症状。当结石嵌顿时，可出现下列症状和体征。

（1）**胆绞痛**　是胆囊结石的典型症状，表现为突发性右上腹阵发性疼痛，或持续性疼痛阵发性加剧，常向右肩背部放射。常于饱餐、进油腻食物后胆囊收缩，或在睡眠改变体位时致结石移位并嵌顿于胆囊颈部，使胆汁排出受阻，胆囊强烈痉挛所致。

（2）**消化道症状**　常伴恶心、呕吐、食欲缺乏、腹胀、腹部不适等非特异性消化道症状。

（3）**腹部体征**　有时可在右上腹触及肿大的胆囊。可有右上腹部压痛，若合并感染，右上腹可有明显的压痛、肌紧张或反跳痛。

（4）**黄疸**　胆囊内较大的结石持续嵌顿和压迫胆囊壶腹部和颈部，可引起肝总管狭窄或胆囊胆管瘘，临床特点是反复发作的胆囊炎、胆管炎和明显的梗阻性黄疸。多见于米里齐（Mirizzi）综合征患者，Mirizzi综合征是特殊类型的胆囊结石。

（5）**胆囊积液**　胆囊结石长期嵌顿使胆囊管完全梗阻但未合并感染时，胆汁中的胆红素被胆囊黏膜吸收，胆囊黏膜分泌的黏液积存在胆囊内，而致胆囊积液。积液呈无色透明，称为"白胆汁"。

2.**肝外胆管结石**　肝外胆管结石分为原发性和继发性，前者是在胆管内形成，后者是胆囊结石排入并停留在胆管内。当结石阻塞胆管并继发感染时可出现典型的Charcot三联征，即腹痛、寒战、高热、黄疸。

（1）**腹痛**　位于剑突下或上腹部，呈阵发性刀割样绞痛，或持续性疼痛阵发性加剧，向右肩背部放射。其疼痛由结石嵌顿于胆总管下端或壶腹部，引起胆管梗阻、Oddi括约肌及胆总管平滑肌痉挛所致。

（2）**寒战、高热**　继剧烈胆绞痛之后，出现寒战、高热，体温可高达39～40℃，呈弛张热。系胆道梗阻后继发感染所致。

（3）**黄疸**　胆道梗阻后即可出现黄疸，其轻重程度与梗阻的程度及是否继发感染有关。胆石梗阻所致的黄疸多呈间歇性和波动性。

3. 肝内胆管结石　可无症状或有肝区和患侧胸背部持续性胀痛不适,合并感染时可出现 Charcot 三联征或引起急性梗阻性化脓性胆管炎,可引起肝脓肿、肝硬化、肝胆管癌等。

【辅助检查】

1. 实验室检查　合并感染时白细胞计数升高,中性粒细胞比例升高。肝细胞损害时,血清转氨酶和碱性磷酸酶升高。血清胆红素升高,尿胆原降低或消失。

2. 影像学检查　B 超可发现结石并明确其大小和部位,作为首选检查项目。CT 检查、MRI 检查有助于诊断。也可选用经皮肝穿刺胆道造影(PTC)和经十二指肠逆行胰胆管造影(ERCP)。

【治疗原则】

目前主要以手术治疗为主。结石较小时,可应用药物排石治疗。

1. 胆囊结石　胆囊切除是治疗胆囊结石的首选方法。手术方式包括腹腔镜胆囊切除术(laparoscopic cholecystectomy,LC)、开腹胆囊切除术(open cholecystectomy,OC)、小切口胆囊切除术(mini-laparotomy cholecystectomy,MC),首选 LC。

2. 肝外胆管结石　肝外胆管结石目前以手术治疗为主。常用手术方法有胆总管切开取石 T 管引流术、胆肠吻合术、Oddi 括约肌成形术、经内镜括约肌切开取石术。

3. 肝内胆管结石　是常见而难治的胆道疾病,主要采取手术治疗。手术方法有胆管切开取石、胆肠吻合术、肝部分切除术等。

知识拓展

　　腹腔镜是一种带有微型摄像头的医疗器械,腹腔镜的头端携带光源与摄像头,另一端与摄像装置相连接。当腹腔镜进入患者体内后,腹腔镜头端的光源可以发光,为手术视野提供光源,摄像装置可将腹腔内的影像通过光纤传输至摄像装置,使术者可以在摄像装置的屏幕上清晰地看到患者腹腔内的影像。腹腔镜手术是近几年迅速发展的一种微创手术方法。腹腔镜手术时,术者在患者腹部打孔,随后将腹腔镜置于患者腹腔内,利用腹腔镜所携带的微型摄像头来观察腹腔内部情况。与传统开腹手术相比,腹腔镜可减少手术的创伤和打击,是未来手术发展的一大趋势。腹腔镜主要由腹腔镜录像系统、气腹系统、电切割系统、冲洗系统组成。腹腔镜目前被广泛地应用于腹腔微创手术中,如妇科、胃肠外科、肝胆外科、泌尿外科微创手术。

【护理】

(一)护理评估

1. 健康史　了解患者的年龄、性别、职业及饮食习惯。既往有无类似病史,有无发热和黄疸治疗及检查情况。

2. 身体状况　测量生命体征,了解患者是否有黄疸、寒战、发热等全身表现;检查患者是否有右上腹绞痛,疼痛是否向右肩背部放射。

3. 心理社会状况　患者对本次发病的心理状态,有无因绞痛反复发作而焦虑、烦躁等。家庭的经济承受能力及支持程度。患者对疾病的发展、治疗、护理措施及术后康复知识的了解程度。

4. 辅助检查　了解各项辅助检查结果。

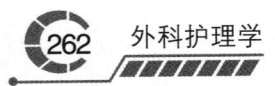

（二）护理问题

1. 急性疼痛　与结石嵌顿致胆道梗阻、胆囊强烈收缩或胆管平滑肌及 Oddi 括约肌痉挛有关。

2. 体温过高　与胆道感染有关。

3. 营养失调　与疾病消耗、进食减少、消耗增加有关。

4. 有皮肤完整性受损的危险　与胆汁酸盐淤积于皮下引起皮肤瘙痒及引流液刺激有关。

5. 潜在并发症：出血、胆瘘、感染等。

（三）护理目标

（1）患者自诉疼痛减轻或缓解。

（2）患者胆道感染得以控制，体温恢复正常。

（3）患者营养状况得到改善。

（4）患者皮肤无破损和感染。

（5）患者未发生并发症，或并发症得到及时发现和处理。

（四）护理措施

1. 术前护理

（1）病情观察　观察生命体征、神志及尿量的变化；观察腹部症状及体征变化。若出现寒战、腹痛加重、黄疸等，应考虑发生急性胆管炎，需及时报告医师，积极处理。

（2）缓解疼痛　观察疼痛的部位、性质、发作时间、诱因及缓解因素，评估疼痛的程度；对诊断明确且疼痛剧烈者，遵医嘱给予消炎利胆、解痉镇痛药物；禁用吗啡，以免造成 Oddi 括约肌痉挛。

（3）降低体温　根据患者的体温情况，采用物理和（或）药物降温；遵医嘱应用足量有效的抗生素。

（4）维持营养状态　给予低脂、高蛋白、高碳水化合物、高维生素的半流质饮食或普通饮食。禁食或进食不足者，通过肠外营养途径给予补充。

（5）维持皮肤完整性　黄疸患者由于胆盐刺激可引起皮肤瘙痒，指导患者修剪指甲，不可抓挠皮肤；保持皮肤清洁，用温水擦浴，穿棉质衣裤；瘙痒剧烈者，外用炉甘石洗剂止痒。

（6）纠正凝血功能障碍　肝功能损害的患者，肌内注射维生素 K_1 10 mg，每日 2 次，预防术后出血。

（7）拟行胆肠吻合术者　术前 3 d 口服卡那霉素、甲硝唑等，术前 1 d 晚行清洁灌肠。

（8）LC 手术前特殊准备

1）皮肤准备　腹腔镜手术进路多在脐部附近，用温水清洗脐部，脐部污垢可用液状石蜡清洁。

2）呼吸道准备　LC 术中需要将 CO_2 注入腹腔形成气腹，以提供手术操作所需空间，使手术野清晰。CO_2 弥散入血可致高碳酸血症及抑制呼吸。因此，术前指导患者戒烟并进行呼吸功能训练，避免感冒，预防呼吸道并发症，利于术后康复。

（9）心理护理　讲解疾病相关知识、治疗方法及预后。告知患者手术的安全性、医护采取的安全措施、医师的技术水平等，给患者以安全感，使其放心接受和配合手术治疗。针对个体情况进行针对性心理护理。

2. 术后护理

（1）病情观察　观察生命体征、腹部体征、伤口情况、引流情况，评估有无出血及胆汁渗漏。

（2）营养支持　术后禁食和胃肠减压期间，通过肠外营养途径补充足够的热量、氨基酸、维生素、水、电解质等，维持良好的营养状态。胃管拔除后，根据患者胃肠功能恢复情况，由无脂流质过渡至低脂饮食。

（3）T 形引流管护理　参见本章"胆道感染患者的护理。"

（4）LC 手术后护理

1）体位　LC 手术多采取全身麻醉，患者手术后回病房先取平卧位，血压平稳后改半卧位。6 h

后即可起床活动。

2）饮食　术后禁食6 h。24 h内饮食以无脂流质、半流质，逐渐过渡至低脂饮食。

3）高碳酸血症的护理　LC术后常规低流量吸氧，鼓励患者深呼吸、有效咳嗽，避免高碳酸血症发生。

4）肩背部酸痛不适的护理　CO_2刺激膈肌及胆囊创面可引起肩背部酸痛不适，一般无须特殊处理，可自行缓解。

（5）并发症的观察及护理　参见本章"胆道感染患者的护理"。

（6）心理护理　根据患者文化层次和疾病情况的不同，告知各种治疗的必要性、目的及配合方法，告知术后可能出现的不适及干预措施，在进行各种治疗、护理的操作前、后和操作过程中与患者进行有效的沟通。让患者知情明白，心中有数。

（五）健康指导

（1）告知患者饮食做到"四忌"，即忌高胆固醇类食物、忌高脂肪性食物、忌暴饮暴食、忌烟酒咖啡。选择低脂、高糖、高蛋白、高维生素易消化的饮食。

（2）生活规律，避免过度劳累及精神高度紧张。

（3）非手术治疗的患者，应遵医嘱坚持治疗，按时服药。

（4）告知中年以上的胆囊结石患者，应定期复查。

第四节　胆道蛔虫病患者的护理

病例导入

患者，女，58岁，以"右上腹痛反复发作30余年，加重半年"为主诉入院。患者于30年前无明显诱因出现右上腹痛，伴有腰背部放射痛，疼痛剧烈，伴有发热，无皮肤巩膜黄染，无恶心、呕吐，无胸闷、憋气等不适。到当地县医院就诊，诊断为"胆道蛔虫"，给予输液治疗，治疗有效，腹痛缓解。之后仍反复发作右上腹痛，疼痛不重，无黄疸，无寒战高热，一般每年发作2~3次，口服消炎利胆片有效。近半年来患者右上腹痛发作较前频繁，疼痛加重。半个月前再次发作，伴高热，到当地县人民医院就诊，仍诊断为"胆道蛔虫"，行输液治疗，腹痛缓解。患者平时进食正常，小便正常，大便干结，近半个月饮食差。腹部CT检查示：肝内胆管扩张，胆囊管、肝总管、胆总管见管状高密度灶。诊断：①胆总管结石并慢性胆管炎；②胆囊结石并慢性胆囊炎；③胆道蛔虫症。术前积极完善血液分析、凝血检查、血型、尿液分析、肝肾功能、电解质、血糖、乙肝全套、输血前检查、心电图、胸片等检查。给予抗感染、对症治疗，择期手术。患者在静吸复合全麻下行"胆总管切开取石T管引流术+胆囊切除术"，术毕安返病房。

请思考：

（1）患者术前准备工作主要有哪些？

（2）患者术后主要护理工作有哪些？

胆道蛔虫病是指肠道内蛔虫上行经十二指肠钻入胆道后所引起的一系列临床症状，以青少年和儿童多见。随着生活水平的提高和卫生条件的改善，近年来该病发病率明显下降。

【病因和病理】

蛔虫有钻孔习性,喜欢碱性环境。当饥饿、胃酸减少、驱蛔不当等原因,使寄生在小肠内的蛔虫因寄生环境改变或受到刺激而向上蠕动,可经十二指肠乳头钻入胆道,从而刺激 Oddi 括约肌发生强烈痉挛,导致上腹部阵发性剧烈绞痛。同时蛔虫将肠道细菌带入胆道,可导致胆道系统感染、出血、穿孔及结石,如果阻塞胰管开口,可引起急性胰腺炎。

【临床表现】

1.腹痛　典型症状为突然发生在上腹部剑突右下方的阵发性"钻顶样"绞痛。绞痛发作突然、剧烈,患者多难以忍受,面色苍白,大汗淋漓,坐卧不安,常有呕吐,有时可呕出蛔虫。继发胆道感染时,可有发热、畏寒。

2.体征　其体征较轻,腹软伴有剑突下轻度压痛。如伴有胆道梗阻可有肝肿大和黄疸。

【辅助检查】

B 超检查可显示虫体,是首选的检查方法。

【治疗原则】

以非手术治疗为主。

1.非手术治疗　可通过抗感染、解痉止痛、利胆驱蛔、ERCP 取虫治疗。

2.手术治疗　对于非手术治疗无效或出现严重并发症时可用相应术式治疗,如胆总管探查取虫及 T 形管引流等。

【护理】

(一)护理评估

1.健康史　了解患者的年龄、性别、文化程度、生活环境、生活习惯、卫生观念等;了解以前是否有过肠道蛔虫病史;了解近期是否有使用驱虫药、发热、胃肠道疾病等。

2.身体状况　测量生命体征,了解患者是否有面色苍白、大汗淋漓、恶心、呕吐等表现;检查患者是否有突发性上腹疼痛,疼痛性质是否为上腹剑突下阵发性"钻顶样"绞痛。

3.心理社会状况　患者对本次发病的心理状态,有无焦虑、烦躁等。患者对疾病的进程、治疗、护理措施及术后康复知识的了解程度。

4.辅助检查　了解各项辅助检查结果。

(二)护理问题

1.急性疼痛　与蛔虫刺激致 Oddi 括约肌痉挛有关。

2.知识缺乏　缺乏胆道蛔虫病及相关卫生知识。

(三)护理目标

(1)患者自诉疼痛减轻或缓解。

(2)患者掌握胆道蛔虫病及相关卫生知识。

(四)护理措施

术前、术后护理同胆石症患者的护理。

（五）健康指导

（1）养成良好的卫生习惯,饭前便后要洗手,不喝生水,饮食要注意卫生,蔬菜要洗净煮熟,水果应洗净削皮后吃。

（2）肠道有蛔虫的患者在进行驱虫治疗时,用药剂量要足,以彻底杀灭,否则因蛔虫轻度中毒而运动活跃,极有可能钻入胆道而发生胆道蛔虫症。驱虫药应于清晨空腹或晚上临睡前服用,用药后注意观察大便中是否有蛔虫排出。

练习题

1.患者,男,50岁,因胆总管结石合并胆管炎收住入院拟行手术治疗,术后需放置(　　)

A.胆囊造瘘管　　　　　　　　　B.胸腔引流管

C.T形引流管　　　　　　　　　D.空肠造瘘管

E.腹腔双套管

2.患者,男,37岁,因胆石症入院行胆囊切除术+胆总管切开术,术中放入T形管。护士向患者家属解释时,应说明使用T形管的首要目的是(　　)

A.引流胆汁和减压　　　　　　　B.促进伤口引流

C.提供冲洗胆道的途径　　　　　D.阻止胆汁进入腹膜腔

E.将胆汁进入十二直肠的量减至最少

3.患儿,女,10岁,突发腹部钻顶样疼痛2h来院。患儿大汗淋漓,辗转不安,疼痛停止时又平息如常。查体:右上腹有压痛,无腹肌紧张和反跳痛。为明确诊断,应采取的检查是(　　)

A.腹部B超　　　　　　　　　　B.ERCP

C.右上腹X射线平片　　　　　　D.测血清淀粉酶

E.十二指肠引流液检查

4.患者,女,48岁。因胆石症出现右上腹阵发性绞痛、寒战、高热。医嘱:哌替啶50 mg,肌内注射;阿托品0.5 mg,肌内注射。该患者使用阿托品的主要作用是(　　)

A.扩散瞳孔　　　　　　　　　　B.兴奋呼吸中枢

C.解除迷走神经的抑制　　　　　D.解除平滑肌痉挛

E.抑制腺体分泌

5.患者,男,50岁。因胆囊结石行B超检查,检查前1晚宜进食的食物是(　　)

A.红烧牛肉　　　　　　　　　　B.清汤面

C.油煎鸡蛋　　　　　　　　　　D.炖豆腐

E.牛奶

（李卫国）

参考答案

第十九章　胰腺疾病患者的护理

知识归纳

━━━━ 学习目标 ━━━━

1. 掌握：急性胰腺炎患者的临床症状和体征及护理措施。
2. 熟悉：急性胰腺炎的病因及发病机制、病理、处理原则；胰腺癌患者的临床症状和体征、处理原则。
3. 了解：急性胰腺炎的分型，胰腺癌的病因、病理。
4. 学会急性胰腺炎、胰腺癌患者的护理知识和技能。
5. 具有同理心和强烈的责任心，能理解、尊重、关心患者。

第一节　急性胰腺炎患者的护理

病例导入

患者，男，43 岁，以"上腹部持续疼痛 3 d"为主诉入院。患者 3 d 前无明显诱因出现上腹部疼痛，呈持续性绞痛，伴腹胀，无腹泻，无恶心。后腹痛加重就医。无既往病史，无食物及药物过敏史。患者神志清，精神差，饮食欠佳，睡眠较差，大小便正常。腹部平软，上腹部压痛，无反跳痛；腹部未触及异常肿块；Murphy 氏征阴性；无移动性浊音；肾区无叩击痛；肠鸣音正常，4 次/min。行胰腺功能检查示：血淀粉酶 497 U/L，尿淀粉酶 851 U/L。行腹部 CT 提示：①急性胰腺炎；②胰腺低密度影，考虑坏死性胰腺炎；③胆囊增大。初步诊断：①急性坏死性胰腺炎；②胆囊结石伴急性胆囊炎。在全麻下行"腹腔镜下胰腺坏死组织清除+胆囊切除术"。

请思考：
（1）患者术前准备工作有哪些？
（2）患者术后护理措施有哪些？

急性胰腺炎是指多种原因导致胰腺所分泌的消化酶被异常激活，引起胰腺组织自身消化、水肿、出血甚至坏死的炎症性疾病。病变程度轻重不等，轻者以胰腺水肿为主，预后良好，临床多见，又称为轻症急性胰腺炎；严重者胰腺出血坏死，常继发感染、休克，甚至多器官功能衰竭，死亡率高，称为急性重症胰腺炎。

【病因及发病机制】

1. 胆道疾病　是我国急性胰腺炎最常见的病因,约占 50% 以上,胆道因结石、炎症阻塞胆总管末端,此时肝脏分泌的胆汁可经过"共同通道"反流入胰管引起急性胰腺炎。此外,造成胆总管末端阻塞的原因还有胆道蛔虫等。

2. 过量饮酒　是我国急性胰腺炎的第二位病因,约占 30%。大量饮酒能刺激胰腺分泌,引起 Oddi 括约肌痉挛和胰管梗阻,使胰管压力增高,同时酒精对胰腺小管和腺泡有直接损伤作用。

3. 其他　暴饮暴食、手术创伤、内镜逆行胰胆管造影、脓毒症、病毒感染、妊娠、高脂血症、高钙血症和某些药物如雌激素、避孕药等均可引起急性胰腺炎。

【病理】

急性胰腺炎基本病理改变是胰腺呈不同程度水肿、充血、出血和坏死。

1. 急性水肿性胰腺炎　病变轻,胰腺呈局限性或弥漫性水肿、充血。镜下可见腺泡及间质性水肿,可有轻度出血或局灶性坏死。此型常见,预后良好。

2. 急性坏死性胰腺炎　病变重,以胰腺实质广泛的出血、坏死为特征。坏死灶呈散在或块状分布,大小不等,呈灰黑色,后期坏疽时为黑色,胰腺周围组织可见散在的皂化斑或坏死灶。镜下可见脂肪坏死和腺泡破坏、坏死,大片状出血,胰腺导管扩张,动脉血栓形成。坏死灶外有炎性细胞围绕。晚期因合并感染形成胰腺或胰周脓肿。

【临床表现】

(一)症状

1. 腹痛　是主要临床症状和首发症状。常于饱餐或饮酒后突然发生,呈持续性,剧烈腹痛,起始于上腹正中,胆源性者腹痛起始于右上腹,累及全胰时呈束带状腰背部疼痛。

2. 腹胀　早期为反射性肠麻痹所致,严重时由腹膜后炎性刺激所致。腹腔积液时腹胀更为明显。

3. 恶心、呕吐　发作早,呕吐剧烈而频繁。其特点是呕吐后症状不能缓解。

4. 休克　急性出血坏死性胰腺炎可出现休克和脏器功能障碍,甚至多器官功能衰竭。

5. 其他　轻症可不发热或轻度发热。胆源性胰腺炎伴胆道梗阻者可伴寒战、高热。胰腺坏死有感染时,高热为主要症状之一。黄疸为结石嵌顿在胆总管远端引起,亦可由胰头部水肿压迫胆总管所致。

(二)体征

1. 腹膜炎体征　水肿性胰腺炎时,压痛只限于上腹部,常无明显肌紧张;出血坏死性胰腺炎上腹部或全腹部出现腹膜炎体征,压痛、反跳痛和肌紧张。

2. 皮下出血　少数出血坏死性胰腺炎患者可在腰部出现青紫色斑(Grey-Turner 征)或脐周围蓝色改变(Cullen 征),是由于外溢的胰液穿过组织间隙渗至皮下,溶解皮下脂肪,使毛细血管破裂出血所致。

【辅助检查】

(一)实验室检查

1. 胰酶测定　血、尿淀粉酶测定是诊断急性胰腺炎的主要手段之一。血清淀粉酶一般在发病

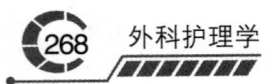

1~2 h 后开始升高,24 h 达高峰,可持续 4~5 d。淀粉酶>500 U/L(正常值 40~180 U/L,Somogyi 法)应考虑诊断急性胰腺炎。尿淀粉酶在起病 24 h 后开始升高,其下降缓慢,可持续 1~2 周。淀粉酶升高的程度并不完全反映疾病的严重程度。血清脂肪酶明显升高(正常值 23~300 U/L)是诊断急性胰腺炎较客观的指标。

2. 血清钙　血钙降低与脂肪组织坏死和组织内钙的形成有关。若血钙低于 2.0 mmol/L,常预示病情严重。

3. 血糖　较长时间禁食后血糖仍超过 11.0 mmol/L,同时伴有血钙明显降低,预示预后不佳。

4. 其他　白细胞升高,血气分析及 DIC 指标异常。

(二)影像学检查

1. B 超检查　主要用于胆源性急性胰腺炎,了解胆囊、胆道是否有结石存在。

2. CT 和 MRI 检查　是急性胰腺炎重要的诊断方法,可鉴别是水肿性还是出血坏死性胰腺炎,以及病变的部位和范围。

【治疗原则】

依据急性胰腺炎的分型、分类和病因选择合适的治疗方案。水肿性胰腺炎采用非手术治疗;出血坏死性胰腺炎,尤其合并感染者则采用手术治疗。

1. 非手术治疗　是急性胰腺炎的基础治疗,目的是减轻腹痛、减少胰液分泌、预防并发症。

2. 手术治疗　最常用的是坏死的胰腺及周围组织清除加引流术,若为胆源性胰腺炎则应同时解除胆道梗阻,畅通胆道引流。

知识拓展

急性胰腺炎患者的饮食,主要是以清淡饮食为主。因为急性胰腺炎,常常是在暴饮暴食大量的油腻食物后引起,所以建议吃清淡的饮食,比如燕麦粥、米粉、小米粥等,少食多餐,限制刺激胰腺分泌的食物摄入(例如肉汤、蘑菇汤、牛奶、豆浆等),严禁暴饮暴食。在急性期禁食禁饮,对症支持治疗,待急性炎胰腺炎患者的腹痛等症状缓解后再逐渐过渡。在病情明显好转后,可逐渐增加蛋白质和碳水化合物(例如米粥、豆腐、馒头、鱼肉)的量,给予低脂、少渣半流质饮食,控制脂类物质的摄入。

【护理】

(一)护理评估

1. 健康史　了解患者的性别、年龄、体重、职业,评估患者的饮食习惯,发病前有无暴饮暴食,有无嗜好油腻饮食和经常大量饮酒,既往有无胆道疾病史、高脂血症,有无腹部手术、外伤、感染等诱发因素。

2. 身体状况　测量生命体征,了解患者是否有腹痛、腹胀、恶心、呕吐、黄疸、乏力等表现;检查腹部病变部位情况,疼痛部位、范围、程度。检查有无腹膜刺激征及皮下出血。

3. 心理社会状况　了解患者因腹痛及消化道症状对学习、工作和生活产生的影响,评估患者对疾病的发展转归、治疗及护理的了解程度;了解患者有无因疾病而产生恐惧和焦虑。

4. 辅助检查　了解各项辅助检查结果。

（二）护理问题

1. 疼痛　与胰腺炎症、水肿、出血坏死及胆道梗阻有关。

2. 体液不足　与腹腔渗液、出血、呕吐、禁食等有关。

3. 营养失调　与呕吐、禁食、大量消耗等有关。

4. 体温过高　与胰腺坏死、感染有关。

5. 潜在并发症：休克、多器官功能衰竭、感染、出血、胰瘘等。

（三）护理目标

（1）患者疼痛减轻。

（2）患者体液平衡恢复。

（3）患者营养状况恢复。

（4）体温恢复正常。

（5）患者未发生并发症，或并发症得以及时发现和处理。

（四）护理措施

1. 非手术治疗的护理

（1）疼痛的护理　禁食、禁水、胃肠减压，以减少胰液的分泌，减少对胰腺的刺激。嘱患者绝对卧床休息，协助患者取弯腰屈膝，侧卧位，以减轻疼痛。遵医嘱给予阿托品、盐酸哌替啶解痉镇痛。

（2）维持水、电解质及酸碱平衡　观察生命体征、神志、皮肤黏膜温度和色泽的变化，准确记录出入水量，必要时监测中心静脉压及每小时尿量。补充液体和电解质，维持有效循环血量。如果发生休克，应立即通知医师，迅速建立静脉通路，补液扩容，恢复有效循环血量。

（3）营养支持　禁食期间给予肠外营养支持。轻型急性胰腺炎患者，一般 1 周后可开始进食无脂低蛋白流质饮食，逐渐过渡至低脂饮食。重症急性胰腺炎患者，待病情稳定，淀粉酶恢复正常，肠麻痹消失后，可通过空肠造瘘管行肠内营养支持，逐步过渡至全肠内营养及经口进食。

（4）降低体温　患者体温超过 38.5 ℃时，给予物理降温，必要时给予药物降温。遵医嘱应用敏感抗生素控制感染。

（5）MODS 的预防及护理　最常见的有急性呼吸窘迫综合征（ARDS）和急性肾衰竭。

1）急性呼吸窘迫综合征　严密观察患者，若患者出现进行性呼吸困难、发绀、PaO_2 下降，应警惕 ARDS，及时报告医师，配合气管插管或气管切开，应用呼吸机辅助呼吸。

2）急性肾衰竭　准确记录每小时尿量，尿比重及 24 h 出入水量，监测血尿素氮或肌酐，必要时应用利尿剂或作血液透析。

（6）心理护理　关心患者，鼓励患者说出自己的想法，多和患者交流，帮助患者树立战胜疾病的信心。

2. 手术治疗的护理

（1）做好管道的护理　胰腺炎患者术后可能同时置有胃肠减压管、腹腔双套管等多个管道，应做好标注，分清各管道放置的部位和作用，与相应装置正确连接、妥善固定、保持通畅、严密观察。

（2）腹腔双套管灌洗引流护理　目的是冲洗脱落的坏死组织、脓液、血块。

1）妥善固定　检查固定情况，谨防滑脱。

2）持续灌洗　常用生理盐水加抗生素，以 20～30 滴/min 的滴速持续灌洗，灌洗液现配现用。灌洗过程中要严格避免空气进入导管以免造成引流管漂浮，影响灌洗液流出。

3）保持通畅　避免引流管扭曲、受压。持续低负压吸引，负压不宜过大，以免损伤内脏组织和血管。

4）观察及记录引流物的颜色、性状和量　引流液开始为暗红色混浊液体，含有血块及坏死组织,2～3 d后颜色渐淡,清亮。若引流液呈血性,并有脉搏细速、血压下降等,应考虑大血管受腐蚀破裂,应立即通知医师,并做好紧急手术的准备。

5）维持出入液量平衡 准确记录灌洗量和引流量,保持平衡。

6）拔管护理 患者体温正常并稳定10 d左右,血白细胞计数正常,引流液少于 5 mL/d,引流液淀粉酶值正常,可考虑拔管。拔管后注意拔管处伤口有无渗液,若有渗液应及时更换敷料。

（3）并发症的护理

1）术后出血 术后监测血压、脉搏,观察患者呕吐物及引流液色、量、性质。若胃肠减压引流液或腹腔引流液为血性,应及时通知医师,遵医嘱应用止血药,并做好急诊手术的准备。

2）胰瘘、胆瘘 经引流管引流出或腹壁切口渗出无色透明的液体,应考虑胰瘘、胆瘘发生;合并感染时引流液可呈脓性。应保持引流通畅,禁食、胃肠减压,保护切口周围皮肤,可涂氧化锌软膏,防止腐蚀皮肤。

3）肠瘘 术后引流出粪样液体或营养液样液体,并伴有腹膜刺激征应考虑肠瘘。护理措施:①保持引流通畅;②维持水、电解质平衡;③加强营养支持;④必要时做好术前准备。

（4）心理护理 关爱患者,对待患者言语和蔼、亲切,使患者心理上得到安慰,增加患者对医护人员的信任感,减轻患者孤独、抑郁的情绪。

（五）健康指导

（1）养成规律饮食习惯,腹痛缓解后,从少量低脂、低糖饮食开始,逐渐恢复正常饮食,避免刺激性强、产气多、高脂肪、高蛋白食物。

（2）告知胰腺炎易复发的特性,向患者及家属介绍本病的主要诱发因素,指导患者积极治疗胆道疾病,避免暴饮暴食,戒除烟酒。

（3）手术出院后 4～6 周避免过度劳累和提举重物,定期复查。

第二节 胰腺癌患者的护理

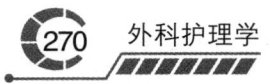

患者,女,64 岁,以"纳差 2 年余,发现胰腺占位 3 d"为主诉入院。患者于 2 年前无明显诱因出现食欲减退,伴腰背部疼痛,无腹胀、腹痛、恶心、呕吐等伴随症状,未予治疗。3 d 前因血糖高,于当地医院住院治疗,腹部 CT 示:胰头区占位,考虑胰头癌,胰腺萎缩。门诊以"胰腺肿瘤"收住院。体温 37.7 ℃,脉搏 84 次/min,呼吸 19 次/min,血压 119/73 mmHg。专科情况:腹部平软,无腹壁静脉曲张,上腹部深压痛,无反跳痛,腹部未触及异常肿块;肝脾肋下未触及,Murphy 氏征阴性,无移动性浊音,肾区无叩击痛;肠鸣音正常,4 次/min。术前积极完善血常规、凝血、血型、肝肾功能、电解质、血糖、输血前四项(乙肝、丙肝、艾滋病、梅毒),心电图、胸片等检查,在静吸复合全麻下行"胰腺十二指肠部分切除术",术后转 ICU 继续治疗。

请思考:

（1）患者术前准备工作有哪些?

（2）患者术后护理措施有哪些?

胰腺癌是一种较常见的恶性肿瘤。多发生于 40 岁以上,男性多于女性,死亡率高。胰腺癌包括胰头癌、胰体尾部癌,其中胰头癌多见,占胰腺癌的 70%～80%。

【病因】

确切病因尚不清楚,近年来的研究证明,其发生与下列因素有关。

1.吸烟 是发生胰腺癌的主要危险因素,烟雾中的亚硝胺可诱发胰腺癌的发生。

2.饮食 高蛋白和高脂肪饮食可增加胰腺对致癌物质的敏感性。

3.其他 糖尿病、慢性胰腺炎和胃大部切除术后 20 年的患者,发生本病的危险性高于一般人群。

【临床表现】

1.腹痛 是最常见的首发症状。表现为进行性加重的上腹部闷胀不适、隐痛、钝痛、胀痛,向肩背部或腰胁部放射。晚期腹痛加重,呈持续性剧烈疼痛,一般止痛剂不能缓解。

2.黄疸 是胰头癌最主要的症状,黄疸呈进行性加重,可伴有皮肤瘙痒,茶色尿和陶土色大便。可浸润或压迫胆总管。

3.消化道症状 患者常有食欲减退、腹胀、腹泻和便秘,厌食油腻食物,恶心、呕吐。晚期可出现消化道梗阻或消化道出血。

4.消瘦和乏力 是由于饮食减少、消化不良、休息与睡眠不足和癌肿消耗等所致。

5.肝肿大和腹水 晚期可触及上腹部肿块,质硬、固定,可出现腹水。

【辅助检查】

1.血清生化检查 可有血、尿淀粉酶一过性升高,空腹及餐后血糖升高。胆道梗阻时血清总胆红素和直接胆红素升高;碱性磷酸酶和转氨酶可升高。

2.免疫学检查 糖类抗原 19-9（CA19-9）、癌胚抗原（CEA）、胰胚抗原（POA）等可升高,其中 CA19-9 是最常用的辅助诊断和随访项目。

3.B 超检查 是首选的检查方法,可发现 2 cm 以上的胰腺肿块,可显示胆囊肿大,胰、胆管扩张。

4.CT 检查、MRI 检查 是诊断胰腺癌的重要手段。能清楚显示胰腺形态、肿瘤部位、与毗邻器官的关系及腹腔淋巴结情况。

5.经皮肝穿刺胆道造影（PTC） 可了解胆道的变化,有无胆总管下段狭窄及程度;在做 PTC 的同时行胆管内置管引流（PTCD）胆汁以减轻黄疸。

6.内镜逆行胰胆管造影（ERCP） 可显示胆管或胰管的狭窄或扩张,并能进行活检,检查的同时可在胆管内植入支架管,以减轻黄疸。

7.细胞学检查 在 B 超或 CT 检查引导下,经皮穿刺胰腺的病变组织,涂片行细胞学检查。

【治疗原则】

1.手术治疗 手术切除是治疗胰腺癌最有效的方法。根治性手术常用的手术方式有:胰头十二指肠切除术（Whipple 术）、保留幽门的胰头十二指肠切除术（PPPD）、胰体尾部切除术。不能切除者行姑息性手术。姑息性手术常用的术式有:胆肠内引流术,解除梗阻性黄疸;胃空肠吻合术,解除十二指肠梗阻。

2.辅助治疗 包括化疗、介入治疗、放射治疗、基因治疗和免疫治疗等。

【护理】

(一)护理评估

1. 健康史　了解患者的性别、年龄、体重、职业;评估患者的饮食习惯,有无长期吸烟和经常大量饮酒,是否长期高脂、高蛋白饮食;既往有无糖尿病、慢性胰腺炎、胆道疾病等病史。家族中有无胰腺癌或其他恶性肿瘤患者。

2. 身体状况　测量生命体征,了解患者是否有腹痛、恶心、呕吐、黄疸、乏力、消瘦等表现;检查腹部病变部位情况,疼痛部位、肿块大小范围、疼痛程度。检查有无肝脏肿大及腹水。

3. 心理社会状况　评估患者对疾病的发展转归、治疗及护理的了解程度;了解因腹痛及消化道症状对学习、工作和生活产生的影响,了解患者有无因疾病而产生恐惧和焦虑。

4. 辅助检查　了解各项辅助检查结果。

(二)护理问题

1. 疼痛　与癌肿侵犯神经、胆管梗阻及手术创伤有关。
2. 营养失调　与进食减少、消化不良、呕吐及癌肿消耗有关。
3. 焦虑/恐惧　与诊断为癌症、对治疗过程不了解、担心预后等有关。
4. 潜在并发症:出血、感染、胰瘘、胆瘘、血糖异常等。

(三)护理目标

(1)患者疼痛减轻。
(2)患者营养状况得到改善。
(3)情绪稳定,焦虑或恐惧减轻。
(4)患者并发症得到有效预防或及时被发现和处理。

(四)护理措施

1. 术前护理

(1)镇痛　对于疼痛剧烈的胰腺癌患者,及时给予镇痛治疗。

(2)改善营养状况　监测相关营养指标,指导患者进食高热量、高蛋白、高维生素、低脂肪饮食,一般情况差或饮食不足者给予肠外营养支持,有黄疸者,静脉补充维生素 K,改善凝血功能。

(3)血糖异常的护理　动态监测血糖。

(4)术前肠道准　备术前 3 d 开始口服抗生素抑制肠道细菌,预防术后感染;术前 2 d 流质饮食,术前晚清洁灌肠,以减少术后腹胀及并发症的发生。

2. 术后护理

(1)观察病情　密切观察生命体征、腹部体征、伤口及引流情况,准确记录 24 h 出入水量,必要时监测中心静脉压及每小时尿量。

(2)营养支持　术后早期禁食,禁食期间给予肠外营养支持,必要时输入血浆、白蛋白等;胰腺手术后,患者胰腺外分泌功能减退,易发生消化不良、腹泻等,根据胰腺功能给予消化酶制剂。

(3)并发症的观察和护理

1)出血　严密观察患者的生命体征、伤口敷料及引流液的色、质和量;记录出入水量;对有出血倾向者及时通知医生,遵医嘱应用止血药,必要时做好手术准备。

2)感染　观察有无发热、腹痛、白细胞计数升高,观察切口敷料有无渗湿,保持引流通畅,合理应用抗生素,防止腹腔内感染。

3)胰瘘　术后 1 周左右,如患者腹腔引流管引流出或伤口敷料渗出清亮液体,并伴有剧烈腹痛、腹胀、发热,应考虑胰瘘。给予持续负压引流,保持引流通畅,静脉营养支持,用生长抑素抑制胰液分泌,用氧化锌软膏保护周围皮肤。

4)胆瘘 术后5~10 d,如出现发热、腹膜刺激征;T形管引流量突然减少;腹腔引流管引出或伤口敷料渗出胆汁样液体,应考虑胆瘘。应密切观察T形管、腹腔引流管引流物的色、质、量并做好记录,保持引流通畅,加强营养支持。必要时手术治疗。

5)血糖异常 动态监测血糖,合并高血糖者,调节饮食,并遵医嘱应用胰岛素。

(4)心理护理 鼓励患者倾诉自己的想法和感受,教会患者减轻焦虑的方法。加强与家属及其社会支持系统的沟通和联系,尽量帮助解决患者的后顾之忧。

(五)健康指导

(1)均衡饮食,少食多餐,戒烟酒。

(2)劳逸结合,保持心情愉快。

(3)坚持放化疗,定期复查。术后每3个月复查1次,6个月后每半年复查1次。

(4)出现消瘦、乏力、贫血、发热等症状时及时就诊。

练习题

1.患者,女,27岁,今晨突感上腹部疼痛,伴呕吐,怀疑急性胰腺炎。最有诊断意义的实验室指标是(　　)

A.血清钙 　　　　　　　　　　B.血清钾

C.血清淀粉酶 　　　　　　　　D.血清脂肪酶

E.尿淀粉酶

2.患者,男,22岁,既往体健。大量饮酒后突然出现上腹剧痛,频繁呕吐,面色苍白,疑为急性胰腺炎。患者最适宜的处理为(　　)

A.低脂流食 　　　　　　　　　B.高蛋白流食

C.普食 　　　　　　　　　　　D.禁食

E.低脂饮食

3.以下预防急性胰腺炎的措施中,哪项不正确(　　)

A.积极治疗胆道疾病 　　　　　B.戒酒

C.常用抑制胰酶活性的药物 　　D.避免服用引起急性胰腺炎的药物

E.避免暴饮暴食

4.患者,男,35岁,上腹痛2 d,呕吐,腹胀,血淀粉酶偏高,血压80/50 mmHg,脉搏120次/min。最可能的诊断为(　　)

A.急性肾衰竭 　　　　　　　　B.急性胰腺炎

C.急性心肌梗死 　　　　　　　D.急性胃炎

E.急性肝炎

5.患者,女,40岁。胰腺癌术后第4天,患者出现心慌、出冷汗,测血糖为3.2 mmol/L,护士正确的处理是(　　)

A.加快输液 　　　　　　　　　B.输注血浆

C.补充葡萄糖 　　　　　　　　D.减慢输液

E.增加胰岛素用量

6.患者,男,48岁,因患胰腺癌入院拟行手术治疗。现空腹7.8 mmol/L,术前给予注射胰岛素治

疗,其作用是(   )

A. 促进蛋白质合成   B. 利于吻合口愈合

C. 抑制胰腺分泌   D. 抑制胰酶活性

E. 控制血糖

（李卫国）

参考答案

知识归纳

======== 学习目标 ========

1. 掌握:急腹症处理原则、护理措施及常见急腹症鉴别要点。
2. 熟悉:急腹症常见原因、腹痛特点。
3. 了解:急腹症定义和病理生理。
4. 能运用急腹症疾病相关知识对患者进行健康指导。
5. 关爱患者,运用知识和技能,为急腹症患者实施整体护理。

病例导入

患者,女,66 岁,以"间断右下腹疼痛 1 周,加重 3 d"为主诉入院。体温 36.5 ℃,脉搏 70 次/min,呼吸 19 次/min,血压 113/75 mmHg。患者 1 周前无明显诱因出现右下腹部疼痛,呈持续性钝痛,有压痛及反跳痛,无放射痛,无发热、头晕,无恶心、呕吐,无黄疸等症状。门诊以"急性阑尾炎"收住院。专科情况:腹部平坦,未见胃肠型及蠕动波,右下腹腹肌稍韧,麦氏点压痛、反跳痛明显;全腹部未触及包块,肝脾区无叩击痛,墨菲氏征阴性;全腹部叩诊呈鼓音,未叩及移动性浊音,肠鸣音稍弱,4 次/min。腹部 CT 提示:急性化脓性阑尾炎。术前积极完善血常规、凝血功能、血型、肝肾功能、电解质、血糖、输血前四项(乙肝、丙肝、艾滋病、梅毒),心电图、胸片等检查,给予抗感染、对症治疗,急诊手术。患者在静吸复合全麻下行"腹腔镜下阑尾切除术",术毕安返病房。

请思考:

(1)患者术前准备工作主要有哪些?

(2)患者术后主要护理工作有哪些?

急腹症以急性腹痛为突出表现,是一组发病急、变化快、需要紧急处理或手术的急性腹痛疾病。外科急腹症容易与内科、妇科疾病引起的急性腹痛产生混淆,需要做好鉴别诊断。如果观察不仔细延误诊断,治疗方法不当,将会给患者带来严重危害甚至死亡。因此,对急腹症患者的病情观察与护理尤为重要。

【**病因及发病机制**】

(一)病因

急腹症的主要病因是外科疾病和妇产科疾病,也有少数是由内科疾病、误服腐蚀性药物或者异物等诱发。常见的病因有以下几种。

1. 感染性疾病 ①外科疾病:如急性胆囊炎、胆管炎、胰腺炎、阑尾炎、消化道或胆囊穿孔等。

②妇产科疾病:如急性盆腔炎。③内科疾病:如急性胃肠炎等。

2. 出血性疾病 ①外科疾病:如外伤引起的肝脾破裂、腹腔内动脉瘤破裂、肝癌破裂等。②妇产科疾病:如输卵管妊娠破裂等。

3. 空腔脏器梗阻 常见于外科疾病,如肠梗阻、胆结石或胆道蛔虫病引起的胆道梗阻、输尿管结石等。

4. 空腔脏器破裂穿孔 常见于外科疾病,如胃、十二指肠溃疡穿孔、肠破裂等。

5. 缺血性疾病 ①外科疾病:如肠扭转、肠系膜动脉栓塞、肠系膜静脉血栓形成等。②妇产科疾病:卵巢囊肿蒂扭转等。

(二)发病机制

当腹内脏器的急性感染、出血、破裂、梗阻、穿孔、缺血等原因引起急腹症时,除产生与原发疾病相关的病理生理变化外,还涉及腹痛所致的病理生理变化。来自腹部的病理性和生理性因素刺激交感、副交感和腹膜壁层的躯体神经传至大脑感觉中枢,产生腹痛的感觉也不同。

1. 内脏痛

(1)疼痛感觉特殊 腹腔内脏对来自外界的机械刺激,如切、割、灼等反应迟钝,对压力和张力性刺激所致的疼痛极为敏感。如过度牵拉、突然膨胀、痉挛和内脏缺血等。

(2)疼痛定位不精确 ①内脏痛觉多数由双侧传入神经同时进入并经多个节段所传导;②痛觉传入神经进入脊髓的节段大致相近,其腹痛的感觉部位亦相似;③不能借助视觉定位。

(3)消化道症状 当内脏的张力性冲动经迷走神经背核时,可出现反射性的恶心、呕吐。

2. 牵涉痛 又称放射痛,指在急腹症发生内脏痛的同时,体表的某一部位也出现疼痛感觉。是某个内脏病变产生的痛觉信号被定位于远离该内脏的身体其他部位。

3. 躯体痛 感觉敏锐、定位准确。系壁腹膜受到腹腔内炎性或化学性渗出物刺激后产生的体表相应部位持续性锐痛。

【临床表现】

(一)症状

1. 腹痛 是急腹症最突出和重要的症状。常同时伴随恶心、呕吐、腹胀等消化道症状或发热。疼痛的诱因、性质、部位、缓急情况和原发病有关系。临床习惯将急腹症分为外科急腹症、妇产科急腹症和内科急腹症。

(1)腹痛的诱因 ①饮食:胆石症或急性胆囊炎引起的急性腹痛多与进食油腻饮食有关;急性胰腺炎则多与暴饮暴食或过量饮酒有关;胃、十二指肠溃疡穿孔多发生于饮食后。②活动:肠扭转出现的急性腹痛多与饱餐后剧烈活动有关。③外伤:腹腔内脏器损伤的患者腹痛在外伤后突然出现。④变换体位:胆囊结石患者的腹痛常于夜间睡眠变换体位后发生。⑤胆道蛔虫病多因驱虫不当诱发。

(2)腹痛的性质 可反映腹内脏器病变的类型或性质。①阵发性绞痛提示空腔脏器发生梗阻或痉挛,如机械性肠梗阻或泌尿系结石等。②持续性钝痛或隐痛多见于腹内炎性病变或出血性病变,如急性阑尾炎、急性胰腺炎、肝或脾破裂内出血。③持续性疼痛伴阵发性加剧多表示炎症和梗阻,如绞窄性肠梗阻早期或胆结石合并胆道感染等。④持续性锐痛多为壁腹膜受到炎性或者化学性刺激引起。

(3)腹痛的部位 ①病变部位通常是最先腹痛或腹痛最显著的部位。如胃或十二指肠、胆道、胰腺的病变,腹痛部位大多位于中上腹。②如果腹痛始于一个部位,后迅速波及全腹者多为实质脏器破裂或空腔脏器穿孔。如胃、十二指肠溃疡穿孔,腹痛始于上腹部,而后波及全腹;盆腔炎始于下腹部,后可波及全腹部。③转移性右下腹腹痛主要见于急性阑尾炎。④牵涉痛或放射痛:如胆囊炎、胆石症除表现为右上腹或剑突下疼痛外,伴有右肩或右肩胛下角处痛;急性胰腺炎上腹部疼痛的同时可伴左肩或腰背部束带状疼痛;肾或输尿管结石除腰部疼痛,可放射至下腹、腹股沟或会阴部。

(4)腹痛发生的缓急　腹痛开始轻,后逐渐加重多为炎性病变。突然发生的腹痛并且迅速加重是腹内脏器扭转或绞窄、空腔脏器穿孔或梗阻、实质性脏器破裂等。如急性肠扭转、绞窄性肠梗阻等。

(5)腹痛的程度　①轻度腹痛:一般炎性病变初期引起的腹痛较轻。②重度腹痛:空腔脏器痉挛、梗阻、扭转、嵌顿、绞窄缺血、化学刺激等所致的腹痛较重,如胃、十二指肠溃疡穿孔,消化液对腹膜的化学性刺激,腹痛剧烈呈刀割样,患者常拒按腹部,不敢翻身及深吸气;胆道疾病所致胆绞痛及肾、输尿管结石所致肾绞痛常使患者辗转不安。

(6)外科急腹症特点　先有腹痛后有发热。常见的外科急腹症的症状有以下几点。

1)胃十二指肠穿孔　突发性上腹部刀割样疼痛且拒按,腹部呈舟状。

2)胆道系统结石或感染　急性胆囊炎、胆石症患者为右上腹疼痛,呈持续性、伴右侧肩背部牵涉痛;胆管结石及急性胆管炎患者有典型的 Charcot 三联征,即腹痛、寒战高热和黄疸;急性梗阻性化脓性胆管炎患者除有 Charcot 三联征外,还可伴精神神经症状和休克,即 Reynolds 五联征。

3)急性胰腺炎　为上腹部持续性疼痛,伴左肩或左侧腰背部束带状疼痛;发病早期即伴恶心、呕吐和腹胀。急性出血坏死性胰腺炎患者可伴有休克症状。

4)肠梗阻、肠扭转和肠系膜血管栓塞　肠梗阻、肠扭转时多为中上腹部疼痛,呈阵发性绞痛,随病情进展可表现为持续性疼痛、阵发性加剧,伴呕吐、腹胀和肛门停止排便排气;肠系膜血管栓塞或绞窄性肠梗阻时呈持续性胀痛,呕吐物、肛门排出物和腹腔穿刺液为血性液体。

5)急性阑尾炎　转移性右下腹痛伴呕吐和不同程度发热。

6)内脏破裂出血　突发性上腹部剧痛,腹腔穿刺液为不凝固的血液。

7)肾或输尿管结石　上腹部和腰部钝痛或绞痛。可沿输尿管行经向下腹部、腹股沟区或会阴部放射,可伴呕吐和血尿。

(7)妇产科急腹症　常见于异位妊娠或巧克力囊肿破裂。特点为突发性下腹部撕裂样疼痛,向会阴部放射,伴恶心、呕吐和肛门坠胀感,亦可伴有阴道不规则流血等其他症状,出血量大者可出现休克症状。

(8)内科急腹症　特点为先有发热后有腹痛,腹痛多无固定部位。

1)急性胃肠炎　表现为上腹部或脐周隐痛、胀痛或绞痛,伴恶心、呕吐、腹泻和发热。

2)心肌梗死　部分心肌梗死患者表现为上腹部胀痛,伴恶心和呕吐,严重者可出现心力衰竭、心律失常和休克。

3)腹型过敏性紫癜　除皮肤紫癜外,以腹痛为常见表现,呈脐周、下腹或全腹的阵发性绞痛,伴恶心、呕吐、呕血、腹泻和黏液血便等。

4)大叶性肺炎　少数患者可出现上腹部疼痛。

2.伴随症状

(1)恶心、呕吐　常于腹痛后发生,常见原因有以下几种。①腹膜或肠系膜受到强烈的刺激或牵拉;②空腔脏器内容物受阻、内压增高和管腔膨胀;③严重感染和毒素吸收作用于中枢系统;④腹痛时常立即发生恶心、呕吐,呕吐后腹痛减轻。高位性肠梗阻呕吐出现时间早而且频繁,低位性小肠或者结肠梗阻呕吐出现晚或者不出现呕吐;上消化道出血的呕吐物为血色或者咖啡色呕吐物;呕吐物含有胆汁提示梗阻部位在十二指肠以下;粪臭样呕吐物提示低位肠梗阻。

(2)排便排气改变　腹痛后停止排便排气常为机械性肠梗阻;小儿腹痛伴果酱样便多为肠套

叠;脐周疼痛伴腹泻和腥臭味血便常提示急性坏死性肠炎;大量水样便伴痉挛性腹痛提示急性胃肠炎。

（3）其他 发热多因继发感染所致,严重感染者可出现寒战高热,如急性重症胆管炎;阻塞性黄疸见于肝、胆、胰疾病;贫血或休克者可能有腹腔内实质脏破裂出血;尿频、尿急、血尿和排尿困难者应考虑泌尿系疾病。

（二）体征

各种原因引起的急腹症最主要的是腹部体征。

1. **视诊** 观察腹部是否对称,腹式呼吸是否存在,有无腹股沟肿块。急性腹膜炎时腹式呼吸运动减弱或消失;腹部出现肠型或异常蠕动波常是肠梗阻体征;全腹胀多提示低位肠梗阻。

2. **触诊** 应注意有无包块和腹膜刺激征,其部位、范围和程度。如小儿腹部腊肠样肿块常为肠套叠;压痛最显著处往往是病变所在部位;溃疡穿孔的压痛以上腹部为主;阑尾炎压痛在右下腹;肌紧张、反跳痛是壁腹膜受炎症刺激后的表现;轻度肌紧张和反跳痛见于炎症早期或腹腔内少量出血,如坏疽性胆囊炎、阑尾炎;消化道穿孔时因腹膜受到强烈化学性刺激而表现为高度肌紧张,呈"木板状"。但随着腹腔渗液的稀释,肌紧张程度将有所减轻,随后再度加重。

3. **叩诊** 肝浊音界缩小或消失常提示消化道穿孔或破裂,出现移动性浊音表示腹腔内有大量积液或积血。

4. **听诊** 肠鸣音是否减弱或者消失,根据肠鸣音的频率和音调来判断胃肠蠕动情况。肠鸣音亢进伴气过水声或高调金属音多为机械性肠梗阻,肠鸣音减弱或消失提示肠麻痹。

5. **直肠指检** 应注意直肠温度、是否触及肿块、有无触痛、指套是否沾有血迹。指套沾有血迹或黏液应考虑肠管绞窄或肠套叠。

【辅助检查】

1. **实验室检查** 包括血、尿、大便常规,血生化、电解质,肝、肾功能,血、尿淀粉酶和血气分析等。

（1）血常规 白细胞计数和分类有助于诊断炎症及其严重程度;但老年及危重患者可因应激反应差而无相应变化。腹腔内出血患者常表现出血红蛋白和血细胞比容降低;血小板进行性下降,应考虑有无合并 DIC,提示需进一步检查。

（2）尿常规 泌尿系结石或损伤患者的尿液中有红细胞;梗阻性黄疸患者的尿胆红素检测为阳性;尿胆红素阳性表示存在阻塞性黄疸。

（3）大便常规 急性胃肠炎患者的粪便镜检可见大量红、白细胞;消化道出血疾病者的粪便隐血试验多呈阳性表现。

（4）血、尿淀粉酶 急性胰腺炎患者可见血、尿淀粉酶值升高。

（5）肝功能 胆道梗阻和急性胰腺炎患者常有肝功能的损害。血直接胆红素升高,伴转氨酶升高,提示胆道阻塞性黄疸。

（6）血生化和血气分析 严重水、电解质和酸碱紊乱提示病情严重。尿素氮、肌酐增高可能是原发病合并急性肾功能障碍或尿毒症性腹膜炎。

2. **影像学检查** 包括腹部 X 射线、B 超、CT 和 MRI 检查。

（1）X 射线检查

1）X 射线透视或平片 立位 X 射线摄片或透视,膈下游离气体是消化道穿孔或破裂的依据;机械性肠梗阻时立位腹部平片可见肠管内存在多个气液平面;麻痹性肠梗阻时可见普遍扩张的肠管;胆结石或泌尿系结石时于腹部 X 射线片可见阳性结石影。

2）碘油或水溶性造影剂造影 有助于明确部分消化道梗阻的部位和程度。

3）钡剂灌肠或充气造影　乙状结肠扭转时可见典型的鸟嘴征,肠套叠时则可见杯口征。

　　(2)B超检查　是诊断实质性脏器损伤、破裂和占位性病变的首选方法,亦可明确腹腔内积液、积血的部位和量。胆囊或泌尿系结石时可显示有回声。

　　(3)CT检查、MRI检查　主要用于实质性脏器病变、腹腔内的占位性病变,如对急性出血坏死性胰腺炎的诊断极有价值。

　　(4)血管造影　对疑有腹腔内脏,如胆道、小肠等出血及肠系膜血管栓塞的诊断有帮助。

　　3.内镜检查　根据急腹症的特点,采用不同种类的内镜检查。

　　(1)胃镜　可发现十二指肠悬韧带以上部位的胃、十二指肠的疾病。

　　(2)经内镜逆行胰胆管造影　经内镜逆行胰胆管造影(endoscopic retrograde chalangio pancreatography,ERCP)有助于明确胆道、胰腺疾病。

　　(3)肠镜　可发现小肠和结、直肠病变。

　　(4)腹腔镜　有助于部分疑难急腹症或疑有妇科急腹症的诊断。

　　4.诊断性穿刺

　　(1)腹腔穿刺　当叩诊有移动性浊音而诊断不明确时,可行诊断性腹腔穿刺。选择一侧下腹部、脐与髂前上棘连线中外1/3处做穿刺。若抽出不凝固血性液体,多提示腹腔内脏出血,如外伤性肝、脾破裂,或肝癌自发性破裂,也可能穿刺到腹膜后血肿;若是食物残渣或消化液,多为消化管穿孔或腹腔内感染;若是混浊液体或脓多为腹腔内感染或消化道穿孔;若系胆汁性液体,常是胆囊穿孔;若是混浊液体,穿刺液的淀粉酶增高,提示胰腺炎。淡红色血液,可能是绞窄性肠梗阻,如穿刺抽出很快凝固的血液,则可能穿刺到腹壁或内脏的血管。对严重腹胀,腹腔穿刺阴性,而又不能排除腹腔病变者,可行腹腔灌洗。如灌洗液红细胞>100×10⁹/L或白细胞>0.5×10⁹/L,或Somogyi法淀粉酶>100 U/L,肉眼见到血液、胆汁、胃肠内容物,或查到细菌则为阳性,提示腹腔有炎症、出血或空腔脏器穿孔。

　　(2)阴道后穹隆穿刺　女性患者疑有盆腔积液、积血时,可经阴道后穹隆穿刺协助诊断。异位妊娠破裂时经阴道后穹隆穿刺可抽得不凝血液。盆腔炎患者的阴道后穹隆穿刺液则为脓性。

【治疗原则】

急腹症发病急进展快、病情危重。应采取及时、准确和有效的治疗措施。

　　1.非手术治疗　①严密观察生命体征、腹部体征和辅助检查的动态变化。②禁饮食,胃肠减压,静脉补液。③给予解痉和抗感染药物治疗。④出现休克时,给予抗休克治疗,并做好急诊手术准备。

　　2.手术治疗　急性梗阻性化脓性胆管炎、急性阑尾炎、完全性肠梗阻、异位妊娠破裂等需立即手术治疗。诊断不明确但腹痛和腹膜炎体征加剧,且全身中毒症状严重者应在非手术治疗的同时,积极完善术前准备。

【护理】

(一)护理评估

　　1.健康史　了解患者既往病史及手术史有助于急腹症的诊断。如有腹部手术史的腹痛患者考虑粘连性肠梗阻,有胃、十二指肠溃疡病史的患者突发剧烈腹痛,首先应考虑溃疡穿孔等。对有生育能力的妇女,准确的月经史、末次月经开始和终止日期对腹痛的诊断有重要意义,如输卵管妊娠破裂多有停经史。腹痛的病因与诱因,有无腹部外伤史、与饮食的关系、有无情绪激动、剧烈活动、劳累过度等。

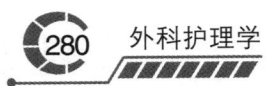

2. 身体状况　腹痛的性质、程度、部位、时间和伴随症状。

3. 心理社会状况　急腹症发病急、进展快、病情重,常需紧急手术,患者和家属常有恐惧不安的心理反应,评估其恐惧不安的原因和对疾病知识的了解程度,了解患者家属及单位对手术治疗的经济支持。

4. 辅助检查　了解各项辅助检查结果。

(二)护理问题

1. 焦虑或恐惧　与突然发病、剧烈疼痛、急症手术、担忧预后等因素有关。

2. 腹痛　与腹腔内炎症、穿孔、出血、梗阻或绞窄等病变有关。

3. 体温过高　与腹腔内脏器炎症或继发腹腔感染有关。

4. 体液不足　与限制摄入(禁食水)和丢失过多(发热、呕吐、肠麻痹、胃肠减压等)有关。

5. 营养失调:低于机体需要量　与摄入不足(禁食水)和消耗、丢失过多(出血、呕吐、发热等)有关。

6. 潜在并发症:低血容量性休克或感染性休克。

7. 有口咽黏膜损伤的危险　与禁食水和留置胃管(胃肠减压)有关。

(三)护理目标

(1)情绪安定,焦虑减轻,能配合诊疗护理工作。

(2)腹痛缓解,自诉能够忍耐。

(3)体温在 38.5 ℃以下,并逐渐恢复正常。

(4)患者体液量得到补充,生命体征正常,尿量正常。

(5)营养维持平衡。

(6)患者未发生并发症,或并发症得到及时发现和处理。

(7)患者无口咽部溃疡或感染的发生。

(四)护理措施

1. 术前护理

(1)生命体征　若患者呼吸急促,血氧分压<60 mmHg,提示有发生 ARDS 的倾向;若脉搏增快、面色苍白、皮肤湿冷、血压下降为休克征象;若血压及血红蛋白值进行性下降,提示有腹腔内出血;若体温逐渐升高,白细胞计数及中性粒细胞比例增多,为感染征象。

(2)腹部症状及体征　患者腹痛加剧,表示病情加重;局限性疼痛转变为全腹痛,并出现肌紧张、反跳痛,提示炎症扩散。观察实验室检查结果:如血常规、尿常规、大便常规、血电解质、动脉血气分析、肝肾功能等检查,注意 X 射线、B 超等检查结果。

(3)"四禁四抗"　严格执行"四禁",即禁饮食、禁用止痛剂、禁服泻药、禁止灌肠。急腹症患者在没有明确诊断之前禁用止痛剂,以免掩盖病情。禁饮食、禁服泻药、禁止灌肠可避免增加消化道负担,导致炎症扩散,加重病情。同时做好抗感染,抗休克,抗水、电解质紊乱和酸碱失衡及抗腹胀的护理。

(4)减轻或有效缓解疼痛　①观察病情:密切观察患者腹痛的部位、性质、程度和伴随症状有无变化。②体位:无休克者取半卧位,可减轻腹壁张力,有助于缓解疼痛。③禁食和胃肠减压:是治疗急腹症的重要措施之一。禁食并通过胃肠减压抽吸出胃内残存物,减少胃肠内的积气、积液,减少消化液和胃内容物自穿孔部位漏入腹膜腔,从而减轻腹胀和腹痛。

(5)维持体液平衡　①消除病因:有效控制体液的进一步丢失。②补充血容量:迅速建立静脉通路,根据医嘱正确、及时和合理安排晶体和胶体溶液的输注种类和顺序。若有大量消化液丢失,先输注平衡盐溶液,有腹腔内出血或休克者,应快速输液并输血,以补充血容量。③对神志不清或伴休克者,应留置导尿管,并根据尿量调整输液量和速度。④准确记录出入水量。

5.心理护理 患者缺乏思想准备,担心不能得到及时有效的诊断、治疗或预后不良,常表现为躁动、焦虑和恐惧。护理人员要积极迎诊和主动关心患者,告知患者引起腹痛的可能原因,在患者做各项检查和治疗前耐心解释,使患者了解其意义并积极配合,以稳定其情绪。创造良好氛围,减少环境改变所致恐惧感。

2.术后护理

(1)腹腔引流管的护理 ①妥善固定:正确连接引流装置、做好标记,并妥善固定腹腔引流管,防止患者变换体位时牵拉而脱出。②保持通畅:定时挤压引流管,避免引流管受压、扭曲而堵塞,对负压引流者及时调整负压,维持有效引流。③观察记录:观察引流液的性质、颜色和量,并记录。④严格无菌:更换引流袋时要严格无菌操作,以免引起逆行感染。⑤适时拔管:当引流量减少、颜色澄清、患者体温及血白细胞计数恢复正常,可考虑拔管。

(2)病情观察 ①观察生命体征。②观察切口敷料、引流。③动态观察腹部症状和体征。

3.营养支持 禁食期间静脉补充水、电解质和必需的营养物质。胃肠功能恢复、肛门排气,无腹痛、腹胀不适,可进流质饮食,逐步过渡到正常饮食。

4.急腹症 行手术治疗者,术后应早期开始活动,以预防粘连性肠梗阻。

5.控制感染 ①遵医嘱合理、正确地使用抗菌药物。②若引流物为肠内容物或混浊脓性液体且患者腹痛加剧,出现腹膜刺激征,同时伴有发热、白细胞计数及中性粒细胞比例上升,多为腹腔内感染或瘘,应及时报告医生。

6.并发症的观察及护理

(1)出血 密切观察切口敷料有无血性液体渗出、引流管是否有鲜红色血性液体流出,监测生命体征。如引流管引出血性液体每小时大于200 mL,持续3~4 h不止,且脉搏细速、血压下降、出冷汗等休克表现时,应及时通知医生,给予止血药物、抗休克等治疗,必要时手术止血。

(2)腹腔内残余脓肿和瘘 ①体位:腹腔或盆腔疾病患者取半坐卧位,以使腹腔内炎性液体、血液或漏出物积聚并局限于盆腔,可减少毒素吸收并有利于积液或脓液的引流。②有效引流。

7.加强基础护理 ①对生活自理能力下降或缺失者,加强基础护理和生活护理。②对神志不清或躁动者,做好保护性约束。③对长期卧床者,预防压疮发生。

(五)健康指导

(1)养成良好的饮食和卫生习惯。

(2)保持清洁和易消化的均衡膳食。

(3)积极控制急腹症的各类诱因,如有溃疡病者,应按医嘱定时服药;胆道疾病和慢性胰腺炎者需适当控制油腻饮食;反复发生粘连性肠梗阻者应当避免暴饮暴食及饱食后剧烈运动。

(4)急腹症行手术治疗者,术后应早期开始活动,以预防粘连性肠梗阻。

练习题

1.对诊断不明的急腹症患者禁用泻药的主要原因是(　　)

A.易致感染扩散　　　　　　　　　B.减少肠道蠕动

C.易致血压下降　　　　　　　　　D.影响肠道消化吸收

E.易致水、电解质失衡

2.老年急腹症患者的临床特点不包括(　　)

A.症状不典型　　　　　　　　　　B.体征较轻

C.体温变化不明显
E.易伴发其他疾病

D.白细胞计数显著增高

3.急腹症最突出的表现是(　　　)
A.腹痛
C.休克
E.腹泻

B.败血症
D.恶心、呕吐

4.下列关于外科急腹症的特点,正确的是(　　　)
A.一般无发热
C.一般先有发热或呕吐,然后有腹痛
E.多有腹肌紧张、压痛固定

B.脉搏变缓
D.常伴有肠功能亢进

5.患者,男,45岁,因腹痛3 h来院急诊。为减轻疼痛,患者的常见体位是(　　　)
A.平卧位
C.头低脚高位
E.弯腰屈膝侧卧位

B.半卧位
D.端坐卧位

6.急腹症术后,为预防肠粘连最重要的护理措施是(　　　)
A.深呼吸和有效咳嗽
C.鼓励患者早期活动
E.遵医嘱使用抗生素

B.保持有效的胃肠减压
D.保持腹腔引流通畅

7.急腹症患者在没有明确诊断前,应严格禁止的操作是(　　　)
A.饮食
C.服用泻药
E.腹腔穿刺

B.使用止痛剂
D.灌肠

8.患者,男,25岁。汽车撞伤1 h后送至急诊。体格检查:右上腹剧痛,剑突下压痛明显,呼吸36次/min,脉率100次/min,血压90/65 mmHg。诊断不明时,患者禁用(　　　)
A.异丙嗪
C.异烟肼
E.苯巴比妥

B.地西泮
D.吗啡

9.急腹症患者行直肠指检时,如指套染有血性黏液,首先考虑为(　　　)
A.消化道出血
C.肠绞窄
E.急性阑尾炎

B.消化道穿孔
D.急性胰腺炎

(常玉兰)

参考答案

第二十一章　胸外科疾病患者的护理

知识归纳

▒▒▒▒▒▒ 学习目标 ▒▒▒▒▒▒

1. 掌握:常见胸部损伤、食管癌、肺癌的临床表现及护理措施。
2. 熟悉:常见胸部损伤、食管癌、肺癌的病因、辅助检查、处理原则及护理问题。
3. 了解:常见胸部损伤、食管癌、肺癌的病理生理和护理评估方法。
4. 能运用所学知识和技能对胸部损伤患者进行急救护理和治疗配合;能运用所学知识对食管癌、肺癌患者进行健康指导。
5. 具有严谨的工作态度和良好的护患沟通能力;具有强烈的责任心、耐心和同理心,能理解、尊重、关心患者。

第一节　胸部损伤患者的护理

病例导入

患者,女,66岁,以"外伤后胸部疼痛4 h"为主诉入院。患者4 h前下楼时不慎摔倒,左侧肢体着地后出现胸部及左髋部疼痛,无呼吸困难,无恶心、呕吐,无意识丧失,无头晕、头痛,无腹部胀痛,自行起身后拨打120急诊入院,查全腹输尿管 +胸部CT示:①左侧多发肋骨骨折,$L_2 \sim L_4$左侧横突骨折。②左侧胸腔少量积液。急诊以"左侧肋骨骨折"收入院。

请思考:
(1)患者目前主要护理问题有哪些?
(2)护士应对患者实施哪些护理措施?

胸部暴露面积较大,在平时受伤的概率较高,胸腔内包括许多重要脏器,遭受外力易造成损伤,严重者可导致心肺损伤,甚至危及生命。

根据胸膜腔是否与外界相通,胸部损伤可分为开放性损伤和闭合性损伤。闭合性损伤多是由于挤压、冲撞或钝器打击胸部引起,可局限于胸壁,也可同时兼有内脏损伤,轻者仅有胸壁软组织损伤和(或)单纯肋骨骨折,重者可伤及胸内脏器或血管,可致气胸、血胸、血气胸、心脏损伤等,常伴有多发肋骨骨折和(或)胸骨骨折。开放性损伤平时多见于锐器伤,战时以火器伤多见,多伴有胸腔内组织和脏器损伤,可导致开放性气胸或血胸,影响呼吸和循环功能,其中,进行性大出血是患者死亡的主要原因。闭合性或开放性损伤均可发生膈肌损伤,并造成胸腔和腹腔脏器同时损伤,称胸腹联

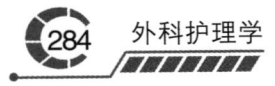
合伤。

胸部损伤包括肋骨骨折、气胸和血胸等。

一、肋骨骨折患者的护理

肋骨骨折是指直接暴力或间接暴力使肋骨的完整性和连续性中断,是最常见的胸部损伤。第1~3肋骨粗而短,且有锁骨、肩胛骨及胸肌保护,不易发生骨折;第4~7肋骨长而薄,最易折断;第8~10肋骨虽较长,但肋前端肋软骨与胸骨相连构成肋弓,弹性较大,不易折断;第11~12肋前端游离、不固定,较少发生骨折。肋骨骨折可分为单根和多根肋骨骨折,同一根肋骨可出现一处或多处骨折。

(一)病因

1.**外来暴力**　多数肋骨骨折因外来暴力所致。外来暴力又分为直接暴力和间接暴力。直接暴力作用于胸部,使受伤部位的肋骨向内弯曲折断;间接暴力作用于胸部前后,使肋骨向外过度弯曲折断。

2.**病理因素**　少数肋骨骨折见于恶性肿瘤发生肋骨转移或严重骨质疏松者,患者可因咳嗽、打喷嚏或肋骨病灶处轻度受力而发生骨折,此类骨折也称为病理性骨折。

(二)分类

根据骨折断端是否与外界相通,分为闭合性肋骨骨折和开放性肋骨骨折。根据损伤程度,肋骨骨折可分为单根单处肋骨骨折、单根多处肋骨骨折、多根单处肋骨骨折和多根多处肋骨骨折。

(三)病理生理

单根或多根单处肋骨骨折时,骨折附近仍有完整的肋骨支撑胸廓,对呼吸影响较小。若尖锐的肋骨断端向内移位,可刺破胸膜、肋间血管或胸腔内组织与器官,引起血胸、气胸、血痰、咯血等。相邻多根多处肋骨骨折时,局部胸壁失去完整肋骨支撑而发生软化,可出现反常呼吸运动:吸气时软化区内陷,呼气时外突,此类胸廓称为连枷胸(图21-1)。若软化区范围较大,可引起呼吸时两侧胸膜腔压力不平衡,出现纵隔左右扑动,影响换气和静脉血回流,导致体内缺氧和二氧化碳滞留,严重时患者可发生呼吸和循环功能衰竭。

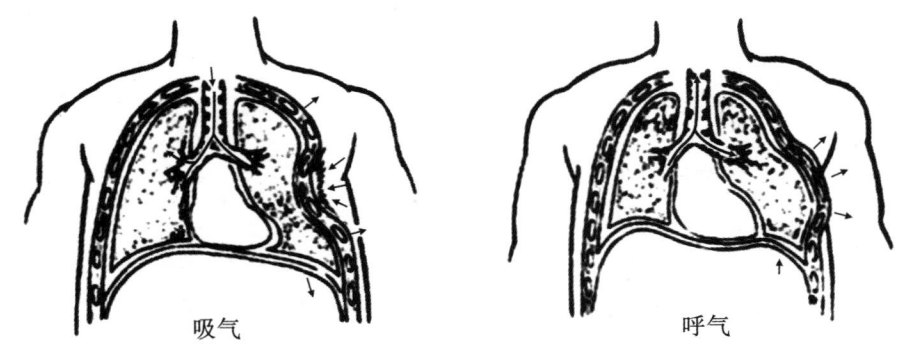

吸气　　　　　　　　呼气

图21-1　胸壁软化区的反常呼吸运动

(四)临床表现

1.**症状**　局部疼痛,在深呼吸、咳嗽或体位改变时疼痛加剧;骨折断端向内移位可刺破胸膜、肋间血管和肺组织,出现气胸、血胸、皮下气肿、咯血等。根据肋骨骨折损伤程度不同,患者可出现不同程度的呼吸困难、发绀;严重呼吸受限或大量血胸导致休克发生;胸痛使患者呼吸变浅,咳嗽无力,呼吸道分泌物增多、潴留,易致肺不张和肺部感染。

2.体征　受伤胸壁青紫、肿胀,可有畸形;局部有压痛,挤压胸部疼痛会加重,有时可产生骨擦音或骨擦感;多根多处肋骨骨折时,可见胸壁反常呼吸运动;部分患者出现皮下气肿。

(五)辅助检查

1.实验室检查　肋骨骨折伴有血管损伤时,血常规检查可有血红蛋白和血细胞比容下降。

2.影像学检查　胸部 X 射线检查可显示肋骨骨折线、断端错位及血气胸等,但不能显示前胸肋软骨骨折的征象;肋骨三维重建 CT 检查可以清晰地显示肋骨和肋软骨骨折情况。

(六)治疗原则

1.闭合性单根或多根单处肋骨骨折

(1)镇痛　一般肋骨骨折可采用口服或肌内注射镇痛剂,多根多处肋骨骨折则需要持久有效的镇痛,包括硬膜外镇痛、静脉镇痛、肋间神经阻滞和胸膜腔内镇痛。

(2)固定胸廓　目的是限制肋骨断端活动,减轻疼痛。闭合性单根单处肋骨骨折的患者可用多头胸带或弹性胸带固定胸廓,也可适用于胸背部、胸侧壁多根多处肋骨骨折但胸壁软化范围小、反常呼吸运动不严重者。多根多处肋骨骨折且胸壁软化范围大、反常呼吸运动明显者,胸壁固定的方法有以下几种。①包扎固定法:软化区域小,可用厚敷料盖于软化区,用绷带或胸带包扎固定,以减轻或消除胸壁的反常呼吸运动,促进患侧肺复张。②牵引固定法:软化区域较大者,在浮动胸壁中央选择 1~2 根能持力肋骨,用布巾钳将肋骨钳住,在伤侧胸壁放置支架。③内固定法:呼吸功能障碍者需气管插管机械通气,正压通气对浮动胸壁有"内固定"作用,长期胸壁浮动且不能脱离呼吸机者可施行手术固定肋骨,近年来也有采用经胸腔镜直视下导入钢丝的方法固定浮动胸壁。

(3)建立人工气道　对咳嗽无力、不能有效排痰或呼吸衰竭者,行气管插管或气管切开,使用呼吸机辅助呼吸。

(4)预防感染　鼓励患者咳嗽、排痰;合理应用抗生素。

2.开放性肋骨骨折　除上述相关处理外,争取在伤后 6~8 h 内彻底清创胸壁伤口;若胸膜已穿破,需行胸膜腔闭式引流;术后应用抗生素,防治感染。

(七)护理

1.护理评估

(1)健康史　了解患者受伤经过、受伤时间、受伤部位、伤后病情变化,有无昏迷、恶心、呕吐等。了解患者年龄和有无既往病史。

(2)身体状况　评估受伤部位及性质、胸壁有无肿胀、有无开放性伤口及活动性出血;评估有无呼吸困难、发绀、咯血及休克;评估有无疼痛、畸形、骨擦音或骨擦感、反常呼吸运动及皮下气肿。

(3)辅助检查　了解实验室检查、胸部 X 射线检查结果,以评估肋骨骨折及出血情况。

(4)心理社会状况　评估患者有无因担心病情及预后而出现焦虑或恐惧,程度如何;了解患者和家属对肋骨骨折相关知识的了解程度、心理承受能力及对预后的认知;了解患者家庭经济状况,对治疗所需费用的承受能力。

2.护理诊断

(1)气体交换受损　与肋骨骨折引起的疼痛、胸廓活动受限、反常呼吸运动有关。

(2)急性疼痛　与胸部组织损伤有关。

(3)清理呼吸道无效　与疼痛不敢用力咳嗽有关。

(4)潜在并发症:肺部和胸腔感染、呼吸功能衰竭、休克等。

3.护理目标

(1)患者呼吸功能恢复正常,能维持有效的气体交换。

（2）患者疼痛减轻,舒适感增强。

（3）患者呼吸道通畅,无分泌物潴留。

（4）患者未发生并发症,或并发症得到及时发现和处理。

4.护理措施

（1）生活护理　鼓励患者深呼吸,有效咳嗽、排痰,每1~2 h变换体位;协助患者翻身,鼓励患者早下床活动,防止压疮和深静脉血栓形成;加强营养,进食高热量、高蛋白、高维生素、清淡易消化食物。

（2）病情观察　密切观察脉搏、呼吸、血压及神志的变化,观察胸腹部活动情况,观察有无呼吸困难、发绀或反常呼吸,发现异常及时通知医师并协助处理。

（3）减轻疼痛　①妥善固定胸部,注意调整胸带的松紧度,使用牵引固定时,注意保持有效牵引。②遵医嘱给予镇痛药物。③患者咳嗽、咳痰时,协助或指导患者及家属用双手按压患侧胸壁,以减轻疼痛。

（4）维持有效气体交换　①保持呼吸道通畅:及时清理口腔和呼吸道内的呕吐物、分泌物、血液及痰液等。鼓励并协助患者咳嗽、排痰,痰液黏稠不易咳出者,应用祛痰药物、超声雾化吸入,以稀释痰液利于排出。对咳嗽无力、不能有效排痰或呼吸衰竭者,给予吸痰、气管插管、气管切开或辅助呼吸。建立人工气道者,保持气道通畅,做好气道湿化。②吸氧:呼吸困难及发绀者,及时给予吸氧。③体位:病情稳定者可取半卧位,使膈肌下降,有利于呼吸。

（5）防治感染　①监测体温变化,若患者出现发热、咳嗽、胸痛、发绀、呼吸困难等肺部和胸腔感染征象,及时通知医师并配合处理。②开放性肋骨骨折者,遵医嘱肌内注射TAT并合理应用抗生素。③及时更换创面敷料,保持敷料清洁和干燥,保持引流通畅。

（6）心理护理　在护理过程中,多与患者及家属沟通,耐心倾听患者的主诉,认真解答患者提出的问题,对不良的心理加以疏导;安慰和鼓励患者,有计划地告知患者的病情,消除患者的焦虑情绪,使患者能积极配合各项治疗及护理,树立患者战胜疾病的信心。

5.健康指导

（1）向患者说明深呼吸、有效咳嗽的意义,鼓励患者在胸痛的情况下积极配合治疗。

（2）需要做胸腔穿刺、胸膜腔闭式引流者,操作前向患者或家属说明治疗的目的,以取得配合。

（3）告知患者肋骨骨折愈合后,损伤恢复期间胸部仍有轻微疼痛不适,活动时疼痛可能会加重,但不影响患侧肩关节锻炼及活动。

（4）告知患者肋骨骨折后3个月应复查胸部X射线检查,了解骨折愈合情况。

二、气胸患者的护理

胸膜腔内积气称为气胸。气胸的形成多由于利器或肋骨断端刺破胸膜、肺、气管及支气管,空气进入胸膜腔,或胸壁伤口穿破胸膜,外界空气进入胸膜腔。根据胸膜腔内压力情况,可分为闭合性、开放性和张力性气胸。

（一）病因和病理

1.闭合性气胸　多为肋骨骨折的并发症,常因肋骨断端刺破肺或胸壁,空气经肺或胸壁的伤口进入胸膜腔,随后伤口立即闭合,不再有气体进入胸膜腔。由于进入的气体量常较少,胸膜腔内的压力仍低于大气压,患侧肺受压萎缩程度取决于胸膜腔内积气量。

2.开放性气胸　胸壁有开放性伤口,呼吸时空气可经伤口自由出入胸膜腔。当体表伤口大于气管口径时,进入胸膜腔的空气量多,胸膜腔内压力几乎等于大气压,患侧肺完全萎缩,纵隔向健侧移位,使健侧肺扩张受限。吸气时,健侧胸膜腔内负压升高,与患侧压力差增大,纵隔向健侧移位;

呼气时,两侧胸膜腔压力差减小,纵隔又移向患侧,导致纵隔位置随呼吸运动而左右摆动,称纵隔扑动(图21-2)。纵隔扑动会影响肺换气和静脉血液回流,引起呼吸和循环障碍。此外,吸气时健侧肺扩张,吸入的气体不仅有来自气管进入的空气,也有来自患侧肺排出的含氧量低的气体;呼气时健侧的气体不仅排出体外,也排至患侧的支气管及肺内,含氧量低的气体在两侧肺内重复交换会造成严重缺氧。

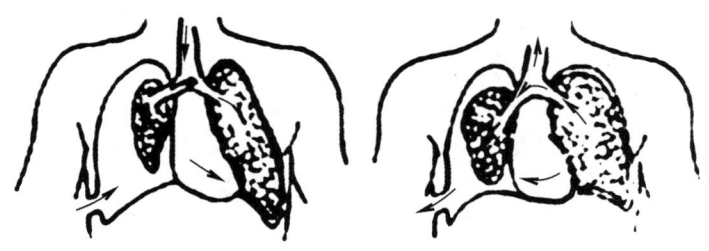

图21-2　开放性气胸的纵隔扑动

3. 张力性气胸　常见于较大的肺泡破裂,较深、较大的肺裂伤或支气管破裂。胸部损伤后,胸壁伤口或肺、气管、支气管裂口形成单向活瓣,吸气时气体从裂口进入胸膜腔,呼气时裂口活瓣关闭,气体只能进入胸膜腔而不能排出体外,使胸膜腔内压力不断升高,超过大气压,形成张力性气胸,又称高压性气胸。胸膜腔内的高压使患侧肺不断萎缩,并将纵隔推向健侧,使健侧肺组织受压,腔静脉回流受阻,导致呼吸和循环功能严重障碍。高压气体经支气管、气管周围疏松结缔组织或壁层胸膜裂口处进入纵隔或胸壁软组织,并向皮下扩散,形成纵隔气肿或颈、面、胸部等处的皮下气肿。

(二)临床表现

1. 闭合性气胸

(1)症状　主要与胸膜腔内积气量和肺萎缩程度有关。胸膜腔少量积气,肺萎缩在30%以下者为小量气胸,患者一般无明显症状,可有胸闷、胸痛;肺萎缩在30%~50%者为中量气胸,呼吸困难程度加重;肺萎缩50%以上者为大量气胸,患者会出现明显的呼吸困难、低氧血症。

(2)体征　患侧胸部饱满,气管向健侧移位,患侧胸部叩诊呈鼓音,听诊患侧呼吸音减弱或消失。

2. 开放性气胸

(1)症状　患者常有明显的呼吸困难、鼻翼扇动、发绀,甚至休克。

(2)体征　胸壁可见开放性伤口,颈静脉怒张,呼吸时患侧胸壁可闻及气体进出胸腔伤口发出吸吮样声音,气管向健侧移位,患侧叩诊呈鼓音,听诊患侧呼吸音减弱或消失。

3. 张力性气胸

(1)症状　患者表现为极度的进行性呼吸困难、大汗淋漓、发绀、意识障碍、昏迷、休克,甚至窒息。

(2)体征　患侧胸廓饱满,肋间隙增宽,气管向健侧移位,患侧叩诊呈高度鼓音,听诊患侧呼吸音消失,可伴有颈静脉怒张,面部、颈部或上胸部明显的皮下气肿。

(三)辅助检查

1. 胸部X射线　闭合性气胸时,可显示不同程度的肺萎缩和胸膜腔积气征象。开放性气胸时,可见大量积气征象,肺明显萎缩,气管和心脏等纵隔内器官移向健侧。张力性气胸时,可见胸膜腔内大量积气、肺完全萎缩、纵隔移向健侧。

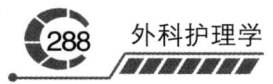

2. 胸腔穿刺　有助于明确有无气胸,张力性气胸时可有高压气体冲出,抽出气体也有助于缓解症状。

(四)治疗原则

以抢救生命为首要原则。处理措施包括封闭胸壁开放性伤口,胸腔穿刺或胸膜腔闭式引流排出胸膜腔内积气,合理应用抗生素防治感染。

1. 闭合性气胸　少量积气的患者,积气一般在 1~2 周内可自行吸收,无须特殊处理。注意加强观察,及时发现气胸变化。中量或大量气胸者,应在患侧锁骨中线第 2 肋间穿刺排气或行胸膜腔闭式引流术,排出积气。

2. 开放性气胸　急救要点为立即封闭伤口,变开放性气胸为闭合性气胸。使用无菌敷料、棉垫或现场利用身边的清洁物品如衣物、围巾等在患者呼气末覆盖创口并加压包扎固定,迅速转运。转运过程中,若患者出现呼吸困难加重或张力性气胸表现,可在呼气时打开敷料,放出高压气体后再封闭伤口。入院后及时清创、缝合胸壁伤口,行胸膜腔穿刺抽气减压或胸膜腔闭式引流,同时给予吸氧、补充血容量、应用抗生素等治疗措施。如有胸腔内脏器损伤或进行性出血,需进行剖胸探查。

3. 张力性气胸　是可以迅速致死的危急重症,抢救要争分夺秒,急救要点为立即在患侧锁骨中线第 2 肋间用粗针头穿刺胸膜腔,进行排气减压,紧急情况下可在针柄外接橡胶手指套、气球等,在其顶端剪一 1 cm 大小的开口,可起到活瓣作用。送达医院后,给予吸氧、胸膜腔闭式引流、应用抗生素,必要时可进行负压吸引,以利于气体排出和促使肺复张。若胸膜腔引流管内持续溢出大量气体,呼吸困难未改善,提示可能存在广泛的肺裂伤或支气管断裂,需及时行开胸手术探查。

(五)护理

1. 护理评估

(1)健康史　询问患者有无胸部外伤情况,受伤的经过与时间、暴力大小、受伤部位、有无昏迷、恶心、呕吐等;了解有无既往肺部疾病病史。

(2)身体状况　评估受伤部位和性质,有无开放性伤口、肋骨骨折、胸部吸吮伤口、颈静脉怒张及皮下气肿等;评估患者生命体征是否平稳,有无呼吸困难、发绀、大汗淋漓、意识障碍及休克等;评估患者有无咳嗽、咳痰、咯血,痰液的量和性质,咯血的量和次数。

(3)辅助检查　了解胸部 X 射线检查结果,评估气胸的来源、性质、有无胸腔内脏器损伤等。

(4)心理社会状况　了解患者及家属对气胸的相关知识和预后的认知程度;了解患者受伤后的情绪变化,有无因担心病情而出现焦虑或恐惧;了解家庭对治疗费用的承受能力。

2. 护理诊断

(1)气体交换受损　与胸部疼痛、胸廓活动受限、肺萎缩有关。

(2)急性疼痛　与胸部损伤、放置引流管有关。

(3)焦虑/恐惧　与外伤打击、担心病情及害怕手术有关。

(4)潜在并发症:肺部和胸腔感染、呼吸和循环衰竭。

3. 护理目标

(1)患者能维持有效的气体交换、呼吸平稳。

(2)患者的疼痛缓解,舒适感增强。

(3)患者的焦虑或恐惧心理消除,情绪稳定。

(4)患者未发生并发症,或并发症得到及时发现和处理。

4. 护理措施

(1)现场急救　胸部损伤患者若有生命危险时,护士应协同医生立即采取急救措施。①肺萎缩>30%者,在患侧锁骨中线第 2 肋间穿刺抽气。②开放性气胸:立即用无菌敷料如凡士林纱布加棉垫封闭伤口,再用胶布或绷带加压包扎固定,使开放性气胸变为闭合性气胸,阻止气体继续进出胸膜腔。③张力性气胸:以抢救生命为首要原则,立即行胸膜腔穿刺排气减压。可用粗针头在患侧锁骨中线第2肋间穿刺入胸膜腔,穿刺针尾系一末端有1 cm开口的乳胶指套或气球起到活瓣的作用,呼气时活瓣开放气体排出,吸气时活瓣闭合则阻止气体进入胸膜腔,使气体只出不进。

(2)非手术治疗护理/术前护理

1)严密观察病情　严密监测生命体征,特别注意呼吸频率、节律和幅度的变化。密切观察胸腔内积气变化,有无气管移位、纵隔移位、皮下气肿和休克征象等。

2)体位　病情稳定者取半坐卧位,有利于呼吸。

3)维持有效气体交换　及时清理口腔、呼吸道内的呕吐物、分泌物、血液及痰液等;鼓励并协助患者咳嗽、排痰,痰液黏稠不易咳出者,应用祛痰药物、超声雾化吸入,以稀释痰液利于排出;对咳嗽无力、不能有效排痰或呼吸衰竭者,给予吸痰、气管插管、气管切开或辅助呼吸;建立人工气道者,保持气道通畅,做好气道湿化;呼吸困难及发绀者,及时给予吸氧。

4)减轻疼痛　遵医嘱给予镇痛药物;患者咳嗽、咳痰时,协助或指导患者及家属用双手按压患侧胸壁,以减轻疼痛。

5)防治感染　密切观察患者的体温变化,遵医嘱使用抗生素,有开放性伤口者注射TAT。

6)术前准备　做好备皮、血型鉴定、交叉配血试验、药物过敏试验等术前准备工作。

7)心理护理　患者常常因强大的外伤而受到打击,在护理过程中,加强护患沟通,若患者出现不良的心理,要耐心加以疏导;向患者介绍与气胸有关的知识,树立患者战胜疾病的信心,消除患者的焦虑情绪,使患者能积极配合各项治疗及护理。

(3)术后护理

1)病情观察　遵医嘱给予心电监测;密切观察患者的生命体征、神志、瞳孔及尿量变化;观察胸腔引流液的颜色、性质和量。

2)体位与活动　病情稳定者,采取半坐卧位,有利于呼吸和胸膜腔引流;根据病情,鼓励并协助患者早期活动,以利肺膨胀及有效引流;无法下床活动者,应协助患者经常翻身或进行床上运动,以防血栓性静脉炎的发生。

3)保持呼吸道通畅　卧床期间,定时协助患者翻身、扣背、咳嗽,鼓励指导患者做深呼吸运动,促进肺的复张;痰液黏稠者,应用祛痰药物,超声雾化吸入,以稀释痰液;咳痰无力者给予吸痰,必要时行气管插管或切开,注意做好气道管理。

4)做好胸膜腔闭式引流术的护理。

5)并发症护理　①切口感染:观察切口有无红、肿、热、痛等炎症表现,如有异常,及时通知医生;保持切口敷料的清洁、干燥,如有渗湿或污染,及时更换。②肺部和胸腔感染:密切观察患者体温变化及痰液性质,若患者出现发热、咳嗽、胸痛、发绀、呼吸困难等肺部和胸腔感染征象,及时通知医师并配合处理。

6)心理护理　向患者解释深呼吸、有效咳嗽及留置引流管的意义,多与患者沟通,取得患者的信任和配合。

5.健康指导

(1)向患者或家属说明深呼吸、有效咳嗽排痰的意义,指导患者进行正确的深呼吸和有效咳嗽排痰方法,鼓励患者在胸痛的情况下积极配合治疗。

(2)指导患者合理休息和活动,气胸痊愈1个月内,不宜参加剧烈活动,如跑步、打球、抬举重物等。

(3)指导患者定期复查,如有异常请及时就医。

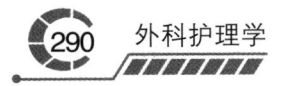

三、血胸患者的护理

胸膜腔内积血称为血胸。多由胸部损伤引起,若血胸与气胸同时存在,称为血气胸。

(一)病因

胸腔内积血多来源于心脏、胸内大血管及其分支、胸壁、肺组织、膈肌和心包血管出血。其中以肺裂伤出血最多见,由于肺循环压力低,出血量少而缓慢,多能自行停止。肋间血管、胸廓内动静脉损伤出血时,出血量较多且快,不易自行停止,易造成有效循环血量减少而导致循环衰竭。心脏与大血管损伤,出血多且急,短期内可因失血性休克而死亡。

(二)分类

根据胸膜腔内积血量的多少,血胸可分为小量血胸(成人<500 mL)、中量血胸(500～1 000 mL)和大量血胸(>1 000 mL)。按胸腔内有无活动性出血,血胸可分为进行性血胸和非进行性血胸。按照病理生理特点,血胸可分为进行性血胸、凝固性血胸、迟发性血胸和感染性血胸。

(三)病理生理

血胸发生后,由于血容量减少导致循环功能障碍,随胸膜腔内血液积聚,压力不断增高,患侧肺萎缩,纵隔被推向健侧,使健侧肺也受压,腔静脉血液回流受阻,严重影响患者呼吸和循环功能。大量持续性出血所致的胸膜腔积血称为进行性血胸。由于心、肺和膈肌的运动有去纤维蛋白的作用,故胸膜腔内的积血不易凝固。但若短时间内大量积血,去纤维蛋白作用不完善,胸膜腔内积血可发生凝固,称为凝固性血胸。血块机化后会形成纤维组织,束缚肺和胸廓运动,导致呼吸运动受限而影响呼吸功能。血液是良好的培养基,细菌经伤口或肺破裂口侵入胸膜腔后,会在血液中迅速繁殖,而引起感染性血胸,最终导致脓胸。少数患者受伤一段时间后,由于肋骨断端活动刺破肋间血管或血管破裂处血凝块脱落,发生延迟出现的胸膜腔内积血,称为迟发性血胸。

(四)临床表现

血胸的临床表现与出血量、出血速度和个人体质有关。

1.症状　小量血胸,可无明显症状。中量血胸和大量血胸,尤其是急性失血时,可出现面色苍白、脉搏增快、血压下降、四肢湿冷等低血容量性休克症状。

2.体征　患侧肋间隙饱满、气管移向健侧、叩诊呈浊音、呼吸音减弱或消失。

(五)辅助检查

1.实验室检查　血常规检查显示红细胞计数、血红蛋白量、血细胞比容降低。

2.B超检查　可明确胸腔积液的位置和量。

3.X射线检查　小量血胸时仅显示肋膈角变钝或消失,大量血胸可见胸膜腔有大片密度增高阴影,纵隔移向健侧,血气胸时可显示气液平面。

4.胸膜腔穿刺　可抽出不凝固血液。

(六)治疗原则

1.非进行性血胸　小量积血可自行吸收,积血量较多时需行胸膜腔穿刺,抽出积血,必要时行胸膜腔闭式引流,促使肺复张。

2.进行性血胸　及时补充血容量,防治低血容量性休克,必要时立即开胸探查、止血。

3.凝固性血胸　为防止感染和血块机化,应在出血停止后数日内进行手术,清除积血和血凝块。已机化的血块,可在病情稳定后及早行血块和胸膜表面纤维组织剥除术。

4.感染性血胸　应及时进行胸膜腔引流,排尽感染性积血、积脓;若效果不佳或肺复张不良,应尽早行手术,以清除感染性积血,剥离脓性纤维膜。

(七)护理

1. 护理评估

(1)健康史 了解患者的受伤时间、经过、暴力大小、病情变化及已采取的抢救措施;了解患者有无胸部手术史、药物过敏史等。

(2)身体状况 评估患者的受伤部位、有无开放性伤口、生命体征是否平稳;评估患者有无呼吸困难、面色苍白、恶心、呕吐、咯血、昏迷等。

(3)辅助检查 根据血常规检查、X射线检查、B超检查、胸膜腔穿刺等结果,评估患者有无活动性出血,判定出血部位和出血速度,有无合并气胸和休克征象,有无引起纵隔移位等。

(4)心理社会状况 了解患者及家属对血胸的相关知识和预后的认知程度;了解患者有无因受伤而出现焦虑或恐惧,程度如何;评估家庭对医疗费用的承受能力。

2. 护理诊断

(1)外周组织灌流不足 与大量失血引起的血容量不足有关。

(2)气体交换受损 与患侧肺萎缩致有效气体交换面积减小有关。

(3)焦虑/恐惧 与突然强大的外伤打击、担心病情和害怕手术有关。

(4)潜在并发症:肺不张、肺部感染等。

3. 护理目标

(1)患者的有效循环血量维持正常,心率、血压平稳。

(2)患者的气体交换状态好转,能维持正常呼吸功能,呼吸道通畅。

(3)患者的焦虑或恐惧心理消除,情绪稳定。

(4)患者未出现并发症,或并发症得到及时发现和处理。

4. 护理措施

(1)非手术治疗护理/术前护理

1)严密观察病情 密切观察生命体征、神志、瞳孔、面色等情况,特别注意呼吸形式、频率及呼吸音变化,必要时测中心静脉压和观察记录尿量;疑有复合伤时,立即报告医生,胸部有较大异物时,不宜立即取出,以免出血不止。

2)补充血容量 迅速建立静脉通路,遵医嘱补充血容量,维持水、电解质及酸碱平衡。合理安排输入晶体溶液和胶体溶液,并根据血压和中心静脉压等调节补液量和速度。胸部严重创伤的患者应严格控制输液速度,准确记录出入量;老年人、婴幼儿或心肺功能不全患者,更应严格控制输液速度,避免过量或过快,以防心力衰竭及肺水肿。

3)生活护理 保持病室安静,使患者能获得充分的休息。进食高热量、高维生素、高蛋白、清淡易消化的食物,以提高患者的耐受力。

4)做好开胸手术准备 进行性血胸的患者,在补液和输血的同时,做好开胸手术准备。胸膜腔内活动性出血征象为脉搏逐渐增快,血压持续下降,或虽经补充血容量后血压仍不稳定;血红蛋白量、红细胞计数、血细胞比容持续降低;胸膜腔闭式引流量每小时超过200 mL,持续3 h以上;胸膜腔穿刺抽血很快凝固或因血液凝固抽不出,且胸部X射线显示胸膜腔阴影继续增大者。

5)防治感染 密切观察患者的体温变化,遵医嘱使用抗生素,有开放性伤口者注射TAT。

6)防治并发症 保持呼吸道通畅,及时清除呼吸道内血液、呕吐物、分泌物等,预防窒息;鼓励患者咳嗽咳痰,以预防肺部并发症。

7)心理护理 在护理过程中,护士应加强与患者的沟通,耐心倾听患者的主诉,做好心理护理和病情介绍,说明各项诊疗护理操作的必要性和重要性,取得患者的理解和配合。关心、体贴患

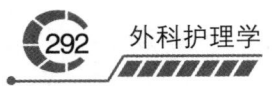

者,帮助患者树立战胜疾病的信心。

（2）术后护理 ①病情观察：遵医嘱给予心电监护,密切观察生命体征、神志、瞳孔、尿量等变化,并详细记录;妥善固定各种引流管,并保持引流通畅。②体位与活动：病情稳定后取半坐卧位,有利于呼吸和胸膜腔引流,同时鼓励患者早下床活动,预防肺不张和深静脉血栓形成。③做好胸膜腔闭式引流的护理。

5. 健康教育

（1）指导患者腹式呼吸和有效咳嗽、排痰的正确方法,教会患者咳嗽时如何缓解疼痛。

（2）注意合理休息和饮食,提高抵抗力;注意安全,防止意外事故的发生。

（3）心肺损伤严重者定期来院复查,发现异常及时治疗。

第二节　肺癌患者的护理

病例导入

患者,男,72岁,以"发现肺占位1个月"为主诉入院。患者1个月前突发晕厥后被送医院就诊,胸部 CT 示：左肺上叶占位。偶有咳嗽、咳白色黏痰,无大汗、胸闷、气短,无恶心、呕吐、抽搐、肩背部放射痛等症状。增强 CT 结果示：左肺上叶实性结节,考虑硬化性肺泡细胞瘤,双肺小叶中心型肺气肿,双肺钙化灶;主动脉及冠状动脉粥样硬化。门诊以"左肺占位性病变"收住院。既往高血压病史20年,口服降压药物。糖尿病11年,血糖控制可。冠心病11年,两次植入支架共6支,恢复可。4年前曾患肺炎,3年前因脑梗死住院,恢复可。患者吸烟30余年,戒烟10年。术前积极完善血常规、血型、凝血六项、肝肾功能、电解质、血糖、输血前四项（乙肝、丙肝、梅毒、艾滋）、激素、尿常规、心电图、胸片、心脏彩超+左心功能测定等相关检查。经会诊及检查肺占位明确,边缘欠规整,似可见有血管贴边走形,恶性程度大,首选手术治疗,未见远处转移及手术绝对禁忌证,在静吸复合全麻下行"胸腔镜下肺叶切除术备肺癌根治术",术毕转入 ICU 治疗。

请思考：

(1)患者术前准备工作主要有哪些?

(2)患者术后主要护理工作有哪些?

肺癌大多数起源于支气管黏膜上皮,也称支气管肺癌。近年来,全世界肺癌的发病率和死亡率明显增高,我国近年来城乡发病率前10位的恶性肿瘤构成显示,肺癌的发病率和死亡率均排在首位。

肺癌发病年龄多在40岁以上,以男性多见,男女比例为(2~2.5)∶1,但近年来女性肺癌发病率也在快速增加,尤其在发展中国家这一趋势更为明显,性别之间的差异正在逐步缩小。

【病因】

肺癌的病因至今尚未完全明确,现认为可能与以下因素密切相关。

1. 吸烟　流行病学调查结果显示,肺癌的一个重要危险因素是长期吸烟。开始吸烟的年龄越小、烟龄越长、吸烟量越多,肺癌的危险性越高。被动吸烟的妇女肺癌发病率比配偶不吸烟者高2倍以上。

2.化学物质　目前,已确认与肺癌的发病密切相关的化学致癌物质有石棉、无机砷化物、二氯甲醛、铬、氡及氡子体、芥子体、氯乙烯、煤烟、焦油和石油中的多环芳烃等。

3.空气污染　包括室内小环境和室外大环境污染。室内小环境污染包括室内的被动吸烟、烹调过程中产生的油烟和家庭装修材料可能产生的致癌物。室外大环境污染包括汽车尾气、工业废气、公路沥青等,主要致癌物质是苯并芘。

4.人体内在因素　免疫状态、代谢活动、遗传因素、肺部慢性感染等,也可能与肺癌的发生有关。

5.其他　长期、大量的电离辐射可引起肺癌。近年来分子生物学方面的研究显示,癌基因(如 Ras、$erb-b2$ 等)的活化或肿瘤抑制基因($p53$、RB、$nm23-H$ 等)的缺失与肺癌的发病有关。

【病理生理】

肺癌的发病部位,右肺多于左肺,上叶多于下叶。肺癌大多起源于支气管黏膜上皮,癌肿可向支气管腔内外、邻近的肺组织生长,并可通过淋巴、血行转移扩散。

（一）分类

1.根据癌肿发生的部位分类　可将肺癌分为中心型和周围型。起源于主支气管、肺叶支气管的癌肿,位置靠近肺门者称为中心型肺癌;起源于肺段支气管以下的癌肿,位置在肺的周围部分者称为周围型肺癌。

2.根据细胞分化程度和形态特征　临床将肺癌分为非小细胞癌和小细胞癌。非小细胞癌主要包括腺癌、鳞状细胞癌(鳞癌)、大细胞癌。

（1）腺癌　近年来发病率明显上升,已成为最常见的类型。多数起源于较小的支气管上皮,多为周围型,少数起源于大支气管。一般生长较慢,但少数在早期即出现血行转移,淋巴转移出现较晚。

（2）鳞状细胞癌　50 岁以上的男性占大多数,与吸烟密切相关。鳞癌大多起源于较大的支气管,多为中心型,生长速度缓慢,恶性程度较低,病程较长,对放疗和化疗较为敏感,通常先经淋巴转移,血行转移出现较晚。

（3）大细胞癌　较少见,约半数起源于大支气管,多为周围型,癌细胞分化程度低,生长速度快,恶性程度高。大细胞癌的转移较小细胞癌晚,常发生脑转移后才被发现,预后差。

（4）小细胞癌(未分化小细胞癌)　多见于男性,发病年龄较轻。一般起源于较大支气管,中心型多见,恶性程度高,生长快,较早发生淋巴和血行转移,对放疗和化疗虽较敏感,但预后最差。

（二）转移途径

1.直接扩散　癌肿可沿支气管壁蔓延并向支气管内生长,引起支气管腔部分或完全阻塞。肺癌侵犯胸膜,引起胸膜转移及胸膜腔内播散也较为常见,癌肿也可直接侵及邻近肺组织,并穿过肺间裂侵及相邻的其他肺叶。此外,还可侵犯胸壁、胸内其他组织或脏器。

2.淋巴转移　是最常见的转移途径。癌细胞经支气管和肺血管周围的淋巴管,先侵及邻近的肺段或肺叶支气管周围的淋巴结,然后到达肺门或气管隆突下的淋巴结,或侵及纵隔和气管旁淋巴结,最后累及锁骨上淋巴结、斜角肌淋巴结和颈部淋巴结。

3.血行转移　多出现在肺癌晚期,癌细胞经肺静脉、体循环转移至血液循环丰富的组织或脏器,如肝脏、骨骼、脑组织等。

【临床表现】

肺癌的临床表现与癌肿的部位、大小、是否有压迫和侵犯邻近器官以及有无转移等有关。

1.早期 早期肺癌大多无明显症状,多在 X 射线检查时发现,癌肿增大后可出现以下表现。

(1)咳嗽 最常见,为刺激性干咳或有少量黏液痰,抗感染治疗无效。癌肿增大到一定程度引起支气管狭窄时,咳嗽加重,呈高调金属音。若继发肺部感染,患者可有脓痰,痰量增多。

(2)血痰 以中心型肺癌多见,若癌肿侵及血管或因血液供应不足而发生溃破时,患者通常出现痰中带血或间断、少量咯血,大量咯血者少见。

(3)胸闷和发热 当较大的支气管出现不同程度的阻塞时,会造成肺不张、阻塞性肺炎,患者多出现胸闷、气促、哮鸣、高热等症状。

(4)胸痛 由于癌肿侵犯胸膜、胸壁、肋骨及其他组织,早期表现为胸部不规则隐痛或钝痛,可随呼吸、咳嗽加重。癌肿侵犯胸膜时,可出现明显胸痛。侵及肋骨时,可出现固定压痛。

2.晚期 除了食欲减退、体重减轻、乏力等全身症状外,还可出现癌肿压迫、侵犯邻近组织、器官或发生远处转移的相应症状。

(1)压迫或侵犯喉返神经 表现为声带麻痹、声音嘶哑。

(2)压迫上腔静脉 表现为面部、颈部、上肢和上胸部静脉怒张,皮下组织水肿。

(3)侵犯胸膜 出现胸膜腔积液,常为血性,大量积液者可出现气促。

(4)侵犯纵隔 若压迫食管,表现为吞咽困难。

(5)上叶顶部肺癌 亦称 Pancoast 肿瘤,可侵入纵隔和压迫位于胸廓上口的器官或组织,如第 1 肋骨、锁骨下动静脉、臂丛神经等,患者出现剧烈胸肩痛、上肢静脉怒张、水肿和上肢运动障碍;若癌肿压迫颈交感神经节,可引起颈交感神经综合征(Horner 综合征),表现为患侧眼睑下垂、瞳孔缩小、眼球内陷、面部无汗等。

(6)远处转移 锁骨上淋巴结是肺癌常见的转移部位,淋巴结固定而坚硬,多无痛感;脑转移时患者出现头痛、呕吐、眩晕、视觉障碍及人格改变等;肝转移时患者出现肝区疼痛、黄疸、腹水、肝功能异常等;骨转移时患者出现骨骼疼痛、病理性骨折,也可能会出现脊髓压迫症状。

3.副癌综合征 由于癌肿产生内分泌物质,少数肺癌患者临床上呈现非转移性症状,如皮质醇增多症、重症肌无力、骨关节病综合征(杵状指、骨关节痛、骨膜增生等)、男性乳腺增大、多发性肌肉神经痛等,称为副癌综合征。手术切除癌肿后,这些症状可能会消失。

【辅助检查】

1.痰细胞学检查 是普查和诊断肺癌的一种简单有效的方法。肺癌表面脱落的癌细胞或小块组织可随痰液咳出,如果连续 3 d 收集清晨深咳嗽排出的痰液并做涂片找到癌细胞,即可确诊。中心型肺癌,尤其是伴有血痰者,痰液中较易发现癌细胞。

2.影像学检查

(1)X 射线检查 早期中心型肺癌 X 射线检查可无异常征象,当肺癌增大到一定程度时,X 射线典型表现为肺部出现边界不清或周围有毛刺的块状阴影,若癌肿阻塞支气管后可出现肺不张、肺炎征象。周围型肺癌最常见的 X 射线表现为肺野周围孤立的圆形或椭圆形块状阴影,轮廓不规则,边缘模糊毛糙。晚期 X 射线还可显示患者出现胸膜腔积液或肋骨骨折。

(2)CT 和 MRI 检查 可发现 X 射线检查隐藏区(如肺尖、脊柱旁、心脏后、纵隔处等)的早期病变,还可显示局部淋巴结转移及侵及邻近器官情况,可以发现直径大于 0.3 cm 的病灶,并且对转移癌的发现率较高。MRI 检查能更好地确定肿瘤波及的范围和血管受累情况。

(3)正电子发射型计算机断层显像(PET)检查 可用于肿瘤的早期发现、分期及检测治疗效果,可用于鉴别肺内肿块的性质、纵隔淋巴结有无转移。

(4)骨扫描 采用 ^{99m}Tc 标记的二磷酸盐进行骨代谢显像,用于筛查肺癌是否出现骨转移。

3.纤维支气管镜检查　诊断中心型肺癌的阳性率较高。可在支气管腔内直观看到肿瘤的大小、部位、范围及管腔外受压、狭窄情况等,并可钳取或穿刺病变组织做病理学检查,是确诊肺癌的重要检查方法。

4.其他检查　如肿瘤标记物检查、胸腔镜、纵隔镜、经胸壁穿刺活组织检查、胸腔积液检查等。

【治疗原则】

一般采用个体化综合治疗。非小细胞癌以手术治疗为主,辅以化学治疗、放射治疗、中医药治疗、免疫治疗等;小细胞癌以化学治疗和放射治疗为主。

1.手术治疗　治疗的目的是彻底切除肺部原发病灶和周围淋巴结,尽可能保留健康的肺组织。适用于肺癌原发病灶较小,在支气管肺内,尚未发现远处转移者。常见手术方式有肺叶切除术、楔形切除术、肺段切除术和全肺切除术。周围型肺癌一般首选肺叶切除加淋巴结清扫术,中央型肺癌首选肺叶或患侧全肺切除加淋巴结清扫术。

2.放射治疗　是肺癌局部治疗的一种手段,主要用于处理术后残余病灶、局部晚期病例或配合化学治疗,晚期病例放疗可减轻局部症状,如阻塞性肺不张、骨转移引起的剧烈骨痛等。小细胞癌对放疗最敏感,鳞癌次之,腺癌最低。

3.化学治疗　用于分化程度低的肺癌,特别是小细胞癌,疗效较好。也可单独用于晚期肺癌,以缓解症状。也可与手术、放疗等综合应用,以防癌肿转移复发,提高治愈率。

4.靶向治疗　即针对肿瘤特有的基因异常进行的治疗,针对性强,对某些肿瘤治疗效果较好且不良反应较轻。目前,在肺癌领域得到应用的靶点主要有表皮生长因子受体(EGFR)、血管内皮生长因子(VEGF)、间变淋巴瘤激酶(ALK)。在东亚地区的肺腺癌患者中,特别是女性和非吸烟者,*EGFR* 基因突变比例超过 50%,高于其他人种。因此,针对 *EGFR* 基因突变的靶向药物对我国肺癌患者意义重大。

5.中医药治疗　可改善患者的症状,减轻放疗和化疗的不良反应,提高机体免疫力,延长生存期。

6.免疫治疗　①特异性免疫疗法:将经过处理的自体肺癌细胞或加用佐剂后,行皮下接种治疗。②非特异性免疫疗法:使用卡介苗、短小棒状杆菌、转移因子、干扰素、胸腺素等生物制品,或左旋咪唑等药物以激发和增强人体免疫功能,抑制肿瘤细胞生长,增强机体对化疗药物的耐受性。

📖 知识拓展

肺康复在肺癌手术中的应用

随着胸外科微创手术技术的发展,肺癌切除术后并发症发生率已经大幅度下降,但对于一些高危患者,如合并中重度慢性阻塞性肺疾病(COPD)、长期吸烟、心肺功能差等,术后并发症发生率仍然较高。同时,肺癌切除术后患者的肺功能、运动耐力、生存质量降低也是一个值得重视的问题。术前肺康复的时间多为 4 周,但术前<10 d 短期的肺康复训练也有效,临床上可行性更高。术后常规气道廓清、早期活动、上肢的活动对患者有益,出院后进行康复训练可改善患者术后的功能状态,改善生存质量。术前联合术后肺康复可能使患者获益更大,特别是针对手术高危患者。

【护理】

(一)护理评估

1.术前评估

(1)健康史　了解患者的年龄、性别、婚姻、职业、有无吸烟史、吸烟的年限和数量;家族中有无肺部疾病、肺癌患者;有无慢性支气管炎及其他呼吸系统慢性疾病等;既往有无其他部位肿瘤病史或手术治疗史。

(2)身体状况　评估患者有无刺激性咳嗽;有无咳痰、痰量及性状、痰中有无带血;有无咯血、咯血的量及次数;有无胸痛、疼痛的性质和部位;有无胸闷、发热、呼吸困难及发绀;有无声音嘶哑、吞咽困难、Horner 综合征等。评估患者的营养状况,有无贫血、杵状指(趾)等。

(3)辅助检查　了解 X 射线、CT、各种内镜及其他手术耐受性评估检查结果有无异常。

(4)心理社会状况　了解患者对疾病的认知程度,对手术有何顾虑及思想负担;评估患者有无因担心疾病和手术而出现焦虑和恐惧情绪,程度如何;了解家属对患者的关心、支持程度,家庭对治疗所需费用的经济承受能力等。

2.术后评估

(1)术中状况　了解手术时间、麻醉方式、手术方式、手术类型;了解术中失血、补液情况;了解术中有无意外情况发生。

(2)术后状况　评估神志、生命体征、切口情况及引流管引流情况等;评估有无大出血、感染、肺不张、支气管胸膜瘘等并发症。

(二)护理诊断

1.气体交换受损　与肺组织病变、肿瘤阻塞支气管、肺不张、手术、麻醉、呼吸道分泌物潴留等因素有关。

2.营养失调:低于机体需要量　与肿瘤引起机体代谢增加、手术创伤等有关。

3.焦虑或恐惧　与久咳不愈、咯血、担心手术及预后等因素有关。

4.疼痛　与手术、癌症晚期有关。

5.潜在并发症:肺炎和肺不张、术后出血、急性肺水肿、心律失常、支气管胸膜瘘等。

6.知识缺乏　缺乏肺癌治疗、护理及康复的相关知识。

(三)护理目标

(1)患者恢复正常的呼吸功能,呼吸平稳。

(2)患者营养状况改善。

(3)焦虑或恐惧感减轻或消失,情绪稳定。

(4)患者疼痛缓解,舒适感增强。

(5)患者未出现并发症,或并发症得到及时发现和处理。

(6)患者了解肺癌的相关知识,能积极配合各种综合治疗。

(四)护理措施

1.术前护理

(1)改善呼吸功能、预防术后感染

1)戒烟　术前应戒烟 2 周以上,因为吸烟会刺激肺泡、气管及支气管,分泌物增加,阻碍纤毛的活动和清洁功能,影响痰液的排出,而引起肺部感染。针对痰量多的患者,应记录痰量,同时做好腹式呼吸与有效咳嗽训练。

2）加强口腔卫生　指导并协助患者每天早晚及餐后漱口和刷牙。有龋齿或上呼吸道感染者应先给予治疗,遵医嘱应用抗生素、支气管扩张剂及祛痰剂等,以防术后并发肺部感染等。

3）保持呼吸道通畅　①支气管分泌物较多者,可行体位引流;②痰液黏稠不易咳出者,应用祛痰药物、超声雾化吸入,将痰液稀释,利于痰液排出,必要时可行支气管镜吸痰;③肺部感染者,遵医嘱应用抗生素、祛痰剂等药物;④大量咯血者,绝对卧床休息,将头偏向一侧,以防窒息。

（2）改善营养状况　由于癌症患者机体消耗较大、全身情况差、严重贫血和低蛋白血症影响患者的手术耐受力、术后切口的愈合及恢复。因此,应遵医嘱合理输血和补液,纠正水、电解质和酸碱平衡紊乱,指导患者进食高蛋白、高热量、高维生素、清淡易消化的食物,必要时遵医嘱给予肠内或肠外营养,以提高患者的手术耐受力。

（3）心理护理　向患者介绍与疾病相关的知识,使患者了解即使切除部分或一侧肺脏,仍有足够的肺组织来维持呼吸,对患者的生活和工作不会造成太大影响,以减轻患者的焦虑情绪。护理过程中注意关心、体贴患者,鼓励家属安慰和支持患者。

2. 术后护理

（1）病情观察　手术后每 15 min 测量生命体征一次,麻醉苏醒且生命体征平稳后,改为每 0.5～1.0 h 测量一次,注意观察患者的呼吸,防止出现呼吸暂停和 CO_2 潴留,注意观察术后有无呼吸窘迫。术后 24～36 h 内,血压常有波动现象,注意观察血压变化,若血压持续下降,应考虑是否存在心功能不全或循环血量不足。严密观察肢端温度,甲床、口唇及皮肤颜色,周围静脉充盈等情况。

（2）采取合适体位　①麻醉未清醒者,取平卧位,头偏向一侧,以免发生呕吐物、分泌物误吸导致窒息或吸入性肺炎。麻醉清醒、血压平稳后,改为半坐卧位,以利于呼吸和引流。②楔形切除术或肺段切除术者,尽量采取健侧卧位,以促进患侧肺组织扩张;一侧肺叶切除者,若呼吸功能尚可,可取健侧卧位,以利于患侧残余肺组织的扩张;若呼吸功能较差,则取平卧位或半坐卧位,以免健侧肺受压。全肺切除者,应避免完全侧卧位,以防纵隔移位压迫健侧肺,可采取 1/4 侧卧位。咯血或支气管瘘者,取患侧卧位。

（3）活动与休息　①术后鼓励早期下床活动,以预防肺不张,改善呼吸和循环功能。术后第 1 天,生命体征平稳后,可协助患者坐在床边、双腿下垂或在床边站立。术后第 2 天起,可协助患者床旁活动或室内行走,随后可根据患者具体情况逐渐增加活动量,若活动过程中患者出现头晕、气促、心动过速、心悸、出汗等症状,应立即停止活动。②术后坚持手臂和肩关节运动,以预防术侧胸壁肌肉粘连、肩关节僵硬及失用性萎缩等。

（4）饮食护理　全麻已清醒者,术后 6 h 内禁食禁水,气管插管拔出后可开始饮水,肠蠕动恢复后开始进食清淡流质、半流质饮食。进食后若无不适,可给予高热量、高蛋白、易消化的普食。左肺切除术后的患者术后禁食 1～2 d,以免胃扩张明显而影响呼吸。

（5）维持体液平衡　术后严格控制输液的量和速度,以免引起肺水肿。全肺切除术后应控制钠盐的摄入量,严格记录出入水量,24 h 补液量不宜超过 2 000 mL,速度以 20～30 滴/min 为宜。

（6）呼吸道的管理

1）吸氧　术后常规给予鼻导管或面罩吸氧,注意监测血氧饱和度和血气分析结果。

2）观察　术后注意观察呼吸的深度、频率及节律。气管插管的患者,需严密观察导管的位置,防止导管滑出或移向一侧支气管造成通气量不足。做好气道加温、湿化,分泌物多且黏稠时,可使用祛痰剂或超声雾化以稀释痰液。气管导管气囊每 4～6 d 放气一次,防止气管黏膜长时间受压而出现溃疡或出血。如需长时间辅助呼吸,最好行气管切开。

3）吸痰　机械通气时,及时清除呼吸道分泌物。吸痰时动作轻柔敏捷,吸痰前吸氧浓度调至 70% 以上,每次吸痰时间不超过 15 s。全肺切除术后,行深部吸痰时,因支气管残端缝合处在隆凸下方而容易被戳破,故操作时吸痰管长度不宜超过气管的 1/2,必要时可行纤维支气管镜吸痰。

4)深呼吸及有效咳嗽 患者麻醉清醒后,鼓励并协助其进行深呼吸和有效咳嗽,每 1~2 h 叩背排痰 1 次,叩背时由下至上、由外至内轻叩振荡,使肺叶、肺段处的分泌物松动,流至支气管中并咳出,频率约 100 次/min。患者咳嗽时,协助固定其胸部伤口两侧,以减轻振动引起的疼痛,方法如下(图 21-3):①护士站在患者术侧,一只手放在术侧肩膀上并向下压,另一只手置于伤口下协助支托胸部。当患者咳嗽时,护士的头转向患者身后,避免被咳出的分泌物溅到。②护士站在患者健侧,双手紧托伤口部位,固定胸部伤口。固定胸部时,手掌张开,手指并拢。患者咳嗽或咳痰时应取坐位或半坐卧位,指导其先缓慢轻咳几次,待痰液松动后,再深吸一口气,将呼吸道分泌物用力排出。

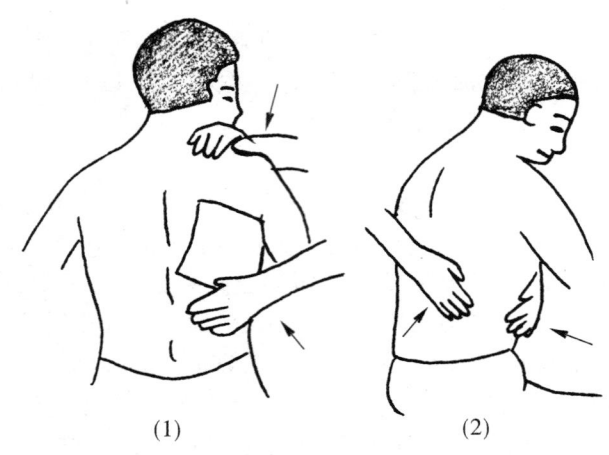

(1)   (2)

图 21-3 协助排痰、固定患者的正确姿势

(7)胸膜腔闭式引流的护理 肺上中叶、肺段切除术或胸膜剥除术后一般放置两根引流管,一根放置于患侧锁骨中线第 2 肋间进行排气,另一根置于患侧腋中线和腋后线之间第 6~8 肋间以引流液体,两管之间以"Y"形管相连后与水封瓶相接。一侧全肺切除术后,由于两侧胸膜腔内压力不均衡,纵隔易发生移位,故腔内放置一根引流管接水封瓶,以调节胸膜腔内的压力,并且平时一般呈钳闭状态,保证术后患侧胸腔内有一定量的渗液,以维持两侧胸膜腔压力平衡,防止纵隔过度移位。若气管明显移向健侧,应立即听诊肺呼吸音,在排除肺不张后,可酌情放出适量的气体或引流液,以维持气管、纵隔的中间位置,但每次放液量不宜超过 100 mL,速度宜慢,开放时禁止患者咳嗽,以免快速过量放液导致纵隔突然移位,引起心律失常,甚至心搏骤停。

(8)并发症的观察和护理

1)出血 原因主要是肺脏手术创面较大、胸膜腔呈负压状态等。护理过程中应密切观察患者的生命体征变化,检查伤口敷料及引流管周围的渗血情况,观察胸膜腔引流液的颜色、性状和量。如果引流血液量超过 200 mL/h,连续 3 h 以上,同时出现烦躁不安、血压下降、脉搏增快、尿量减少等血容量不足的表现,则提示胸腔内有活动性出血,应及时通知医生,加快输液、输血速度,遵医嘱给予止血药物,保持胸膜腔引流管通畅,必要时行开胸探查止血。

2)肺部并发症 常见的有肺部感染、肺不张、急性肺水肿、呼吸衰竭等,患者表现为发热、气促、呼吸困难、咳泡沫样血性痰、呼吸道分泌物多且黏稠、发绀、脉速等。主要预防措施有:术后早期协助患者深呼吸、有效咳嗽排痰及活动,避免固定和包扎过紧而限制呼吸,严格控制输液的量和速度等。肺不张或肺部感染的患者若痰液黏稠不易咳出,应用雾化吸入并协助排痰,必要时用支气管镜吸痰,同时给予抗生素抗感染。一旦发生急性肺水肿,应立即减慢输液速度,吸氧、利尿、强心,严密心电监护。

3）心律失常 多发生在术后4 d内,与缺氧、出血,及水、电解质和酸碱失衡有关,术前合并糖尿病、心血管疾病者,术后心律失常的发生率较高,约有20%的全肺切除术患者术后会出现心律失常。心律失常类型常见的有心动过速、心房颤动、室性或室上性期前收缩等。术后要严密观察患者的心率、心律、血压、血氧的变化,如有异常,应立即通知医生,遵医嘱应用抗心律失常药物,观察药物的疗效和不良反应。严格控制静脉输液的量和速度。

4）支气管胸膜瘘 是肺切除术后的严重并发症之一,主要原因有支气管缝合不严引起的缝合处感染、破裂和支气管残端供血不良等,多发生于手术后1~2周。表现为胸膜腔引流管引出大量的气体、患者持续高热、患侧胸痛、刺激性咳嗽、痰中带血或血痰、呼吸困难、呼吸音减弱等症状。气体进入胸膜腔可引起张力性气胸,支气管分泌物流入胸膜腔继发感染可引起脓胸,胸膜腔内的积液经瘘口吸入支气管则有窒息的危险。可用亚甲蓝溶液注入胸膜腔,若患者咳出带亚甲蓝的痰液即可确诊。一旦发生,应立即通知医生,将患者置于患侧卧位,以防漏液流向健侧,遵医嘱使用抗生素抗感染,保持胸膜腔闭式引流通畅,协助医生行胸膜腔穿刺等。

（9）心理护理 护理人员应多与患者沟通交流,随时观察患者的心理变化,大多患者因担心预后而出现焦虑情绪,在护理过程中向患者介绍手术成功的案例和术后康复的过程,减轻患者的焦虑情绪,树立战胜疾病的信心;为患者讲解有效咳嗽排痰、早期活动和放置各种引流管的目的和重要性,鼓励其积极配合治疗和护理。

（五）健康教育

1. 早期诊断 40岁以上人群应定期行胸部X射线检查,如果有反复呼吸道感染、久咳不愈或血痰者,应提高警惕,做进一步检查。

2. 康复锻炼

（1）腹式呼吸与有效咳嗽训练 ①腹式呼吸是以膈肌运动为主的呼吸运动。胸部手术后,要以有效的腹式呼吸代偿胸式呼吸。嘱患者采用鼻吸气,吸气时将腹部向外鼓起,屏气1~2 s,使肺泡张开,呼气时让气体从口中缓慢呼出。开始训练时,护士将双手放在患者腹部肋弓以下,患者吸气时将双手顶起,呼气时双手轻轻施压。后期患者可自行练习,逐渐除去护士双手的辅助作用。术前每天坚持训练数次。②有效咳嗽训练时,患者尽量坐直,进行深而慢的腹式呼吸,咳嗽时呈半开状态口型,嘱患者吸气后屏气3~5 s,随后用力从肺部深处咳嗽,用两次短而有力的咳嗽,将痰液咳出,不要从口腔后或咽喉部咳嗽。术后胸痛、呼吸肌疲惫的患者,可先轻轻地进行肺深部咳嗽,将痰液引至大气管后,再用力咳出。咳嗽后嘱患者休息片刻以恢复体力。

（2）活动 适时早期活动可以增加肺的通气量,防止肺不张。活动量应逐渐增加,以不出现心悸、气短、乏力为宜,半年内不得从事重体力劳动。

（3）术后上肢功能康复训练 术后进行手臂和肩关节运动,以预防肩关节僵硬及手臂挛缩。指导患者进行肩关节上举、后伸、外展、内收、旋外活动,肩胛骨进行上升、内缩、外移、内收、旋内、旋外活动,几个部位的活动一般同时进行,活动的范围逐步增加,使肩关节活动范围逐渐恢复至术前水平,防止术侧肩关节下垂。

3. 坚持放疗或化疗 告知患者放疗或化疗的意义,并按时接受治疗。

4. 戒烟和预防感染 使患者了解吸烟的危害,劝诫患者彻底戒烟。告知患者预防呼吸道感染的重要性,术后1个月内避免出入公共场所或与上呼吸道感染者接触,避免与烟雾、化学刺激物等接触,一旦发生呼吸道感染,应及早就医。

5. 复诊指导 告知患者定期返院复查,若出现伤口疼痛、剧烈咳嗽及咯血等症状时,应及时返院复查。

第三节　食管癌患者的护理

病例导入

患者,男,64 岁,以"发作性胸痛 2 个月,进行性吞咽困难 1 个月"为主诉入院。患者 2 个月前进食凉食物后多次出现胸前区疼痛,伴胸闷,休息后缓解,反复发作。近来发作频繁,且伴有进行性吞咽困难。发病以来神志清,精神可,睡眠可,饮食欠佳,大小便正常,近 1 个月体重减轻约 3 kg。入院后积极完善血常规、血型、凝血六项、肝肾功能、电解质、血糖、肿瘤标志物、输血前四项(乙肝、丙肝、梅毒、艾滋)、尿粪常规、心电图、胸部 CT、心脏彩超等检查。检查发现 CEA(癌胚抗原)10.87 ng/mL。胸部 CT 示:贲门胃底占位伴周围淋巴结肿大。胃镜检查并行病理活检,结果示:食管贲门浅表腺癌。患者在全麻下于左侧胸部行"食管病损切除术",术毕入 ICU 治疗。

请思考:

(1)患者术前准备工作主要有哪些?

(2)患者术后主要护理工作有哪些?

食管癌是发生在食管黏膜上皮的恶性肿瘤,是常见的消化道恶性肿瘤之一。我国是世界上食管癌高发地之一,以太行山南段的河南、河北、山西三省交界区发病率最高。此外,山东、江苏、福建、陕西、安徽、湖北、广东等省也尚有相对集中的高发区。发病年龄多在 40 岁以上,60~64 岁年龄组发病率最高。男性发病率高于女性,男女比例为(1.3~2.7)∶1。

【病因和发病机制】

病因目前尚未明确,据流行病学调查可能与下列因素有关。

1.慢性刺激　长期饮酒,吸烟,进食过快,食物过烫、过硬等不良饮食生活习惯对食管黏膜造成长期慢性刺激。

2.化学因素　如长期进食含亚硝胺类量高的食物,在高发区的粮食和饮水中,其含量有显著增高。

3.生物因素　长期进食发霉、变质的含有真菌的食物,有些真菌自身有致癌的作用,能将硝酸盐还原成亚硝酸盐,少数真菌也有促使亚硝胺及其前体形成的作用。

4.缺乏营养元素　饮食缺乏动物蛋白、新鲜蔬菜和水果,造成缺乏维生素 A、维生素 B_2、维生素 C 等。饮用水、土壤中的钼、铁、氟、锌、硒等微量元素缺乏。

5.慢性食管疾病　如慢性食管炎、食管白斑病、食管瘢痕狭窄、食管憩室、贲门失弛缓症等,均有癌变的可能性。

6.遗传因素　食管癌的发病常表现为家族聚集性,食管癌高发家族中,染色体数目及结构异常者显著增多。

【病理】

1.病理分类　临床上以胸中段食管癌较多见,下段次之,上段较少。鳞癌在食管癌中最常见,其次是腺癌。按病理形态,食管癌可分为以下四型。

（1）髓质型　最常见。常累及食管周径的全部或大部分，恶性程度高。肿块均匀致密，切面呈灰白色。管壁明显增厚并向腔内外扩展，癌肿的上下端边缘呈坡状隆起。

（2）蕈伞型　肿块呈卵圆形扁平状，向腔内呈蘑菇样突出。隆起的边缘与其周围的黏膜分界清楚，肿瘤表面有溃疡，底部凹凸不平。

（3）溃疡型　肿瘤的黏膜面出现深陷且边缘清楚的溃疡，大小、形状不一，深达肌层。

（4）缩窄型（硬化型）　肿瘤形成明显的环形狭窄，累及食管全部周径，较早易出现梗阻症状。

2. 转移途径

（1）直接扩散　自黏膜下向食管周围扩散，因食管外缺乏浆膜层，癌细胞极易侵入邻近组织。

（2）淋巴转移　通过黏膜下淋巴管、肌层到达相应的区域淋巴结。食管上段肿瘤易转移至锁骨上淋巴结或颈部淋巴结，中段和下段肿瘤可经食管旁淋巴结转移至腹主动脉旁淋巴结。淋巴转移是食管癌的主要转移途径。

（3）血行转移　较少见，主要发生于食管癌晚期，最常见的转移部位有肺、肝、骨和脑。

【临床表现】

1. 早期　常无明显症状，在进食粗硬食物时有不同程度的不适感，如哽噎感、停滞感、异物感、胸骨后闷胀不适或灼烧样、针刺样疼痛。症状时轻时重，哽咽、停滞感常通过饮水可缓解。

2. 中期　典型症状为进行性吞咽困难，开始时难咽下干硬食物，继而半流质及流质食物，最后水和唾液也难以下咽。患者逐渐出现消瘦、乏力、贫血等营养不良症状。

3. 晚期　患者体重明显减轻，贫血，甚至出现恶病质状态。出现胸背部持续疼痛，多表示癌肿已侵犯食管外组织。如癌肿侵犯喉返神经，可出现声音嘶哑；侵犯颈交感神经节，可引起霍纳综合征；侵犯气管，可引起食管气管瘘；侵犯大血管，可引起大量呕血。波及锁骨上淋巴结，可引起淋巴结大；远处转移可引起胸水、腹水等症状。

【辅助检查】

1. 食管钡餐造影　一般采用吞稀钡X射线双重对比造影。食管癌早期可发现局部黏膜皱襞增粗、中断，出现小的龛影以及局限性管壁僵硬；中晚期有明显的充盈缺损、管腔狭窄、阻塞等表现。

2. 纤维食管镜和EUS（超声内镜）　可直观看到癌肿的部位、大小、形态，并可钳取活组织进行病理学检查。对临床已有显著症状或高度怀疑者，应及早行纤维食管镜检查。超声内镜可用于判断食管癌的浸润层次、向外扩展深度以及有无纵隔、淋巴结及腹腔内脏器转移等。

3. 食管拉网脱落细胞学检查　是一种简便易行的食管癌普查或早期诊断方法，安全，而且检出率较高，早期病变阳性率可达90%～95%。方法是应用罩有丝网的气囊导管，经口腔插至胃内，然后注气膨胀，随后缓慢拉出，将黏附于丝网上的黏液或血性液体涂片并查找癌细胞。

4. CT检查　可用于了解食管癌向腔外扩展情况以及有无淋巴结或腹腔内脏器转移等，对手术方法有参考价值。

【治疗原则】

以手术治疗为主，辅以放射治疗和化学治疗等综合治疗。

1. 手术治疗　早、中期食管癌首选手术治疗。

（1）食管黏膜切除术　适用于原位癌、重度不典型增生者。在食管镜下，每次切除食管黏膜不应超过局部食管周径的1/2，以免发生食管狭窄。

（2）食管癌根治性切除术　适用于全身情况和心肺功能储备良好、无明显远处转移征象的患者,切除癌肿和上下 5 ~ 8 cm 范围内的食管及所属区域淋巴结,将胃提升至胸腔或颈部与食管近端吻合,或用一段结肠或空肠代替食管进行吻合。

（3）非开胸食管癌切除术（食管内翻剥脱术）　无须开胸,创伤小,但不能进行胸腔淋巴结清扫,仅适用于食管癌早期,心肺功能差,不宜开胸手术者。

（4）其他手术　对晚期食管癌无法根治、进食困难者,为解决患者进食问题,可行姑息性手术,如食管腔内置管术、食管胃转流吻合术、食管结肠转流吻合术或胃造瘘术等,以改善患者营养、延长患者生命。

2. 放射治疗　单纯放疗多适用于颈段、胸上段食管癌,也可用于有手术禁忌证,但尚能耐受放疗者,还可结合手术进行综合治疗。对较大的鳞癌估计切除可能性不大,患者全身情况良好者,可先行术前放疗,间隔 2 ~ 3 周待瘤体缩小后再手术,可增加手术切除率,提高远期生存率。术中切除不完全的残留癌组织可在术后 3 ~ 6 周开始术后放疗。

3. 化学治疗　食管癌化疗可分为姑息性化疗、新辅助化疗（术前）、辅助化疗（术后）。采用化疗与手术治疗、放疗相结合的综合治疗,可提高疗效,缓解食管癌患者的症状,延长生存期。

4. 其他治疗　目前,中医中药及免疫治疗对食管癌也有一定疗效。

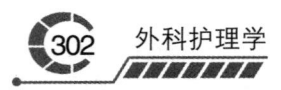 知识拓展

中药复方抗食管癌

中药复方在治疗食管癌方面具有独特优势,联合现代放疗、化疗等可获得更好的疗效。中医治疗食管癌(噎膈)多从调气化痰、滋阴清热、化痰散瘀、益气活血、解毒散结等方面着手,常用的方剂包括"大半夏汤""启膈散""通幽汤""六君子汤""沙参麦冬汤""旋覆代赭汤"等,实验研究表明中药复方可通过调控 PTEN/PI3K/Akt、NF-kB、mTOR/HIF-la、TGF-B1/Smad7 等信号通路影响相关基因表达,从而发挥改善免疫功能、减轻病灶炎症、促进食管鳞癌细胞凋亡、调节肿瘤微环境、抑制血管生成等作用。

【护理】

（一）护理评估

1. 术前评估

（1）健康史　了解患者的年龄、性别、婚姻、职业、生活地区及饮用水情况;有无食管炎、食管息肉、瘢痕性食管狭窄等癌前病变;有无喜食过热、过硬食物的习惯;有无长期吸烟和酗酒史;家族中有无肿瘤患者等;既往有无其他部位肿瘤病史或手术治疗史。

（2）身体状况　评估患者有无吞咽困难;能否正常进食,进食的性质等;评估患者有无疼痛,疼痛的部位和性质;是否因疼痛而影响睡眠;有无体重减轻;有无消瘦、贫血、脱水或恶病质;有无锁骨上淋巴结肿大和肝肿块等。

（3）辅助检查　了解食管钡餐造影、脱落细胞学检查、纤维食管镜检查、CT 检查、EUS 检查等结果,以判断肿瘤的位置、有无扩散或转移。

（4）心理社会状况　了解患者对食管癌的认知程度,对手术有何顾虑及思想负担;评估患者有无因担心疾病和手术而出现焦虑和恐惧情绪,程度如何;了解家属对患者的关心、支持程度,家庭对治疗所需费用的经济承受能力等。

2. 术后评估

（1）术中状况　了解麻醉方式、手术时间、手术方式、手术类型；了解术中失血、补液情况；了解术中有无意外情况发生等。

（2）术后状况　评估患者的神志、生命体征、切口情况及引流管引流情况等；评估有无大出血、感染、肺不张、吻合口瘘、乳糜胸等并发症。

（二）护理诊断

1. 营养失调：低于机体需要量　与进食减少或不能进食、消耗增加有关。

2. 体液不足　与吞咽困难、水分摄入不足有关。

3. 口腔黏膜受损　与食物反流、术后一段时间内不能进食有关。

4. 焦虑或恐惧　与担心癌肿、手术及预后有关。

5. 清理呼吸道无效　与麻醉、手术有关。

6. 潜在并发症：肺炎、肺不张、吻合口瘘、吻合口狭窄、出血、乳糜胸等。

（三）护理目标

（1）患者全身营养状况改善。

（2）患者水、电解质维持平衡。

（3）患者口腔黏膜损害减轻。

（4）患者焦虑或恐惧减轻，情绪稳定。

（5）患者呼吸道分泌物能及时排出。

（6）患者术后未出现并发症，或并发症得到及时发现和处理。

（三）护理措施

1. 术前护理

（1）营养支持　术前保证患者的营养摄入，维持水、电解质及酸碱平衡，以提高机体对手术的耐受力。指导患者进食高热量、高蛋白、高维生素的流质或半流质饮食，如鸡汤、鱼汤、米汤、菜汁、牛奶、鸡蛋羹等，避免过大、过硬和刺激性食物。对营养状况差、不能进食者，可遵医嘱静脉补充液体、电解质或提供肠内、肠外营养。

（2）呼吸道准备　术后由于胃被提至胸腔会造成肺受压，易发生肺部感染、肺不张。吸烟者应术前 2 周戒烟；有慢性肺疾病史者，应做好对症处理。术前指导患者进行有效咳嗽排痰和腹式深呼吸训练，以减少术后呼吸道分泌物，促进排痰、增加肺通气量、改善缺氧，预防术后肺部并发症；呼吸道感染者应遵医嘱使用抗生素控制感染。

（3）胃肠道准备　①口腔内细菌可随食物或唾液进入食管，食管梗阻也可造成食物积存而引起局部感染，影响术后食管吻合口愈合。告知患者口腔清洁的重要性，能进食者餐后马上漱口或清洁口腔，不能进食者每日用淡盐水或漱口液漱口数次，并积极治疗口腔疾病。②术前 3 d 改为流质饮食，术前 12 h 禁食，8 h 禁饮；行结肠代食管手术者，术前 2 d 进无渣流食，术前 3～5 d 口服新霉素、庆大霉素或甲硝唑等肠道不易吸收的抗生素。术前晚行清洁灌肠并禁食禁饮。③对梗阻明显、有食物滞留者，可冲洗食管或胃，以减轻局部充血水肿，减少术中污染，以防发生吻合口瘘。④术日晨常规放置胃管行胃肠减压，如果通过食管梗阻部位插入困难时，不要强行通过，以免戳穿食管，可将胃管留在食管梗阻上方，待手术过程中再置入胃内。

（4）心理护理　在日常护理过程中，多与患者及其家属进行沟通，了解患者心理状况，必要时进行心理疏导；向患者及家属说明手术方案，介绍各项治疗护理的意义、方法和注意事项；耐心倾听患者提出的问题并认真解答，关心、安慰和鼓励患者，树立其战胜疾病的信心，赢得患者的信任和配合。

2. 术后护理

（1）病情观察　术后 2～3 h 内，密切观察患者的生命体征及血氧饱和度的变化，生命体征稳定后，改为每 1.0～2.5 h 测量一次，如有异常及时通知医生。

（2）胸腔闭式引流护理　胸膜腔闭式引流者，注意维持引流通畅，观察引流液的颜色、性状和量并记录。

（3）口腔护理　术后不能进食期间，每日检查口腔卫生及黏膜有无破损，定时进行口腔清理。

（4）胃肠道护理　①术后胃肠减压的护理：术后 3～4 d 内需持续胃肠减压，妥善固定胃管，严密观察引流液的量、颜色、性状、气味并准确记录。术后 6～12 h 内可从胃管内引流出少量血性或咖啡色液体，以后引流液颜色逐渐变浅。若引流出大量血性液体，患者同时出现烦躁、血压下降、脉搏增快、尿量减少等症状，应考虑吻合口出血，立即通知医生并配合处理。经常挤压胃管，勿使管腔堵塞。胃管堵塞者，可用少量生理盐水低压冲洗并及时回抽，以免胃扩张引起吻合口张力增加而并发吻合口瘘。若胃管脱出，应立即通知医生，脱出的胃管不要盲目再次插入，以免戳穿吻合口，导致吻合口瘘。②结肠代食管（食管重建）术后护理：保持结肠袢内的减压管通畅。注意观察腹部体征，发现异常及时通知医生并配合处理。若从减压管内吸出大量血性液体或呕吐大量的咖啡样液体，并伴有全身中毒症状，应考虑代食管的结肠袢坏死，须立即通知医生并配合抢救。结肠代食管后，因结肠逆蠕动，患者常会嗅到粪臭味，护士应向患者说明原因，并指导其注意口腔卫生，一般半年后会逐步缓解。

（5）饮食护理　食管因缺乏浆膜层，吻合口愈合较慢，术后 3～4 d，吻合口处于充血水肿期，应严格禁食禁饮。禁食期间持续胃肠减压，经静脉行肠外营养。术后 4～5 d，肠蠕动恢复，肛门排气，胃肠减压引流量减少，引流液颜色正常后可拔除胃管。停止胃肠减压 24 h 后，若患者无呼吸困难、胸痛、患侧呼吸音减弱及高热等吻合口瘘症状可开始进食，先试少量饮水。术后 5～6 d，患者无特殊不适可给予全清流质饮食，每 2 h 一次，每次不超过 100 mL，6 次/d。一般术后第 8～10 天起进半流质饮食，术后 2 周改为软食，术后 3 周患者无不适可进普食，但短期内仍要遵循少食多餐的原则，防止进食过量、速度过快，避免进食坚硬、大块食物，以免导致晚期吻合口瘘。食管胃吻合术后的患者，因胃被拉入胸腔压迫肺，可能会出现进食后胸闷、气短，告知患者少食多餐，1～2 个月后此症状可减轻。

（7）并发症防治

1）吻合口瘘　多发生于术后 5～10 d，是食管癌术后最严重的并发症，也是术后患者死亡的主要原因之一。原因有基于食管的解剖特点如缺乏浆膜覆盖和肌纤维呈纵形走向，易发生撕裂；食管血液供应呈节段性；吻合口张力过大、感染、营养不良、贫血、低蛋白血症等。表现为患者进食后胸痛、呼吸困难、胸腔积气或积液、畏寒、高热，严重时可发生休克，一旦出现上述症状，应立即通知医生。护理措施有：嘱患者立即禁食禁饮，直至吻合口瘘愈合；禁食期间，告知患者尽量不要咽唾液，以免引起感染；行胸膜腔闭式引流、抗感染治疗及营养支持疗法。

2）乳糜胸　是食管癌术后较严重的并发症，多因手术伤及胸导管或其小分支所致，常发生于术后 2～10 d，少数患者出现在术后 2～3 周。术后早期因禁食，乳糜液含很少脂肪，胸膜腔闭式引流液可呈淡血性或淡黄色，恢复进食后，乳糜液漏出量增多，呈乳白色，大量乳糜液积聚在胸膜腔内，可造成肺受压并使纵隔移向健侧。乳糜液中 95% 以上是水，并含有大量脂肪、蛋白质、胆固醇、酶、抗体和电解质等，若不及时治疗，短时间内可引起全身消耗、衰竭而死亡。护理措施有：密切观察患者有无胸闷、气促、心悸和血压下降；一旦确诊，应立即处理，留置胸膜腔闭式引流管以引流胸腔内乳糜液，促使肺膨胀；嘱患者禁食禁饮，给予肠外营养支持；保守治疗无效者，可手术结扎胸导管。

（8）胃造瘘患者的护理　食管癌晚期，患者不宜手术切除癌肿并出现食管完全阻塞者，可实施胃造瘘术以解决进食问题。胃造瘘术是从腹部做切口，进入腹腔后切开胃前壁，置入一根橡胶管。

手术72 h后,胃与腹壁的腹膜开始粘连,即可经造瘘管灌食(图21-4)。灌食的方法和注意事项如下。

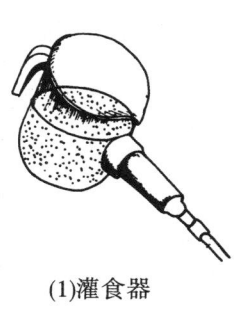
(1)灌食器

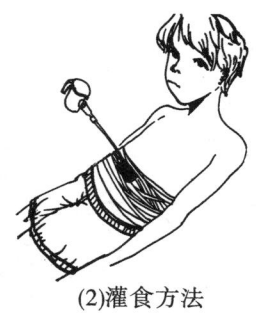
(2)灌食方法

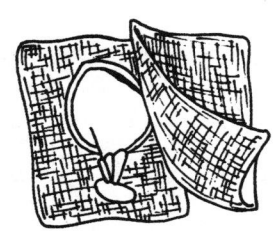
(3)灌食后瘘管口纱布包裹

图21-4　胃造瘘术灌食法

1)饮食准备　患者及家属应学会食物的选择及配制方法。通常每日需要2 000～2 500 mL流质饮食,每3～4 h灌一次,每次300～500 mL,可灌入牛奶、果汁、蛋花、肉末汤、米汤等。备用的饮食可存放在冰箱内,灌食前取出,加热至与体温相近的温度。

2)用物准备及灌食的环境　治疗盘上放置灌食物品,包括灌食器、温水、导管、纱布、橡皮筋。患者取半坐卧位,可用屏风遮挡。根据患者的肠蠕动状况决定灌入量。

3)灌食操作　将导管一端接在瘘口内的管上,另一端连接灌食器;将食物放入灌食器,借重力作用使食物缓慢流入胃内,灌食过程中要防止气体进入胃内;借助灌食器的高度来调节食物的流速,速度不宜过快,一次灌食不宜过多;灌食结束后用20～30 mL温水冲洗导管,以免残留的食物阻塞导管,保持管道内清洁,减少细菌滋生;取下灌食器,将瘘口内的管折起,纱布包裹,用橡皮筋绑紧,固定于腹壁上。

4)胃造瘘管处理　灌食初期胃造瘘管数日更换一次,保持管道清洁。

5)胃造瘘口周围皮肤护理　每次灌食后可用温水擦净皮肤,在瘘口周围涂氧化锌软膏,以防皮肤糜烂。

(9)放疗和化疗护理　放疗2～3周后,易出现放射性食管炎,表现为进食时烧灼痛,指导患者避免进食干硬食物,以免发生食管穿孔;放疗期间因病变部位水肿导致进食困难加重,应预先告知患者做好思想工作。化疗患者常出现恶心、呕吐、脱发、骨髓抑制等,多与患者沟通,鼓励其坚持按疗程完成化疗。

(10)心理护理　食管癌术后患者常因短期内不能进食、疼痛和担心预后而产生焦虑情绪,在护理过程中,护士要及时与患者沟通,向患者解释禁食的目的和意义,倾听患者的主诉,协助并鼓励患者配合治疗和护理,促进术后康复。

(五)健康教育

1.疾病预防　避免接触致癌因素,如减少亚硝胺的摄入,不食用霉变食物等;避免过烫、过硬饮食;平衡膳食、均衡营养;积极治疗慢性食管疾病;高发地区做好筛查和普查工作。

2.饮食指导　少量多餐,由稀到干,逐渐增加食量,并注意进食后的反应;避免过硬、过热及刺激性的食物;避免进食花生、豆类等,以免引起吻合口瘘。食管癌术后较易出现胃液反流,告知患者餐后最好室外散步片刻,睡眠时可将枕头垫高或采取半卧位,并服用减少胃酸分泌的药物。

3.活动指导　指导患者术后早期活动,逐渐增加活动量,注意劳逸结合。

4.加强自我观察　告知患者术后进食粗硬食物时可能会出现轻微哽咽感,这与吻合口扩张能力差有关。若术后3～4周再次出现吞咽困难,则考虑吻合口狭窄,应及时就诊。

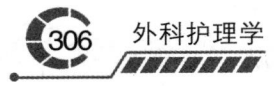
5.定期复查　坚持后续治疗。

练习题

1.某患者因胸腔积液行胸腔闭式引流术。正确操作是(　　)

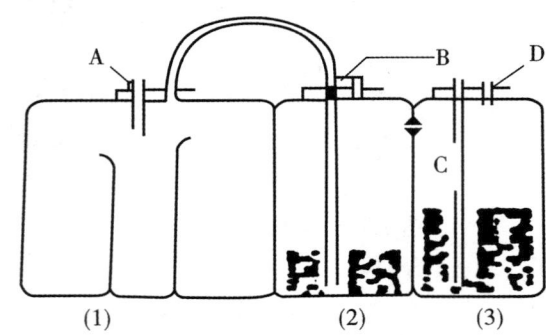

(1)　　　　　　　　(2)　　　　(3)

A.将胸腔引流管连接于 A 管　　　　　　B.将胸腔引流管连接于 D 管

C.每天记录引流液(2)的液体量　　　　D.需要负压吸引时连接 A 管

E.观察 C 管中的水柱是否随呼吸上下波动

2.胸部外伤后出现胸廓软化是由于(　　)

A.一根肋骨多处骨折　　　　　　　　　　B.胸骨骨折

C.锁骨骨折　　　　　　　　　　　　　　D.多根多处肋骨骨折

E.胸肌大面积损伤

3.患者,男,43 岁。因胸部挤压伤收入院,查体:左侧胸廓塌陷畸形。胸部 X 射线检查示左侧第
3~7 肋骨骨折,右侧第 3~8 肋骨骨折。此时该患者的首要评估内容是(　　)

A.疼痛是否可以耐受　　　　　　　　　　B.生命体征是否平稳

C.体温是否异常　　　　　　　　　　　　D.是否有药物过敏史

E.是否可以维持有效气体交换

4.气胸患者痊愈后,不宜剧烈运动的时间为(　　)

A.2 个月　　　　　　　　　　　　　　　B.1 个月

C.4 个月　　　　　　　　　　　　　　　D.3 个月

E.5 个月

5.患者,男,48 岁。患支气管肺癌。病理组织报告为"鳞状细胞癌"。按解剖学部位分类则该肺
癌类型为(　　)

A.边缘型　　　　　　　　　　　　　　　B.周围型

C.中央型　　　　　　　　　　　　　　　D.混合型

E.巨块型

6.患者进行肺癌切除术后,需要进行化疗。输注化疗前与患者沟通,最重要的注意事项
是(　　)

A.健康教育　　　　　　　　　　　　　　B.评估血管

C.保护血管　　　　　　　　　　　　　　D.血液检查指标正常

E.告知患者,并要求签署化疗同意书

7.患者,男,32 岁。胸部撞伤后 30 min,主诉右胸疼痛。体格检查:脉率 80 次/min,血压 120/
80 mmHg,呼吸 16 次/min,气管居中,左右胸均有压痛,两肺呼吸音存在。其诊断可能性最大的

是（　　）

    A.气胸　　　　　　　　　　　　　　B.血胸

    C.血气胸　　　　　　　　　　　　　D.多根多处肋骨骨折

    E.单纯性肋骨骨折

8.患者,男,28岁。胸外伤后出现呼吸困难、发绀、脉快,体检时见胸壁有一约3 cm长伤口,呼吸时伤口处有气体进出,伤侧呼吸音消失。首先考虑（　　）

    A.肋骨骨折　　　　　　　　　　　　B.闭合性气胸

    C.开放性气胸　　　　　　　　　　　D.张力性气胸

    E.血胸

9.患者,女,45岁。小学文化,刚刚知晓自己被诊断为原发性支气管肺癌。询问护士:"我是不是活不久了?"针对该患者的心理护理,错误的是（　　）

    A.耐心倾听患者的诉说　　　　　　　B.讲解有关疾病知识及治疗措施

    C.安慰患者,保持积极情绪　　　　　D.指导患者立遗嘱,安排后事

    E.安排家庭成员和朋友定期看望患者

10.患者,男,56岁。1个月以来持续感觉胸背部疼痛,入院后经胸部CT、食管内镜等检查后,确诊为食管癌晚期。该患者持续性胸背痛的主要原因是（　　）

    A.癌肿部位有炎症　　　　　　　　　B.癌肿较大

    C.有食管气管癌　　　　　　　　　　D.癌肿已侵犯食管外组织

    E.有远处血行转移

（刘艳磊）

参考答案

第二十二章　神经外科疾病患者的护理

学习目标

1. 掌握:颅内压增高、脑疝的概念与临床表现,颅内压增高的护理评估内容、临床意义及护理措施。
2. 熟悉:颅内压增高的调节机制,颅内压增高、脑疝的病因和治疗原则。
3. 了解:颅内压增高的护理诊断/问题,颅脑肿瘤的护理措施。
4. 学会 Glasgow 昏迷评分法,会判断颅底骨折脑脊液漏的临床表现。
5. 具有良好的心理素质和护患交流能力,尊重患者,关爱患者,保护患者隐私。

第一节　颅内压增高患者的护理

病例导入

患者,女,66 岁,以"言语不清伴左侧肢体无力 2 h 余"为主诉入院。患者于 2 h 前突然出现言语不清,伴左侧肢体无力,不能行走,伴恶心、呕吐,呕吐物为胃内容物,非喷射性,伴小便失禁,左侧肢体抽搐。体温 36.6 ℃,脉搏 66 次/min,呼吸 17 次/min,血压 178/106 mmHg。患者意识模糊,双侧瞳孔等大等圆,直径约 3 mm,对光反射均灵敏。四肢肌力查体不合作,肌张力高,右侧肢体可见自主活动,左侧肢体未见自主活动。既往高血压,未规律服药。头颅 CT 示:右侧基底节区脑出血。入院积极完善血常规、血型、凝血六项、肝肾功能、电解质、血糖、输血前四项(乙肝、丙肝、梅毒、艾滋)、尿常规、心电图、胸片等检查。急诊手术,在静吸复合全麻下行"颅内血肿清除术",术毕入 ICU,术后 3 d 转入病房。

请思考:

(1)患者术前准备工作主要有哪些?
(2)患者术后主要护理工作有哪些?

颅内压是指颅内容物对颅腔壁的压力,颅内容物包含脑组织、脑脊液和血液。颅内压增高是由颅脑疾病导致颅腔内容物体积增加或颅腔容积缩小,超过颅腔可代偿的容量,致颅内压持续高于 200 mmH$_2$O,出现头痛、呕吐和视神经盘水肿 3 个主要表现的综合征。

【病因】

导致颅内压增高的原因大体可分两类。

1. 颅内容物体积或量增加

(1)脑体积增加 如脑组织损伤、炎症、缺血缺氧、中毒等导致脑水肿;颅内肿瘤、血肿、脓肿等颅内占位性病变。

(2)脑脊液增多 脑脊液分泌过多、吸收障碍或脑脊液循环受阻导致脑积水。

(3)脑血流量增加 高碳酸血症时血液中二氧化碳分压增高、脑血管扩张致颅内血容量急剧增多。

2. 颅内空间或颅腔容积缩小

(1)颅骨大面积凹陷性骨折,使颅内空间缩小。

(2)先天性畸形使颅腔容积变小,如狭颅症、颅底凹陷症等。

【临床表现】

1. 头痛 是最常见的症状,系颅内压增高使脑膜血管和神经受刺激与牵拉所致。以清晨和晚间较重。多位于前额及颞部,以胀痛和撕裂痛多见。头痛的部位和性质与颅内原发病变的部位和性质有一定关系。程度可随颅内压增高而进行性加重。当患者咳嗽、打喷嚏、用力、弯腰低头时,头痛加重。

2. 呕吐 头痛剧烈时,可呈喷射状呕吐,常发生于饭后,可伴恶心,是迷走神经受激惹所致。呕吐后头痛可有所缓解。

3. 视神经盘水肿 是颅内压增高的重要客观体征之一。因视神经受压、眼底静脉回流受阻引起。表现为视神经盘充血、隆起,边缘不清,中央凹陷变浅或消失,视网膜静脉怒张、迂曲。早期无视力影响,长期慢性颅内压增高可引起视神经萎缩而导致失明。

头痛、呕吐、视神经盘水肿是颅内压增高的"三主征",但出现的时间并不一致,轻重不一,常以其中一项为首发症状。

4. 意识障碍及生命体征改变 急性颅内压增高者常有明显的进行性意识障碍甚至昏迷,慢性颅内压增高者往往神志淡漠,反应迟钝;患者可伴有典型的生命体征变化,即库欣反应,严重者可因呼吸循环衰竭而死亡。

5. 其他 颅内压增高还可出现复视(展神经麻痹)、头晕、猝倒等。婴幼儿颅内压增高时可见头皮静脉怒张、头颅增大、囟门隆起、颅缝增宽或分离。

【辅助检查】

1. 影像学检查 头颅 X 射线摄片、CT、MRI、脑血管造影等检查,可以显示颅内压增高的征象,特别是颅脑 CT 和 MRI 对判断引起颅内压增高的原因有重要参考价值,也是目前诊断颅内占位病变的首选检查方法。

2. 腰椎穿刺 可以测定颅内压力,同时取脑脊液做生化检查。但对已有明显颅内压增高者可能引发脑疝,应禁忌腰椎穿刺。

【治疗原则】

1. 非手术治疗 适用于颅内压增高原因不明,或虽已查明原因但仍需非手术治疗者,或作为手术前准备。主要方法有:限制液体入量、应用脱水剂、激素治疗、冬眠低温疗法、辅助过度换气、预防或控制感染、镇痛等对症处理,但在镇痛时禁用吗啡、哌替啶等,以免抑制呼吸。

2.手术治疗　手术是治疗颅内压增高病因最根本和最有效的方法。如手术切除颅内肿瘤、清除颅内血肿、处理大片凹陷性骨折等。有脑积水者行脑脊液分流术。

【护理】

(一)护理评估

1.健康史　了解有无引起颅内压增高的原因,如脑外伤、颅内炎症、脑肿瘤及高血压、脑动脉硬化病史。了解患者病情进展情况,如治疗效果等。了解有无致颅内压急骤升高的诱发因素,如呼吸道梗阻、便秘、剧烈咳嗽、癫痫、高热等。

2.身体状况

(1)症状体征　了解患者头痛的部位、性质、程度、持续时间及变化,有无诱因及加重因素,了解患者有无因肢体功能障碍而影响自理能力。呕吐的性质、严重程度,是否因呕吐影响进食,有无营养不良。有误视力障碍、偏瘫或意识障碍等。

(2)辅助检查　颅脑 CT 或 MRI 等检查是否确定颅脑损伤或占位性病变等;了解患者有无水、电解质紊乱及酸碱失衡。

3.心理社会状况　了解患者有无颅内压增高的典型体征,如头痛、呕吐等不适所致烦躁不安、焦虑等心理反应。了解患者及家属对疾病的认知和适应程度。

(二)常见护理诊断/问题

1.头痛　与颅内压增高有关。

2.有脑组织灌注异常　与颅内压增高有关。

3.有体液不足的危险　与颅内压增高引起的呕吐及应用脱水剂有关。

4.有窒息的危险　与意识障碍导致分泌物或呕吐物误吸有关。

5.潜在并发症:脑疝。

(三)护理目标

减轻患者疼痛,保障组织灌注,恢复体液平衡,及时清理气道,及时处理脑疝。

(四)护理措施

1.一般护理

(1)体位　床头抬高 15°~30°,以利于颅内静脉回流,减轻脑水肿。昏迷患者取侧卧位,便于呼吸道分泌物排出。

(2)给氧　持续或间断低流量给氧,改善脑缺氧,降低颅内压。

(3)饮食与补液　神志清醒者给予普通饮食,但需适当限盐。对昏迷不能进食者要静脉补液,成人每日补液量控制在 2 000 mL 以内,其中等渗盐水不超过 500 mL,同时控制输液速度,保持每日尿量不少于 600 mL。

(4)维持体温和防治感染　如有高热要及时给予有效的降温措施。并应用抗生素预防和控制感染。

(5)生活护理　保护患者以免意外损伤。

2.特殊药物的护理

(1)脱水药物　是降低颅内压的主要手段,急性颅内压增高,常用 20% 甘露醇,成人每次 125~250 mL,15~30 min 内滴完,每日 2~4 次,滴注后 10~20 min 颅内压开始下降,维持 4~6 h,可重复使用。也可用呋塞米 20 ~ 40 mg 静脉或肌内注射。

（2）激素治疗　与脱水剂同时使用,常用地塞米松 5 ~ 10 mg 静脉或肌内注射,每日 2 ~ 3 次;或氢化可的松 100 mg 静脉注射,每日 1 ~ 2 次。治疗期间,注意观察有无因应用激素诱发应激性溃疡和感染等不良反应。

3. 辅助过度换气的护理　遵医嘱给予肌肉松弛药,调整呼吸机参数,定时做血气分析,维持患者 PaO_2 于 90 ~ 100 mmHg、$PaCO_2$ 于 25 ~ 30 mmHg 水平为宜。过度换气持续时间不宜超过 24 h,以免引起脑缺血。

4. 冬眠低温治疗的护理

（1）目的　应用药物和物理方法降低患者体温,以降低脑耗氧量和新陈代谢率,减少脑血流量、改善细胞膜通透性、增加脑对缺血缺氧的耐受力、防止脑水肿的发生和发展,同时有一定的降低颅内压的作用。儿童和老年人慎用,休克、全身衰竭或有房室传导阻滞者禁用。

（2）环境和物品准备　将患者安置于单人病房,室内光线宜暗淡,室温 18 ~ 20 ℃。备氧气、负压吸引器、血压计、听诊器、水温计、冰袋或冰毯、导尿包、冬眠药物、急救药物及器械和护理记录单等。

（3）方法　遵医嘱给予冬眠药物,如冬眠合剂Ⅰ号（氯丙嗪、异丙嗪及哌替啶）或冬眠合剂Ⅱ号（哌替啶、异丙嗪、氢化麦角碱）,待患者御寒反应消失,进入昏睡状态后,再采用物理降温措施。若未进入冬眠状态即开始降温,御寒反应会使患者出现寒战,机体代谢率增高、耗氧量增加,反而增高颅内压。降温速度以每小时下降 1 ℃为宜,体温降至肛温 32 ~ 34 ℃、腋温 31 ~ 33 ℃较为理想。体温过低易诱发心律失常、低血压、凝血障碍等并发症。冬眠药物最好经静脉滴注,便于调节给药速度、控制冬眠深度。

（4）低温期护理　应严密观察生命体征、意识状态和瞳孔情况并记录,与治疗后做效果对比。在治疗期间,若脉搏超过 100 次/min,收缩压低于 100 mmHg,呼吸次数减少或不规则时,应及时通知医师,停止冬眠疗法或更换冬眠药物。每日液体入量不宜超过 1 500 mL,鼻饲者,注意温度适宜,应观察有无胃潴留、腹胀、便秘、消化道出血等,防止反流和误吸。

（5）复温　冬眠低温治疗时间一般为 2 ~ 3 d,需复温时,先停用物理降温,再逐渐停用冬眠药物。为患者加盖被褥,使其自然复温。

5. 脑室引流管的护理

（1）引流管的安置　患者回病房后,在严格无菌操作下连接引流袋,妥善固定引流管及引流袋。引流管开口须高于侧脑室平面 10 ~ 15 cm,以维持正常的颅内压。

（2）保持引流通畅　引流管不可受压、折叠、扭曲、成角,应适当限制患者头部活动范围,活动及翻身时应避免牵拉引流管。

（3）引流速度及量　术后早期引流速度不宜过快,否则会导致颅内压骤然降低,导致意外发生。

（4）观察并记录脑脊液的颜色、量及性状　正常脑脊液无色透明,无沉淀。术日 1 d 脑脊液可呈血性,以后转为橙黄色。若血性脑脊液颜色逐渐加深,常提示有脑室内出血,需急诊手术止血;若脑脊液混浊呈絮状物,提示有颅内感染,应积极抗感染对症治疗。

（5）拔管指征　术后引流管一般放置 3 ~ 4 d,不宜超过 5 ~ 7 d,放置时间过长有颅内感染风险。拔管前须行头颅 CT 检查,拔管前一天要做引流管抬高夹闭试验,以了解脑脊液是否通畅。操作期间严格无菌技术,防止脑脊液逆流引起颅内感染。

6. 脑疝的观察和护理　脑疝是颅内压增高的严重并发症,即脑组织从压力高处向压力低处移位,压迫脑干血管和神经而产生的一系列严重病变。

（1）小脑幕切迹疝　是颞叶的海马回、钩回通过小脑幕裂孔向幕下移位。出现典型的颅内压增高症状和库欣（Cushing）反应。患者剧烈头痛进行性加重,躁动不安,呕吐频繁,视盘神经水肿。早期有生命体征代偿表现,出现库欣反应,表现为血压升高、脉搏缓慢、呼吸深慢。逐步出现生命体征紊乱,可因呼吸循环衰竭而死亡。意识障碍进行性加重,逐步出现嗜睡、浅昏迷、深昏迷等。患侧瞳孔初期会暂时缩小,随着病情进展,瞳孔逐渐散大。锥体束受累后,对侧肢体出现肌力减弱或麻痹。脑干严重受损时,患者可出现双侧肢体自主活动消失,甚至出现去大脑强直。

(2)枕骨大孔疝(小脑扁桃体疝)　是小脑扁桃体及延髓经枕骨大孔向椎管移位。患者生命体征紊乱出现早,严重缺氧时出现意识障碍。表现为进行性颅内压增高,剧烈头痛、频繁呕吐、颈项强直;脑干缺氧时,患者瞳孔忽大忽小。

(3)发现脑疝,尽早采取措施降颅压　快速静脉输入甘露醇、呋塞米等脱水剂。保持呼吸道通畅,吸氧。积极术前准备,尽快手术治疗,迅速降低颅内压,缓解病情。

【健康教育】

告知患者及家属可能引起颅内压增高的因素,如情绪激动、气道梗阻、剧烈咳嗽、便秘、癫痫发作等,应避免此类因素发生。应遵医嘱采取卧位、定时翻身和排痰,预防肺部感染。

第二节　颅脑损伤患者的护理

病例导入

患儿,男,2岁3个月,以"头部外伤9 h,恶心、呕吐1 h"为主诉入院。患儿9 h前玩耍时不慎跌入2 m坑中,水泥地面,左侧额颞部着地,家属代诉患儿四肢可正常活动,语言表达较前无变化,1 h前出现恶心、呕吐,呕吐物为胃内容物,量少。无意识障碍、发热、腹痛、胸闷等症状。体温37.2 ℃,心率112次/min。患儿神志清,精神差,双侧瞳孔等大等圆,直径约4 cm,对光反射均迟钝,四肢肌力及肌张力正常,饮食差。头颅CT示:左侧额顶部硬膜外血肿,左侧额骨骨折。完善相关检查,明确诊断,积极完善术前准备,排除手术禁忌证。患儿急诊手术,在全麻下行"硬膜外血肿清除术",手术过程顺利,术毕安返病房。

请思考:
(1)患儿术前准备工作主要有哪些?
(2)患儿术后主要护理工作有哪些?

颅脑损伤在平时或战时都很常见,占全身损伤的15%~20%,发生率仅次于四肢损伤,但在各种损伤中致残率和死亡率均居首位。多见于交通事故、工伤、自然灾害、跌倒、坠落、爆炸、各种火器伤、锐器伤、钝器伤等。按照损伤范围可分为头皮损伤、颅骨骨折、脑损伤,三者可单独出现,也可合并存在。

一、头皮损伤

头皮由浅入深分为五层(图22-1),即皮肤、皮下组织、帽状腱膜、帽状腱膜下疏松结缔组织和颅骨骨膜,其中浅部三层连接紧密,不易分离,而深部两层则连接疏松,较易分离。头皮损伤,根据致伤原因和表现特点可分为三种:头皮血肿、头皮裂伤和头皮撕脱伤。

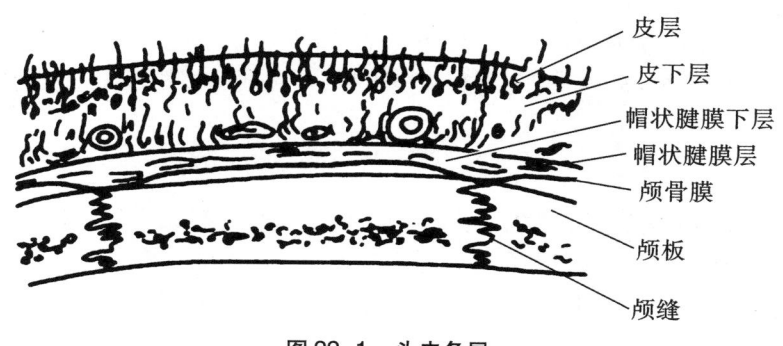

图 22-1　头皮各层

（一）病因及分类

1. 头皮血肿　头皮血肿多因钝器伤所致,按血肿的部位分为皮下血肿、帽状腱膜下血肿和骨膜下血肿。

（1）皮下血肿　位于皮肤层和帽状腱膜之间,因皮肤借纤维隔与帽状腱膜紧密连接,血肿不易扩散,范围较局限,体积较小。

（2）帽状腱膜下血肿　位于帽状腱膜和骨膜之间,常因倾斜暴力使头皮发生剧烈滑动,撕裂层间血管所致,该处组织松弛,出血易扩散,可蔓延至全头部,失血量多。

（3）骨膜下血肿　位于骨膜和颅骨外板之间,常由颅骨骨折引起,因骨膜在骨缝处紧密连接,血肿多以骨缝为界,局限于某一颅骨范围内。

2. 头皮裂伤　是常见的开放性损伤,多为锐器或钝器打击所致。锐器伤者,伤口整齐,污染轻。钝器伤者,裂伤创缘常不整齐,伴皮肤挫伤,可有明显污染。头皮血管丰富,出血较多。

3. 头皮撕脱伤　是最严重的头皮损伤,因头皮受到强力牵拉,大块头皮自帽状腱膜下层连同颅骨骨膜被撕脱或整个头皮甚至连额肌、颞肌及骨膜一并撕脱,使骨膜或颅骨外板暴露。因剧烈疼痛和大量失血常导致创伤性休克。

（二）临床表现

1. 头皮血肿　按血肿在头皮的层次可分为以下几种。
（1）皮下血肿　范围局限,张力高,边缘隆起,中央凹陷,压痛明显。
（2）帽状腱膜下血肿　范围可延及整个头部,头颅增大,肿胀,明显波动感。
（3）骨膜下血肿　多局限于某一颅骨范围内,以骨缝为界,张力较高。
2. 头皮裂伤　伤口大小、深度不一,创缘多不规则,可有组织缺损,出血量大,可伴有休克。
3. 头皮撕脱伤　头皮缺失,颅骨外露出血量大,常伴休克,是最严重的头皮损伤。

（三）辅助检查

单纯头皮损伤的诊断一般不难,要注意检查颅脑损伤及休克等的发生,必要时做头颅 X 射线、CT 及 MRI 等检查,了解有无颅骨骨折及颅脑损伤。

（四）治疗原则

1. 头皮血肿　小血肿1~2周可自行吸收,无须特殊处理,伤后给予冷敷以减少出血和疼痛,24 h 后可改用热敷以促进血肿吸收,忌用力揉搓;血肿较大时在无菌操作下穿刺抽血后加压包扎。处理头皮血肿同时,应警惕合并颅骨损伤及脑损伤的可能。

2. 头皮裂伤　现场急救可加压包扎止血,尽早行清创缝合。因头皮血供丰富,清创缝合时间可放宽至 24 h。注射破伤风抗毒素,应用抗生素预防感染。

3.头发撕脱伤 及时镇痛和控制出血,用无菌敷料覆盖创面,加压包扎,同时注射破伤风抗毒素、抗生素。完全撕脱的头皮不做任何处理,用无菌敷料包裹,干燥冷藏法随患者一起送至医院。不完全撕脱者争取在伤后 6~8 h 内清创后行头皮再植,术后加压包扎。同时防治休克。

(五)护理

1.护理评估

(1)健康史 了解受伤经过,如暴力的大小、方向,患者当时有无意识障碍和口鼻出血等,初步判断患者是否有脑损伤;了解患者有无合并其他疾病。

(2)身体状况和辅助检查 明确患者有无脑脊液漏,对于伤后随即出现的外耳道出血、口鼻出血要做出鉴别,结合头颅 X 射线和 CT 检查,确定骨折的部位和性质。

(3)心理社会状况 患者出现的焦虑、恐惧等心理反应,家属对疾病的认识和心理反应如何;出现消极情绪时有无有效的社会支持途径。

2.常见护理诊断/问题

(1)疼痛、头痛 与头皮损伤有关。

(2)焦虑/恐惧 与头皮损伤及出血有关。

(3)潜在并发症:感染、失血性休克。

3.护理措施

(1)病情观察 观察生命体征、尿量和意识的变化,注意有无休克和脑损伤表现,观察有无颅骨骨折、脑损伤、局部感染等征象。

(2)现场救护及伤口护理 注意创面有无渗血,及时包扎伤口,保持敷料整洁和干燥。如发生撕脱伤,要妥善保护撕脱下来的头皮,将其用无菌敷料或者清洁布包裹,装入塑料袋内,再放置于有冰块的容器中,随伤员一起送往医院,争取清创后再植。有休克者,应现场抗休克处理。

(3)预防感染 严格无菌操作,遵医嘱使用抗菌药物,尽早使用 TAT 预防感染。

(4)心理护理 给予患者心理上的支持和鼓励,使患者对疾病持积极正确的态度。消除患者紧张、恐惧的心理,必要时给予镇静剂和镇痛剂。

二、颅骨骨折

颅骨骨折是指颅骨受暴力作用后出现的结构改变。颅骨骨折的临床意义并不在于骨折本身,而在于可能同时存在的脑膜、脑组织、脑血管和脑神经损伤,以及合并的脑脊液漏、颅内血肿及颅内感染等并发症。颅骨骨折按骨折部位分为颅盖骨骨折和颅底骨折;按骨折形态分为线性骨折和凹陷性骨折;按骨折是否与外界相通分为开放性骨折和闭合性骨折。

(一)发病机制

颅骨有一定弹性和相当抗压缩和抗牵张的能力。当颅骨受到较大外力打击时,着力点局部会下陷变形,整个颅腔也可随之变形。外力若只局限于使颅骨呈圆锥体内陷时,颅骨内板出现骨折而外板可弹回原位,保持完整性。内板骨折片可戳破硬脑膜,引起今后的头痛和外伤性癫痫,但当时因病变局限常不被重视。若外力再大些,外板可断裂,形成凹陷性骨折。当外力使整个颅骨变形,受力面积较大时,可在较为薄弱的颞骨鳞部或颅底发生线形骨折。颅底骨折可撕裂硬脑膜而引起脑脊液外漏,由此可导致颅内感染。

(二)临床表现

1.颅盖骨折 最常见为线性骨折。局部压痛、肿胀,患者常伴局部骨膜下血肿。凹陷性骨折好发于额骨及顶骨,多为全层凹陷,成人凹陷性骨折多为粉碎性骨折,婴幼儿可呈"乒乓球凹陷样骨折"。若骨折片损伤脑的重要功能区,可有偏瘫、失语或局部癫痫等神经系统定位病征。

2.颅底骨折　多为颅盖骨折延伸至颅底,常为线性骨折。颅底部的硬脑膜与颅骨附着紧密,颅底骨折时易撕裂硬脑膜,产生脑脊液外漏。按其发生部位分为颅前窝、颅中窝和颅后窝骨折,临床表现可因累及穿越各骨孔的脑神经而表现出不同症状(表22-1)。临床上常依据脑脊液外漏而确诊颅底发生了骨折。

表22-1　颅底骨折的临床表现

骨折部位	脑脊液漏	瘀斑部位	可能累及的脑神经
颅前窝	鼻漏	眶周、球结膜下("熊猫眼"征)	嗅神经、视神经
颅中窝	鼻漏和耳漏	乳突部(Battle 征)	面神经、听神经
颅后窝	无	乳突部、枕下部	少见

(三)辅助检查

颅骨 X 射线或 CT 扫描以确诊骨折情况。X 射线可显示骨折片陷入颅内的深度,CT 有助于了解骨折情况和有无合并脑损伤。

(四)治疗原则

1.颅盖骨折　单纯线性骨或凹陷性骨折下陷较轻者,一般无须特殊处理,只需卧床休息,对症处理即可。若合并脑损伤或颅骨凹陷深度超过 1 cm,可引起脑功能障碍和脑疝风险,应及时手术处理,摘除骨碎片。

2.颅底骨折　骨折本身无须特殊处理,重点注意预防脑脊液漏,必须使用抗生素及 TAT 预防感染。大部分脑脊液漏会在伤后 1~2 周自愈,若超过 4 周仍未愈,须行硬脑膜修补术。

(五)护理

1.护理评估

(1)健康史　了解受伤过程,如暴力的性质、大小、方向和着力点等,了解患者当时有无意识障碍及口鼻流血等情况,初步判断有无脑损伤,并了解有无合并其他疾病。

(2)身体状况　了解患者的症状和体征,判断伤情严重程度,确定有无发生脑脊液外漏。结合头颅 X 射线和 CT 检查,确定骨折部位和性质,注意有无昏迷、局部症状及颅内压增高等表现。

(3)心理社会状况　患者常因头部损伤而表现焦虑、恐惧等心理反应,了解家属对疾病的认知及对患者的关心支持程度。

2.常见护理诊断/问题

(1)疼痛　与损伤和颅内压增高有关。

(2)感染风险　与脑脊液外漏有关。

(3)潜在并发症:颅内出血、颅内压增高、颅内压降低、颅内感染等。

3.护理措施

(1)预防颅内感染　为颅底骨折合并脑脊液漏的护理要点。

1)体位　患者半坐卧位,头偏向患侧,待脑脊液漏停止 3~5 d 以后,可变换为其他体位。观察脑脊液漏出量,若脑脊液外漏较多,可取平卧位,头稍抬高,防止颅内压过低。

2)保持局部清洁　保持耳道、鼻腔、口腔清洁,每天 2~3 次清洁、消毒,但不可滴药和冲洗,切忌挖鼻和掏耳。

3)预防颅内逆行感染　禁止堵塞、冲洗、滴药,禁止行腰椎穿刺操作;禁止鼻饲、经鼻吸痰或行鼻导管给氧等。注意观察患者有无头痛、发热等迹象,遵医嘱预防性应用抗生素和破伤风抗毒素。

4)避免颅内压增高　告知患者避免打喷嚏、用力咳嗽、擤鼻涕,避免用力排便等,避免颅内压突然升降导致气颅或脑脊液反流。

(2)观察病情　观察有无体温升高、头痛等感染征象。骨折合并脑组织、脑血管损伤或脑水肿时,患者还可有癫痫、颅内压增高、脑疝等症状出现。脑脊液漏可推迟颅内压增高症状出现的时间,故患者一旦出现症状,提示病情已较重,救治困难。因此,应严密观察意识状态、生命体征、瞳孔及肢体活动等情况,及时发现颅内压增高及脑疝征象。

(3)心理护理　指导患者正确面对已经发生的疾病,帮助调整心态,使其配合治疗。

(六)健康教育

指导患者如何摆放体位和预防颅内感染。若有颅骨缺损,告知其如何保护头部,伤后半年左右可行颅骨成形术。

三、脑损伤

脑损伤是指脑膜、脑组织、脑血管及脑神经在受到外力作用后所发生的损伤。

【病因及分类】

1.根据伤后脑组织是否与外界相通　分为开放性和闭合性脑损伤。前者多为锐器或火器所致,常伴头皮裂伤、颅骨骨折和脑膜破裂,可有脑脊液漏;后者多为钝器伤或间接暴力所致,脑膜完整,无脑脊液漏。

2.根据伤后病理改变的先后　分为原发性和继发性脑损伤。原发性脑损伤是指暴力作用于头部后随即发生的脑损伤,主要有脑震荡、脑挫裂伤等;继发性脑损伤是指头部受伤一段时间后出现的脑部病变,主要有脑水肿和颅内血肿等。

(一)脑震荡

脑震荡是指头部受暴力作用后,呈现的一过性脑功能障碍。无肉眼可见的神经病理改变,是最常见的轻度原发性脑损伤。

1.临床表现　患者在伤后立即出现短暂的意识障碍,持续数秒或数分钟,一般不超过30 min,同时伴皮肤苍白、出汗、血压下降、心动迟缓、呼吸浅慢、肌张力降低、生理反射迟钝或消失等自主神经和脑干功能紊乱的症状。患者清醒后多不能回忆伤前及当时的情况,而对往事记忆清楚,称为逆行性遗忘。常有头痛、头昏、恶心、呕吐、失眠、情绪不稳、记忆力减退等症状。神经系统检查无阳性体征。

2.辅助检查　脑脊液检查及CT检查均无阳性发现。

3.治疗原则　一般卧床休息1~2周,无须特殊治疗,即可完全恢复。必要时可给予镇静镇痛药物对症治疗。

(二)脑挫裂伤

脑挫裂伤为脑实质性损伤,是常见的原发性脑损伤,包括脑挫伤和脑裂伤。前者脑组织遭受破坏较轻,软脑膜完整;后者软脑膜、脑血管和脑组织均有破裂,并伴外伤性蛛网膜下腔出血。临床上两者常同时并存,又不易清晰区别,故常合称脑挫裂伤。

1.病理机制　损伤主要发生在大脑皮层,可单发,也可多发,好发于额极、颞极及其基底面。脑挫裂伤后会继发出现脑水肿和血肿形成,这比脑挫裂伤本身更具有临床意义。脑水肿早期多属于血管源性,伤后3~7 d内脑水肿发展到高峰,此期间易出现颅内高压甚至脑疝。伤情轻者,脑水肿可逐渐消退,日后伤灶形成的瘢痕、囊肿或与硬脑膜粘连,则成为外伤性癫痫的原因之一。若蛛网膜与软脑膜发生粘连,会影响脑脊液循环,形成外伤性脑积水。广泛的脑挫裂伤可在数周以后形成外伤性脑萎缩。

2. 临床表现　因损伤部位和程度不同,其临床表现差别也很大,轻者症状轻微,重者昏迷甚至死亡。

(1)意识障碍　是最突出的症状之一。伤后立即出现昏迷,其程度和持续时间与损伤程度范围直接相关,大多数在半小时以上,严重可表现为长期昏迷。

(2)局灶症状和体征　依损伤程度和部位而不同,如在皮质功能区,可立即出现相应症状和体征,如失语、失聪、锥体束征、偏瘫等。如损伤发生于如额、颞叶前端等非功能区("哑区"),可无局灶症状和体征。

(3)头痛、呕吐　与颅内压增高、自主神经功能紊乱及外伤性蛛网膜下腔出血等有关。

(4)颅内压增高与脑疝　由颅内血肿或脑水肿所致。表现为颅高压"三主征"、意识障碍和瞳孔改变,同时可伴有血压升高、心率缓慢及锥体束征等体征。

(5)原发性脑干损伤症状　是脑挫裂伤中最严重的特殊类型。早期即出现严重的生命体征紊乱,呼吸节律不齐,心率及血压明显波动。表现为伤后即昏迷,且程度深,持续时间长;双侧瞳孔改变;四肢肌张力增高、中枢性瘫痪、病理反射阳性等锥体束征,严重者呈"去大脑强直"状态。

4. 辅助检查　头颅 CT 为首选检查手段,可了解脑挫裂伤的部位、范围及脑水肿的程度、有无血肿形成等,还可了解有无脑室受压和中线结构移位等情况。也可用 MRI 或腰椎穿刺检查。

5. 治疗原则　以非手术治疗为主,目的是减轻脑损伤后的病理生理反应和预防并发症。当颅内压力增高明显甚至出现脑疝征象时,应及时手术以减压并清除病灶。

(1)一般处理　①静卧休息:床头抬高 15°～30°,宜取侧卧位。②保持呼吸道通畅:对严重脑损伤者做气管切开或气管内插管辅助呼吸。③对症处理:如镇静、止痛、抗癫痫等,但禁用吗啡和哌替啶。④遵医嘱使用抗生素预防感染。⑤营养支持:维持水、电解质和酸碱平衡。

(2)加强病情观察　定期监测生命体征、意识状态、瞳孔变化及肢体活动情况,及时发现和有效处理颅高压症状和脑疝等并发症。

(3)防治脑水肿　是治疗脑挫裂伤的关键。包括应用脱水剂、利尿剂、激素、过度换气、给氧、严格限制入水量、冬眠低温疗法等。

(4)应用神经营养药物　如三磷酸腺苷(ATP)辅酶、辅酶 A、细胞色素 C 等,供应能量,改善细胞代谢,促进脑细胞功能恢复。

【颅内血肿】

颅内血肿是颅脑损伤中最多见、最严重却又可逆的继发性病变。血肿直接压迫脑组织,常引起局灶性脑功能障碍和颅内压增高等病理改变,若未得到及时处理,可致脑疝而危及生命。所以早期发现并及时处理能在很大程度上改善患者的预后。

1. 病因分类　根据血种的来源和部位分为硬脑膜外血肿(epidural hematoma,EDH),硬脑膜下血肿(subdural hematoma,SDH)和脑内血肿(intracerebral hematoma,ICH)三种(图22-2)。

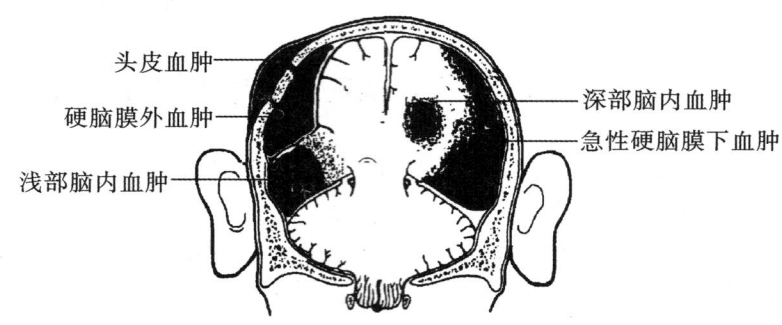

图 22-2　颅内血肿

根据发病急缓分为急性型(<3 d 内出现症状),亚急性型(3 d~3 周出现症状)和慢性型(>3 周出现症状)三种。

2. 临床表现

(1)硬脑膜外血肿　出血积聚于颅骨与硬脑膜之间,与颅骨损伤导致脑膜中动脉或静脉窦出血有关。临床症状取决于血肿部位和扩张速度。

1)意识障碍　典型的硬脑膜外血肿意识障碍表现为原发性意识障碍,经过"中间清醒期"后再度出现意识障碍,并进行性加重。原发性意识障碍由原发性脑损伤直接导致,再度意识障碍则是血肿致颅压增高和脑疝产生的结果。"中间清醒期"为数小时或更长,但很少超过 24 h。若原发性脑损伤较重或血肿形成较快,也可无"中间清醒期",而表现为意识障碍进行性加重。少数患者早期可无昏迷,而在血肿形成引起脑疝后才出现昏迷。

2)颅内压增高及脑疝表现　一般成人若出现幕上血肿大于 20 mL,幕下血肿大于 10 mL 时即可引起颅内压增高症状,即头痛、呕吐、视神经盘水肿,患侧瞳孔先缩小后扩大,对光反射迟钝或消失。幕上血肿者大多先经历小脑幕切迹疝,后合并枕骨大孔疝,所以意识障碍和瞳孔改变之后可出现严重的呼吸循环障碍。幕下血肿者可直接发生枕骨大孔疝,较早发生呼吸骤停。

(2)硬脑膜下血肿　出血积聚在硬脑膜下腔,是颅内血肿中最为常见的类型。

1)急性和亚急性硬脑膜下血肿　多见于额颞部,常继发于对冲性脑挫裂伤,出血多来自挫裂的脑实质血管,症状类似硬脑膜外血肿,但脑实质损伤较重,原发性昏迷时间长,"中间清醒期"不明显,颅内高压和脑疝征象在 1~3 d 内加重。

2)慢性硬脑膜下血肿　出血来源及发病机制尚不完全清楚。好发于老年人,大多有轻微头部外伤史,有的患者伴有脑萎缩,血管性或出血性疾病。由于致伤外力小,出血缓慢,患者表现为慢性颅内高压症状。

(3)脑内血肿　多因脑挫裂伤导致脑实质内血管破裂引起,出血积聚在脑实质内。主要表现为进行性加重的意识障碍,血肿累及重要脑功能区,可出现偏瘫、失语、癫痫等局灶症状,严重者因颅高压和脑疝而危及生命。

3. 辅助检查

(1)硬脑膜外血肿　颅脑 CT 可显示颅骨内板与硬脑膜之间有双凸镜形或弓形密度增高影,常伴颅骨骨折和颅内积气。

(2)硬膜下血肿　颅脑 CT 显示急性或亚急性硬膜下血肿为颅骨内板与脑组织表面之间有高密度、等密度或混合密度的新月形或半月形影;慢性硬脑膜下血肿显示为颅骨内板下低密度的新月形、半月形或双凸镜形影。

(3)脑内血肿　颅脑 CT 显示脑挫裂伤灶附近或脑深部白质内有圆形或不规则高密度血肿

影,周围有低密度水肿区。

4.治疗原则　颅内血肿一经确诊,立即手术,进行开颅血肿清除术并彻底止血。慢性硬膜下血肿已形成完整包膜,可采用颅骨钻孔引流术。

(二)脑损伤护理

1.护理评估

(1)健康史　详细了解受伤经过,如暴力性质、大小、伤力方向、速度和身体状况;有无意识障碍及程度和持续时间;有无"中间清醒期""逆行性遗忘"等;有无恶心、呕吐、头痛等症状;有无口鼻耳流血和脑脊液外漏。了解急救情况及既往健康状况。

(2)身体状况　了解有无局灶症状及颅内压增高征象,了解患者生命体征、意识状态、瞳孔及神经系统体征的动态变化,确定脑损伤是原发性还是继发性,了解患者的营养状况和自理能力等。并结合头颅 X 射线、CT、MRI 等检查结果判断损伤的类型和严重程度。

(3)心理社会支持状况　了解患者及家属对颅脑损伤及其功能恢复的心理反应,了解家属对患者的关心程度和支持能力。

2.常见护理诊断/问题

(1)意识障碍　与脑损伤和颅内压增高有关。

(2)呼吸困难和窒息　与意识障碍有关。

(3)潜在并发症:颅内压增高、脑疝、癫痫、感染等。

3.护理措施

(1)紧急救护　先争分夺秒地抢救呼吸心搏骤停、开放性气胸、大出血等危及患者生命的伤情。判断并抢救休克征象。

1)保持气道通畅　及时清理口鼻腔分泌物、血液及呕吐物等,保持气道通畅。禁用吗啡止痛,防止导致呼吸抑制。

2)处理伤口　开放性脑损伤若有脑组织外露,应在伤口周围垫以消毒纱布卷保护,再做适当包扎,以避免局部脑组织受压。对刺入异物不可贸然拔出,以免引起颅内大出血,并遵医嘱给予抗生素和 TAT 预防感染。

(2)病情观察　密切观察病情变化,及时发现和处理并发症。尤其意识、生命体征、瞳孔、锥体束征等的变化以及颅内压情况。其中意识状态是最重要的观察指标。

(3)手术护理

1)术前护理　严密观察病情变化。在积极采取降颅内压、抗休克治疗措施的同时,尽快完善术前准备。

2)术后护理　①密切观察术后病情变化,严密监测生命体征;②继续采取降低颅内压治疗措施;③保持呼吸道通畅;④加强基础护理措施,记录液体出入量;⑤注意创口和引流管管理,防止颅内再出血和感染迹象。

(三)健康教育

颅脑损伤后遗症的存在,是患者在语言、运动、智力等方面出现障碍,恢复较慢,多鼓励患者尽早开始训练。并制定康复计划,加强家属和患者康复信心,提高患者生活自理能力。如有癫痫风险,应坚持预防癫痫治疗,并加强防护。

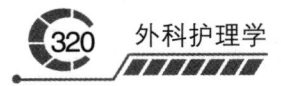

第三节　颅内肿瘤患者的护理

　　患者,女,41 岁,以"头晕、头痛伴不自主抖动半年"为主诉入院。患者半年前无明显诱因出现头晕、头痛、全身不自主抖动,全脑胀痛伴头部昏沉感,多于夜间睡眠时出现,每次可持续约 3 h。全身不自主抖动主要表现为坐位或站立时躯干前后摇晃,摇晃幅度轻,频率有节奏感,无法控制;无意识障碍、肢体抽搐、发热出汗等。MRI 示:腺垂体下方偏左侧异常信号,考虑 Rathke 囊肿。甲状腺彩超示:甲状腺弥漫性病变,左侧叶多发实性结节。按"紧张性头痛"给予"头痛宁胶囊、甘露醇、左甲状腺素钠片、天麻素注射液"对症治疗,效果不佳;上述症状反复发作,门诊以"锥体外系综合征"收治神经内科,经积极治疗头痛仍明显,请神经外科会诊后考虑垂体瘤引起,建议收住神经外科治疗。体温 36.6 ℃,脉搏 78 次/min,呼吸 18 次/min,血压 126/68 mmHg。发病以来神志清,精神差,睡眠可,饮食欠佳,大小便通畅。既往史:平素体质一般,自小发育迟缓,反应迟钝,智力低下。术前积极完善血常规、血型、凝血六项、肝肾功能、电解质、血糖、输血前四项(乙肝、丙肝、梅毒、艾滋)、激素、尿常规、心电图、胸片、视力、视野等检查。患者在全麻下行"经鼻蝶入路垂体瘤病损切除术",术毕返回病房。

　　请思考:

　　(1)患者术前准备工作主要有哪些?

　　(2)患者术后主要护理工作有哪些?

　　颅内肿瘤包括原发性和继发性两大类。原发性起源于脑、脑血管、垂体、松果体、脑神经和脑膜等组织。继发性颅内肿瘤则来源于身体其他部位的恶性肿瘤转移或临近组织肿瘤的侵入。发病部位以大脑半球最多,其次为鞍区、脑桥小脑角、小脑、脑室及脑干。常见类型为神经胶质瘤、脑膜瘤、垂体腺瘤、听神经瘤、颅咽管瘤及转移性肿瘤。

【病因】

　　病因目前尚不完全清楚,其发生、发展同其他肿瘤一样,也是一个受内外环境多种因素影响的复杂过程。诱发肿瘤的因素有遗传因素、物理因素、化学因素和生物因素等。

【临床特点】

　　1.颅内压增高症状　90% 以上的患者可出现颅内压增高的症状和体征,通常呈慢性进行性加重的过程。若未得到及时治疗,轻者可发生视神经萎缩引起视力减退,重者可引起脑疝危及生命。

　　2.局灶症状与体征　肿瘤直接刺激、压迫和破坏脑组织而出现局部神经功能紊乱,其表现取决于颅内肿瘤的部位。常见的局灶性症状有运动及感觉功能障碍,如肢体乏力、瘫痪及麻木、抽搐或癫痫发作,视野及语言障碍、嗅觉障碍、平衡失调、智能衰退、精神症状及内分泌失调、发育异常等。位于脑干等重要部位的肿瘤,早期即出现局部症状,而颅内压增高症状出现较晚。

【辅助检查】

头颅 CT 或 MRI 检查,是诊断颅内肿瘤的首选方法。二者检查结果相结合,不仅能确定诊断,而且能确定肿瘤的位置、大小及瘤周组织情况。必要时可做血清内分泌激素测定以确诊。

【治疗原则】

1. 降低颅内压　措施同颅内压增高的治疗。
2. 手术治疗　是最直接、最有效的方法,可手术切除肿瘤病灶。
3. 放射治疗　适用于颅内小肿瘤和功能性疾病对放射治疗敏感的颅内肿瘤。可用头部伽玛刀治疗。
4. 化学治疗　逐渐成为重要的综合治疗手段之一。在化疗过程中需防范颅内压力增高、肿瘤坏死出血及骨髓抑制等不良反应。

【护理】

(一)护理措施

1. 术前护理　①床头抬高 15°～30°,以利于静脉回流,减轻脑水肿。②保持呼吸道通畅,以改善大脑缺氧状态。③病情观察:严密监测病情变化,当患者出现意识障碍、瞳孔不等大、缓脉、血压升高等症状时,提示可能会发生脑疝,应立即报告医生。④加强患者防护:对出现神经系统症状的患者应视具体情况加以防护。⑤做好术前评估。

2. 术后护理

(1)体位　患者术后未清醒,取去枕仰卧位,保持呼吸道通畅;患者清醒后床头抬高 15°～30°,以利于静脉回流,减轻脑水肿,降低颅内压。同时保护切口,避免受压,影响愈合。

(2)病情观察　严密监测生命体征及肢体活动情况,特别是意识及瞳孔的变化。以尽早发现术后严重并发症,如颅内出血及脑水肿引起脑疝等,发现异常应及时报告医生。

(3)饮食　术后次日可以进流食,从半流食逐步过渡到普食。但根据病情,如出现因吞咽困难、呛咳等,应严格禁食,可采用鼻饲供给。同时,应保持患者出入量平衡,注意补液速度,控制液体的入量在 1 000～2 000 mL,并合理应用脱水剂降颅压。

(4)脑室引流的护理　注意观察引流管是否牢固、通畅和有效引流,观察引流液的颜色、性状和量,并做好记录。

(5)术后并发症的预防和护理

1)功能障碍　术后患者常出现偏瘫失语,应加强肢体功能锻炼和语言训练。协助患者进行肢体的被动活动,进行肌肉按摩,防止肌内萎缩和关节畸形,提高患者自理能力。

2)脑脊液漏的护理　如有脑脊液切口漏、鼻漏或耳漏,应嘱咐患者绝对卧床休息,禁止坐起,采用平卧头稍抬高位,枕上铺垫无菌巾单以保持局部清洁,严禁从鼻腔吸痰、插胃管,避免打喷嚏、剧烈咳嗽和用力排便等动作。应用抗生素预防颅内逆行性感染。

3)颅内积液或假性囊肿　保持颅腔引流管通畅,使残腔逐步闭合,减少局部积液或假性囊肿的形成。

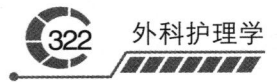

【健康教育】

1.疾病预防

（1）休息与活动　适当休息,坚持锻炼,劳逸结合。

（2）心理指导　指导患者保持乐观心态,积极生活自理。

（3）合理饮食　多食高热量、高蛋白、高纤维素和维生素食物,减少脂肪和腌制品摄入,限制烟酒、咖啡、辛辣刺激等食物摄入。

2.康复训练　神经功能缺失或肢体活动障碍的患者,应进行辅助高压氧、针灸、理疗、按摩等。加强肢体功能锻炼和看护,避免意外伤害的发生。

3.出院指导　遵医嘱常规用药,按时、按量服用,不可私自停药、改药及增减量,尤其是抗癫痫、抗感染等药物,避免加重病情。按时复诊,一般术后 3~6 个月应门诊复查头颅 CT 或 MRI。如有症状加重情况,应及时就医。

练习题

1.以下对颅内压增高患者施行冬眠低温疗法错误的是（　　　）

A.用冬眠药物前应观察记录生命体征

B.物理降温应该在冬眠低温药物应用半个小时后进行

C.降温速度宜每小时下降 1 ℃

D.体温降至肛温 32~34 ℃为宜

E.结束冬眠低温疗法时,先停冬眠药物后停物理降温

2.对急性颅脑损伤患者,在观察病情发展时最重要的指标是（　　　）

A.意识状态　　　　　　　　　　　B.生命体征

C.瞳孔　　　　　　　　　　　　　D.神经系统定位体征

E.尿量

3.颅底骨折脑脊液耳漏时,下列处理错误的是（　　　）

A.应用抗生素　　　　　　　　　　B.应用止血剂

C.抬高床头　　　　　　　　　　　D.用酒精棉签清除外耳道污垢

E.用消毒棉球填塞外耳道

4.颅内压增高三主征是指（　　　）

A.头痛、呕吐、发热　　　　　　　　B.头痛、呕吐、腹泻

C.头痛、呕吐、视神经盘水肿　　　　D.头痛、发热、血压增高

E.头痛、头晕、心跳加快

5.患者,男,21 岁。右侧颞部被击伤,昏迷 30 min 后清醒,5 h 后再度昏迷,伴右侧瞳孔逐渐散大,左侧肢体瘫痪,生命体征出现明显变化。应首先考虑（　　　）

A.脑震荡　　　　　　　　　　　　B.脑挫裂伤

C.急性硬脑膜外血肿　　　　　　　D.急性硬脑膜下血肿

E.颅骨骨折

参考答案

（江雷振）

知识归纳

第一节　下肢静脉曲张患者的护理

病例导入

患者,男,57岁,农民,以"右下肢静脉曲张伴溃疡13年"为主诉入院。患者右下肢表浅静脉迂曲怒张,站立时可见右小腿内侧皮肤呈蚯蚓状,静脉团块质硬。右足内踝皮肤黑色素沉着,晨起右下肢憋胀感,活动后憋胀感消失,无红肿、酸痛不适。近日右下肢皮肤出现溃疡,遂入院治疗。体温36 ℃,脉搏84 次/min,呼吸20 次/min,血压160/100 mmHg。彩超检查示:双下肢浅静脉曲张,右侧为著。在硬脊膜外腔阻滞麻醉下行"右下肢大隐静脉高位结扎+分段剥脱术"。

请思考:

(1)患者术前准备工作有哪些?

(2)患者术后护理工作有哪些?

单纯性下肢静脉曲张是由于下肢浅静脉血液回流障碍使静脉淤积变成扩张状态。下肢静脉系统由深静脉、浅静脉和交通静脉组成。下肢静脉及其交通静脉管腔内有许多瓣膜,瓣膜的功能使下肢静脉血液自下而上、由浅入深地单向回流。

【病因及发病机制】

按其病因分为原发性下肢静脉曲张和继发性下肢静脉曲张。原发性静脉曲张多由下肢浅静脉本身的解剖或病变所导致。继发性静脉曲张常见的病因是下肢深静脉瓣膜功能不全,如下肢深静脉因炎症、血栓形成而阻塞,形成血栓后综合征;先天性深静脉瓣膜缺如综合征。

1. 先天性因素　70%单纯性下肢静脉曲张有家族史,先天静脉壁薄弱,静脉瓣膜缺少。其发生

与遗传因素有关。

2. 后天因素　长期使下肢静脉内压力增高的任何因素(如习惯性便秘、长期站立、妊娠、慢性咳嗽等)都可导致静脉管腔增大,瓣膜逐渐松弛,而不能正常关闭。

3. 发病机制　长期站立或腹压增高使下肢静脉压力增高导致静脉管腔扩大,静脉瓣膜关闭不全,血液反流,浅静脉压力更高,静脉壁更薄弱,形成静脉曲张。

【临床表现】

1. 早期　站立过久或长时间行走后患肢感觉沉重、酸胀、乏力和疼痛。

2. 典型　小腿部静脉明显隆起蜿蜒成团,似蚯蚓状。

3. 晚期　小腿部出现营养障碍,如萎缩、干燥、毛发脱落、色素沉着、足背部水肿等。轻微损伤会导致慢性溃疡,曲张静脉破裂则引起大出血。

【辅助检查】

1. 深静脉通畅试验　患者站立,待静脉充盈曲张后,用止血带阻断大腿浅静脉主干,患者做下蹲活动或连续用力踢腿20次左右,观察小腿情况,若曲张静脉充盈消失或充盈程度减轻,说明深静脉通畅,若充盈不消失或充盈更明显,甚至出现下肢胀痛,表明深静脉不通畅(图23-1)。深静脉不通畅的患者禁止手术。

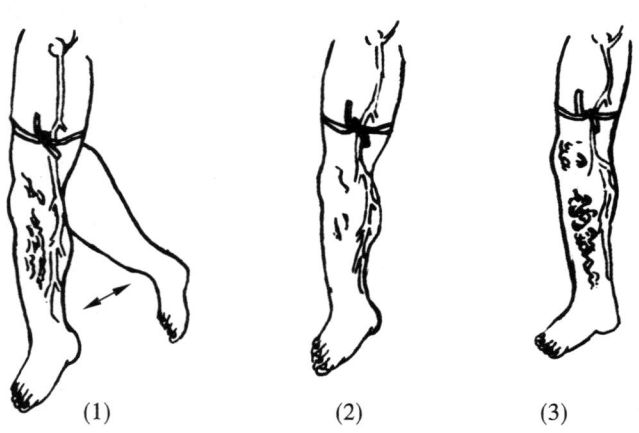

(1)　　　　(2)　　　　(3)

图23-1　深静脉通畅试验

2. 大隐静脉瓣膜及交通支瓣膜功能试验　患者平卧时患肢抬高待曲张静脉内淤血排空之后,在大腿上1/3处扎上止血带,松紧度以能阻断浅静脉血流为度,然后嘱患者站立放松止血带,若静脉血液在10 s内自上而下迅速充盈,说明大隐静脉瓣膜关闭不全,若未放开止血带前,其下方的静脉在30 s内充盈,说明交通静脉瓣膜关闭不全(图23-2)。同样的方法,在腘窝部扎上止血带可以检测小隐静脉瓣膜的功能。

3. 交通支静脉通畅功能试验　患者仰卧,抬高患肢,在大腿根部扎止血带之后,从足趾向上至腘窝缚扎第1根弹性绷带,再从止血带处开始向下缚扎第2根弹性绷带,并同时自上而下解开第1根弹性绷带,如果在两根绷带之间的间隙内出现曲张的静脉,说明该处有功能不全的交通支静脉(图23-3)。

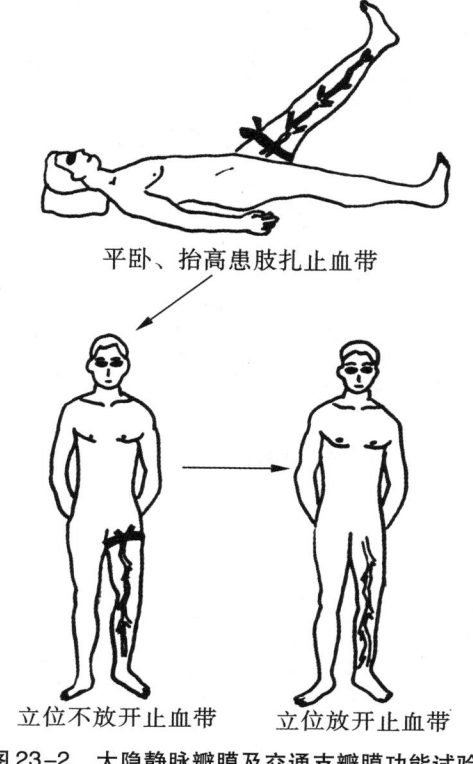

平卧、抬高患肢扎止血带

立位不放开止血带　　　立位放开止血带

图23-2　大隐静脉瓣膜及交通支瓣膜功能试验

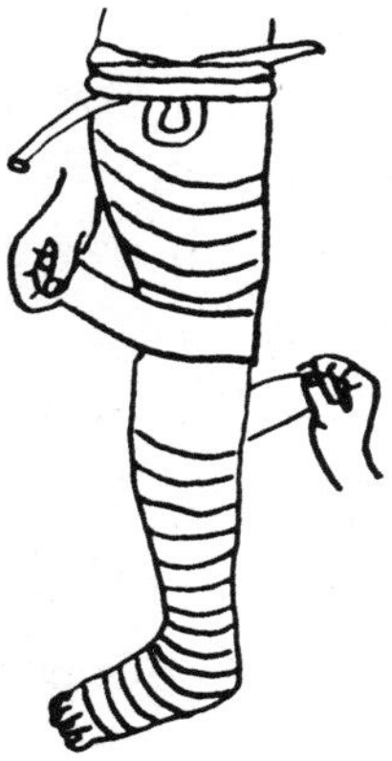

图23-3　交通支静脉通畅功
能试验

4.影像学检查

（1）下肢静脉造影　检查下肢静脉是否通畅和瓣膜功能好坏的最有效方法。能查看深静脉是否通畅,静脉瓣膜的位置和形态。

（2）无创伤性血管检查　超声多普勒血流仪检查能确定静脉血液反流的程度和部位,可观察到静脉瓣膜关闭活动及血液是否逆向流动。

【治疗原则】

1.非手术疗法　患肢穿弹力袜或用弹力绷带,避免久站、久坐。间歇抬高患肢。硬化剂局部注射,常用5%鱼肝油酸钠、酚甘油液等。

2.手术疗法　深静脉不通畅禁忌手术治疗。

（1）高位结扎大隐或小隐静脉。

（2）大隐或小隐静脉主干及曲张静脉剥脱。

（3）结扎功能不全的交通静脉。

（4）下肢静脉曲张微创治疗方法。①激光治疗手术:目前常用波长有810 nm、940 nm,现已发展至第三代高功率980 nm激光。与传统手术相比,手术创口小,降低伤口感染机会;肢体部位无手术瘢痕或瘢痕小,患者易于接受;周围组织损伤小,出血少,皮下血肿,神经损伤发生率低;术后疼痛轻,可早期活动,术后并发症机会减少;缩短手术时间和住院时间,平均每条肢体手术耗时40 ~ 60 min,平均住院3~5 d,可相应降低治疗费用。②射频治疗:利用射频探头释放的热量使静脉塌陷,从而导致静脉壁增厚,管腔收缩,迅速机化并形成纤维条索,最终闭合。射频治疗静脉曲张近年来在欧美等国开展,效果满意。③透光旋切术:是在水环境中将 Trivex 系统的光源通过切口插入,将光源推进到静脉深处,曲张静脉团块会投射到皮肤上,再利用旋切刀在直视下切除曲张静脉。

3. 并发症及其处理 ①血栓性浅静脉炎:局部热敷治疗。②湿疹和溃疡:湿敷溃疡创面、抬高患肢、局部换药。③曲张静脉破裂出血:抬高患肢、局部加压包扎。

【护理】

(一)护理评估

1. 健康史 询问患者是否存在先天因素,评估有无诱发或加重下肢静脉曲张的后天因素,如慢性咳嗽、妊娠、习惯性便秘,长期从事站立工作或重体力劳动等。

2. 身体状况 了解下肢静脉曲张的程度及皮肤影响状况,有无患肢酸胀乏力,下肢的局部有无静脉炎、溃疡、皮疹和出血等病变。

3. 心理社会状况 了解本病对患者生活和工作的影响程度,情绪是否焦虑不安,患者和家属对疾病治疗支持程度等。

4. 辅助检查 了解各项辅助检查结果。

(二)护理问题

1. 组织灌流改变 与下肢静脉血液淤滞有关。
2. 活动无耐力 与下肢静脉曲张致血液淤滞有关。
3. 知识缺乏 缺乏本病的预防知识。
4. 潜在并发症:小腿慢性溃疡、深静脉血栓。

(三)护理目标

患肢肿痛减轻,活动耐力逐渐增加,并发症得到预防及时处理,皮肤保持完整无损伤。患者能够描述对本病的预防知识。

(四)护理措施

1. 术前护理 ①减少血液淤滞和水肿:采用弹性绷带缚扎患者肢体或穿弹力袜(图 23-4),促进患肢静脉回流;休息时维持良好姿态,坐位时勿双膝交叉过久,以免影响腘窝静脉回流,减少水肿形成;避免引起腹内压和静脉压增高的因素,防止便秘,避免尿潴留,避免长时间站立;卧床休息时,抬高患肢 30°~40°,促进下肢静脉回流;减肥;不穿紧身衣裤等。②保护皮肤,防破损,协助医生处理好曲张静脉溃疡,促进康复。③备皮,做好静脉走向标记,准备好弹性绷带等物品。

2. 术后护理

(1)卧床休息 卧床休息时抬高患肢 20°~30°,主动或被动做踝部屈伸运动,以促进患肢静脉血液回流。

(2)应用弹性绷带包扎患肢 由远端向近端,自下而上包扎。包扎时应不妨碍关节活动,松紧度以包扎后能扪及患肢动脉搏动为宜。弹性绷带包扎 12 h 放松 20 min 左右,2 周后方可拆除弹性绷带。

(3)病情观察 观察有无手术切口渗血、局部红肿、压痛等感染现象,观察肢体颜色、皮肤温度和足背动脉搏动情况。

(4)早期活动 术后鼓励患者做足背的屈伸运动,早期下床活动,避免下肢静脉血栓形成。

(5)保护患肢 有溃疡者,继续换药,并使用弹性绷带。

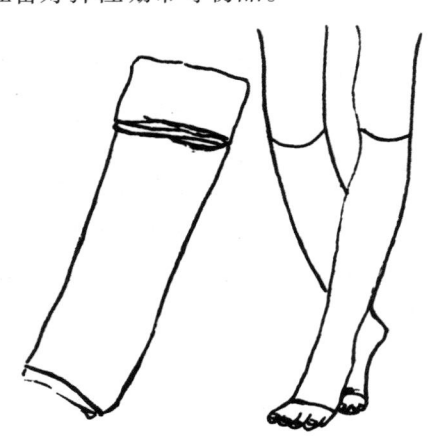

图 23-4 医疗弹力袜

（6）预防和处理并发症　当发现患者下肢伤口有出血、感染、血栓性静脉炎时，应及时报告给医生处理。有下肢静脉栓塞者需预防肺栓塞，并应遵循以下措施，发病起绝对卧床2周；下肢血栓形成严禁按摩；禁止对患者有压迫性的检查；出现栓塞24 h内应限制自身运动，保持呼吸节律，通知医院等待医治。

（五）健康指导

（1）促进下肢静脉回流，减少下肢静脉血液淤滞。

（2）避免长时间站或坐，保持良好的坐姿，勤加按摩。

（3）保持正常体重，以免因超重，使腿部静脉负担增加。

（4）睡前温水泡脚，晚上睡觉时，将腿垫高约15 cm。

（5）预防便秘、咳嗽、尿潴留等腹内压增高因素。

（6）不穿紧身衣裤。

（7）长期从事重体力劳动和长期站立工作的人，最好穿弹力袜套或缠绕弹性绷带，使浅静脉处于被压迫状态。

第二节　血栓闭塞性脉管炎患者的护理

病例导入

患者，男，80岁，以"左下肢疼痛1周"为主诉入院。患者1周前无明显诱因出现左下肢疼痛，症状逐渐加重。门诊以"左下肢血栓闭塞性脉管炎"收住院。既往有高血压、糖尿病。双下肢皮温降低，股动脉、腘动脉、胫后动脉可触及。入院后完善血常规、凝血、血型、肝肾功能、电解质、血糖、输血前四项、心电图、胸片等检查，给予抗感染、降压、活血化瘀等对症治疗。体温36.5 ℃，脉搏80次/min，呼吸20次/min，血压140/70 mmHg。患者在神经阻滞麻醉下行"下肢动脉造影＋成形术"，术毕安返病房，给予外科一级护理、心电监护、氧气吸入。

请思考：

（1）患者术前护理工作内容有哪些？

（2）患者术后护理措施有哪些？

血栓闭塞性脉管炎是一种累及血管的炎症性和慢性闭塞性疾病。

【病因及发病机制】

病因尚未明确，可能与下列两方面因素有关。

1. 外在病因　外伤、吸烟、寒冷与潮湿。

2. 内在病因　①自身免疫功能紊乱；②机体抵抗力下降及血管内膜损伤；③神经及内分泌功能紊乱和免疫功能异常造成血管调节功能失调；④性激素、前列腺素失调起血管舒缩失常等。

3. 发病机制　初期多见于下肢中小动脉，伴行静脉也常受累，病变呈节段性分布。活动期受累的动静脉管壁为全层非化脓性炎症，以血管痉挛为主，继而血管内膜增厚，管腔内血栓形成。后期血管壁和血管周围广泛纤维化并有侧支循环形成，以代偿血液供应。当动脉血管完全闭塞后，侧支循环失代偿时，可造成肢体远端坏疽或溃疡。

【临床表现】

起病隐匿,临床表现取决于动脉阻塞的程度、范围和侧支循环失代偿情况。根据病程可分为局部缺血期、营养障碍期和组织坏死期。

1. 局部缺血期　此期的典型表现主要为血管痉挛,表现为患肢供血不足,肢端发凉、怕冷,足趾有麻木现象称为间歇性跛行。少部分患者可伴有游走性静脉炎,表现为浅小静脉条索状炎性栓塞,局部皮肤红肿、压痛,2周左右逐渐消失,后在其他部位发生。患肢足背、胫后动脉搏动明显减弱。

2. 营养障碍期　除血管痉挛继续加重外,还有明显的血管壁增厚及血栓形成。患者即使在休息时也不能满足局部组织的血液供应,肢端持续性疼痛,夜间尤甚,剧痛常使患者彻夜不眠,为减轻疼痛,患者常将患肢垂于床沿下,以增加血供缓解疼痛,这种现象称为休息痛(静息痛)。此时,患肢、足、小腿皮肤苍白、干冷,肌肉萎缩,趾甲生长缓慢、增厚、变形,患肢足背、胫后动脉搏动消失。

3. 组织坏死期　患肢动脉完全闭塞,肢体自远端逐渐向上发生干性坏疽,坏死组织可自行脱落,形成经久不愈的溃疡。当继发感染时,成为湿性坏疽,常伴有全身感染中毒症状。

【辅助检查】

1. 一般检查　①测定皮肤温度:如双侧肢体对应部位皮肤温度相差2 ℃以上,提示皮温降低,患肢动脉血流减少。②测定跛行距离和跛行时间。③肢体抬高试验(Buerger test):患者平卧,患肢抬高45°持续1 min后若出现麻木、疼痛,足部尤其是足趾、足掌部皮肤呈苍白或蜡黄色为阳性。让患者坐起,患肢自然下垂于床沿以下,若足部皮肤出现潮红或斑片状发绀,提示患肢有严重的循环障碍。④解张实验:通过蛛网膜下腔或硬膜外腔阻滞麻醉,对比阻滞前后下肢的温度变化。阻滞麻醉后皮肤温度升高明显,为动脉痉挛因素;若无明显改变,提示病变动脉已严重狭窄或完全闭塞。

2. 特殊检查　①肢体血流图:电阻抗和光电血流检测显示峰值降低、降支下降速度减慢。前者提示血流量减少,后者说明流出道阻力增加,其改变与病变程度成正比。②多普勒超声检查:了解病变部位和缺血的严重程度。③动脉造影:确定患肢动脉闭塞的部位、范围、程度及侧支循环等情况。

【治疗原则】

1. 非手术疗法　一般处理;药物治疗;高压氧疗法;创面处理。

2. 手术疗法　①腰交感神经节切除术:可缓解血管痉挛,促进侧支循环形成,适用于局部缺血期和营养障碍期患者。②动脉重建术;游离血管蒂大网膜移植术;分期动、静脉转流术。③截肢术。

【护理】

(一)护理评估

1. 健康史　有无吸烟嗜好、受寒及外伤史,了解患者年龄、性别、婚姻、文化、职业、饮食、睡眠情况。

2. 身体状况　评估患者皮肤颜色、温度、感觉及足背动脉搏动情况,了解患肢疼痛程度、性质及持续时间,患肢有无溃疡、坏疽和感染等,有无采取止痛措施及止痛效果如何。

3. 心理社会状况　评估患者的心理和对本病的了解情况,了解患者家属及其周围人群对患者的心理支持程度。

4. 辅助检查　了解患肢动脉闭塞部位、程度、范围、性质及侧支循环建立情况。

(二)护理问题

1. 疼痛　与患肢缺血组织坏死有关。

2. 组织完整性受损　与肢端感染坏疽有关。

3. 活动无耐力　与患者远端供血不足有关。

4. 潜在并发症:感染、肢端溃疡。

5. 知识缺乏　缺乏本病预防及锻炼方法的知识。

(三)护理目标

(1)疼痛减轻。

(2)破损皮肤得到修复或无破损发生。

(3)活动耐力逐渐增加。

(4)并发症未发生或得到及时处理。

(5)知道疾病的预防知识及学会锻炼方法。

(四)护理措施

1. 心理护理　关心和体贴患者,耐心细致地做好患者思想工作,帮助患者消除悲观情绪,树立治疗疾病的信心,积极配合治疗和护理。

2. 改善下肢血液循环,预防组织损伤　①吸烟患者绝对戒烟。②休息时取头高脚低位,改善患肢供血,避免长时间保持同一姿势。坐位时防止长时间双腿交叉。③避免患肢受寒,减少血管收缩。外出应保暖,但避免用热水袋局部加温。④保持局部清洁干燥,每天用温水洗脚,但是避免使用肥皂水或有刺激性的药液洗脚,防止烫伤。⑤皮肤护理:皮肤瘙痒时采用涂擦止痒剂方法止痒,避免穿紧身衣裤和鞋袜。减少皮肤损伤,如有溃疡应换药处置,保持创面清洁干燥,加强保护及换药,并给予抗生素抗感染。

3. 缓解疼痛　疼痛较轻的患者可用血管扩张药物或中医药治疗缓解疼痛,疼痛剧烈的患者可采用麻醉或切除病变同侧 $S_2 \sim S_4$ 腰交感神经节和神经链方法止痛。

4. 休息和运动　①加强锻炼,鼓励多走路。活动量以患肢出现轻微疼痛为度。②指导患者进行 Buerger 运动,促进侧支循环建立。方法是让患者平卧,抬高患肢呈 45°,保持 2 ~ 3 min,然后将双足下垂床边,保持 2 ~ 3 min,同时足跟着地,做踝及趾的屈伸或左右摆动运动,再让患者平卧,放平患肢,休息 2 min,重复 4 ~ 5 次,每日 3 ~ 4 次。有腿部溃疡及坏死,动脉或静脉血栓脱落情况,不宜做此项活动。旁路手术后 6 个月避免吻合口附近关节的过屈、过伸和扭曲,防止移植血管再闭塞或吻合口撕裂。

6. 术前准备　按术前常规准备,需植皮者做好植皮区及供皮区的皮肤准备。

7. 术后护理　①动脉疾病术后平放患肢,静脉疾病术后抬高患肢呈 30°,促进静脉血液回流。②静脉血管重建术后需卧床制动 1 周,动脉血管重建术后需卧床制动 2 周。③密切观察血压、脉搏、呼吸、患肢温度及切口渗血情况。动脉血管重建术后观察患肢远端皮肤色泽、感觉、温度及足背动脉搏动强度,判断患肢供血情况。若发现皮肤颜色发紫、体温降低、肢体肿胀表现,说明重建血管发生痉挛或继发性血栓形成,立即向医师报告,并协助处理。④防治感染:观察伤口若有红、肿、疼痛现象,需及时处理。⑤卧床患者在床上做局部运动,促进患肢血液循环。

(五)健康指导

(1)绝对戒烟,有利于治疗,保护患肢避免受寒和外伤。

(2)保持良好姿势,指导患者进行锻炼,教会 Buerger 锻炼运动方法和缓解疼痛方法。

(3)对截肢术后患者适当时间配置假肢,学会使用。

(4)3 ~ 6 个月门诊定期复查。

练习题

1. 原发性下肢静脉曲张的主要原因是( )

A. 心脏功能不全　　　　　　　　　B. 静脉瓣膜破坏

C. 下肢肌肉收缩减退　　　　　　　D. 皮下脂肪减少

E. 活动过多

2. 下肢静脉曲张典型的临床表现是( )

A. 小腿酸痛　　　　　　　　　　　B. 小腿部静脉隆起似蚯蚓

C. 足踝部溃疡　　　　　　　　　　D. 腿部感染

E. 小腿部瘙痒

3. 以下下肢静脉曲张的预防措施, 错误的是( )

A. 避免长时间站立　　　　　　　　B. 预防腹内压增高

C. 重体力劳动者穿弹力袜　　　　　D. 穿紧身衣裤

E. 肥胖者减肥

4. 弹力绷带缠绕的方向是( )

A. 从近端向远端　　　　　　　　　B. 从上向下

C. 从远端向近端　　　　　　　　　D. 以上都不对

E. 以上都对

5. 患者, 男, 63 岁。因下肢不适 6 个月来院就诊, 被诊断为下肢静脉曲张, 护士最可能观察到的典型临床表现是( )

A. 皮肤溃疡　　　　　　　　　　　B. 足部水肿

C. 下肢酸胀乏力　　　　　　　　　D. 下肢静脉迂曲、隆起

E. 足部皮肤苍白、发冷、肌肉萎缩

6. 患者, 男, 43 岁。因左下肢静脉曲张行大隐静脉高位结扎剥脱术。术后该患者的患肢应( )

A. 平放　　　　　　　　　　　　　B. 内收

C. 外展　　　　　　　　　　　　　D. 抬高

E. 垂落床边

7. 患者, 男, 40 岁, 行血栓闭塞性脉管炎术后。为了解手术肢体远端血运情况, 护士应观察的体征不包括( )

A. 双侧足背动脉搏动　　　　　　　B. 皮肤温度

C. 皮肤颜色　　　　　　　　　　　D. 皮肤出血

E. 皮肤感觉

8. 血栓闭塞性脉管炎营养障碍期的表现是( )

A. 游走性动脉血管炎

B. 反复性动脉血管闭塞

C. 复发性游走性动脉血管炎

D. 患肢足背动脉、胫后动脉搏动消失

E. 复发性游走性静脉炎

参考答案

(常玉兰)

第二十四章　泌尿外科疾病患者的护理

知识归纳

第一节　泌尿外科疾病的常用检查及护理

病例导入

　　患者，男，72岁，以"无痛性肉眼血尿3个月"为主诉入院。患者3个月前无明显诱因出现肉眼血尿，呈鲜红色，有少量血凝块。无发热、腹泻，无尿急、尿痛，未治疗。为进一步诊治入院，腹部彩超示：膀胱内异常回声，考虑占位。患"高血压病"15年，最高达150/60 mmHg，表现为间断头晕，口服"硝苯地平缓释片"1片，1次/d，血压控制好。门诊以"①膀胱恶性肿瘤；②高血压病"收住院。完善各项检查，行血尿粪常规、肝肾功能、血脂全项、凝血功能、输血前四项（乙肝、丙肝、艾滋病、梅毒）、肿瘤标志物检查；行心电图、胸部正位X射线片、心脏彩超心功能测定、盆腔增强CT检查；行膀胱镜检查明确诊断。择期行手术，患者先后在蛛网膜下腔阻滞麻醉下行"经尿道膀胱病损电切术"，在静吸复合全麻下行"膀胱全切除术"。

请思考：

（1）泌尿疾病患者的常用检查有哪些？

（2）泌尿疾病患者检查前后的护理措施有哪些？

一、实验室检查

(一)尿液检查

尿液检查应收集新鲜中段尿液。男性包皮过长者,应翻开包皮,清洁龟头后收集;女性月经期间不应收集尿液送检。尿培养以清洁中段尿为佳,女性可采用导尿的尿标本。由耻骨上膀胱穿刺而取的尿标本是无污染的膀胱尿标本,新生儿、婴幼儿尿液收集采用无菌塑料袋。

1. 尿常规 是诊断泌尿系统疾病最基本的项目。正常尿液尿糖阴性,含极微量蛋白。正常尿液呈淡黄、透明,可呈酸性、中性或弱碱性。大量蔬菜饮食或感染时尿液 pH 值升高,而大量蛋白饮食时尿液 pH 值降低。

2. 尿沉渣 新鲜尿离心后,尿沉渣每高倍镜视野红细胞>3 个为镜下血尿;白细胞>5 个为脓尿,同时检查有结晶、管型、细菌等。

3. 尿三杯试验 用于判断镜下血尿或脓尿的来源和病变部位。以排尿初期的 5～10 mL 尿为第 1 杯,排尿最后的 5～10 mL 为第 3 杯,中间部分为第 2 杯。若第 1 杯尿液异常,提示病变在尿道;若第 3 杯尿液异常,提示病变在膀胱颈部或后尿道;若 3 杯尿液均异常,提示病变在膀胱或上尿路。

4. 尿脱落细胞学检查 尿脱落细胞学检查(urinary cytology)用于膀胱肿瘤的初步筛选或肿瘤切除术后的随访,其中膀胱原位癌的阳性率高。应用荧光显微镜对尿脱落细胞吖啶橙染色检查和尿流式细胞测定,有较高的敏感度,尤其适用于低级别膀胱肿瘤。

5. 尿病原微生物检查 革兰氏染色尿沉渣涂片检查可初步判断细菌种类,供用药参考。尿沉渣抗酸染色涂片检查或结核分枝杆菌培养有助于泌尿系统结核的诊断。清洁中段尿培养,若菌落数>10^5/mL,提示为尿路感染;对于有尿路感染症状者,致病菌落数>10^2/mL 就有意义。

6. 膀胱肿瘤抗原 通过定性或定量反应,测定尿中有无膀胱肿瘤抗原(bladder tumor antigen,BTA),定性方法检测正确性在 70% 左右。阳性反应提示尿路上皮肿瘤存在可能,可作为筛选或随访方法,但应避免在严重血尿时留取尿标本。

(二)肾功能检查

1. 尿比重 反映肾浓缩功能和排泄废物的功能。正常尿比重 1.010～1.030,清晨时最高。当肾功能受损时,肾浓缩功能进行性减弱。尿比重固定或接近 1.010,提示肾浓缩功能严重受损。尿中多种物质如葡萄糖、蛋白质等大分子物质均可使尿比重增高。尿渗透压较尿比重更能准确反映肾功能。

2. 血尿素氮和血肌酐 用于判断肾功能。两者均升高提示肾功能受损。二者均为蛋白质代谢产物,主要经肾小球滤过排出。当肾实质损害时,体内蛋白质产物潴留,血肌酐和血尿素氮增高,其增高的程度与肾损害程度成正比,故可用于判断病情和预后。由于血尿素氮受分解代谢、饮食和消化道出血等多种因素影响,故不如血肌酐精确。

3. 内生肌酐清除率 指肾在单位时间内,将若干毫升血浆中的内生肌酐全部清除出体外的比率,是反映肾小球滤过率的简便有效的方法,接近于菊糖测定的肾小球滤过率。测定公式:内生肌酐清除率=尿肌酐浓度/血肌酐浓度×每分钟尿量,正常值为 90～110 mL/min。

4. 酚磺酞排泄试验 94% 的酚磺酞由肾小管排泄,在特定的时间内,尿中酚磺酞的排出量能反映肾小管的排泄功能。

(三)血清前列腺特异性抗原

血清前列腺特异性抗原(prostate specific antigen,PSA)是由前列腺产生的一种属于激肽释放酶家族的丝氨酸蛋白酶,是目前最常用的前列腺癌生物标记。健康男性血清 PSA 为 0～4 ng/mL,如血清 PSA>10 ng/mL 应高度怀疑有前列腺癌的可能。

(四)血清前列腺液检查

正常前列腺液呈淡乳白色,较稀薄。涂片镜检可见多量卵磷脂小体,白细胞一般≤10 个/高倍镜视野。如有大量成簇的白细胞出现则提示前列腺炎。标本留取:可经直肠指诊前列腺按摩,再收集尿道口滴出的前列腺液作涂片。对急性前列腺炎、前列腺结核的患者不宜按摩,以免引起炎症或结核播散。

二、器械检查

(一)导尿

常用带有气囊的 Foley 导尿管,规格以法制(F)为测量单位,21F 表示其周径为 21 mm,直径为 7 mm。成人导尿检查,一般选 16F 导尿管为宜。

1. 适应证 ①收集尿培养标本;②诊断性检查:测定膀胱容量、压力或残余尿量(residual urine volume);注入造影剂确定有无膀胱损伤,探测尿道有无狭窄或梗阻;③治疗:解除尿潴留,持续引流尿液,膀胱内药物灌注等。

2. 禁忌证 急性尿道炎。

(二)尿道探子检查及尿道扩张

一般选用 18~20F 尿道探条(urethral bougie)扩张狭窄处尿道。进入尿道时必须动作轻柔,不能用暴力推进,以防后尿道破裂。有时还需要使用线形探条和跟随器导引经尿道进入膀胱。

1. 适应证 探查尿道狭窄程度;治疗和预防尿道狭窄;探查有无尿道结石。

2. 禁忌证 急性尿道炎。

(三)膀胱尿道镜

在表面麻醉或骶麻下,经尿道将膀胱镜插入膀胱内。

1. 适应证 ①观察后尿道及膀胱病变;②取活体组织做病理检查;③输尿管插管做逆行肾盂造影或收集双侧肾盂尿标本送检,也可放置输尿管支架管做内引流或进行输尿管套石术;④早期膀胱肿瘤电灼、电切,膀胱碎石、取石、钳取异物。

2. 禁忌证 ①尿道狭窄;②急性膀胱炎;③膀胱容量<50 mL。

(四)输尿管镜和肾镜

在椎管麻醉下,将输尿管镜经尿道、膀胱置入输尿管和肾盂。肾镜通过经皮肾造瘘进入肾盂。

1. 适应证 ①直接窥查输尿管、肾盂内有无病变;②诊断上尿路梗阻、输尿管喷血的病因;③治疗:直视下取石、碎石,切除或电灼肿瘤;④取活体组织做病理学检查。

2. 禁忌证 ①未纠正的全身出血性疾病;②严重的心肺功能不全;③未控制的泌尿道感染、病变以下输尿管梗阻;④其他禁忌做膀胱镜检查者。

(五)前列腺细针穿刺活检

前列腺细针穿刺活检是目前诊断前列腺癌最可靠的检查。有经直肠穿刺活检、经会阴部穿刺活检 2 种途径。适用于直肠指诊发现前列腺结节或 PSA 异常者。

(六)尿流动力学测定

借助流体力学和电生理学方法,测定尿路输送、储存、排出尿液的功能,为分析排尿障碍原因、选择治疗方式及评定疗效提供客观依据。目前临床上主要用于诊断下尿路梗阻性疾病(如前列腺增生症)、神经源性排尿功能异常、尿失禁以及遗尿症等。

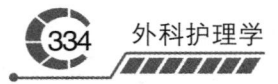

（七）器械检查患者的护理

1. 心理护理　器械检查属有创性检查,检查前应做好解释工作,使患者充分认识检查的必要性,消除患者的顾虑与恐惧,使之能更好地配合检查。

2. 检查前准备　检查前应清洗患者会阴部。除导尿检查外,患者应排空膀胱。

3. 操作要求　操作时要仔细、轻柔,忌用暴力,以减轻患者痛苦和避免损伤。

4. 预防感染　侵入性检查可能把细菌带入体内而引起感染,因此检查前应清洗患者会阴部,操作过程中严格遵守无菌操作原则,必要时遵医嘱预防性应用抗生素。

5. 鼓励饮水　内镜检查和尿道探查后,患者大多有肉眼血尿,2～3 d 后可自行消失;应鼓励患者多饮水,以增加尿量,起到内冲洗作用。

6. 并发症的护理　密切观察生命体征,注意有无发热、血尿及尿潴留情况。若发生严重损伤、出血或尿道热,应留院观察、输液及应用抗生素,必要时留置导尿管。

三、影像学检查

（一）超声检查

广泛应用于泌尿外科疾病的筛选、诊断和随访。超声检查方便、无创伤,临床上可用于确定肾肿块性质、结石和肾积水;测定残余尿量、测量前列腺体积等;亦应用于检查阴囊肿块以判断囊肿或实质性肿块。多普勒超声仪可显示血管内血流情况,确定动静脉走向,诊断肾血管疾病、睾丸扭转、肾移植排斥反应等。在超声引导下,可行穿刺、引流及活检等。

（二）X 射线检查

1. 肾输尿管及膀胱平片　肾输尿管及膀胱平片(kidney ureter bladder position,KUB)可显示肾轮廓、位置、大小、腰大肌阴影,不透光阴影以及骨骼系统改变如脊柱侧弯、脊柱裂、肿瘤骨转移、脱钙等。最常用于泌尿系统结石的检查。孕妇忌做该检查。摄片前应做肠道准备,主要包括检查前 1 d 进少渣饮食,检查前 1 d 晚服缓泻剂,以清除肠道内的气体和粪便,确保平片质量。

2. 排泄性尿路造影　排泄性尿路造影(excretory urography)又称静脉尿路造影(intravenous urography,IVU),从静脉注射有机碘造影剂,分别于注射后 5、15、30、45 min 摄片。IVU 能显示尿路形态,有无扩张、推移、受压和充盈缺损等,同时可了解双侧肾功能。肾功能良好者 5 min 即显影,10 min 后显示双侧肾、输尿管和部分充盈的膀胱。

（1）禁忌证　①妊娠;②严重肝、肾、心血管疾病和甲状腺功能亢进者;③造影剂过敏者。

（2）护理　①肠道准备,为获得清晰的显影,在造影前日应口服缓泻剂排空肠道,以免粪块或肠内积气影响显影效果;②禁食、禁饮 6～12 h,使尿液浓缩,增加尿路造影剂浓度,使显影更加清晰;③做碘过敏试验,对离子型造影剂过敏者,可用非离子型造影剂。

3. 逆行肾盂造影　逆行肾盂造影(retrograde pyelography,RP)指经尿道、膀胱作输尿管插管,经插管注入有机碘造影剂,能清晰显示肾盂和输尿管形态;亦可注入空气作为阴性对照,有助于判断透光结石。

（1）适应证　适用于排泄性尿路造影显影不清晰或禁忌者。

（2）禁忌证　急性尿路感染及尿道狭窄。

（3）护理　造影前应做肠道准备;操作中应动作轻柔,严格无菌操作,避免损伤。

4. 膀胱造影　将导尿管置入膀胱后注入造影剂,可显示膀胱形态及其病变如损伤、畸形、瘘管、神经源性膀胱及膀胱肿瘤。排泄性膀胱尿道造影可显示膀胱输尿管回流情况及尿道病变。

5. 血管造影　方法主要有直接穿刺、经皮动脉穿刺插管、选择性肾动脉造影、静脉造影以及数字减影血管造影(DSA)等方法。

(1)适应证　适用于肾血管疾病、肾损伤、肾实质肿瘤等。DSA 能清晰显示血管,包括骨实质内 1 mm 直径的血管,可发现肾实质内小动脉瘤及动静脉畸形等血管异常。

(2)禁忌证　有出血倾向者;其他同排泄性尿路造影的禁忌证。

(3)护理　①造影前做碘过敏试验;②造影后穿刺局部加压包扎,平卧 24 h;③造影后注意观察足背动脉搏动、皮肤温度、皮肤颜色、感觉和运动情况;④造影后鼓励患者多饮水,必要时静脉输液 500～1000 mL 以促进造影剂的排泄。

(三)CT

主要有平扫和增强扫描两种检查方法。主要诊断依据是器官和病灶的形态组织密度以及增强前后的组织密度变化。适用于鉴别肾囊肿和肾实质性病变,确定肾损伤范围和程度,肾上腺、肾、膀胱、前列腺等部位肿瘤的诊断与分期,也可显示腹部和盆腔转移的淋巴结、静脉内癌栓。

(四)MRI

MRI 能显示被检查器官的功能和结构,并可显示脏器血流灌注情况。对分辨肾肿瘤的良、恶性,判定膀胱肿瘤浸润膀胱壁深度、前列腺癌分期,可提供较 CT 更为可靠的依据。体内有起搏器或金属植入物的患者不能做 MRI 检查。磁共振血管成像(MRA)能较好地显示肾动脉,适用于肾动脉瘤、肾动脉狭窄、肾静脉血栓形成、肾动-静脉瘘、肾癌分期、肾移植术后血管情况等的判定。磁共振尿路成像(MRU)无须造影剂和插管即能显示肾盏、肾盂、输尿管的结构和形态,是了解上尿路梗阻的无创性检查。

(五)放射性核素检查

放射性核素检查是通过体内器官对放射性示踪剂的吸收、分泌和排泄过程而显示其形态和功能。虽然显示的图像不如 CT 和超声清晰,但可提供功能方面的定量数据,有助于疾病的诊断、治疗评价和随访。

1. 肾图　是一种半定量或定量的分侧肾功能试验,反映尿路通畅及尿排出速率情况。

2. 肾显像　能显示肾形态、大小及有无占位病变,可了解肾功能、测定肾小球滤过率和有效肾血流量。分静态和动态显像 2 种:①静态显像仅显示核素在肾内的分布图像;②动态显像显示肾吸收、浓集和排泄的全过程。

3. 肾上腺显像　对肾上腺疾病(如嗜铬细胞瘤)有诊断价值。

4. 阴囊显像　放射性核素血流检查可判断睾丸的存活及其能力,并可与对侧的血流灌注相比较,用于确诊睾丸扭转或精索内静脉曲张等。

5. 骨显像　可显示全身骨骼系统有无肿瘤转移,如肾癌、前列腺癌骨转移。

第二节　泌尿系损伤患者的护理

病例导入

患者,女,50 岁,以"外伤后腰痛 8 h"为主诉入院。患者 8 h 前从三轮车上摔下后致右腰部疼痛不适,到当地医院诊治,CT 示:右肾挫裂伤,肾周血肿。为求进一步治疗来我院,急诊以"肾挫裂伤"收住院。患者神志清,精神可,未进饮食,未排大小便,近几个月体重无明显减轻。体温 36.6 ℃,脉搏 70 次/min,呼吸 20 次/min,血压 130/70 mmHg。血常规:血红蛋白 112 g/L,白细胞 $12.77×10^9$/L。

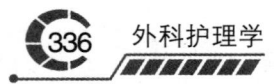

双肾CT示:右肾挫裂伤累及肾髓质,并周围积血。右侧结肠间沟积血,右侧腰大肌损伤,右侧第12肋骨骨折。行血尿常规、肝肾功能、凝血功能、输血前四项(乙肝、丙肝、艾滋病、梅毒)、心电图、增强CT检查了解肾脏损伤状况。给予心电监护、一级护理、告病危,绝对卧床休息。在局麻行"经输尿管镜右侧输尿管支架管置入术",术后给予抗炎等药物治疗。

请思考:
(1)患者术前准备工作主要有哪些?
(2)患者术后主要护理工作有哪些?

一、肾损伤

肾深埋于肾窝,受到肋骨、腰肌、脊椎和腹壁、腹腔内脏器、隔肌的保护,故不易受损。但肾质地脆,包膜薄,受暴力打击易引起肾损伤。

(一)病因

肾损伤按损伤的病因不同分为开放性损伤、闭合性损伤和医源性损伤。

1. 开放性损伤 因弹片、枪弹、刀刃等锐器所致损伤,常伴有胸部、腹部等其他脏器损伤,病情复杂而严重。

2. 闭合性损伤 因直接暴力(如撞击、跌倒、挤压、肋骨骨折等)或间接暴力(如对冲伤、突然暴力扭转等)所致。直接暴力时,上腹部或腰背部受到外力撞击或挤压是肾损伤最常见的原因。

3. 医源性损伤 经皮肾穿刺活检、肾造瘘或经皮肾镜碎石术、体外冲击波碎石等医疗操作有可能造成不同程度的肾损伤。

此外,如果肾本身存在病变时,如肾积水、肾肿瘤疾病等更易受到损伤,极轻微创伤也可能造成严重的"自发性"肾破裂。

(二)病理

1. 肾挫伤 损伤仅局限于部分肾实质,形成肾瘀斑和(或)包膜下血肿,肾包膜及肾盂黏膜均完整。大多数患者的肾损伤属此类。

2. 肾部分裂伤 肾实质部分裂伤伴有肾包膜破裂,可致肾周血肿。如肾盂肾盏黏膜破裂,则可有明显的血尿。

3. 肾全层裂伤 肾实质深度裂伤,外及肾包膜,内达肾盂肾盏黏膜,常引起广泛的肾周血肿、严重的血尿和尿外渗。肾横断或破裂时,可导致远端肾组织缺血坏死。

4. 肾蒂损伤 肾蒂血管损伤较少见。肾蒂血管部分全部撕裂时可引起大出血、休克,患者来不及诊治就已死亡。突然减速运动,如车祸、从高处坠落等,均可引起肾急剧移位、肾动脉突然被牵拉,导致弹性差的内膜破裂,形成血栓可致肾动脉闭塞。若未能及时发现和处理,可造成肾功能的完全丧失。

(三)临床表现

肾损伤的临床表现因损伤程度不同,差异很大,在合并其他器官损伤时,轻度的肾损伤症状常被忽视。

1. 症状

(1)血尿 肾损伤患者大多有血尿。肾挫伤或部分裂伤可引起明显肉眼血尿;而肾血管断裂、输尿管断裂或血块堵塞输尿管,血尿不明显,可能仅表现为镜下血尿,甚至无血尿。

(2)疼痛 肾包膜下血肿、肾周围软组织损伤、出血或尿外渗至肾周围均可引起患侧腰、腹部疼痛。合并腹腔内器官损伤时,可出现腹膜刺激征、腹痛等。血块通过输尿管时,可引起同侧肾绞痛。

（3）休克　重度肾损伤或合并其他脏器损伤时,因失血严重常发生休克,可危及生命。

（4）感染　血肿及尿外渗易继发感染并导致发热,多为低热。若继发肾周围脓肿或化脓性腹膜炎,可出现高热、寒战,并伴有全身中毒症状。

2.体征　出血及尿液外渗可使肾周围组织肿胀,形成腰部肿块,腰腹部可有明显触痛和肌紧张。

（四）辅助检查

1.实验室检查　尿常规检查可见大量红细胞。血常规检查时,发现血红蛋白与血细胞比容持续降低,提示有活动性出血;血白细胞计数增多,常提示为感染。

2.影像学检查

（1）超声检查　有助于了解肾损伤的部位和程度,有无包膜下和肾周血肿、尿外渗以及其他器官损伤,还可了解对侧肾情况。

（2）CT、MRI 检查　CT 可清晰显示肾实质裂伤程度、尿外渗和血肿范围,以及肾组织有无活力,并可了解与其他脏器的关系,可作为肾损伤的首选检查。MRI 与 CT 作用相似,但对血肿的显示更清晰。

（3）其他检查　静脉尿路造影可发现肾有无损伤、损伤范围与程度以及对侧肾功能,但临床上一般不作为首选。肾动脉造影适用于静脉尿路造影未能提供肾损伤的部位和程度,尤其伤侧肾未显影。

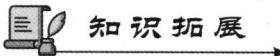　知识拓展

损伤后肾性高血压

高血压是肾损伤后晚期并发症(高血压、肾积水、肾结石、慢性肾盂肾炎、慢性肾衰竭等)中最常见的,发生率为 0.7% ~ 33.0% 。肾损伤后早期发生高血压很少有报道,多发生于伤后 1 年内,但临床发现有的早在伤后 1 d 就有高血压表现,也有的晚至 20 年后才出现高血压。主要原因是由于肾缺血引起肾素-血管紧张素系统活性增加,如肾蒂周围血肿、肾周围血肿、肾被膜下血肿机化、肾实质广泛瘢痕形成、肾内假性动脉瘤等对肾实质压迫造成供血不足,导致近球细胞及颗粒斑分泌肾素增多而继发肾素性高血压,应长期随访观察。

（五）处理原则

根据肾损伤的轻重采取不同的治疗。

1.急救处理　大出血、休克者,应迅速给予输液、输血和积极复苏处理。一旦病情稳定,尽快进行必要的检查,以确定肾损伤的范围、程度及有无合并其他器官损伤,同时做好急诊手术探查的准备。

2.非手术治疗　适用于轻度肾损伤以及无合并胸腹部脏器损伤者。主要措施包括:绝对卧床休息 2 ~ 4 周;密切观察生命体征;早期合理应用广谱抗生素以预防感染;补充血容量,给予输液、输血等支持治疗;合理应用镇痛、镇静和止血药物。

3.手术治疗　可根据肾损伤程度行肾修补术、肾部分切除术、肾切除或选择性肾动脉栓塞术。

（1）开放性肾损伤　此类损伤的患者大多需施行手术探查,特别是枪伤或锐器伤。原则是清创、缝合及引流,并探查有无其他腹部脏器损伤。

（2）闭合性肾损伤　若明确为严重肾裂伤、肾破裂、肾盂破裂或肾蒂损伤,则需尽早手术。若肾

损伤患者在保守治疗期间发生以下情况,也需行手术探查:①经积极抗休克治疗后生命体征仍不稳定,提示有内出血;②血尿逐渐加重,血红蛋白和血细胞比容继续降低;③腰、腹部肿块明显增大;④疑有腹腔内脏器损伤。

(六)护理

1. 术前评估

(1)健康史　了解患者的年龄、性别、职业及运动爱好等情况;了解受伤的原因、时间、地点、部位,暴力性质、强度和作用部位,受伤至就诊期间的病情变化及就诊前采取的急救措施等。

(2)身体状况

1)症状与体征　①局部:评估有无腰部疼痛、肿块和血尿等,有无腹膜炎的症状与体征;②全身:评估生命体征及尿量,判断有无休克、感染等征象。

2)辅助检查　了解血、尿常规检查结果的动态变化,影像学检查有无异常发现。

(3)心理社会状况　损伤后患者由于担心损伤给生命带来威胁、能否保留肾脏等问题,是否存在明显的焦虑与恐惧;患者及家属对肾损伤伤情与治疗的了解程度,能否配合肾损伤的治疗,以及治疗所需费用的承受能力。

2. 术后评估

(1)术中情况　了解患者的手术、麻醉方式与效果,术中出血、补液、输血情况。

(2)身体状况　评估生命体征是否平稳,患者是否清醒;伤口是否干燥,有无渗液、渗血;肾周引流管是否通畅,引流量、颜色与性状等;有无出血、感染等并发症的发生。

(3)心理社会状况　评估患者是否担心手术预后,是否配合术后治疗和护理。

3. 护理问题

(1)焦虑与恐惧　与外伤打击、害怕手术和担心预后不良等有关。

(2)组织灌流量改变　与肾裂伤、肾蒂损伤或其他脏器损伤引起的大出血有关。

(3)疼痛　与损伤后局部肿胀和尿外渗有关。

(4)潜在并发症:休克、感染。

4. 护理目标

(1)患者恐惧与焦虑程度减轻,情绪稳定。

(2)患者的有效循环血量得以维持。

(3)患者疼痛减轻。

(4)患者未发生并发症,或并发症得到及时发现和处理。

5. 护理措施

(1)术前护理

1)休息　绝对卧床休息2~4周,待病情稳定、血尿消失后患者可离床活动。肾损伤后需经4~6周才趋于愈合,过早、过多离床活动有可能致再度出血。

2)病情观察　密切观察血压、脉搏、呼吸、体温情况,观察有无休克征象;每30 min~2 h留取尿液于编号的试管内,观察尿色深浅变化,若颜色加深,说明有活动性出血;观察腰、腹部肿块范围的大小变化;动态监测血红蛋白和血细胞比容变化,以判断出血情况;监测血白细胞计数,以判断有无继发感染;观察疼痛的部位及程度。发现异常情况时,需报告医生并协助处理。

3)维持体液平衡　建立静脉通道,遵医嘱及时输液,必要时输血,以维持有效循环血量,保证组织有效灌注。合理安排输液种类,及时输入液体和电解质,以维持水、电解质及酸碱平衡。

4)感染的护理　①伤口护理:保持伤口的清洁、干燥,敷料渗湿时及时更换。②及早发现感染征象:若患者体温升高、伤口疼痛并伴有白细胞计数和中性粒细胞比值升高、尿常规示白细胞计数增多时,提示有感染。③用药护理:遵医嘱应用抗生素,并鼓励患者多饮水。

5)心理护理　主动关心、安慰患者及其家属,稳定情绪,减轻焦虑与恐惧。加强交流,解释肾损伤的病情发展情况、主要的治疗护理措施,鼓励患者及家属积极配合各项治疗和护理工作。

6)术前准备　有手术指征者,在抗休克的同时,紧急做好各项术前准备。①协助患者做好术前常规检查,特别注意患者的凝血功能是否正常;②尽快做好备皮、配血等,条件允许时行肠道准备。

(2)术后护理

1)休息与饮食　肾部分切除术后患者绝对卧床休息1~2周,以防继发性出血;进食2~3 d,待肠蠕动恢复后开始进食。

2)病情观察　观察患者生命体征,引流液的颜色、性状及量;准确记录24 h尿量。

3)输液管理　合理调节输液速度,避免加重健侧肾脏负担。

4)引流管护理　肾脏手术后常留置肾周引流管,以引流渗血和渗液。应妥善固定肾周围引流管和集尿袋,防止牵拉和滑脱,翻身活动时避免引流管被拉出、扭曲及引流袋接口脱落;标识清楚;严格无菌,保持引流管通畅,勿使导管扭曲、受压或堵塞;观察、记录引流液颜色、性状与量,一般于术后2~3 d、引流量减少时拔除。

6. 健康指导

(1)防压疮和肌肉萎缩指导　需长期卧床的严重肾损伤患者,应适时翻身和改变体位,预防压疮;并进行肌肉锻炼,防止四肢肌肉萎缩。

(2)引流管护理指导　向患者说明保留各引流管的意义及注意事项。

(3)活动指导　绝对卧床休息有利于预防肾再度出血。因为肾挫裂伤4~6周后肾组织才趋于愈合,过早活动易使血管内血凝块脱落,可发生继发性出血。伤后3个月内不宜参加体力劳动或剧烈运动。

(4)健肾保护指导　严重损伤致肾脏切除后,患者应注意保护对侧肾脏,尽量不服用对肾脏有损害的药物,如氨基糖苷类抗生素。必要时在医生指导下服药,以免造成健侧肾功能损害。

二、膀胱损伤

膀胱损伤(injury of bladder)是指膀胱壁受到外力作用时发生膀胱浆膜层、肌层、黏膜层的破裂,引起膀胱腔完整性破坏、血尿外渗。膀胱为腹膜外器官,空虚时位于骨盆深处,受到周围筋膜、肌肉、骨盆及其他软组织的保护,很少为外界暴力所损伤。膀胱充盈时其壁紧张而薄,伸展高出耻骨联合至下腹部,易遭受损伤。

(一)病因

1. 开放性损伤　膀胱损伤处与体表相通,多见于战伤。由弹片、子弹或锐器贯通所致,常合并其他脏器(如阴道、直肠)损伤,可形成腹壁尿瘘、膀胱直肠瘘或膀胱阴道瘘等。

2. 闭合性损伤　膀胱充盈时,遭受拳击、挤压、碰撞等可导致膀胱损伤。骨盆骨折时,骨折片可直接刺破膀胱壁。

3. 医源性损伤　膀胱镜检查、膀胱镜碎石术、经尿道膀胱肿瘤电切除术等可造成膀胱损伤或穿孔;压力性尿失禁行经阴道无张力尿道中段悬吊手术时也有发生膀胱损伤的可能。

4. 自发性破裂　有病变的膀胱过度膨胀,发生破裂。

(二)病理

1. 膀胱挫伤　仅伤及膀胱黏膜或浅肌层,膀胱壁未穿破,局部有出血或形成血肿,无尿外渗,可出现血尿。

2. 膀胱破裂　严重损伤者可发生膀胱破裂,分为腹膜内型和腹膜外型2种。①腹膜内型膀胱壁

破裂伴腹膜破裂,尿液流入腹腔,引起腹膜炎。多见于膀胱后壁和顶部损伤。②腹膜外型膀胱壁破裂,但腹膜完整,尿液外渗至膀胱周围组织及耻骨后间隙。大多由膀胱前壁的损伤引起,伴骨盆骨折。

(三)临床表现

1. 症状

(1)腹痛　腹膜内型膀胱破裂时,尿液流入腹腔常引起急性腹膜炎症状;腹膜外型膀胱破裂时,可引起下腹部疼痛,压痛及肌紧张。

(2)血尿和排尿困难　膀胱破裂后,尿液流入腹腔和膀胱周围,患者有尿意,但不能排尿或仅排出少量血尿。

(3)休克　骨盆骨折所致剧痛、大出血,膀胱破裂引起尿外渗、腹膜炎或合并其他损伤时,可导致休克。

(4)尿瘘　开放性损伤时,因体表伤口与膀胱相通而有漏尿。若与直肠、阴道相通,则经肛门、阴道漏尿。闭合性损伤,尿外渗继发感染后可破溃而形成尿瘘。

2. 体征　闭合性损伤时,体表皮肤常有皮肤肿胀、血肿和瘀斑。开放性膀胱破裂与体表、直肠或阴道相通时,引起伤口漏尿、膀胱直肠瘘或膀胱阴道瘘。腹膜内型膀胱破裂如腹腔内尿液较多可有全腹压痛、反跳痛及肌紧张,并出现移动性浊音阳性;腹膜外型膀胱破裂,尿液外渗,直肠指诊可触及直肠前壁饱满并有触痛。

(四)辅助检查

1. 导尿试验　导尿管插入膀胱后,如引流出 300 mL 以上的清亮尿液,基本上可排除膀胱破裂;如顺利插入膀胱但不能导出尿液或仅导出少量血尿,则膀胱破裂的可能性大。此时可经导尿管注入无菌生理盐水 200～300 mL 至膀胱,片刻后再吸出。液体外漏时,吸出量会减少;腹腔液体回流时,吸出量会增多。若引流出的液体量明显少于或多于注入量,提示膀胱破裂。

2. 影像学检查

(1)X 射线检查　腹部 X 射线可显示骨盆骨折。膀胱造影是诊断膀胱破裂最可靠的方法,自导尿管注入 15% 泛影葡胺 300 mL,拍摄前后位片,可见造影剂漏至膀胱外。

(2)CT　可发现膀胱周围血肿,增强后延迟扫描也可发现造影剂外渗现象。

(五)处理原则

原则是尽早闭合膀胱壁缺损,保持尿液引流通畅或完全尿流改道,充分引流外渗的尿液。

1. 急救处理　积极抗休克治疗,如输血、输液、镇痛等。尽早使用广谱抗生素预防感染。

2. 非手术治疗　膀胱轻度损伤,如挫伤或膀胱造影仅见少量尿液外渗、症状较轻者,可从尿道插入导尿管,持续引流尿液 7～10 d;合理使用抗生素预防感染。

3. 手术治疗　严重膀胱破裂伴出血、尿外渗,且病情严重者,应尽早施行手术。若为腹膜内型膀胱破裂,应行剖腹探查,同时处理腹腔内其他脏器损伤。若为腹膜外型破裂,手术时清除外渗尿液,修补膀胱裂口。盆腔血肿应尽量避免切开,以免再次引发大出血。出血难以控制时,可行选择性盆腔血管栓塞术。

(六)护理措施

1. 非手术治疗的护理/术前护理

(1)心理护理　主动关心、安慰患者与其家属,稳定情绪,减轻焦虑与恐惧。解释膀胱损伤的病情发展、主要治疗措施,鼓励患者及家属积极配合各项治疗和护理工作。

(2)维持体液平衡,保证组织有效灌注　①密切观察患者的生命体征,尿液颜色及尿量;②遵医嘱输血、输液,保持输液管路通畅,观察有无输液反应。

（3）感染的护理　①做好伤口护理和导尿管护理;②遵医嘱应用抗生素;③及早发现感染征象,通知医师并协助处理。

（4）导尿管护理　①妥善固定:妥善固定导尿管及集尿袋,防止牵拉和滑脱。②保持引流通畅:勿使导管扭曲、受压或堵塞。若引流不畅,先用手指挤压引流管,必要时用生理盐水冲洗。③观察记录引流情况:注意观察记录引流尿液的量、颜色及性状。④预防逆行感染:每日消毒尿道口及外阴 2 次,除去分泌物及血痂;定时放出集尿袋中的尿液,每周更换 1 次连接管及集尿袋,换管时严格无菌操作;每周做尿常规和尿细菌培养 1 次,以便及时发现感染;鼓励患者多饮水,每日 2 000 ~ 3 000 mL,以保证足够的尿量,增加内冲洗作用。⑤适时拔管:尿管留置 7 ~ 10 d 后拔除。

（5）术前准备　有手术指征者,在抗休克的同时,紧急做好各项术前准备。

2. 术后护理

（1）病情观察　注意监测生命体征,及时发现出血、感染等并发症。

（2）预防感染　遵医嘱予补液,应用抗生素。

（3）膀胱造瘘管护理　妥善固定好膀胱造瘘管及集尿袋,防止牵拉和滑脱;保持引流管通畅,勿使导管扭曲、受压或堵塞;防止逆行感染,集尿袋应低于尿路引流部位,防止尿液反流;观察记录引流液的颜色、性状、量及气味;保持造瘘口周围皮肤清洁、干燥,定期换药。膀胱造瘘管一般留置10 d左右拔除;拔管前需先夹管,待患者的排尿情况良好后再行拔管,拔管后用纱布堵塞并覆盖造瘘口。

3. 健康指导

（1）膀胱造瘘管的自我护理　部分患者需带膀胱造瘘管出院,需做好患者的自我护理指导:①引流管和引流袋的位置切勿高于膀胱区;②间断轻柔挤压引流管以促进沉淀物的排出;③发现阻塞时不可自行冲洗,应随时就诊;④如出现膀胱刺激征、尿中有血块、发热等,也应及时就诊。

（2）用药指导　遵医嘱服药,详细告知患者药物的不良反应及注意事项。

三、尿道损伤

尿道损伤是泌尿系统最常见的损伤,多见于男性。男性尿道以尿生殖膈为界,分为前、后两段。前尿道包括球部和阴茎体部,后尿道包括前列腺部和膜部。男性尿道损伤是泌尿外科常见的急症,早期处理不当,会产生尿道狭窄、尿瘘等并发症。

（一）病因与分类

1. 按尿道损伤的部位分类　①前尿道损伤:多发生于球部。球部尿道固定在会阴部,会阴部骑跨伤时,将尿道挤向耻骨联合下方,引起尿道球部损伤。②后尿道损伤:多发生于膜部。膜部尿道穿过尿生殖膈,当骨盆骨折时,附着于耻骨下支的尿生殖膈突然移位,产生剪切样暴力,使薄弱的膜部尿道撕裂。

2. 按致伤原因分类　①开放性损伤:因弹片、锐器伤所致,常伴有阴茎、阴囊、会阴贯通伤。②闭合性损伤:因外来暴力所致,多为挫伤或撕裂伤。

（二）病理

1. 尿道挫伤　尿道内层损伤,阴茎和筋膜完整,引起水肿和出血,可以自愈。

2. 尿道裂伤　尿道壁部分断裂,引起尿道周围血肿和尿外渗,愈合后可引起瘢痕性尿道狭窄。

3. 尿道断裂　尿道完全离断,断端退缩、分离,尿道周围血肿和尿外渗明显,可发生尿潴留。

（1）尿道球部断裂　血液及尿液渗入会阴浅筋膜包绕的会阴袋,使会阴、阴茎、阴囊肿胀淤血,有时向上扩展至下腹壁。若处理不当或不及时,可发生广泛的皮肤、皮下组织坏死、感染和脓毒血症。

（2）尿道膜部断裂　由骨盆骨折及盆腔血管丛损伤引起大量出血,在前列腺和膀胱周围形成大血肿。当后尿道断裂后,尿液沿前列腺尖处外渗至耻骨后间隙和膀胱周围,若同时有耻骨前列腺韧带撕裂,则前列腺向后上方移位。

（三）临床表现

1.症状

（1）疼痛　尿道球部损伤时受伤处疼痛,排尿时加重,可放射到尿道口。后尿道损伤表现为下腹部疼痛,局部肌紧张并有压痛。

（2）尿道出血　前尿道损伤时,可见尿道外口滴血、血尿;后尿道破裂时,可无尿道口流血或仅少量血液流出。

（3）排尿困难　尿道挫裂伤后,因局部水肿或疼痛性括约肌痉挛,发生排尿困难。尿道断裂时,可发生尿潴留。

（4）休克　骨盆骨折致后尿道损伤,常因合并大出血,引起创伤性、失血性休克。

（5）尿外渗　尿道断裂后,用力排尿时,尿液可从裂口处渗入周围组织,形成尿外渗,并发感染时则出现脓毒血症;膜部尿道损伤致尿生殖膈撕裂时,会阴、阴囊部出现尿外渗及血肿。

2.体征　直肠指诊对确定尿道损伤部位极为重要。后尿道断裂时,可触及直肠前方有柔软、压痛的血肿,前列腺向上移位,有浮球感。尿生殖膈撕裂时,会阴、阴囊部出现血肿。尿道骑跨伤时常发生会阴部、阴囊处肿胀、瘀斑及蝶形血肿。

（四）辅助检查

1.导尿　可以检查尿道是否连续、完整。严格无菌下轻缓插入导尿管,若能顺利插入至膀胱,说明尿道连续而完整。若一次插入困难,不应勉强反复试插,以免加重局部损伤、导致感染。后尿道损伤伴骨盆骨折时,一般不宜导尿。

2.X射线检查　骨盆前后位X射线可显示骨盆情况及是否存在异物。尿道造影可显示尿道损伤部位及程度,尿道断裂可有造影剂外渗,而尿道挫伤则无外渗征象。

（五）处理原则

1.急救处理　损伤严重伴大出血可致休克,须积极抗休克治疗,尽早施行手术治疗。尿潴留不宜导尿或未能立即手术者,行耻骨上膀胱穿刺吸出膀胱内尿液。

2.非手术治疗　尿道挫伤及轻度裂伤者不需特殊治疗,可止血、镇痛、应用抗生素预防感染。排尿困难者,可试插导尿管,如顺利进入膀胱,可留置导尿管2周左右。如试插导尿管失败、尿潴留者,可行耻骨上膀胱穿刺或造瘘术,及时引流出膀胱内尿液。损伤较重者,一般不宜导尿,以免加重局部损伤和引起感染。

3.手术治疗

（1）前尿道裂伤　如导尿失败,立即行经会阴尿道修补;尿道断裂者及时清除血肿后行尿道断端吻合术,并留置导尿管2～3周。

（2）后尿道损伤　早期行尿道会师复位术(urethral realignment),借牵引力使已断裂的尿道两断端复位对合,术后留置导尿管3～4周。尿道愈合后注意观察有无尿道狭窄。若患者一般情况差,或尿道会师复位术不成功,可做膀胱高位造瘘,3个月后若发生尿道狭窄,则需行二期手术,即施行尿道瘢痕切除及尿道端端吻合术。

（3）并发症　尿外渗者在尿外渗区做多处切口,置多孔引流管做皮下引流,彻底引流外渗尿液。尿道狭窄者尿道损伤后常并发尿道狭窄,狭窄轻者可定期做尿道扩张术,狭窄严重者可行内镜下尿道内冷刀切开狭窄部位、切除瘢痕组织;必要时可经会阴切除瘢痕狭窄段,行尿道端端吻合术。直肠损伤者后尿道合并直肠损伤时应立即修补,并做暂时性结肠造瘘。若并发尿道直肠瘘,应等待

3～6个月后再施行修补手术。

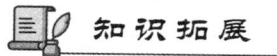 **知识拓展**

尿道扩张术

尿道扩张术是将金属探条由细到粗依次插入尿道内,逐渐扩张尿道,使其狭窄段变粗,达到排尿通畅的目的。方法:患者排空膀胱,取仰卧位。消毒尿道外口,行局部麻醉后,向尿道内注入无菌液体石蜡5～10 mL。取16F金属尿道探条,探条涂上石蜡油。右手持金属尿道探条柄,左手扶持患者的阴茎,将其向上拉直,将探条缓慢插入尿道内,通过尿道狭窄部位并固定1 h,再缓慢取出。扩张成功后根据排尿情况选择尿道扩张周期,可每周1次、每2周1次到每月1次或更长时间,直至可通过22F金属尿道探条。尿道扩张术后嘱患者多饮水,并密切观察尿线、射程及排尿困难的改善情况。有急性尿道感染者禁行此术。

(六)护理措施

1. 非手术治疗的护理/术前护理

(1)心理护理　尿道损伤以青壮年男性为主,常合并骨盆骨折、大出血,甚至休克,伤情重,故患者及家属的精神负担大,极易产生恐惧、焦虑心理。护士应主动关心、安慰患者与家属,稳定情绪,减轻焦虑与恐惧,告诉伤者及家属尿道损伤的病情发展、主要的治疗护理措施,鼓励患者及家属积极配合。

(2)维持体液平衡　①急救护理:有效止血,及时进行骨折复位固定,减少骨折断端的活动,以免损伤血管导致休克;骨盆骨折者须卧硬板床,勿随意搬动,以免加重损伤。②输液护理:迅速建立2条静脉通路,遵医嘱合理输液、输血,并确保输液通道通畅。

(3)病情观察　监测患者的神志、脉搏、呼吸、血压、体温、尿量、腹肌紧张度、腹痛、腹胀等的变化,并详细记录,发现异常及时报告医生,并配合处理。

(4)感染的护理　①做好伤口护理和导尿管护理;②嘱患者勿用力排尿,避免引起尿外渗而致周围组织继发感染;③遵医嘱应用抗生素,嘱患者多饮水;④及早发现感染征象,通知医师并协助处理。

(5)术前准备　有手术指征者,在抗休克的同时,紧急做好各项术前准备。

2. 术后护理

(1)引流管护理

1)尿管　尿道吻合术与尿道会师术后均留置尿管,引流尿液。①妥善固定:尿管一旦滑脱均无法直接插入,须再行手术放置,直接影响损伤尿道的愈合。应妥善固定尿管于大腿内侧,减缓翻身动作,防止尿管脱落。②有效牵引:尿道会师术后行尿管牵引,有利于促进分离的尿道断面愈合。为避免阴茎阴囊交界处尿道发生压迫性坏死,需掌握牵引的角度和力度。牵引角度为尿管与体轴呈45°,牵引力度约0.5 kg,维持1～2周。③保持通畅:血块堵塞是导致尿管堵塞的常见原因,需及时清除。可在无菌操作下,用注射器吸取无菌生理盐水冲洗、抽吸血块。④预防感染:严格无菌操作,定期更换引流袋。留置尿管期间,每日清洁尿道口2次。⑤拔管:尿道会师术后尿管留置时间一般为1～2周,创伤严重者可酌情延长留置时间。

2)膀胱造瘘管　同引流管护理常规,膀胱造瘘管留置10 d左右拔除。

(2)尿外渗区切开引流的护理　保持引流通畅;定时更换切口浸湿敷料;抬高阴囊,以促进外渗尿液吸收,肿胀消退。

3.健康指导

（1）定期行尿道扩张术　经手术修复后,尿道损伤患者尿道狭窄的发生率较高,需要定期进行尿道扩张以避免尿道狭窄。尿道扩张术较为痛苦,应向患者说明该治疗的意义,鼓励患者定期返院行尿道扩张术。

（2）自我观察　教会患者自我观察排尿情况的方法,若发现有排尿不畅、尿线变细、滴沥、尿液混浊等现象,可能为尿道狭窄,应及时来医院诊治。

第三节　泌尿系结石患者的护理

患者,男,31岁,以"左侧腰痛1周,排尿困难1 d"为主诉入院。患者1周前无明显诱因出现左侧腰痛,呈阵发性绞痛,伴恶心、呕吐,伴左侧腹股沟区放射痛,肉眼血尿,在当地医院碎石治疗,效果一般。1 d前出现排尿困难,腹部CT检查示:左肾结石、膀胱结石。患者全腹部平软,无压痛、反跳痛,移动性浊音阴性,双侧肾区无叩击痛。入院后完善各项检查,保守治疗效果不佳,在硬膜外腔阻滞麻醉下行"经尿道膀胱结石碎石取石术"。

请思考:

（1）患者术前准备工作主要有哪些?

（2）患者术后主要护理工作有哪些?

尿石症又称为尿路结石,是肾结石、输尿管结石、膀胱结石和尿道结石的总称,分为上尿路结石和下尿路结石。临床以上尿路结石多见,是泌尿外科的常见病。男女发病比例为3:1,好发年龄为30~50岁。

一、上尿路结石

上尿路结石指肾结石和输尿管结石,以单侧多见,双侧约占10%。

（一）病因

影响结石形成的因素很多,年龄、性别、种族、遗传、环境因素、饮食习惯和职业等对结石的形成影响很大。身体的代谢异常、尿路梗阻、感染、异物和药物使用是结石形成的常见病因。

1.代谢异常

（1）形成尿结石的物质增加　长期卧床、甲状旁腺功能亢进者尿钙增加;痛风患者、使用抗结核药物和抗肿瘤药物者的尿酸排出增加。内源性合成草酸或肠道吸收草酸增加引起高草酸尿症。摄钙过多易致高钙尿。尿液中钙、草酸或尿酸的排出量增加,易形成尿结石。

（2）尿 pH 改变　碱性尿中易形成磷酸盐及磷酸镁铵沉淀;酸性尿中易形成尿酸结石和胱氨酸结晶。

（3）尿中抑制晶体形成的物质不足　如枸橼酸、焦磷酸盐、酸性黏多糖等。

（4）尿量减少　使尿中盐类和有机物质的浓度增高。

2.局部因素组织　①尿液淤滞:由于机械性因素导致的尿路梗阻、尿动力学改变、肾下垂等原因均可引起尿液淤滞,促使结石形成。②尿路感染:泌尿系统感染时,细菌、坏死组织、脓块等均可成为结石的核心,尤其与磷酸镁铵和磷酸钙结石的形成有关。③尿路异物:长期留置尿管、小线头等可成为结石的核心而逐渐形成结石。

3.**药物相关因素**　药物引起的肾结石占所有结石的 1%~2%。相关药物分为两类:①尿液的浓度高而溶解度比较低的药物,包括氨苯蝶啶、治疗人类免疫缺陷病毒(HIV)感染的药物、硅酸镁和磺胺类药物等,这些药物本身就是结石的成分。②能够诱发结石形成的药物,包括乙酰唑胺、维生素D、维生素 C 和皮质激素等,这些药物在代谢的过程中导致了其他成分结石的形成。

(二)病理生理

泌尿系统结石在肾和膀胱内形成,绝大多数在排出过程中停留在输尿管和尿道。输尿管结石常停留或嵌顿于 3 个生理狭窄处,分别位于肾盂输尿管连接处、输尿管跨过髂血管处、输尿管膀胱壁段。

泌尿系统结石所致的病理生理改变与结石部位、大小、数目、是否有继发性炎症和梗阻的程度等因素有关。位于肾盏的结石可使肾盏颈部梗阻,引起局部积液或积脓,进一步导致肾实质萎缩,甚至发展为肾周围感染。肾盏结石进入肾盂或输尿管后可自然排出,或停留在泌尿道任何部位。当结石堵塞肾盂输尿管连接处或输尿管时,可引起完全性或不完全性尿路梗阻。结石引起的完全性尿路梗阻往往导致肾积水,使肾实质受损、肾功能不全。结石可引起局部损伤、梗阻、感染,梗阻与感染也可使结石增大,三者互为因果加重泌尿系统损害。

泌尿系统结石以草酸钙结石最常见,磷酸盐、尿酸盐、碳酸盐次之,胱氨酸结石罕见。通常尿路结石以多种盐类混合形成。上尿路结石以草酸钙结石多见。

(三)临床表现

1.**症状**

(1)**疼痛**　患者多有肾区疼痛,疼痛程度取决于结石大小和位置。结石大、移动小的肾盂肾盏结石可无明显临床症状,活动后可引起上腹和腰部钝痛或隐痛。肾内小结石与输尿管结石可引起肾绞痛,常见于结石活动并引起输尿管梗阻的情况。肾绞痛的典型表现为突发性严重疼痛,多在深夜至凌晨发作,可使人从熟睡中痛醒,剧烈难忍。疼痛位于腰部或上腹部,沿输尿管放射至同侧腹股沟,甚至涉及同侧睾丸或阴唇。疼痛持续数分钟至数小时不等。发作时患者精神恐惧,坐卧不安,痛极时可伴恶心、呕吐,面色苍白、冷汗,甚至休克。

(2)**血尿**　多为镜下血尿,少数为肉眼血尿。有时活动后仅出现镜下血尿。

(3)**膀胱刺激症状**　结石伴感染或输尿管膀胱壁段结石时,可有尿频、尿急、尿痛。

(4)**排石**　少数患者可自行排出细小结石,是尿石症的有力证据。

(5)**感染和梗阻**　结石继发急性肾盂肾炎或肾积脓时,可有发热、畏寒等全身症状。小儿上尿路结石以尿路感染为主要表现。双侧上尿路完全性梗阻时可导致无尿,甚至出现尿毒症。

2.**体征**　患侧肾区可有轻度叩击痛。结石所致梗阻引起肾积水时,可在上腹部触到增大的肾脏。

(四)辅助检查

1.**实验室检查**

(1)**尿液分析**　常能见到肉眼血尿或镜下血尿;伴感染时有脓尿;还可检测尿 pH,持续性酸性尿(尿 pH 值<6.0)提示尿酸结石,持续性碱性尿(尿 pH 值>7.2)提示磷酸铵镁结石。还可测定尿钙、钠、镁、磷、尿酸、草酸盐、胱氨酸等的水平。

(2)**血液检查**　检测血钙、磷、尿酸、尿素氮和肌酸等的水平。代谢异常者应做相关检查。

(3)**结石成分分析**　可确定结石性质,也是制订结石预防措施和选用溶石疗法的重要依据。常用物理方法和化学方法 2 种。

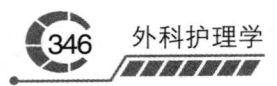

2. 影像学检查

(1)超声检查　是肾结石重要的筛查手段,能显示结石的特殊声影,可发现平片不能显示的小结石和透 X 射线结石,还能显示肾积水和肾实质萎缩情况。

(2)X 射线检查　①尿路平片(kidney－ureter－bladder,KUB):能发现 90% 以上的泌尿系统结石。但结石过小、钙化程度不高或纯尿酸结石常不显示。②排泄性尿路造影:可显示结石所致的尿路形态和肾功能改变。透 X 射线的尿酸结石可显示充盈缺损。③逆行肾盂造影:常用于其他方法不能确定结石的部位或结石以下尿路系统病情不明时,一般不作为初始检查手段。

(3)CT 和 MRU　平扫 CT 能发现较小的结石,包括 X 射线透光结石。增强 CT 可显示肾积水的程度和肾实质的厚度,反映肾功能的改变情况。磁共振水成像(MRU)能够了解结石梗阻后肾输尿管积水的情况,不适合做静脉尿路造影者可考虑采用。

3. 内镜检查　包括肾镜、输尿管镜和膀胱镜检查。通常用于泌尿系统平片未显示结石,排泄性尿路造影有充盈缺损而不能确诊时,借助于内镜可明确诊断和进行治疗。

(五)处理原则

1. 病因治疗　如切除甲状旁腺瘤、解除尿路梗阻可防止结石复发。

2. 非手术治疗　适用于结石直径<0.6 cm、表面光滑、无尿路梗阻、无感染的纯尿酸或胱氨酸结石患者。直径<0.4 cm、表面光滑的结石,90% 能自行排出。

(1)水化疗法　每日饮水 2 500～3 000 mL,保持每日尿量在 2 000 mL 以上。大量饮水配合适当的运动有利于小结石的排出,有助于稀释尿液、减少晶体沉积、起到内冲洗的作用,可延缓结石的增长和手术后结石的复发。

(2)药物治疗　根据对已排出结石或经手术取出结石进行成分分析的结果,决定药物治疗的方案。

1)药物溶石　用于非钙结石。①调节尿 pH 的药物:可增高结石的溶解度。尿酸结石可服用枸橼酸氢钾钠、碳酸氢钠碱化尿液;胱氨酸结石的治疗需碱化尿液;口服氯化铵使尿液酸化,有利于防止磷酸钙及磷酸镁铵结石的生长。②调节代谢的药物:α-巯丙酰甘氨酸、乙酰半胱氨酸有溶石作用;别嘌醇可降低血、尿的尿酸含量,可治疗尿酸结石。

2)中药和针灸　可解痉、止痛,促进小结石的排出。常用中药有金钱草、车前子,常用针刺穴位是肾俞、膀胱俞、三阴交、阿是穴等。

3)控制感染　感染性结石需控制感染。

4)解痉镇痛　主要治疗肾绞痛。常用镇痛药物包括非甾体抗炎药,如双氯芬酸、吲哚美辛;阿片类镇痛药,如哌替啶、曲马多等,解痉药物主要有阿托品、钙离子通道阻滞剂、黄体酮等。

3. 手术治疗

(1)体外冲击波碎石　体外冲击波碎石(extracorporeal shock wave lithotripsy,ESWL)即通过 X 射线或超声检查对结石进行定位,利用高能冲击波聚焦后作用于结石,使之裂解、粉碎成细砂,随尿流排出。临床实践证明它是一种安全而有效的非侵入性治疗,大多数的上尿路结石可采用此方法治疗。常见并发症包括出血、"石街"形成、肾绞痛、高血压等。

1)适应证　适用于直径≤2 cm 的肾结石及输尿管上段结石。输尿管中下段结石治疗的成功率比输尿管镜取石低。

2)禁忌证　①结石远端尿路梗阻、妊娠、出血性疾病、严重心脑血管病、主动脉瘤、尚未控制的泌尿系统感染等。②过于肥胖、肾位置过高、骨关节严重畸形、结石定位不清等。

(2)内镜取石或碎石术

1)经皮肾镜取石或碎石术　经皮肾镜取石或碎石术(percutaneous nephrolithotomy,PCNL)即利用超声或 X 射线检查定位,经腰背部细针穿刺直达肾盏或肾盂,扩张并建立皮肤至肾内的通道,插放肾镜,直视下取石或碎石。取石后酌情放置双 J 管和肾造瘘管。此法适用于≥2 cm 的肾结石、有症状的肾盏结石、体外冲击波治疗失败的结石。术中、术后出血是 PCNL 最常见及危险的并发症。

2)输尿管镜取石或碎石术 输尿管镜取石或碎石术(ureteroscopic lithotomy or lithotripsy,URL)即经尿道插入输尿管镜至膀胱,经膀胱输尿管口进入输尿管,直视找到结石,进行套石或取石。若结石较大可用超声、液电、激光或气压弹道碎石。此法适用于中、下段输尿管结石,因肥胖、结石硬、停留时间长而用 ESWL 困难者,亦可用于 ESWL 治疗后所致的"石街"处理。常见并发症主要有感染、黏膜下损伤、穿孔、撕裂等。

3)腹腔镜输尿管取石 腹腔镜输尿管取石(laparoscopic ureterolithotomy,LUL)适用于直径＞2 cm 的输尿管结石,原考虑开放手术,或经 ESWL、输尿管镜手术失败者。一般不作首选方案。

(3)开放手术 过去多数尿石症采用开放手术取石,但创伤较大,且复发率高。由于内镜技术及 ESWL 的普遍开展,大多数上泌尿系统结石已不再需用开放手术。开放手术适用于结石远端存在梗阻、部分泌尿系统畸形、结石嵌顿紧密、其他治疗无效,肾积水感染严重或病肾功能丧失的尿石症。主要术式有肾盂切开取石术、肾实质切开取石术、肾部分切除术、肾切除术、输尿管切开取石术等。

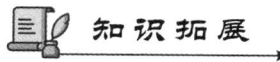 知识拓展

尿路结石的治疗原则与顺序

在上尿路结石中,有 5%～10% 是双侧性结石;在下尿路结石中,尤其是膀胱结石,多为继发性疾病。对于复杂性结石,在临床上应严格遵循处理的原则和顺序:①一侧输尿管结石合并对侧肾结石时,首先处理输尿管结石,因其对肾功能影响较大。②双侧输尿管结石的客观情况相似时,应先处理主观症状较重的或技术上容易处理的一侧,如果患者全身条件许可,亦可将双侧结石同时处理。③双侧均为输尿管结石时,如果总肾功能正常,应当首先处理肾功能较差一侧的结石,尽早解除梗阻,挽救肾脏功能;如果总肾功能较差,应先治疗肾功能较好一侧的结石,亦可同时做对侧经皮肾穿刺造瘘,目的在于运用有限的残存肾功能来纠正氮质血症、改善全身状态以挽救患者生命。④结石继发于原路畸形者,若有明确的整形指征,手术期间,应同时处理结石与畸形。⑤膀胱结石的治疗不仅是取出结石,更为重要的是应对其进行病因治疗,包括解除梗阻、控制感染、纠正代谢异常等。

(六)护理

1. 术前评估

(1)健康史

1)一般情况 包括患者的年龄、性别、职业、居住地、饮水习惯与饮食习惯(如肉类、奶制品的摄入)等。

2)既往史 了解患者既往有无结石病史,有无代谢和遗传性疾病,有无泌尿系统感染、梗阻性疾病,有无甲状旁腺功能亢进、痛风、肾小管酸中毒、长期卧床病史等。有无服用引起高尿钙尿、高草酸尿、高尿酸尿等代谢异常的药物。既往手术史,肠管切除可引起腹泻,并引起高草酸尿和低枸橼酸尿。

(2)身体状况

1)症状与体征 评估疼痛的部位、性质与程度,肾绞痛的发作情况;血尿的特点,有无活动后血尿;尿石排出情况;是否并发尿路感染、肾积脓、肾积水、肾损害。体格检查是否有肾区叩击痛。

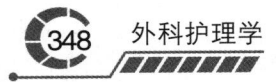

2)辅助检查 了解实验室检查、影像学检查有无异常发现。

(3)心理社会状况评估 患者是否了解尿石症的治疗方法;是否担心尿石症的预后;是否知晓尿石症的预防方法。

2.术后评估

(1)术中情况 了解患者手术、麻醉方式与效果,术中出血、补液、输血情况。

(2)身体状况评估 ①生命体征是否平稳;②患者是否清醒;③伤口与引流管情况:伤口是否干燥,有无渗液、渗血,肾造瘘管及导尿管是否通畅,引流量、颜色与性状等;④治疗效果:尿路梗阻解除程度,肾功能恢复情况,结石排出情况;⑤并发症发生情况:有无尿路感染、出血、"石街"形成等并发症发生。

(3)心理社会状况评估 患者是否存在焦虑情绪,是否配合术后治疗和护理等。

3.常见护理诊断/问题

(1)疼痛 与结石刺激引起的炎症、损伤及平滑肌痉挛有关。

(2)潜在并发症:感染、"石街"形成、出血。

(3)知识缺乏 缺乏预防尿石症的知识。

4.护理目标

(1)患者自述疼痛减轻,舒适感增强。

(2)患者未发生并发症,或并发症得到及时发现或处理。

(3)患者知晓尿石症的预防知识。

5.护理措施

(1)非手术治疗的护理

1)缓解疼痛 嘱患者卧床休息,局部热敷,指导患者做深呼吸,放松以减轻疼痛。遵医嘱应用解痉镇痛药物,并观察疼痛的缓解情况。

2)饮水与活动 大量饮水可稀释尿液、预防感染、促进排石。在病情允许的情况下,适当做一些跳跃运动或经常改变体位,有助于结石的排出。

3)病情观察 观察体温、尿液颜色与性状、尿中白细胞数,及早发现感染征象。观察结石排出情况,排出结石可做成分分析,以指导结石治疗与预防。

(2)体外冲击波碎石的护理

1)术前护理 ①心理护理:向患者及家属解释 ESWL 的方法、碎石效果及配合要求,解除患者的顾虑;嘱患者术中配合做好体位固定,不能随意变换体位,以确保碎石定位的准确性。②术前准备:术前 3 d 忌食产气食物,术前 1 d 口服缓泻药,术晨禁饮食;教患者练习手术配合体位、固定体位,以确保碎石定位的准确性;术晨行泌尿系统 X 射线复查,了解结石是否移位或排出,复查后用平车接送患者,以免结石因活动再次移位。

2)术后护理 鼓励患者多饮水,每日饮水 2 500～3 000 mL,可根据出汗量适当增减饮水量,促进排石。采取有效体位促进排石,术后卧床休息 6 h;若患者无全身反应及明显疼痛,适当活动、变换体位,可增加输尿管蠕动、促进碎石排出。指导患者采取正确体位:①肾结石碎石后一般取健侧卧位;②结石位于中肾盏、肾盂、输尿管上段,碎石后取头高脚低位,上半身抬高;③结石位于肾下盏,碎石后取头低位。

3)病情观察 严密观察和记录碎石后排尿及排石情况。可用纱布过滤尿液,收集结石碎渣做成分分析;定时摄腹部平片观察结石排出情况。若需再次治疗,间隔时间不少于 7 d。

4)并发症的护理

血尿:碎石术后多数患者出现暂时性肉眼血尿,一般无须特殊处理。

发热:感染性结石患者,由于结石内细菌播散而引起尿路感染,往往引起发热。遵医嘱应用抗生素,高热者采用降温措施。

疼痛:结石碎片或颗粒排出可引起肾绞痛,应给予解痉止痛等处理。

"石街"形成:是常见且较严重的并发症之一。①原因:体外冲击波碎石术后碎石过多地积聚于输尿管没有及时排出,可引起"石街",阻碍尿液排出。②表现:患者有腰痛或不适,有时可继发感染。如果"石街"形成2周后不及时处理,肾功能恢复将会受到影响。③处理:较大的肾结石进行体外冲击波碎石之前常规留置双J管以预防"石街"形成;无感染的"石街"可继续用体外冲击波碎石;对于有感染迹象者,给予抗生素治疗,待感染控制后,用输尿管镜碎石将结石击碎排出。

(3)其他手术治疗的护理

1)术前护理

心理护理:向患者及家属解释手术治疗的方法与优点,术中的配合要求与注意事项。解除患者的顾虑,使其更好地配合治疗与护理。

控制感染:术前感染的控制是手术安全的保证。对于伴有感染的患者,选择合适的抗生素。

术前准备:①除常规检查外,应注意患者的凝血功能是否正常,并了解患者近期是否服用阿司匹林、华法林等抗凝药物,若有则嘱患者停药,待凝血功能正常后再行碎石术。②体位训练:术中患者需取截石位或俯卧位。俯卧位时患者有不舒适感,其呼吸、循环功能可受到影响。因此术前指导患者做俯卧体位练习,从俯卧30 min开始,逐渐延长至2 h,以提高患者对术中体位的耐受性。

2)术后护理

病情观察:观察患者生命体征,尿液颜色和性状。

肾造瘘管:经皮肾镜取石术后常规留置肾造瘘管,目的是引流尿液及残余碎石渣。①妥善固定:搬运、翻身、活动时勿牵拉造瘘管,以防脱出;②防止反流:引流管的位置不得高于肾造瘘口,以防引流液反流引起感染;③保持通畅:保持引流管位置低于肾造瘘口,勿压迫、冲洗、折叠导管;定期挤捏,防止堵塞;④观察记录:观察引流液的颜色、性状和量,并做好记录;⑤拔管:术后3~5 d若引流尿液转清、体温正常,则可考虑拔管,拔管前先夹闭24~48 h,观察患者有无排尿困难、腰腹痛、发热等不良反应,如无不适则可拔除。

双J管:碎石术后于输尿管内放置双J管,可起到内引流、内支架的作用,还可扩张输尿管,有助于小结石的排出,防止输尿管内"石街"形成。护理:术后指导患者尽早取半卧位,多饮水、勤排尿,勿使膀胱过度充盈而引起尿液反流。鼓励患者早期下床活动,但避免活动不当(如剧烈活动、过度弯腰、突然下蹲等),避免咳嗽、便秘等使腹压增加的动作,以防引起双J管滑脱或上下移位。双J管一般留置4~6周,经复查腹部超声或X射线确定无结石残留后,在膀胱镜下取出双J管。

肾周引流管:开放性手术后常留置肾周引流管,起引流渗血、渗液作用。护理:妥善固定,保持引流通畅,观察、记录引流液颜色、性状与量。

3)并发症的护理

出血:经皮肾镜取石或碎石术后早期,肾造瘘管引流出血性尿液,一般1~3 d尿液颜色转清,不需特殊处理。若术后短时间内造瘘管引出大量鲜红色血性液体,须警惕为出血。应安慰患者,嘱其卧床休息,并及时报告医师处理。除应用止血药、抗感染等处理外,可再次夹闭造瘘管1~3 h不等,造成肾盂内压力增高,达到压迫性止血的目的。若经止血处理后,患者生命体征平稳,再重新开放肾造瘘管。

感染:术后应密切观察患者体温变化。遵医嘱应用抗生素,嘱患者多饮水;保持各引流管通畅,留置导尿管者做好尿道口与会阴部的清洁。

输尿管损伤:术后观察有无漏尿及腹膜炎征象。一旦发生,及时处理。

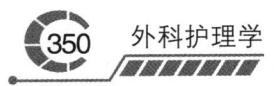

（4）健康指导

1）尿石症的预防

饮食指导：嘱患者大量饮水。根据结石成分、代谢状态调节饮食。含钙结石者应合理摄入钙量；草酸盐结石患者应限制浓茶、菠菜、巧克力、草莓、麦麸、芦笋和各种坚果（松子、核桃、板栗等）摄入；尿酸结石者不宜食用含嘌呤高的食物，如动物内脏，限制各种肉类和鱼虾等高蛋白的食物；对于胱氨酸结石，主要限制富含蛋氨酸的食物，包括蛋、奶、花生等。

药物预防：根据结石成分，血、尿钙磷，尿酸，胱氨酸和尿 pH，应用药物预防结石发生。草酸盐结石患者可口服维生素 B_6，以减少草酸盐排出；口服氧化镁可增加尿中草酸盐的溶解度。尿酸结石患者可口服别嘌醇和碳酸氢钠，以抑制结石形成。

特殊性预防：伴甲状旁腺功能亢进者，必须摘除腺瘤或增生组织。鼓励长期卧床者多活动，防止骨脱钙，减少尿钙排出。尽早解除尿路梗阻、感染、异物等因素。

2）双 J 管的自我观察与护理

自我护理：部分患者行碎石术后带双 J 管出院，期间若出现排尿疼痛、尿频、血尿时，多为双 J 管膀胱端刺激所致，一般经多饮水、减少活动和对症处理后均能缓解。嘱患者术后 4 周回院复查并拔除双 J 管。避免体力活动强度过大，一般的日常生活活动不需受限。

自我观察：如果出现无法缓解的膀胱刺激征、尿中有血块、发热等症状，应及时就诊。

3）复诊指导：定期行 X 射线或超声检查，观察有无残余结石或结石复发。若出现腰痛、血尿等症状，及时就诊。

二、下尿路结石

下尿路结石包括膀胱结石（vesical calculi）和尿道结石（urethral calculi）。

（一）膀胱结石

膀胱结石仅占尿路结石的 5% 以下。原发性膀胱结石多发于男童，与低蛋白、低磷酸盐饮食有关，少数发生在成人。继发性膀胱结石的病因主要是尿道狭窄、前列腺增生、神经源性膀胱、膀胱内异物和感染。感染性结石的成分主要是磷酸镁铵等，非感染性结石的成分则以草酸钙和尿酸多见。

1. 临床表现　常见症状是排尿疼痛、排尿困难和血尿。疼痛在排尿时尤为明显，并放射至远端尿道及阴茎头部，常伴终末血尿。若排尿时结石落于膀胱颈可引起尿流突然中断，若改变体位，又可排出尿液。并发感染时，可出现膀胱刺激症状。

2. 辅助检查　超声检查能发现膀胱区的强光团及声影；X 射线检查能显示绝大多数结石；膀胱镜检查能直接见到结石，并可发现膀胱病变。

3. 处理原则　主要采取手术治疗。膀胱感染严重时，应用抗生素；若有排尿困难，则先留置导尿管，以利引流尿液及控制感染。

（1）经尿道膀胱镜取石或碎石术　大多数结石应用碎石钳机械碎石，并将碎石取出，适用于结石直径<3 cm 者。较大的结石需采用超声、液电、激光或气压弹道碎石。

（2）耻骨上膀胱切开取石术　为传统的开放手术方式。小儿及膀胱感染严重者，应先做耻骨上膀胱造瘘，以加强尿液引流，待感染控制后再行取石手术。

（二）尿道结石

尿道结石绝大多数来自肾和膀胱，有尿道狭窄、尿道憩室及异物存在时亦可致尿道结石。

1. 临床表现　尿道结石多见于男性，多位于前尿道。典型症状为排尿困难、点滴状排尿及尿痛，甚至造成急性尿潴留。前尿道结石可沿尿道扪及，后尿道结石经直肠指诊可触及。

2. 辅助检查　超声、X 射线检查有助于明确诊断。

3. 处理原则　①前尿道结石:在表面麻醉下,压迫结石近端尿道以阻止结石后退。向尿道内注入无菌石蜡油,轻轻向尿道口推挤,然后将结石钳出。②后尿道结石:用尿道探条将结石推入膀胱,再按膀胱结石处理。

第四节　泌尿系肿瘤患者的护理

病例导入

患者,男,59岁,以"发现肾肿物4个月余"为主诉入院。患者4个月余前右腰部出现痛胀不适,无恶心、呕吐,无发热、寒战,无心悸、胸闷,于当地医院就诊,肝胆胰脾双肾彩超结果显示:①右肾实质回声增强;②右肾多发囊性占位;③左肾多发结石。门诊开药后自行离院(具体用药不详),症状无缓解。后出现黄染、乏力及右腰部隐痛,为求进一步诊治,遂来我院。门诊行肝胆胰脾双肾彩超结果显示:肝多发囊肿;胆囊壁毛糙;右肾囊肿;右肾来源实性占位;前列腺增大并钙化。门诊以"右肾占位"收住院。患者下腹部膨隆,伴轻压痛,无反跳痛,叩诊浊音。肛门指诊:前列腺增大明显,中央沟消失,未触及明显结节或肿块,退指套未见染血。入院后完善各项检查,在全身麻醉下行"右侧肾癌根治切除术"。

请思考:
(1)患者术前准备工作主要有哪些?
(2)患者术后主要护理工作有哪些?

一、膀胱癌

膀胱癌(carcinoma of bladder)是泌尿系统最常见的肿瘤,包括所有原发于膀胱的恶性肿瘤。40岁以后发病率逐渐增加,60~70岁达到高峰,男女之比为(3~4):1,城市居民发病率高于农村居民。

(一)病因

1. 吸烟　吸烟者膀胱癌发病率是非吸烟者的1.8~2.0倍。吸烟量越大,持续时间越长,初始年龄越小,膀胱癌发病风险越高。目前对吸烟诱发膀胱癌的机制尚缺乏直接、明确的证据,普遍认为与香烟中的多种芳香胺有关。

2. 职业因素　目前认为,芳香胺(4-氨基联苯,2-萘胺)、多环芳烃、氯代烃等化合物是膀胱癌发病的第二危险因素。燃料、橡胶、皮革、染发、钢铁铸造、焦炭、煤焦油蒸馏等从业人员,膀胱癌发病危险性显著增加。

3. 非职业性因素

(1)食物　大量摄入脂肪、胆固醇、油煎食物和红肉可增加膀胱癌发病风险。

(2)药物　非那西汀是苯胺的衍生物,在代谢过程中可形成邻羟氨基酚,具有致癌作用,致癌性与摄入量相关。环磷酰胺在代谢过程中有羟基化物质产生,其代谢产物从尿液中排出,可诱发膀胱癌发生,致癌性与服药剂量、持续时间有关。

(3)其他因素　如遗传、慢性感染、炎症、结石、电离辐射、硒元素缺乏与膀胱癌的发病密切相关。

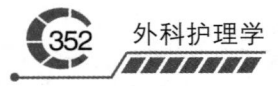

（二）病理

1. **组织类型** 95%以上为上皮性肿瘤,其中尿路上皮移行细胞乳头状瘤超过90%。鳞癌和腺癌各占2%～3%。近1/3的膀胱癌为多发性肿瘤。非上皮性肿瘤极少见,多数为肉瘤如横纹肌肉瘤,好发于婴幼儿。

2. **分化程度** 2004年,世界卫生组织将膀胱等尿路上皮肿瘤分为乳头状瘤、乳头状低度恶性倾向的尿路上皮肿瘤、低级别乳头状尿路上皮癌和高级别乳头状尿路上皮癌。

3. **生长方式** 分为原位癌、乳头状癌和浸润性癌。①原位癌局限在黏膜内,无乳头亦无浸润基底膜现象。②移行细胞癌多为乳头状,低分化者常有浸润。③鳞癌和腺癌为浸润性癌。不同生长方式可单独或同时存在。

4. **浸润深度** 是肿瘤临床(T)和病理(P)分期的依据,根据癌浸润膀胱壁的深度(乳头状瘤除外),多采用 TNM 分期标准分为:T_{is}原位癌;T_a无浸润的乳头状癌;T_1浸润黏膜固有层;T_2浸润肌层,又分为T_{2a}浸润浅肌层(肌层内1/2),T_{2b}浸润深肌层(肌层外1/2);T_3浸润膀胱周围组织,又分为T_{3a}显微镜下发现肿瘤侵犯膀胱周围组织,T_{3b}肉眼可见肿瘤侵犯膀胱周围组织;T_4浸润前列腺癌、子宫、阴道及盆壁等邻近器官。临床上习惯将 T_{is}、T_a 和 T_1 期肿瘤称为表浅膀胱癌。病理分期(P)同临床分期(T)。

5. **转移途径** 肿瘤的扩散主要向膀胱壁内浸润,直至累及膀胱旁脂肪组织及邻近器官。淋巴转移是最主要的转移途径,主要转移到盆腔淋巴结。血行转移多在晚期,主要转移至肝、肺、肾上腺和小肠等处。种植转移可见于腹部切口、尿路上皮、切除的前列腺窝和损伤的尿道口。高级别尿路上皮癌容易发生浸润和转移。

（三）临床表现

1. **症状**

(1)**血尿** 是膀胱癌最常见和最早出现的症状。肿瘤乳头断裂、肿瘤表面坏死和溃疡均可引起血尿。约85%的患者出现肉眼血尿或镜下血尿。典型血尿为无痛性和间歇性。出血量多少与肿瘤大小、数目及恶性程度并不一致。

(2)**膀胱刺激症状** 包括尿急、尿频和尿痛,多为膀胱癌的晚期表现,常因肿瘤坏死、溃疡或并发感染所致。常见于膀胱原位癌和浸润癌患者,常同时伴有血尿。

(3)**其他** 肿瘤发生在膀胱内口或三角区,或肿瘤破坏逼尿肌或支配排尿神经时,可出现排尿困难,甚至尿潴留;骨转移者有骨痛;腹膜后转移或肾积水者可出现腰痛。

2. **体征** 多数患者无明显体征,当肿瘤增大到一定程度时下腹部可触及肿块。发生肝或淋巴结转移时,可扪及肿大的肝或锁骨上淋巴结。

（四）辅助检查

1. **尿液检查** 在新鲜尿液中,易发现脱落的肿瘤细胞,但干扰因素过多。近年来开展的尿液膀胱肿瘤抗原(BTA)检查、纤维蛋白和纤维蛋白降解产物(FDPs)、核基质蛋白(NMP-22)等检查方法有助于提高膀胱癌检出率。

2. **影像学检查**

(1)**超声检查** 在膀胱适度充盈下可清晰显示肿瘤部位、数目、大小、形态及基底宽窄情况,能分辨0.5 cm以上的膀胱肿瘤;可检测上尿路是否有积水扩张。

(2)**IVU** 可了解膀胱充盈情况和肿瘤浸润范围、深度,是否肾积水、输尿管浸润及浸润的程度等。

(3)**CT** 可观察肿瘤累及膀胱的范围和程度,显示病变对邻近器官的侵犯及有无淋巴结和远处转移。

（4）MRI 可显示肌层受侵情况,对膀胱壁外及邻近器官受侵显示优于CT。

3.膀胱镜检查 是诊断膀胱癌最直接、重要的方法,可以显示肿瘤的数目、大小、形态和部位。膀胱镜观察到肿瘤后应获取组织做病理检查。

（五）处理原则

1.非手术治疗

（1）化学治疗 有全身化疗及膀胱灌注化疗等方式。全身化疗多用于有转移的晚期患者,药物可选用甲氨蝶呤、长春新碱、阿霉素、顺铂及5-氟尿嘧啶等。为预防复发,对保留膀胱的患者,术后可采用膀胱内灌注化疗药物,常用药物有卡介苗（BCG）、丝裂霉素、吡柔比星、表柔比星、阿霉素及羟基喜树碱等。每周灌注1次,8次后改为每月1次,共1~2年。

（2）放射治疗 包括根治性放射治疗、辅助性放射治疗、姑息性放射治疗,适用于膀胱癌各期病变。

2.手术治疗 原则上 T_a、T_1,及局限的 T_2 期肿瘤,可采用保留膀胱的手术;较大、多发、反复发作的 T_2、T_3、T_4 期肿瘤,应行膀胱全切除术。

（1）经尿道膀胱肿瘤切除术 经尿道膀胱肿瘤切除术（transurethral resection of bladder tumor,TURBT）适用于表浅膀胱肿瘤（T_a、T_1）的治疗,切除范围包括肿瘤基底部分周边2 cm的膀胱黏膜。

（2）膀胱部分切除术 膀胱部分切除术（partial cystectomy）适用于 T_2 期分化良好、局限的膀胱肿瘤。切除范围包括距离肿瘤边缘2 cm以内的全层膀胱壁,如肿瘤累及输尿管口,切除后需做输尿管膀胱吻合术。

（3）根治性膀胱全切术 根治性膀胱全切术（radical total cystectomy）适用于反复复发、多发或侵犯膀胱颈、三角区的膀胱肿瘤。切除范围包括膀胱、前列腺和精囊。膀胱切除术后须行尿流改道（urine diversion）和膀胱替代。最常用的是回肠或结肠代膀胱术,分非可控性和可控性,后者又分为异位可控和正位可控性肠代膀胱术（如原位新膀胱术）。

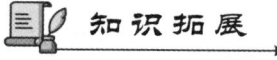

原位新膀胱术

原位新膀胱术是指膀胱全切后,截取一段肠管（回肠、乙状结肠）,制成低压储尿囊,双侧输尿管运用各种抗反流的方法与储尿囊相吻合,然后将储尿囊与尿道残端吻合,以重建下尿路储尿、控尿、排尿等正常生理功能。实施该手术的膀胱癌患者应满足以下条件:①尿道完整性和外括约肌功能良好;②术中尿道切缘肿瘤阴性;③肾脏功能良好可保证电解质平衡及废物排泄;④肠道无明显病变。此术式的优点是不需要腹壁造口,提高生活质量,并维护自身形象,减少护理费用,患者更容易接受;缺点是手术步骤烦琐,手术时间长,创伤大,可能出现尿失禁、排尿困难等并发症。

（六）护理

1.术前评估

（1）健康史

1）一般情况 包括年龄、性别、吸烟史、职业、饮食习惯等。

2）既往史 了解患者的完整病史,尤其是膀胱手术史,有无并发症;是否合并高血压、糖尿病等疾病。

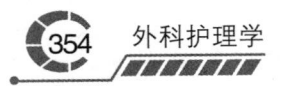

3)家族史 了解家庭中有无遗传性疾病、泌尿系统肿瘤及其他肿瘤患者。

（2）身体状况

1)症状与体征 评估有无血尿,血尿为间歇性还是持续性;有无膀胱刺激症状和排尿困难;有无膀胱排尿梗阻症状。评估有无消瘦、贫血等营养不良的表现,重要脏器功能状况,有无转移的表现及恶病质。

2)辅助检查 了解有无尿液检查,肾功能、超声检查、CT、MRI、膀胱镜检查及其他有关手术耐受性检查(心电图、肺功能检查等)的异常发现。

（3）心理社会状况 患者、家属对疾病的认知程度及家庭经济的承受能力;社会支持系统是否健全。

2. 术后评估

（1）术中情况 了解手术方式、尿流改道、麻醉方式的情况,术中是否进行膀胱灌洗化疗,术中出血、用药、补液、输血等情况。

（2）身体状况 了解患者的生命体征;手术切口的位置,切口敷料是否干燥,造口的情况;引流管的位置、种类、数量,是否标识清楚、引流通畅、固定良好,引流物的颜色、性状和量;有无发生出血、感染、尿瘘、灌注化疗副反应等并发症。

（3）心理社会状况 评估患者有无悲观、失望、紧张;患者及家属对病情的认知;患者对治疗和护理的配合程度。

3. 常见护理诊断/问题

（1）焦虑与恐惧 与对疾病认知不足、担忧疾病预后有关。

（2）身体意象紊乱 与尿流改道术后留置造口、化学治疗导致脱发等有关。

（3）潜在并发症:出血、感染、尿瘘、膀胱穿孔、尿失禁、代谢异常等。

4. 护理目标

（1）患者焦虑、恐惧缓解,情绪稳定。

（2）患者及家属能够接受形象改变。

（3）患者未发生并发症,或并发症得到及时发现和处理。

5. 护理措施

（1）术前护理

1)心理护理 术前宣教与沟通,让患者及家庭成员充分认识可供选择的改道方式,不同术式相应的风险与受益,以及功能、生存质量的改变。

2)肠道准备 根治性膀胱切除术须术前进行肠道准备。于术前 3 d 开始口服肠道不吸收抗生素,少渣半流质饮食,每晚灌肠;术前常规禁食禁饮,术晨清洁灌肠。

（2）术后护理

1)病情观察与体位 密切观察生命体征、意识与尿量的变化。生命体征平稳后,患者取半坐卧位,以利伤口引流及尿液引流。

2)休息与活动 术后 6～12 周,应避免久坐、重体力劳动、性生活等,多参与日常活动以及轻度、可耐受的锻炼。

3)饮食护理 适当加强营养、多食用富含纤维的食物,必要时遵医嘱服用缓泻剂,以软化粪便,防止便秘影响新膀胱功能。每日液体入量 2 000～3 000 mL,同时增加饮食中盐的摄取,以预防新膀胱引起的失盐综合征。

4)引流管护理:准确标识,妥善固定,保持通畅,观察记录引流液的颜色、性状、量,发现异常及时报告医师,并协助处理。①输尿管支架管:目的是支撑输尿管、引流尿液。引流袋位置应低于膀胱以防止尿液反流。一般于术后 10～14 d 后拔除。②代膀胱造瘘管:目的是引流尿液及代新膀胱冲洗。术后 2～3 周,经造影新膀胱无尿瘘及吻合口无狭窄后可拔除。③导尿管:目的是引流尿液、代膀胱冲洗及训练新膀胱的容量;护理时应经常挤压,避免血块及黏液堵塞。待新膀胱容量达 150 mL 以上后拔除。④盆腔引流管:目的是引流盆腔的积血积液,也是观察是否发生活动性出血与尿瘘的重要途径,一般术后 3～5 d 拔除。

5)膀胱灌注治疗的护理　①膀胱灌注药物前避免大量饮水,灌注前排空膀胱,以便使膀胱内药液达到有效浓度。②灌注时,保持病室温度适宜,充分润滑导尿管,以减少尿道黏膜损伤。③膀胱内药液保留 0.5～2.0 h,协助患者每 15～30 min 变换 1 次体位,分别取俯、仰、左、右侧卧位,使药液均匀地与膀胱壁接触。④灌注后,嘱患者大量饮水,稀释尿液以降低药物浓度,减少对尿道黏膜刺激。⑤如有化学性膀胱炎、血尿等症状,遵医嘱延长灌注时间间隔、减少剂量、使用抗生素等,特别严重者暂停膀胱灌注。

6)造口护理　尿流改道术后留置腹壁造口,患者需终生佩戴造口集尿袋。应保持造口处皮肤清洁干燥,观察造口颜色与状态;及时清理造口及周围皮肤黏液,使尿液顺利流出。术后造口周围皮肤表面常可见白色粉末状结晶物,系细菌分解尿酸而成,先用白醋清洗,后用清水清洗。

7)新膀胱冲洗的护理　为预防代膀胱的肠黏液过多引起管道堵塞,一般术后第 3 日开始行代膀胱冲洗,每日 1～2 次,肠黏液多者可适当增加次数。方法:患者取平卧位,用生理盐水或 5% 碳酸氢钠溶液作为冲洗液,温度控制在 36 ℃ 左右,每次用注射器抽取 30～50 mL 溶液,连接膀胱造瘘管注入冲洗液,低压缓慢冲洗,并开放导尿管引出冲洗液。如此反复多次,至冲洗液澄清为止。

8)并发症的护理　经尿道膀胱肿瘤切除术最常见的并发症是膀胱穿孔;根治性膀胱切除术常见的并发症有出血、感染、膀胱穿孔、尿瘘、尿失禁、代谢异常等。

出血:膀胱全切术创伤大,术后易发生出血。密切观察病情,若患者出现血压下降、脉搏加快,引流管内引出鲜血,每小时超过 100 mL 以上且易凝固,提示有活动性出血,应及时报告医师处理。

感染:监测体温变化,保持伤口的清洁、干燥,敷料渗湿时及时更换,保持引流管妥善固定,引流通畅,更换引流袋严格执行无菌技术。遵医嘱应用抗生素。若患者体温升高、伤口处疼痛、引流液有脓性分泌物或有恶臭,并伴有血白细胞计数升高、中性粒细胞比值升高、尿常规示有白细胞时,多提示有感染,应及时通知医师并协助处理。

膀胱穿孔:多发生在膀胱侧壁,由闭孔反射所致,一般为腹膜外穿孔,经适当延长导尿管留置时间,大多可自行愈合。

尿瘘:包括新膀胱与尿道吻合口瘘、新膀胱与输尿管吻合口瘘、新膀胱自身裂开。原因:吻合口瘘多由于缝合欠佳,吻合口血供不佳、腹内压增高引起;新膀胱裂开多由于分泌黏液过多堵塞导尿管或造瘘管,导致引流不畅、内部压力升高。表现:盆腔引流管引流出尿液、切口部位渗出尿液、导尿管引流量减少,患者出现体温升高、腹痛、白细胞计数升高等感染征象。护理:①预防,指导患者养成定时排尿、及时排尿习惯,避免长时间憋尿,以预防新膀胱自发破裂。②处理,嘱患者取半坐卧位,保持各引流管通畅,盆腔引流管可做低负压吸引,同时遵医嘱使用抗生素。采取上述措施后尿瘘通常可愈合。仍不能控制者,协助医师手术处理。

尿失禁:是新膀胱术后不良后果之一,症状夜间较重。原因:可能与神经反馈和括约肌逼尿肌反射消失及夜间括约肌张力降低有关。护理:指导患者通过排尿日记、尿垫监测尿失禁程度;睡前完全排空膀胱,夜间用闹钟唤醒 2～3 次以帮助减少夜间尿失禁;坚持盆底肌肉功能锻炼以辅助控尿。

代谢异常:与肠道黏膜对尿液成分的吸收和使用肠道替代后,肠道功能变化有关。①水、电解质、酸碱平衡失调:术后肠道黏膜将尿液中铵根离子(NH_4^+)、氢离子(H^+)、氯离子(Cl^-)吸收入血,同时分泌碳酸氢钠($NaHCO_3$)进入尿液,导致高氯性代谢性酸中毒、低钠高钾血症。②营养失

调:切除部分末段回肠可致胆汁酸吸收减少,影响脂肪的吸收,进而导致脂溶性维生素(维生素 A、维生素 D、维生素 E、维生素 K)缺乏;维生素 B_{12} 缺乏。③膀胱结石:碱性尿液、持续合并感染可促进新膀胱结石形成。

护理:①定期行血气分析监测患者血 pH 及电解质水平;②注意患者有无疲劳、耐力下降等相应表现,遵医嘱补充维生素;③术后规律排空膀胱、规律冲洗,以减少结石发生率;④遵医嘱纠正水、电解质、酸碱平衡失调。

(3)健康教育

1)自我护理　进食清淡食物,减少葱、姜、蒜等刺激性食物摄入,适当多饮水;教会患者自我护理的方法。①非可控术后患者更换尿袋的动作要快,避免尿液外流,并准备足够纸巾吸收尿液;睡觉时可调整尿袋方向与身体纵轴垂直,并接引流袋将尿液引流至床旁的容器中(如尿盆),避免尿液压迫腹部影响睡眠。②可控膀胱术后患者自我导尿时,注意清洁双手及导尿管,间隔 3~4 h 导尿 1 次;外出或夜间睡觉可使用尿袋避免尿失禁。

2)原位新膀胱训练　应教会患者掌握有效排空新膀胱的技巧,通过锻炼逐渐扩大新膀胱容量,增强排尿可控性。①贮尿功能:夹闭导尿管,定时放尿,初起每 30 min 放尿 1 次,逐渐延长至 1~2 h。放尿前收缩会阴,轻压下腹,逐渐形成新膀胱充盈感。②控尿功能:收缩会阴及肛门括约肌 10~20 次/d,每次维持 10 s。③排尿功能:选择特定的时间排尿,如餐前 30 min,晨起或睡前;定时排尿,一般白天每 2~3 h 排尿 1 次,夜间 2 次,减少尿失禁。④排尿姿势:患者自行排尿早期可采用蹲位或者坐位排尿,如排尿通畅,试行站立排尿。注意排尿时先放松盆底肌,然后稍微增加腹内压。

3)复诊指导　保留膀胱手术后,每 3 个月进行 1 次膀胱镜检查,2 年无复发者,改为每半年 1 次;根治性膀胱手术后,终生随访,定期进行血常规、尿常规、生化检查、腹部超声、盆腔 CT、尿路造影等检查。

二、肾癌

肾癌(renal carcinona)是指起源于肾实质泌尿小管上皮系统的恶性肿瘤,又称肾细胞癌(renal cell carcinoma,RCC),占成人恶性肿瘤的 2%~3%,35 岁以上发病率快速升高,75~80 岁达高峰,男性发病率、死亡率明显高于女性;男女比例约为 2:1,城市发病率高于农村。

(一)病因

肾癌的确切病因至今未明。目前认为肾癌发病与遗传、吸烟、肥胖、饮食、职业接触(石棉、皮革等)、高血压与抗高血压治疗等有关。

(二)病理

绝大多数肾癌发生于一侧肾脏,常为单个肿瘤,10%~20% 为多发病灶。多发病灶病例常见于遗传性肾癌以及肾乳头状腺癌的患者。肿瘤多位于肾脏上、下两极,瘤体大小差异较大,平均直径 7 cm,常有假包膜与周围肾组织相隔。双侧肾脏先后或同时发病者仅占散发性肾癌的 2%~4%。

1. 组织学分类　肾癌主要有 3 种组织学分类:肾透明细胞癌,占 70%~80%;乳头状肾细胞癌,占 10%~15%;嫌色性肾细胞癌,约占 5%。

2. 转移途径　肾癌可蔓延至肾盏、肾盂、输尿管,并常侵犯肾静脉。静脉内柱状的癌栓可延伸至下腔静脉,甚至右心室。远处转移最常见的部位是肺、骨骼、肝、大脑。

(三)临床表现

1. 症状

(1)肾癌三联征　即腰痛、血尿、肿块,目前同时具备"三联征"表现的患者已很少见。腰痛常为钝痛或隐痛,多由于肿瘤生长牵张肾包膜或侵犯腰肌、邻近器官所致;血块通过输尿管时可发生肾绞痛。肿瘤较大时在腹部和腰部易被触及。血尿常为无痛性、间歇性,表明肿瘤已经侵犯肾盏、肾盂。

（2）副瘤综合征　10%～40%的肾癌患者有副瘤综合征,临床表现为高血压、贫血、体重减轻、恶病质、发热、红细胞增多症、肝功能异常、高钙血症、高血糖、红细胞沉降率增快、神经肌肉病变、淀粉样变性、溢乳症和凝血机制异常等。

（3）转移症状　肾癌因转移部位和程度不同可出现咳嗽和咯血、瘙痒和黄疸、骨痛和病理性骨折、神经系统症状等。

2.体征　肾癌早期体征不明显。不到10%的肾癌患者有体征,体积巨大的肾癌可出现腹部肿块,有淋巴结转移者可出现左侧锁骨上淋巴结肿大,有下腔静脉癌栓严重阻塞静脉回流者可出现双下肢水肿,左肾肿瘤肾静脉癌栓者可出现不受体位改变而变化的左侧精索静脉曲张。

（四）辅助检查

1.影像学检查　能对肾癌患者进行临床诊断和临床分期。①腹部超声:能够准确地区分肿瘤和囊肿,查出1 cm以上的肿瘤,发现肾癌的敏感性高,是发现肾肿瘤最简便和常用方法。②X射线检查:KUB可见肾外形增大;IVU可见肾盏肾盂因肿瘤挤压或侵犯,出现不规则变形、狭窄、拉长、移位或充盈缺损;肿瘤较大、破坏严重时患肾不显影,做逆行肾盂造影可显示患肾情况。③腹部CT或MRI:CT是临床诊断肾癌和进行临床分期最主要的手段,对肾脏肿块检出率近100%,肿瘤诊断正确率达95%以上;MRI在肾癌与出血性肾囊肿的鉴别诊断以及确定静脉癌栓范围方面具有优势。

2.肾穿刺活检检查　影像检查诊断为肾癌且适于手术治疗者,不主张术前做肾肿瘤穿刺活检。不宜手术治疗的肾癌患者或不能手术治疗的晚期肾癌患者,全身系统治疗前行穿刺活检明确病理诊断,有助于选择治疗用药。选择消融治疗的肾癌患者,消融前应行肾肿瘤穿刺活检获取病理诊断。

（五）处理原则

1.非手术治疗　肾癌具有多药物耐药基因,对放疗及化疗不敏感。免疫治疗如干扰素-α（INF-α）、白细胞介素-2（IL-2）的使用对预防和治疗转移癌有一定疗效。分子靶向药物罗安酸激酶抑制剂可提高晚期肾癌的治疗有效率。

2.手术治疗　根治性肾切除术是治疗肾癌最主要的手段,传统手术范围包括患肾、肾周围脂肪及筋膜、近端1/2输尿管、区域淋巴结。肾肿瘤已累及肾上腺时,需切除同侧肾上腺、肾门旁淋巴结。但目前不推荐术中常规行肾上腺切除和区域淋巴结清扫。对孤立肾肾癌或双侧肾癌,考虑做保留肾单位的肾部分切除术。腹腔镜根治性肾切除术或肾部分切除术具有创伤小、术后恢复快等优点,得到广泛应用。

3.消融治疗　包括射频消融、冷冻消融、高强度聚焦超声,适用于不适合手术的小肾癌患者的治疗。

（六）护理措施

1.术前护理

（1）营养支持　提供色香味俱全、营养丰富的食品,增进患者食欲,必要时给予肠外营养支持,贫血者可予少量多次输血。

（2）心理护理　主动关心患者,倾听患者诉说,适当解释病情,告知手术治疗的必要性和可行性,以稳定患者情绪,争取患者配合。

2.术后护理

（1）卧床与休息　行肾癌根治术者建议早期下床活动,行肾部分切除术者常需卧床3～7 d。

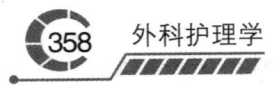

（2）并发症的护理

1）出血　术中和术后出血是肾部分切除术最主要的并发症。护理应密切观察患者生命体征的变化,若患者引流液较多、色鲜红且很快凝固,同时伴有血压下降、脉搏增快等低血容量休克表现,常提示出血,应及时通知医师并协助处理:①遵医嘱应用止血药物;②对出血量大、血容量不足的患者给予输液和输血;③对经处理出血未能停止者,积极做好手术止血准备。

2）腹胀　肾脏位于腹膜后,手术时腹膜后神经受到刺激;麻醉抑制胃肠蠕动,胃内容物不能排空,可导致腹胀;患者呼吸吞入空气、长时间卧床可加重腹胀。一般在术后 2~3 d 胃肠功能即可恢复正常,肛门排气后症状迅速缓解。

（3）健康教育

1）生活指导　充分休息,适度运动,戒烟减肥,避免重体力活动,加强营养,增强体质,避免感冒。

2）复诊指导　定期复查超声、CT 和血尿常规,及时发现肾癌复发或转移。

三、前列腺癌

前列腺癌是源自前列腺上皮的恶性肿瘤,好发于 65 岁以上的男性。世界范围内,前列腺癌发病率在男性所有恶性肿瘤中位居第二,美国的发病率已经超过肺癌,成为第一位危害男性健康的肿瘤。随着我国人口老龄化、诊疗技术的进步,前列腺癌发病率亦逐年提高。

（一）病因

前列腺癌的病因尚不清楚,可能与年龄、遗传、种族、癌前病变、饮食、环境污染等有关。

（二）病理

5%~20% 的患者可发生局部浸润和远处转移,常直接向精囊和膀胱底部浸润。血行转移主要转移至骨,以脊椎骨最为常见,其次为股骨近端、盆骨和肋骨。淋巴转移首先至闭孔淋巴结,随之到内脏淋巴结、胃底淋巴结、骶骨前淋巴结和主动脉旁淋巴结。

1. 分级　Gleason 分级法是根据腺体分化程度以及肿瘤在间质中的生长方式作为分级标准,以此评价肿瘤的恶性程度,广泛应用于临床。Gleason 将肿瘤分成主要类型和次要类型,每个类型分为 5 级,1 级分化最好,5 级分化最差。两种类型分级之和为 Gleason 得分。Gleason 2~4 分属于分化良好癌,5~7 分属于中等分化癌,8~10 分属于分化差或未分化癌。

2. 分期　多采用 TNM 分期系统。根据肿瘤侵犯范围不同,分为 4 期:T_0 期为没有原发瘤的证据;T_1 期为不能被扪及和影像发现的临床隐匿肿瘤;T_2 期肿瘤局限于前列腺内;T_3 期肿瘤穿透前列腺被膜;T_4 期肿瘤固定或侵犯精囊以外的组织。N、M 代表有无淋巴结转移或远处转移。

（三）临床表现

早期前列腺癌通常无明显症状,当肿瘤增大至阻塞尿道或侵犯膀胱颈时出现与前列腺增生相似的膀胱颈梗阻症状,可出现逐渐加重的尿流缓慢、尿频、尿急、排尿不尽、排尿困难,甚至尿潴留或尿失禁等症状。晚期可出现腰痛和腿痛、贫血、下肢水肿、排便困难、少尿、无尿、尿毒症等症状。少数患者以转移症状就医而无明显前列腺癌原发症状。

（四）辅助检查

1. 直肠指诊　直肠指诊可触及前列腺结节,质地坚硬。

2. 实验室检查　PSA 是目前诊断前列腺癌、评估各种治疗效果和预测预后的重要肿瘤标志物。前列腺癌者血清 PSA 常升高,有转移病灶者血清 PSA 可显著升高。

PSA 检查时机

PSA 是由前列腺产生的一种属于激肽释放酶家族的丝氨酸蛋白酶。检查时机为：①射精 24 h 后；②直肠指诊、膀胱镜检、导尿等操作 48 h 后；③前列腺按摩 1 周后；④前列腺穿刺 1 个月后；⑤PSA 检测时应无急性前列腺炎、尿潴留等。

3. 影像学检查　①经直肠超声(TRUS)：可帮助寻找可疑病处，初步判断肿瘤大小，引导行穿刺活检。②MRI、CT：MRI 可显示前列腺包膜的完整性、肿瘤是否侵犯前列腺周围组织及器官、盆腔淋巴结受侵犯情况及骨转移的病灶。CT 对早期前列腺癌的诊断敏感性明显低于 MRI，主要是协助进行肿瘤临床分期。③全身核素骨显像检查(ECT)：可比常规 X 射线提前 3~6 个月发现骨转移灶。

4. 前列腺穿刺检查　经直肠超声引导前列腺穿刺活检可确诊前列腺癌。

(五)处理原则

根据患者的年龄、全身状况、临床分期及病理分级等综合因素考虑。

1. 非手术治疗

(1)观察等待　适用于偶然发现的局限性前列腺癌(T_{1a}期)。

(2)抗雄激素内分泌治疗　又称药物去势，适合于 T_3、T_4 期的前列腺癌，通常使用以下药物。①人工合成的促黄体素释放激素类似物(LHRH-A)：如醋酸戈舍瑞林、醋酸亮丙瑞林等，能反馈性抑制垂体释放促性腺激素，使体内雄激素浓度处于去势水平，起到治疗前列腺癌的目的。②雄激素受体阻滞药：能阻止双氢睾酮与雄激素受体结合，在中枢有对抗雄激素负反馈的作用。有甾体类药物，如环丙孕酮(CPA)、醋酸甲地孕酮和醋酸甲羟孕酮；非甾体类药物，如尼鲁米特、比卡鲁胺和氟他胺。

(3)放射治疗　有内放射和外放射 2 种。内放射使用放射性核素粒子(如 ^{125}I)植入治疗，主要适用于 T_2 期以内的前列腺癌。外放射适用于内分泌治疗无效者。

(4)化学治疗　主要用于内分泌治疗失败者，常用药物有环磷酰胺(CTX)、5-氟尿嘧啶(5-FU)、阿霉素(ADM)、卡铂、长春花碱及紫杉醇(PTX)等。

2. 手术治疗

(1)根治性前列腺切除术　是局限在包膜以内(T_{1b}、T_2期)的前列腺癌最佳治疗方法，但仅适于年龄较轻、能耐受手术的患者。

(2)双侧睾丸切除术与包膜下睾丸切除术　用于 T_3、T_4 期的前列腺癌患者进行手术去势。

(六)护理措施

参见本节第一部分膀胱癌患者的护理，前列腺癌患者的特殊护理主要为并发症的护理。

1. 手术治疗并发症的护理

(1)尿失禁　主要由括约肌功能不全、逼尿肌功能不稳定和顺应性下降引起，通常在术后 1 年内得到改善。应鼓励患者坚持盆底肌肉训练，配合电刺激和生物反馈治疗等措施进行改善。

(2)勃起功能障碍　术中损伤血管、神经，继而诱发缺氧，导致勃起组织纤维化，出现勃起功能障碍。应加强心理护理，遵医嘱使用西地那非(万艾可)，注意观察有无心血管并发症。

2. 内分泌治疗并发症的护理

(1)性功能障碍　睾酮水平的下降可使患者出现性欲下降和勃起功能障碍。治疗间歇期，随着

雄激素水平升高,症状能够得到一定缓解;也可借助一些药物(如万艾可)或者工具(如真空负压泵)帮助完成性生活。

(2)血管舒缩症状 典型表现为颜面部一阵潮热,向下扩散到颈部和躯体,随后出汗,一般持续时间<5 min,每天可发作 10 余次。原因是雄激素缺乏导致下丘脑负反馈机制改变、儿茶酚胺分泌增加刺激下丘脑体温调节中枢引发热度增加的感觉。症状较轻者可行物理降温,注意避免感冒;症状较重者遵医嘱使用雌激素、孕激素、抗抑郁药、维生素 E 等。

(3)男性乳房女性化 在雌激素治疗时发生率为 50%～80%,单一抗雄激素治疗时发生率约为 50%～70%。该现象与雌二醇增加有关。雌激素受体拮抗剂他莫昔芬可用于乳房增大、疼痛的治疗。

(4)其他 患者可出现肝功能受损、肥胖、骨质疏松、心血管和代谢并发症等。护理应注意监测患者肝功能、血糖、血脂;指导患者补充钙剂、进行有效的体育锻炼;遵医嘱应用双膦酸盐类药物。

3.健康教育

(1)复诊指导 定期直肠指诊和测定 PSA 以判断预后及复发情况。最初每 3～6 个月复查一次。

(2)生活指导 保持良好的饮食习惯,适度锻炼,戒烟、限酒,避免高脂饮食,少吃红色肉类;多吃豆类、谷物、蔬菜、水果等富含纤维素的食物。

(3)高危筛查 年龄在 50 岁以上的男性,每年应做 1 次专科检查,包括直肠指诊、PSA 检测和经直肠超声检查,对可疑者,行前列腺穿刺活检。

第五节 良性前列腺增生患者的护理

病例导入

患者,男,61 岁,以"排尿费力、尿线细、夜尿增多 3 年,伴发热 2 d,尿潴留 1 d"为主诉入院。患者 3 年前无明显诱因出现排尿困难,尿流变细,夜尿增多,4～6 次/晚。无发热,无肉眼血尿,未进一步检查和治疗。2 d 前无明显诱因出现发热,体温达 38.5 ℃,于当地诊所输液治疗,具体用药不详。1 d 前出现排尿困难明显加重,伴有尿潴留,改变体位,或轻揉下腹部后,仍不能排出尿液,急诊入院。患"高血压病"4 年,最高达 150/90 mmHg,表现为间断头晕,口服"吲达帕胺"1 片,1 次/d,血压控制好。门诊以"①前列腺增生;②急性尿潴留;③高血压病"收住院。患者下腹部膨隆,伴轻压痛,无反跳痛,叩诊浊音。肛门指诊:前列腺增大明显,中央沟消失,未触及明显结节或肿块,退指套未见染血。入院后留置尿管发现后尿道狭窄,肿瘤标志物检查考虑为前列腺良性增生伴前列腺炎;双侧精囊炎。在硬膜外腔阻滞麻醉下行"经直肠前列腺穿刺术+尿道狭窄松解术"。

请思考:

(1)患者术前准备工作主要有哪些?

(2)患者术后主要护理工作有哪些?

良性前列腺增生(benign prostatic hyerplasia,BPH)简称前列腺增生,俗称前列腺肥大,是男性老年人排尿障碍原因中最为常见的一种良性疾病。

【病因】

病因尚未完全清楚。目前公认高龄和有功能的睾丸是前列腺增生发病的两个重要因素,两者缺一不可。发病率随年龄的增长而增加。男性在 45 岁以后前列腺可有不同程度的增生,多在 50 岁以后出现临床症状。此外,受性激素的调控,前列腺间质细胞、腺体上皮和基质的相互影响,各种生长因子的作用,随年龄增长而出现的睾酮、双氢睾酮以及雌激素水平的改变和失去平衡是前列腺增生的重要因素。

【病理】

前列腺腺体由移行带(占 5%)、中央带和外周带组成(共占 95%)。前列腺增生主要发生于前列腺尿道周围移行带。增生的前列腺体将外围的腺体挤压萎缩成前列腺外包膜,与增生的腺体有明显界限。增大的腺体压迫尿道使之弯曲、伸长、变窄,尿道阻力增加,从而引起排尿困难。此外,前列腺内尤其是围绕膀胱颈部的平滑肌内含丰富的 α 肾上腺素能受体,这些受体的激活使该处平滑肌收缩,可明显增加前列腺尿道的阻力。

为了克服排尿阻力,逼尿肌增强其收缩力,代偿性肥大,加之长期膀胱内高压,膀胱壁黏膜面出现小梁、小室或假性憩室。如膀胱容量较小,逼尿肌退变,顺应性变差,出现逼尿肌不稳定收缩,患者有明显尿频、尿急和急迫性尿失禁。如梗阻长期未能解除,逼尿肌萎缩,收缩力减弱,导致膀胱不能排空而出现残余尿。随着残余尿量增加,膀胱无张力扩大,可出现充溢性尿失禁,尿液反流引起上尿路积水及肾功能损害。梗阻引起膀胱尿潴留,易继发感染和结石。

【临床表现】

前列腺增生多在 50 岁以后出现症状,60 岁左右更加明显。症状取决于梗阻的程度、病变发展速度以及是否合并感染和结石,与前列腺体积大小不完全成比例。

1. 症状

(1)尿频　尿频是前列腺增生最常见的早期症状,夜间更为明显。早期是因增生的前列腺充血刺激引起。随着梗阻加重,残余尿量增多,膀胱有效容量减少,尿频更加明显,可出现急迫性尿失禁等症状。

(2)排尿困难　进行性排尿困难是前列腺增生最主要的症状,但发展缓慢。典型表现是排尿迟缓、断续、尿细而无力、射程短、终末滴沥、排尿时间延长。严重者需用力并增加腹压以帮助排尿,常有排尿不尽感。

(3)尿失禁、尿潴留　当梗阻加重到一定程度时,膀胱逼尿肌受损,收缩力减弱,残余尿量逐渐增加,继而发生慢性尿潴留。膀胱过度充盈时,使少量尿液从尿道口溢出,称充溢性尿失禁。在前列腺增生的任何阶段,可因气候变化、劳累、饮酒、便秘、久坐等因素,使前列腺突然充血、水肿导致急性尿潴留。患者因不能排尿,膀胱胀满,常需到医院急诊导尿。

(4)并发症表现　①前列腺增生若合并感染或结石,可有尿频、尿急、尿痛症状;②增生的腺体表面黏膜血管破裂时,可发生不同程度的无痛性肉眼血尿;③长期梗阻可引起严重肾积水、肾功能损害;④长期排尿困难导致腹压增高,还可引起腹股沟疝、内痔或脱肛等。

2. 体征　直肠指诊可触到增大的前列腺,表面光滑、质韧、有弹性,边缘清楚,中间沟变浅或消失。

【辅助检查】

1. 超声检查　可经腹壁或直肠,测量前列腺体积、判断增生腺体是否突入膀胱,还可测定膀胱残余尿量。经直肠超声检查更为精确。

2. 尿流率检查　可确定前列腺增生患者排尿的梗阻程度。检查时要求排尿量在 150～200 mL,如最大尿流率<15 mL/s 表示排尿不畅;如<10 mL/s 则提示梗阻严重,常为手术指征之一。如需进一步评估逼尿肌功能,应行尿流动力学检查。

3. 血清 PSA 测定　前列腺有结节或质地较硬时,PSA 测定有助于排除前列腺癌。

【处理原则】

1. 非手术治疗

(1)观察等待　若症状较轻,不影响生活与睡眠,一般无须治疗,可等待观察,但需门诊随访。一旦症状加重,应进行治疗。

(2)药物治疗　适用于梗阻症状轻、残余尿量<50 mL 者。常用药物包括 α 受体阻滞药、5α 还原酶抑制剂和植物类药等。①α_1 受体阻滞药:能有效降低膀胱颈及前列腺平滑肌张力,减少尿道阻力,改善排尿功能。常用药物有特拉唑嗪(terazosin)、阿夫唑嗪(alfuzosin)及坦索罗辛(tamsulosin)等。②5α 还原酶抑制剂:在前列腺内阻止睾酮转变为有活性的双氢睾酮,进而使前列腺体积缩小,改善排尿症状。一般在服药 3～6 个月见效,停药后症状易复发,需长期服用,对体积较大的前列腺与 α_1 受体阻滞药联合应用疗效更佳。常用药物有非那雄胺和度他雄胺。

2. 手术治疗　排尿梗阻严重、残余尿量>60 mL,或出现良性前列腺增生导致的并发症如反复尿潴留、反复泌尿系统感染、膀胱结石,药物治疗效果不佳而身体状况能耐受手术者,应考虑手术治疗。经尿道前列腺电切术(transurethral resection of prostate,TURP)是目前最常用的手术方式;开放手术包括耻骨上经膀胱前列腺切除术和耻骨后前列腺切除术,仅用于巨大前列腺或合并膀胱结石者选用。

3. 其他治疗　用于尿道梗阻较重而又不能耐受手术者。主要包括激光治疗、经尿道气囊高压扩张术、前列腺尿道网状支架、经直肠高强度聚焦超声(HIFU)等。

【护理】

1. 术前评估

(1)健康史

1)一般情况　了解患者的年龄、生活习惯、烟酒嗜好、饮食习惯、排尿习惯、睡眠情况等。

2)既往史　了解既往有无发生尿潴留、尿失禁,有无并发腹股沟疝、内痔或脱肛。患者有无其他慢性病,如高血压、糖尿病、脑血管疾病等。既往手术史、外伤史。

3)用药史　询问有无服用性激素类药物,有无使用治疗前列腺增生的药物等,目前或近期是否服用影响膀胱出口功能或导致下尿路症状的药物。

(2)身体状况

1)症状与体征　评估患者排尿困难的程度,排尿次数、时间、每次尿量、饮水量,有无血尿、膀胱刺激症状,是否有尿失禁,有无肾积水及程度,肾功能受损程度,有无其他合并症。

2)辅助检查　了解超声检查显示的前列腺的大小、残余尿量,尿流率检查提示尿路的梗阻程度。

(3)心理社会状况　评估患者是否因夜尿、排尿困难、尿潴留感到焦虑及生活不便,患者与家属是否了解该病的治疗方法及自我护理方法。

2. 术后评估

（1）术中情况　了解患者手术、麻醉方式与效果,术中出血、补液、输血情况。

（2）身体状况评估　①生命体征是否平稳;②意识是否清楚;③伤口是否干燥,有无渗液、渗血;④膀胱冲洗是否通畅,血尿程度及持续时间;⑤有无发生出血、经尿道电切（TUR）综合征、膀胱痉挛、尿失禁、尿道狭窄等术后并发症。

3. 常见护理诊断/问题

（1）排尿型态改变　与膀胱出口梗阻有关。

（2）疼痛　与逼尿肌功能不稳定、导尿管刺激、膀胱痉挛等有关。

（3）潜在并发症:术后出血、TUR综合征、尿失禁、尿道狭窄。

4. 护理目标

（1）患者恢复正常的排尿型态,排尿通畅。

（2）患者主诉疼痛减轻或消失。

（3）患者未发生并发症,或并发症得到及时发现和处理。

5. 护理措施

（1）非手术治疗的护理/术前护理

1）心理护理　尿频尤其是夜尿不仅会给患者带来生活上的不便,且将严重影响患者的休息与睡眠;排尿困难与尿潴留又给患者带来极大的身心痛苦。因此护士应理解患者的身心痛苦,帮助患者更好地适应前列腺增生给生活带来的不便。给患者解释前列腺增生的主要治疗方法,鼓励患者树立治疗疾病的信心。

2）急性尿潴留的护理　①预防:避免急性尿潴留的诱发因素,如受凉、过度劳累、饮酒、便秘、久坐;指导患者适当限制饮水,可以缓解尿频症状,注意液体摄入时间,如夜间和社交活动前限水,但每日的摄入不应少于1 500 mL;勤排尿、不憋尿,避免尿路感染;注意保暖,预防便秘。②护理:当发生尿潴留时,及时留置导尿管或膀胱造瘘管,并做好管道护理。

3）用药护理　①α₁受体阻滞药类:主要副作用为头晕、直立性低血压,应睡前服用,用药后卧床休息,改变体位时动作慢,预防跌倒,同时与其他降压药分开服用,避免对血压的影响。②5α还原酶抑制剂:主要副作用为勃起功能障碍、性欲低下、男性乳房女性化等。起效缓慢,停药后症状易复发,告知患者应坚持长期服药。

4）安全护理　夜尿次数较多的患者,嘱患者白天多饮水,睡前少饮水。夜间睡前在床边为患者准备便器。如需起床如厕,应有家属或护士陪护,以防跌倒。

5）术前准备　①前列腺增生患者大多为老年人,常合并慢性病,术前应协助做好心、脑、肝、肺、肾等重要器官功能的检查,评估其对手术的耐受力。②慢性尿潴留者,应先留置尿管引流尿液,改善肾功能;尿路感染者,应用抗生素控制炎症。③术前指导患者有效咳嗽、排痰的方法;术前晚灌肠,防止术后便秘。

（2）术后护理

1）病情观察　观察患者神志、生命体征、心功能、尿量、尿液颜色和性状。

2）饮食　术后6 h无恶心、呕吐者,即可进流食。患者宜进食易消化、富含营养与含纤维的食物,以防便秘。留置尿管期间鼓励患者多饮水,每日2 000 mL,可稀释尿液、冲洗尿路以预防泌尿系统感染。

3）膀胱冲洗的护理　术后用生理盐水持续冲洗膀胱3～5 d,以防止血凝块形成致尿管堵塞。①冲洗液温度:控制在25～30 ℃,预防膀胱痉挛的发生。②冲洗速度:可根据尿色而定,色深则快、色浅则慢。③确保通畅:若血凝块堵塞管道致引流不畅,可采取挤捏尿管、加快冲洗速度、施行高压

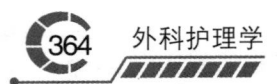
冲洗、调整导管位置等方法;如无效可用注射器吸取无菌生理盐水进行反复抽吸冲洗,直至引流通畅。④观察记录:准确记录尿量、冲洗量和排出量,尿量=排出量-冲洗量,同时观察记录引流液的颜色和性状;术后均有肉眼血尿,随冲洗持续时间的延长,血尿颜色逐渐变浅,若尿液颜色逐渐加深,应警惕有活动性出血,及时通知医师处理。

4)引流管的护理:术后利用导尿管的水囊压迫前列腺窝与膀胱颈,起到局部压迫止血的目的。

导尿管护理:①妥善固定:取一粗细合适的无菌小纱布条缠绕导尿管并打一活结置于尿道外口,将纱布结往尿道口轻推,直至压迫尿道外口,注意松紧度合适;将导尿管牵拉并固定于大腿内侧,稍加牵引,以利于止血,防止因坐起或肢体活动致气囊移位,影响压迫止血效果。②保持通畅:防止导尿管折叠、扭曲、受压、堵塞。③保持会阴部清洁:用苯扎溴铵(新洁尔灭)棉球消毒尿道外口,每日2次。

各引流管的拔管:①经尿道前列腺切除术:术后5~7 d尿液颜色清澈,即可拔除导尿管。②开放性手术:耻骨后引流管在术后3~4 d,待引流量很少时拔除;耻骨上前列腺切除术后7~10 d拔除导尿管;膀胱造瘘管通常留置10~14 d后拔除。

5)并发症的护理

·膀胱痉挛。原因:前列腺切除术后逼尿肌不稳定、导管刺激、血块堵塞冲洗管等,可引起膀胱痉挛。表现:患者自觉尿道烧灼感、疼痛,强烈的便意或尿意不尽感,常伴有尿道血液或尿液渗出,引流液多为血性,膀胱冲洗液持续逆流。如不及时处理,可能加重前列腺窝出血。护理:①及时安慰患者,缓解其紧张焦虑情绪;②保持膀胱冲洗液温度适宜,可用温热毛巾湿热敷会阴部;③减少气囊/尿管囊内液体;④保持尿管引流通畅;⑤遵医嘱给予解痉镇痛,必要时给予镇静药。

·经尿道切除术综合征。原因:经尿道前列腺切除术者因术中大量的冲洗液被吸收,可致血容量急剧增加,出现稀释性低钠血症。表现:患者出现烦躁不安、血压下降、脉搏缓慢等,严重者出现肺水肿、脑水肿、心力衰竭等症状,血清钠浓度低于正常水平。护理:①术后应加强病情观察,注意监测电解质变化。②一旦出现,立即吸氧,遵医嘱给予利尿药、脱水剂,减慢输液速度;静脉滴注3%氯化钠溶液纠正低钠血症;注意保护患者安全,避免坠床、意外拔管等。有脑水肿征象者遵医嘱行降低颅内压治疗。

·尿失禁。原因:与尿道括约肌功能受损、膀胱逼尿肌不稳定和膀胱出口梗阻等因素有关。表现:拔导尿管后尿液不随意流出。护理:术后尿失禁多为暂时性,一般无须药物治疗,可指导患者行盆底肌训练、膀胱功能训练,必要时行电刺激、生物反馈治疗。

·出血。原因:术后保持排便通畅,避免用力排便时腹压增高引起出血。表现:术后早期禁止灌肠或肛管排气,避免刺激前列腺窝引起出血。护理:①对于非凝血功能障碍造成的出血,用气囊尿管牵拉压迫前列腺窝止血,同时持续膀胱冲洗或配合间断人工冲洗,避免血块形成堵塞尿管,尿管引流不畅可致膀胱腔及前列腺窝过度扩张,加重出血。②对于凝血功能障碍的出血,根据不同原因给予止血药物治疗或输血。

·尿道狭窄。属于远期并发症,与尿道瘢痕形成有关。定期监测残余尿量、尿流率,必要时行尿道扩张术或尿道狭窄切除术。

(3)健康指导

1)活动指导　前列腺切除术后1~2个月内避免久坐、提重物,避免剧烈活动,如跑步、骑自行车等,防止继发性出血。

2)康复指导　①肛提肌训练:若有溢尿现象,指导患者继续进行肛提肌训练,以尽快恢复尿道括约肌功能。②自我观察:经尿道前列腺切除术术后患者可能发生尿道狭窄。术后若尿线逐渐变细,甚至出现排尿困难者,应及时到医院检查和处理。附睾炎常在术后1~4周发生,故出院后若出现阴囊肿大、疼痛、发热等症状应及时去医院就诊。

3）性生活指导　前列腺经尿道切除术后1个月、经膀胱切除术后2个月,原则上可恢复性生活。前列腺切除术后常会出现逆行射精,但不影响性交。少数患者可出现阳痿,可先采取心理治疗,同时查明原因,再进行针对性治疗。

4）复查指导　定期做尿流动力学、前列腺超声检查,复查尿流率及残余尿量。

练习题

1.终末血尿提示病变部位在(　　　)

A.前尿道　　　　　　　　　　　　　B.膀胱及以上

C.肾脏　　　　　　　　　　　　　　D.输尿管

E.膀胱三角

2.最严重的肾损伤类型是(　　　)

A.肾挫伤　　　　　　　　　　　　　B.肾全层裂伤

C.肾蒂断裂　　　　　　　　　　　　D.肾部分损伤

E.肾皮质裂伤

3.患者,男,22岁,高空模仿走钢丝,不慎骑跨于横梁之上,不能排尿。检查阴茎、会阴和下腹壁青紫、肿胀,尿道口滴血。其损伤的部位是(　　　)

A.球部　　　　　　　　　　　　　　B.膜部

C.膜上部　　　　　　　　　　　　　D.前列腺部

E.阴茎部

4.上尿路结石最常见的典型症状是(　　　)

A.肉眼血尿　　　　　　　　　　　　B.持续性腹痛

C.腰腹疼痛+血尿　　　　　　　　　D.发热、腰痛

E.恶心、呕吐、出冷汗

5.患者,男,32岁,右腰部突发性绞痛,向下腹会阴部放射,诊断为输尿管结石。现做保守排石治疗。下列说法正确的是(　　　)

A.避免使用抗生素　　　　　　　　　B.每日饮水量3 000 mL 以上

C.减少活动　　　　　　　　　　　　D.进食高蛋白、低纤维素饮食

E.保持每天尿量在1 000 mL 以上

6.患者,男,10岁,排尿过程中突然尿流中断,疼痛剧烈,改变体位后又可排尿。应考虑为(　　　)

A.肾结石　　　　　　　　　　　　　B.输尿管结石

C.膀胱结石　　　　　　　　　　　　D.后尿道结石

E.前尿道结石

7.关于膀胱造口术后护理,下列错误的是(　　　)

A.保持导尿管通畅　　　　　　　　　B.每天按时做到封闭式膀胱冲洗

C.造瘘口周围皮肤涂氧化锌软膏　　　D.造瘘口留置3~4周拔管

E.敷料渗液应及时更换

8.泌尿系肿瘤患者的排尿特点是(　　　)

A.无痛性肉眼血尿　　　　　　　　　B.终末血尿伴膀胱刺激征

C.初始血尿　　　　　　　　　　　　D.疼痛伴血尿

E.血红蛋白尿

9.前列腺增生最主要的临床表现是( )

A.肾区绞痛　　　　　　　　　　　　B.蛋白尿

C.尿频,尿急,尿痛　　　　　　　　　D.进行性排尿困难

E.急性肾功能不全

10.患者,男,62岁,进行性排尿困难,夜尿次数增多,直肠指检发现前列腺明显肿大。应首先考虑为( )

A.膀胱癌　　　　　　　　　　　　　　B.膀胱结石

C.前列腺增生　　　　　　　　　　　　D.尿道狭窄

E.膀胱结核

（牛雪瑶）

参考答案

第二十五章　骨科疾病患者的护理

::::::::: 学习目标 :::::::::

1. 掌握:常见骨科疾病的临床症状、体征及护理措施。
2. 熟悉:常见骨科疾病的病因、预防措施、治疗方法及护理问题。
3. 了解:常见骨科疾病的护理评估方法。
4. 学会骨科疾病患者的护理知识,并能运用所学知识对骨科疾病患者进行全面、完整的护理。
5. 具有同理心和强烈的责任心,能理解、尊重、关心患者。

第一节　骨折概述

病例导入

　　患者,男,46岁,以"外伤后左膝关节、右足肿胀、疼痛8 h"为主诉入院。患者8 h前不慎摔伤后出现左膝关节、右足肿胀、疼痛,伴有活动受限;右踝关节内侧开放性伤口,深及骨膜。行 X 射线检查提示:左胫骨平台骨折、右跟骨骨折。给予清创、缝合、包扎等处理。专科体检:左膝关节肿胀明显,压痛及叩击痛明显,可触及骨擦感;右足肿胀明显,右踝关节内侧见长约15 cm 开放伤口,患肢屈曲、内外旋、内收、外展均受限。术前积极完善血液分析、凝血时间、血型、尿液分析、肝肾功能、电解质、血糖、输血前检查(乙肝、丙肝、艾滋病、梅毒)、心电图、胸片等检查。给予抗感染、止痛、消肿对症治疗,择期手术。患者在椎管内麻醉下行"左胫骨骨折切开复位钢板内固定+骨移植+右跟骨骨折切开复位+感染切口扩创术",术毕安返病房。

　　请思考:

　　(1)患者骨折的诊断依据有哪些?

　　(2)患者术后主要护理工作有哪些?

　　骨折是指骨的完整性或者连续性中断,多由外界暴力引起,各个年龄段人群均有一定的发病率,常常伴有周围的软组织损伤。

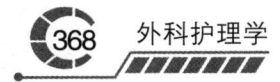
【骨折的病因及分类】

(一)骨折的病因

1. **直接暴力**　外力直接作用在骨骼某一部位导致的骨折。

2. **间接暴力**　通过纵向传导、杠杆作用或扭转作用引起的骨折,如从高处跌落足部着地时,躯干因重力关系急剧向前屈曲,胸腰脊柱交界处的椎体发生压缩性或爆裂骨折;跌倒后手撑地引起的锁骨骨折或肱骨骨折。

3. **肌肉牵拉**　肌肉剧烈收缩牵拉骨骼导致的骨折,如髌骨横断性骨折。

4. **积累性劳损**　长期、反复、轻微的直接或间接损伤可致使肢体某一特定部位骨折,又称疲劳骨折,如远距离行走易致第二、三跖骨及腓骨下 1/3 骨干骨折。

5. **骨骼的自身因素**　骨骼本身有病变导致其强度变差,受到轻微外力即可发生骨折,此类骨折称作病理性骨折,如骨肿瘤、骨骼感染、骨质疏松等引起的骨折。

(二)骨折的分类

1. **按骨折的程度和形态分类**　见图 25-1。

(1)**完全性骨折**　指骨折的完整性和连续性完全中断。根据骨折形态可分为凹陷性骨折、粉碎性骨折、横形骨折、斜形骨折、螺旋形骨折、嵌插骨折、压缩骨折和骨骺分离。

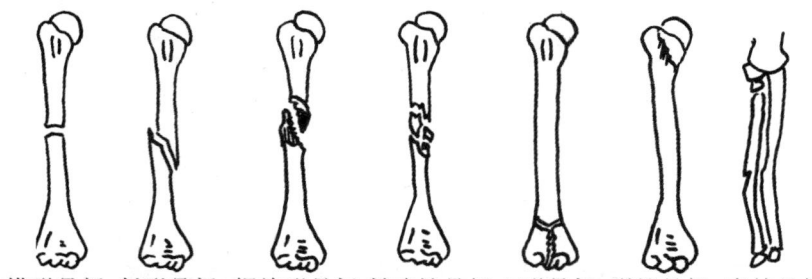

横形骨折　斜形骨折　螺旋形骨折　粉碎性骨折　T形骨折　裂缝骨折　青枝骨折

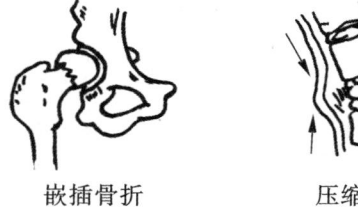

嵌插骨折　　　　压缩骨折

图 25-1　骨折的程度和形态

(2)**不完全性骨折**　指骨的完整性或连续性仅有部分中断。根据骨折形态分为裂缝骨折和青枝骨折。青枝骨折多发于儿童,因儿童骨质有机质含量高故而韧性强,不易完全断裂。

2. **按骨折的稳定程度分类**

(1)**稳定性骨折**　指骨折端比较稳定不易移位或者复位后比较稳定不易移位的骨折。比如横形骨折、嵌插骨折、裂缝骨折和青枝骨折。

(2)**不稳定性骨折**　指骨折端易移位或者复位后易移位的骨折。如斜形骨折、螺旋形骨折和粉碎性骨折。

3. **按软组织损伤的程度分类**　①开放性骨折:骨折同时合并有周围的皮肤或黏膜破裂,使骨折断端和外界相通。②闭合性骨折:骨折周围的皮肤和黏膜完整。

【骨折的临床表现和辅助检查】

(一)临床表现

1. 全身表现

(1)休克　对于多发性骨折、骨盆骨折、股骨骨折、脊柱骨折及严重的开放性骨折,患者常因广泛的软组织损伤、大量出血、剧烈疼痛或并发内脏损伤等而引起休克。

(2)发热　骨折处有大量内出血,血肿吸收时体温略有升高,但一般不超过38 ℃,开放性骨折体温升高时应考虑感染的可能。

2. 局部表现　骨折的局部表现包括一般表现和专有体征。骨折的一般表现有疼痛、肿胀、瘀斑及功能障碍。骨折的专有体征如下。①畸形:骨折端移位可使患肢外形发生改变,主要表现为缩短、成角、延长。②异常活动:正常情况下肢体不能活动的部位,骨折后出现不正常的活动。③骨擦音或骨擦感:骨折后两骨折端相互摩擦撞击,可产生骨擦音或骨擦感。以上三种体征只要发现其中之一即可确诊,但未见此三种体征者也不能排除骨折的可能,如嵌插骨折、裂缝骨折。一般情况下不要为了诊断而检查上述体征,因为这会加重损伤。

(二)辅助检查

1. X 射线检查　凡疑为骨折者应常规进行 X 射线检查,可显示临床上难以发现的不完全性骨折、深部的骨折、关节内骨折和撕脱性骨折等,即使临床上已表现为明显骨折者,X 射线检查也是必需的,可以了解骨折的类型和具体情况,对治疗具有指导意义。X 射线摄片应包括正、侧位片,必须包括邻近关节,有时需加摄斜位、切线位或健侧相应部位的 X 射线片。

2. CT 检查　对于骨折不明确但又不能排除者、脊柱骨折有可能压迫脊髓神经根者及复杂骨折者均可行 CT 检查。三维 CT 重建可以更直观、便捷地进行骨折分型,对治疗方案选择帮助很大,目前临床上常用。

3. MRI 检查　虽然显示骨折线不如 CT 检查,但对于脊髓神经根及软组织损伤的显示有独特优点,目前已广泛用于脊柱骨折的检查。

【骨折的并发症】

(一)早期并发症

1. 休克　由严重创伤刺激、骨折端活动所引起的剧烈疼痛,骨折引起大出血或重要器官损伤所致。

2. 感染　开放性骨折,特别是污染较重或伴有较严重的软组织损伤者,若清创不彻底,坏死组织残留或软组织覆盖不佳,导致骨外露,可能发生感染。处理不当可致化脓性骨髓炎。

3. 脂肪栓塞综合征　脂肪栓塞综合征是骨折后常有的严重并发症之一,是指直径为 10～40 μm 的脂肪颗粒阻塞血管腔,从而引起的一系列病理生理改变的临床综合征,多发生于骨盆或长骨骨折后 24～48 h,患者可出现呼吸困难、意识障碍和皮肤青紫等症状,治疗时需要综合多方面因素,早期诊断和治疗对于降低死亡率有重要作用。

4. 重要内脏器官损伤　肋骨骨折可能导致肝脾破裂、肺损伤。骨盆骨折可能导致膀胱及尿道损伤、直肠损伤等。

5. 神经损伤　骨折可能导致周围的神经损伤,如肱骨干骨折损伤桡神经、肱骨髁上骨折损伤正中神经(图 25-2)、腓骨颈骨折损伤腓总神经及脊柱骨折损伤脊髓或脊神经等(图 25-3)。

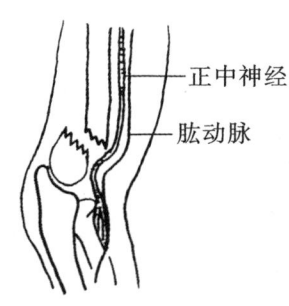

图 25-2　伸直型肱骨髁上骨折

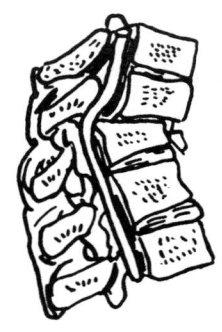

图 25-3　脊柱骨折损伤脊髓

6. 血管损伤　靠近骨骼的血管可能被锋利的断面割伤,导致大量出血。如股骨干骨折损伤股动脉、肱骨远端骨折损伤肱动脉等等。

7. 骨筋膜室综合征　即由骨、骨间膜、肌间隔和深筋膜形成的骨筋膜室内肌肉和神经因急性缺血而产生的一系列早期综合征。常见于前臂和小腿,多由创伤骨折后血肿和组织水肿引起骨筋膜室内内容物体积增加,或外包扎过紧、局部压迫使骨筋膜室容积减小而导致骨筋膜室内压力增高所致。典型症状是疼痛、局部肿胀、活动受限,治疗不及时的晚期患者会出现"5P"征(包括疼痛、苍白、感觉异常、麻痹和无脉),因筋膜室内肌肉和神经的长时间缺血会导致肌肉坏死及神经功能障碍,造成肢体严重的不可逆损伤。

(二)晚期并发症

1. 骨化性肌炎　骨化性肌炎又称损伤性骨化,由于关节扭伤、脱位或关节附近骨折,骨膜剥离形成骨膜下血肿,处理不当使血肿扩大,血肿机化并在关节附近软组织内广泛骨化,造成严重关节活动功能障碍,常见于肘关节。

2. 创伤性关节炎　关节内骨折,关节面遭到破坏,未能达到解剖复位,骨愈合后使关节面不平整,长期磨损致使出现关节炎,关节负重活动时出现疼痛。

3. 关节僵硬　指患肢长时间固定,静脉和淋巴回流不畅,关节周围组织中浆液纤维性渗出和纤维蛋白沉积,发生纤维粘连,并伴有关节囊和周围肌肉挛缩,致使关节活动障碍。全身各个关节均可出现。

4. 缺血性骨坏死　骨折使某一骨折段的血液供应被破坏,而发生该骨折段缺血性坏死。常见的有腕部手舟骨骨折后出现近侧骨折段缺血性坏死,股骨颈骨折后股骨头缺血性坏死等。

5. 缺血性肌挛缩　缺血性肌挛缩是因缺血后致肌肉大面积坏死的一种严重并发症,任何原因造成四肢筋膜间室容积减小、内容物增加,都可使间室内压力增高,导致组织发生血液循环障碍,血容量减少,肌肉缺血、变性,从而形成瘢痕挛缩。一般缺血在 6 h 以内如果能够重新建立活跃而旺盛的血液循环,可以完全恢复。若阻塞超过 6 h 未能及时处理即可发生缺血性肌挛缩,出现典型的爪形手(图 25-4)。

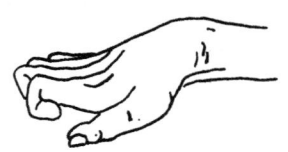

图 25-4　爪形手

6.**急性骨萎缩**　即损伤所致关节附近的痛性骨质疏松,亦称反射性交感神经性骨营养不良。好发于手、足骨折后,典型的症状是疼痛和血管舒缩紊乱,疼痛与损伤程度不一致,随邻近关节活动而加剧,局部有烧灼感。由于关节周围保护性肌痉挛而致关节僵硬,血管舒缩紊乱,可使早期皮温升高,水肿,汗毛及指甲生长加快,随之皮温低,多汗,皮肤光滑,汗毛脱落,致手和足肿胀、僵硬、寒冷,略呈青紫,达数月之久。

7.**长期卧床并发症**　坠积性肺炎一般见于长期卧床患者,甚至可危及患者生命。压疮常发生于截瘫和严重外伤的患者,于骨隆突部位长期受压,局部组织发生血供障碍而坏死,形成溃疡。发生后难以治愈,常成为全身感染的来源。

【骨折的愈合过程及其影响因素】

1.**骨折愈合过程**　骨折愈合是复杂而连续的过程,从组织学和细胞学的变化可分为三个阶段。

(1)血肿机化演进期　伤后1~2周,由于内、外凝血系统的激活,骨折断端的血肿凝结成血块。由骨折造成的损伤和缺血,可致部分软组织和骨组织坏死引起炎症反应,逐渐清除血凝块、坏死软组织和死骨,而使血肿机化形成肉芽组织。

(2)原始骨痂形成期　骨内、外膜增生,新生血管长入,成骨细胞大量增生,合成并分泌骨基质,使骨折端附近内、外形成的骨样组织逐渐骨化,形成新骨。连接骨痂、内骨痂和外骨痂相连形成桥梁骨痂,标志着原始骨痂形成。这些骨痂不断钙化加强,当其达到足以抵抗肌收缩及成角剪力和旋转力时,则骨折已达到临床愈合,在成人一般需12~24周。

(3)骨痂改造塑型期　原始骨痂中新生骨小梁增粗,排列逐渐规则和致密。骨折端的坏死骨经破骨和成骨细胞的侵入,完成死骨清除和新骨形成的爬行替代过程,使骨折部位形成坚强的骨性连接,这一过程需1~2年。

2.**影响骨折愈合的因素**

(1)全身因素　①年龄:年龄越小新陈代谢越旺盛,骨骼愈合速度越快;②患者的身体状况:如果有营养不良、钙磷代谢紊乱及其他严重疾病时可延迟骨折愈合。

(2)局部因素　①骨折类型:开放骨折、碎裂程度大的骨折及软组织损伤严重的骨折愈合较慢;②治疗方式:手术切开复位固定相对于保守治疗愈合较慢;③血液供应:骨折部位的血液循环良好能促进骨折愈合;④感染:骨折部位的感染会延迟骨折愈合。

3.**骨折临床愈合标准**　①局部无压痛及纵向叩击痛。②局部无异常活动。③X射线片显示骨折处有连续性骨痂,骨折线已模糊。④拆除外固定后,如为上肢能向前平举1 kg重物持续达1 min;如为下肢不扶拐能在平地连续步行3 min,不少于30步。⑤连续观察2周骨折处不变形。

【骨折的急救】

1.**一般处理**　首先检查患者的生命体征,如发现有呼吸困难、窒息及休克等问题,要立即进行急救,及早建立静脉通路,尽量保持患者安静,减少搬动,可用小剂量镇痛、镇静药,但要防止呼吸和循环抑制。

2.**包扎伤口**　如有开放伤口用绷带包扎止血,大出血时可用止血带。如果骨折端外露,现场不做回纳,绷带包扎即可。

3.**妥善固定**　固定是骨折急救的重要措施,凡疑有骨折者,均应进行固定处理。生活中可就地取材进行固定,避免运输过程中造成二次损伤。

4.**迅速转运**　患者经初步处理,妥善固定后,应尽快地转运至就近的医院进行治疗。

【骨折的治疗】

治疗骨折的最终目的是使受伤肢体最大限度地恢复功能。因此,在骨折治疗中,其复位、固定、功能锻炼这三个基本原则十分重要。

1.复位　是将骨折后发生移位的骨折断端重新恢复正常或接近原有解剖关系,以重新恢复骨骼的支架作用。复位的方法有闭合复位和手术复位。

2.固定　骨折复位后,因不稳定,容易发生再移位,因此要采用不同的方法将其固定在满意的位置,使其逐渐愈合。常用的固定方法有:小夹板(图25-5)、石膏绷带(图25-6)、外固定支架(图25-7)、牵引制动固定(图25-8)等,这些固定方法称外固定。如果通过手术切开用钢板、钢针、髓内针、螺丝钉等固定,则称内固定(图25-9)。

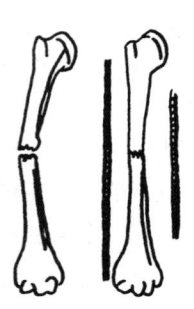 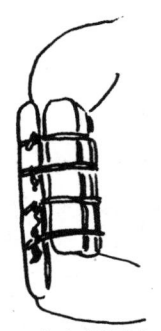

(1)小夹板下加垫　　(2)小夹板固定后

图25-5　肱骨干骨折小夹板固定

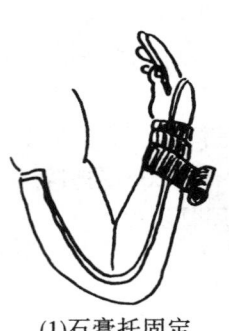 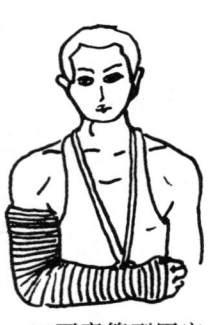 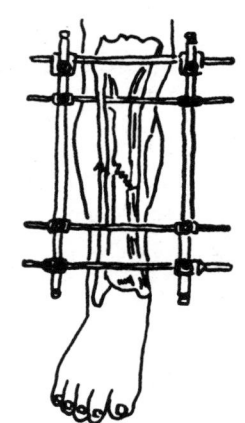

(1)石膏托固定　　(2)石膏管型固定

图25-6　石膏绷带固定　　　　图25-7　胫骨干骨折(经皮穿针外固定架固定)

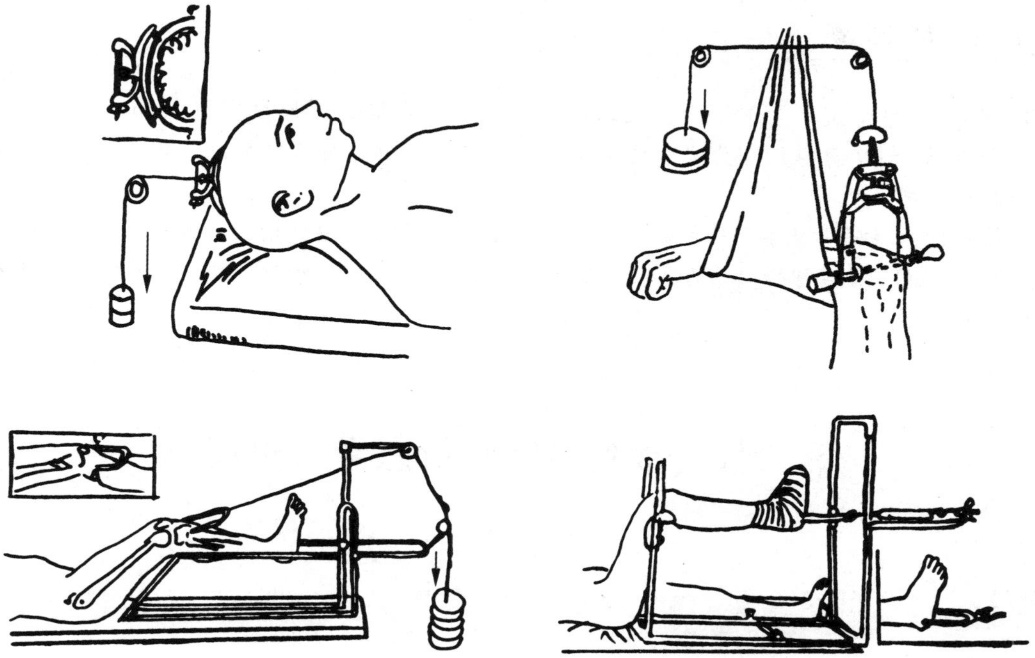

图 25-8 骨牵引

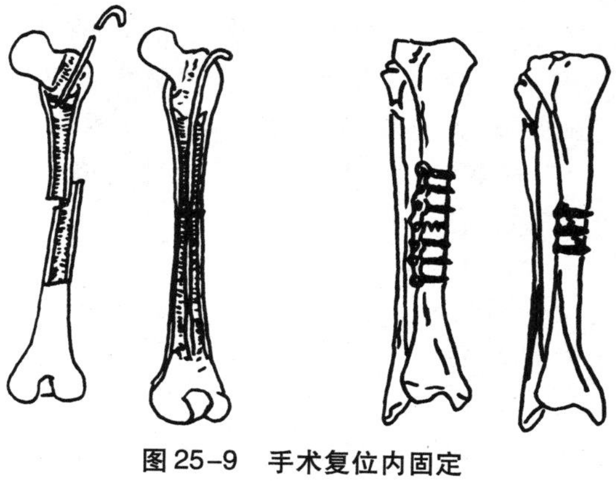

图 25-9 手术复位内固定

3. 功能锻炼　通过受伤肢体肌肉收缩,增加骨折周围组织的血液循环,促进骨折愈合,防止肌肉萎缩,通过主动或被动活动未被固定的关节,防止关节粘连、关节囊挛缩等,使受伤肢体的功能尽快恢复到骨折前的正常状态(图 25-10)。

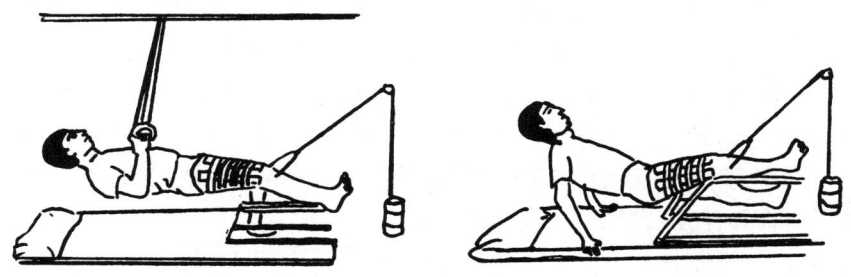

图 25-10 功能锻炼方法

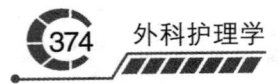

3000 多年前,甲骨文记录了"骨折"的名称。这也是人类历史上最早出现骨折的名字。公元前 11 世纪西周时代,创伤骨科已成为当时医学四大分科之一。公元前 8 世纪,《礼记》把骨折和一般软组织创伤进行鉴别诊断。

公元前 3 世纪,《黄帝内经》中开始强调"肾主骨",强调骨折治疗的全身理念。1368 年,《回回药方》首次用"动静"概括骨折的治疗问题,描写了骨折愈合处的骨痂——"脆骨"有经过软骨痂和骨性骨痂的生长过程。

第二节　常见四肢骨折患者的护理

病例导入

患者,女,56 岁,以"车祸后右侧肩关节肿胀、疼痛伴肩部活动受限 2 h"为主诉入院。患者 2 h 前车祸后右侧肩关节疼痛,呈持续性锐痛,休息后无缓解,伴活动受限,轻度畸形,无创口。行 X 射线检查提示:右侧肱骨骨折。专科体检:右肱骨上段压痛及叩击痛明显,未触及骨擦感,右前部旋转功能受限,右上臂患肢屈曲、内外旋、内收、外展均受限。术前积极完善血液分析、凝血时间、血型、尿液分析、肝肾功能、电解质、血糖、输血前检查(乙肝、丙肝、艾滋病、梅毒)、心电图、胸片等检查。给予抗感染、止痛、消肿对症治疗,择期手术。患者在神经阻滞麻醉下行"肱骨骨折切开复位内固定术",术毕安返病房。

请思考:
(1)患者术前护理准备工作主要有哪些?
(2)患者术后主要护理工作有哪些?

四肢骨折包括上肢骨折和下肢骨折。常见的上肢骨折有锁骨骨折、肱骨髁上骨折和桡骨远端骨折;常见的下肢骨折有股骨颈骨折、股骨干骨折和胫腓骨干骨折。

【常见四肢骨折】

1.锁骨骨折　锁骨位于皮下,表浅,受外力作用时易发生骨折,发生率占全身骨折的 5%~10%。多发生在儿童及青壮年。主要表现为局部肿胀、皮下淤血、压痛或有畸形,畸形处可触到移位的骨折断端,如骨折移位并有重叠,肩峰与胸骨柄间距离变短。伤侧肢体功能受限,肩部下垂,上臂贴胸不敢活动,并用健手托扶患肘,以缓解因胸锁乳突肌牵拉引起的疼痛。触诊时骨折部位压痛,可触及骨擦音及锁骨的异常活动。幼儿青枝骨折畸形多不明显,且常不能自诉疼痛部位,但其头多向患侧偏斜、颌部转向健侧,此特点有助于临床诊断。有时直接暴力引起的骨折,可刺破胸膜发生气胸,或损伤锁骨下血管和神经,出现相应症状和体征。

2.肱骨髁上骨折　指肱骨髁上 2 cm 内的骨折。多发年龄为 5~12 岁。伤后肘关节局部不能活动,肿胀明显。肘部骨性三角关系存在,表示未脱位。肘处于半屈位,肘窝饱满。有时可在肘窝触到肱骨骨折端。其中伸直型占 90% 左右,伸直型骨折的特点是:骨折线位于肱骨下段鹰嘴窝水平或其上方,骨折的方向为前下至后上,骨折向前成角,近折端向前移位,可损伤肱动脉(图 25-11)。屈曲型肱骨髁上骨折的骨折线可为横断,骨折向后成角,远折端向前移位或无明显移位(图 25-12)。正中神经损伤较多见,桡神经及尺神经损伤少见,主要因局部压迫、牵扯或挫伤,断裂者少见。随着骨折整复大多数于伤后数周内可自行恢复,若伤后 8 周仍无恢复,可考虑手术探查并做适当处理。

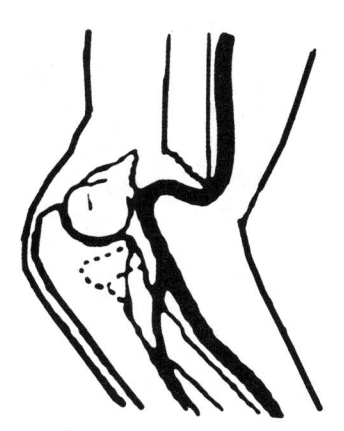

图 25-11　肱骨髁上骨折损伤肱动脉

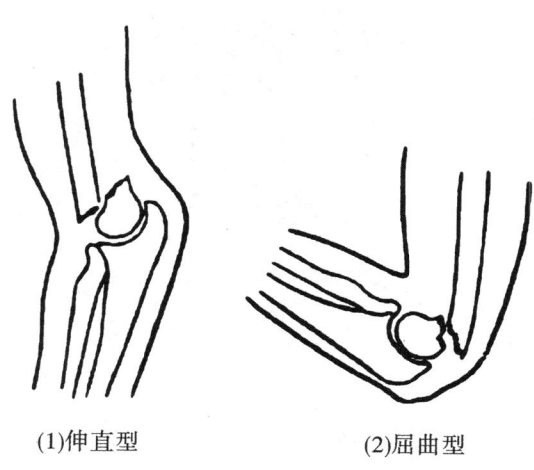

(1)伸直型　　　　　　(2)屈曲型

图 25-12　肱骨髁上骨折

3. 桡骨远端骨折　桡骨远端骨折常见,约占全身骨折的 1/10。多见于老年女性,青壮年发生均为外伤暴力较大者。骨折发生在桡骨远端 2～3 cm 范围内。常伴桡腕关节及下尺桡关节的损坏。伸直型骨折(Colles 骨折)最常见,多为间接暴力致伤。跌倒时腕关节处于背伸、前臂旋前位及手掌着地,暴力集中于桡骨远端松质骨处而引起骨折。骨折远端向背侧及桡侧移位,腕部肿胀、压痛明显,手和腕部活动受限,有典型的"餐叉状"或"枪刺样"畸形(图 25-13)。屈曲型骨折(Smith 骨折)较少见,骨折发生原因与伸直型骨折相反,故又称反 Colles 骨折。跌倒时手背着地,骨折远端向掌侧移位,骨折近端向背侧移位。

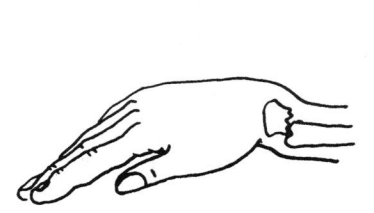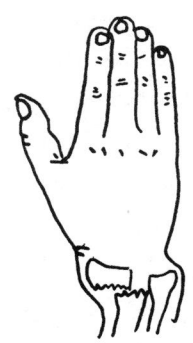

(1)侧面观(呈"餐叉"样畸形)　　　　(2)正面观(呈"枪刺"样畸形)

图 25-13　伸直型桡骨远端骨折(Colles 骨折)畸形

4. 股骨颈骨折　随着人的预期寿命延长,人口老龄化,股骨颈骨折发病率日渐增高,尤其是老年骨质疏松女性更容易发生。不慎跌倒后髋部疼痛,下肢活动受限,不能站立、行走,患肢短缩、足呈 45°～60°外旋畸形,下肢有纵向叩击痛(图 25-14)。按骨折线部位分类:头下型(最易出现股骨头缺血坏死)、经颈型、基底型(图 25-15)。按 X 射线表现分为内收骨折(Pauwels 角大于 50°,属不稳定骨折)和外展骨折(Pauwels 角小于 30°,属稳定骨折)(图 25-16、图 25-17)。

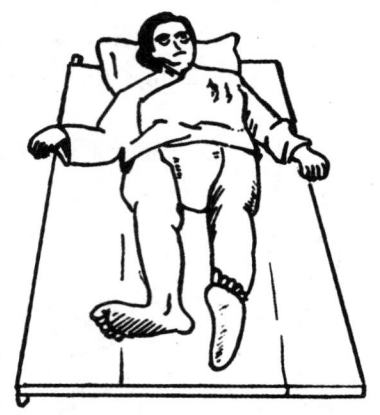
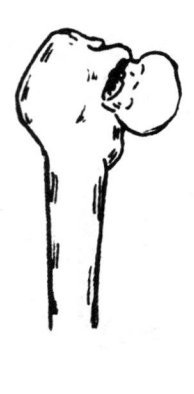

图 25-14　股骨颈骨折

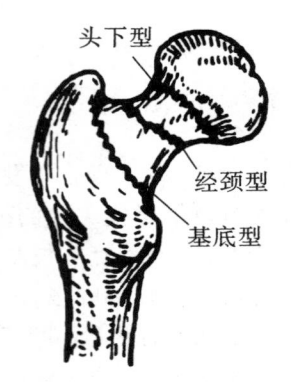
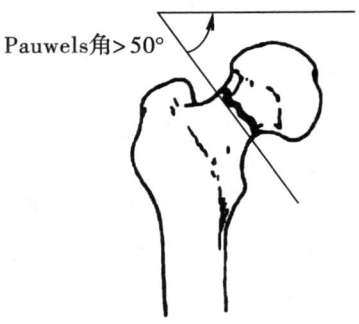
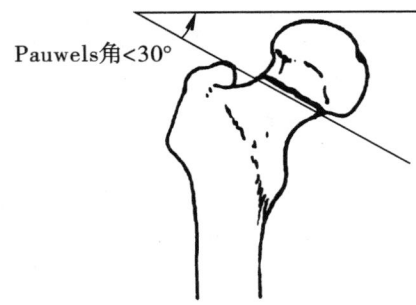

图 25-15　股骨颈基底骨折　　　　图 25-16　内收骨折　　　　图 25-17　外展骨折

5.股骨干骨折　股骨干包括粗隆下 2~5 cm 至股骨髁上 2~5 cm 的骨干。股骨干被三组肌肉所包围。由于大腿的肌肉发达,骨折后多有错位及重叠。骨折远端常有向内收移位的倾向,已对位的骨折,常有向外凸倾向,这种移位和成角倾向,在骨折治疗中应注意纠正和预防。股骨下 1/3 骨折时,由于血管位于股骨折的后方,而且骨折远断端常向后成角,故易刺伤该处的腘动、静脉。股骨干骨折出血量可达 1 000~1 500 mL,如系开放性或粉碎性骨折,出血量可能更大,患者可伴有血压下降、面色苍白等出血性休克的表现。

6.胫腓骨干骨折　胫腓骨干骨折以胫腓骨干双骨折最多见,胫骨干骨折次之,单纯腓骨干骨折最少。胫腓骨由于部位的关系,遭受直接暴力打击、压轧的机会较多。又因胫骨前内侧紧贴皮肤,所以开放性骨折较多见。胫骨上 1/3 骨折,可损伤胫后动脉,导致小腿下端缺血坏死。胫骨中 1/3 骨折,易出现骨筋膜室综合征,导致肌肉缺血坏死。胫骨下 1/3 骨折,血供差,易发生骨折延迟愈合或不愈合。腓骨颈骨折可引起腓总神经损伤。

【辅助检查】

1.X 射线检查　凡疑为骨折者应常规进行 X 射线检查,可显示临床上难以发现的不完全性骨折、深部的骨折、关节内骨折和小的撕脱性骨折等,即使临床上已表现为明显骨折者,X 射线检查也是必需的,可以了解骨折的类型和具体情况,对治疗具有指导意义。X 射线摄片应包括正、侧位片,必须包括邻近关节,有时需加摄斜位、切线位或健侧相应部位的 X 射线片。

2. CT 检查　对于骨折不明确但又不能排除者、脊柱骨折有可能压迫脊髓神经根者及复杂骨折者均可行 CT 检查。三维 CT 重建可以更直观、便捷地进行骨折分型,对治疗方案选择帮助很大,目前临床上常用。

3. MRI 检查　显示骨折线不如 CT 检查,一般不做常规检查。

【治疗原则】

1. 锁骨骨折　青枝骨折多见于儿童,对无移位者以"8"字绷带固定即可,对有成角畸形者,复位后仍以"8"字绷带维持对位。对有再移位倾向的较大儿童,则以"8"字石膏绷带为宜。成年人的骨折复位后以"8"字石膏绷带固定 6 ~ 8 周,并注意对石膏的塑形以防发生移位。粉碎骨折以及难以手法复位的骨折常需要切开复位内固定手术治疗。

2. 肱骨髁上骨折　骨折端无移位,若前倾角消失,不需复位;前倾角增大,在臂丛麻醉或全麻下,轻柔手法复位,长臂石膏固定于功能位 3 ~ 4 周。有移位的骨折在臂丛或全麻下手法复位,长臂石膏固定 4 ~ 6 周。牵引治疗适用于骨折超过 24 ~ 48 h,软组织严重肿胀,已有水疱形成,不能手法复位,或复位后骨折不稳定者。手术治疗适用于手法复位失败者、开放性骨折以及骨折合并血管损伤者等。骨折畸形愈合或愈合后有肘内、外翻畸形者可考虑行截骨矫形手术。

3. 桡骨远端骨折　多可手法复位成功。伸直型骨折复位后,保持腕关节掌屈及尺偏位,石膏或外固定架固定 4 周。屈曲型骨折复位后,腕关节背屈和旋前位固定 4 周。固定后即拍 X 射线片检查对位情况外,1 周左右消肿后需拍片复查,如发生再移位应及时处理。粉碎骨折以及波及关节面的骨折常需要切开复位内固定手术治疗。

4. 股骨颈骨折　非手术治疗适用于外展型嵌插骨折和无移位的骨折,皮牵引外展位固定或丁字鞋固定 6 ~ 8 周。有移位的骨折可手法复位内固定,只要复位满意,大多数内固定方法均可获得80% ~ 90% 的愈合率,不愈合病例日后需手术处理者仅 5% ~ 10% ,即使发生股骨头坏死,亦仅 1/3 病例需手术治疗。因此股骨颈骨折应早期无创伤复位,合理多枚螺钉固定,早期康复锻炼。

5. 股骨干骨折　根据不同年龄可采用垂直悬吊皮牵引、平衡持续牵引和固定持续牵引治疗。

（1）垂直悬吊皮牵引　适用于 3 岁以下的儿童股骨干骨折。这种方法简易有效,3 ~ 4 周后骨折愈合。

（2）平衡持续牵引　可用皮牵引或骨牵引,以便患者的身体及各关节在床上进行功能活动。皮牵引适于 12 岁以下小儿。12 岁以上青少年和儿童则适合做骨牵引。持续 4 ~ 6 周,改用单侧髋人字石膏或局部石膏装具固定至 8 ~ 12 周,直至骨折完全愈合。

（3）固定持续牵引　开始牵引时重量要大,一般为体重的 1/7 ~ 1/8,手法整复争取在 1 周内完成,随后减轻牵引重量,以维持固定。要避免过牵,以免影响骨折愈合。

近年来,由于内固定器械的改进、手术技术的提高以及人们对骨折治疗观念的改变,股骨干骨折现多趋于手术治疗。骨折手术治疗,必须从骨折的部位、类型、软组织损伤的程度,有无合并伤及患者的全身情况等因素考虑。

6. 胫腓骨骨干骨折　胫腓骨骨折的治疗目的是恢复小腿的承重功能。因此骨折端的成角畸形与旋转移位应该予以完全纠正,以免影响膝踝关节的负重功能和发生关节劳损。除儿童病例外,虽可不强调恢复患肢与对侧等长,但成年病例仍应注意使患肢缩短不多于 1 cm,畸形弧度不超过 10°,两骨折端对位至少应在 2/3 以上。手法复位外固定适用于稳定性骨折。石膏固定的优点是可以按肢体的轮廓进行塑型,固定牢固。一般胫腓骨骨折急诊固定后,常需于 3 周左右更换一次石膏。更换后包扎良好的石膏不再随意更换,以免影响骨折愈合。但仍应定期随访,观察石膏有无松动及指导患者进行功能锻炼。长腿石膏固定的缺点是固定范围超越关节,胫骨骨折愈合时间长,常可影响膝、踝关节活动功能。为此,可在石膏固定 6 ~ 8 周已有骨痂形成时,改用小夹板固定,开始关节活动。胫腓骨骨折一般骨性愈合期较长,长时间的石膏外固定,对膝、踝关节的功能必然造成影响。另外,由于肌肉萎缩和患肢负重等因素,固定期可能发生骨折移位。因此,对不稳定性骨折采用开放复位内固定者日渐增多,并可根据不同类型的骨折采用不同的方式和内固定方法。

知识拓展

伊里扎洛夫(1921—1992 年),前苏联医学家,创造了"张力-应力法则"技术理论,其生物学原理表现在骨延长过程中在外固定器的作用下,在牵开的骨缺损区,很快被新生的骨痂充填,继之形成致密骨质,这是牵张应力刺激的结果,其促进了成纤维细胞化骨及膜化骨的进程,骨牵引区域内的骨发生是纯粹性膜内骨化形成新骨。1965 年,伊里扎洛夫的发明创造得到了前苏联有关部门的正式承认,并授予他"苏联社会主义劳动英雄"和"俄罗斯联邦功勋医生与功勋发明家"的称号,20 世纪 80 年代当选为前苏联科学院院士。目前西方骨科界普遍认为伊里扎洛夫理论及其应用技术是 20 世纪骨科发展史的里程碑之一,推动了小儿、整形、颌面、血管、神经等外科领域的发展。

【护理】

(一)护理评估

1. **健康史** 了解患者受外伤的时间、方式及经过,了解患者受伤时的身体情况及急救处理经过等。明确患者的既往病史及过敏史。

2. **身体状况** 测量生命体征,了解患者是否有发热及血容量不足等全身表现;检查骨折部位疼痛及肿胀程度,检查患肢的血液循环情况。

3. **心理社会状况** 了解患者因肢体骨折对学习、工作和生活产生的影响,尤其是肢体活动不便生活难以自理,并且需要人陪护的问题;了解患者有无因疾病需手术治疗而产生恐惧和焦虑。

4. **辅助检查** 了解各项辅助检查结果。

(二)护理问题

1. **疼痛** 与骨骼和软组织损伤有关。

2. **有感染的风险** 与皮肤受损、软组织损伤及内固定手术有关。

3. **有神经血管损伤的风险** 与骨骼和软组织损伤及治疗方法不当有关。

4. **潜在并发症**:创伤性关节炎、骨化性肌炎、关节僵硬、骨筋膜室综合征、脂肪栓塞综合征等。

(三)护理目标

(1)患者疼痛减轻或消失。

(2)无感染或感染得到控制。

(3)无并发症的发生。

(4)情绪稳定,焦虑减轻。

(5)患者掌握正确的功能锻炼方法。

(四)护理措施

1. **一般护理** ①注意观察生命体征,尤其是重症患者,及时发现异常,并给予对症处理。②指导患者注意个人卫生,保持病室清洁,开窗通风。给予高热量、高蛋白、高维生素、易消化饮食,增强免疫力。鼓励多饮水及活动,预防便秘的发生。

2. 疼痛护理 骨折患者的疼痛问题比较突出,骨折部位、手术切口会引起疼痛,固定物的穿刺、挤压和牵拉等也会带来疼痛。首先,固定和抬高患肢,促进静脉回流,利于肿胀消退的同时可缓解疼痛;其次,可以应用相应的止痛药物,术前应用常规的非甾体抗炎药和术后应用强效的阿片类止痛药都可以有效地缓解疼痛;最后,积极地预防感染和骨筋膜室综合征的出现,可以有效减少疼痛的发生。

3. 牵引患者的护理

(1)设置对抗牵引 床尾抬高 15～30 cm,利用体重做对抗牵引。

(2)维持牵引有效性 检查患者肢体位置及形态,确保处在正常牵引状态,避免过度牵引;查看牵引装置有无松动、滑脱及羁绊,不要随便增减牵引重量。

(3)预防感染 骨牵引的针孔处每日用75%乙醇消毒两次。皮牵引患者要注意预防皮肤张力性水疱和压疮的出现。

(4)观察末梢血运 观察患肢末端有无疼痛、肿胀、麻木、皮温降低及色泽改变,如有异常要及时报告医生并做出相应处理。

(5)预防并发症 积极进行功能锻炼,减轻肌肉萎缩,预防关节僵硬、足下垂等并发症的发生。

4. 石膏固定患者的护理 ①在配合医生进行石膏固定的时候,用手掌部位承托石膏,避免手指扣压,否则石膏内部会出现凸起,磨损皮肤,可能导致感染。②石膏干结之前保持固定的位置形态,待其硬化后再活动,冬天不易干燥硬化,可借助暖风机或电吹风助其硬化。③注意观察肢体远端的血运情况,如有疼痛、肿胀、麻木、皮温降低及色泽改变等异常情况,要及时报告医生并做出相应处理。④石膏上标明骨折及固定的日期,方便定期复查、对石膏进行调整和及时拆除。⑤抬高患肢,利于静脉回流,肢体肿胀消退后及时更换合适的石膏。⑥积极进行功能锻炼,预防和减少并发症。

5. 夹板固定患者的护理 ①选择合适大小的夹板,一般应超过上下临近的两个关节。②捆扎松紧适中,以捆扎后绳结可沿夹板上下移动1 cm为宜,避免过松失去固定效果。③严密观察末梢血运、感觉及运动情况,防止出现骨筋膜室综合征,如有异常,及时调整夹板松紧程度。④抬高患肢,促进静脉回流,利于肿胀的消退。⑤定期复查 X 射线片,了解骨折有无移位,避免畸形愈合。⑥功能锻炼,预防和减少并发症。

6. 并发症的预防和护理

(1)骨筋膜室综合征 及时查看固定的松紧程度,避免固定过紧。应用消肿药物减轻肢体的肿胀,严密观察肢体末梢的血运情况,如遇异常及时通知医生并做相应的处理。

(2)脂肪栓塞综合征 病情允许的情况下采取高半坐卧体位,给予适度的吸氧维持血氧饱和度,监测生命体征和血氧饱和度,保持呼吸道通畅,必要时应用药物治疗。

(3)长期卧床并发症 定时翻身避免骨隆突处长期受压,鼓励患者咳嗽、帮助其叩背排痰,如有呼吸道感染及时治疗。

7. 心理护理 积极和患者沟通交流,耐心地解释病情相关情况,鼓励患者表达其恐惧的问题,能够认真倾听患者诉说内心感受,提高患者对治疗的信心和勇气,促使患者能够积极地配合相关的治疗和护理。对患者的家人进行宣教,促使其家人理解并积极鼓励患者勇敢面对疾病,克服恐惧,战胜疾病。

(五)健康指导

1. 功能锻炼 给患者讲解锻炼的意义和方法,使患者认识到锻炼的重要性。认真制订锻炼计划,根据患者的康复情况不断修订计划。鼓励患者坚持按照计划进行实施,教育家属督促患者完成

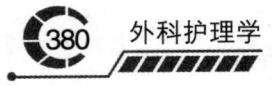

锻炼计划。

2. 知识宣传　讲解骨折的相关知识,告诫患者在生产生活中注意安全,积极锻炼,保持良好的心态,利于早日康复。

3. 健康指导　嘱咐患者出院后的注意事项,定期复查,评估康复情况。

第三节　脊柱骨折及脊髓损伤患者的护理

病例导入

　　患者,男,76 岁,以"腰背部疼痛、活动受限 7 d"为主诉入院。患者 7 d 前不慎摔倒,当即感到腰部疼痛、活动受限,呈持续性刺痛,活动后加重,休息后减轻,无骨外露。门诊以"骨质疏松伴病理性骨折"收住院。患者发现高血压 2 年余,口服硝苯地平缓释片降压药物控制;糖尿病病史 20 年,口服二甲双胍、格列美脲,皮下注射胰岛素,血糖控制可。专科体检:脊柱生理曲度存在,无畸形,L_1 椎体处压痛及叩击痛,L_1 椎体棘突及棘突旁开 2 cm 压痛,无放射痛,余椎体无压痛及叩击痛,四肢活动自如。术前积极完善血液分析、凝血时间、血型、尿液分析、肝肾功能、电解质、血糖、输血前检查(乙肝、丙肝、艾滋病、梅毒)、心电图、胸片等检查。给予抗感染、对症治疗,择期手术。患者在局部麻醉下行"经皮穿刺脊柱后凸成形术",术毕安返病房。

请思考:

(1)患者术前护理准备工作主要有哪些?

(2)患者术后主要护理工作有哪些?

　　脊柱骨折是骨科常见创伤,多见男性青壮年。其发生率占全身骨折的 5%～6%,以胸腰段骨折发生率最高,其次为颈、腰椎,胸椎最少,常可并发脊髓损伤。

【病因及发病机制】

1. 脊柱骨折　脊柱骨折多由间接外力引起,为由高处跌落时臀部或足着地、冲击性外力向上传至胸腰段发生骨折;少数由直接外力引起,如重物压伤、汽车撞伤等。病情严重者可致脊髓损伤,甚至危及生命。

2. 脊髓损伤　脊髓损伤是脊柱骨折最严重的并发症,往往导致损伤节段以下肢体严重的功能障碍。脊髓损伤往往见于高能量损伤,如车祸及高处坠落等。脊髓损伤治疗难度大,后遗症发生率较高,往往给患者带来较大的身体和心理伤害。

【临床表现】

1. 脊柱骨折　患者有明显的外伤史,如车祸、高处坠落等。脊柱可有畸形,骨折部位有深压痛和叩击痛。颈椎骨折时,颈部屈伸活动及旋转活动因疼痛受限。胸椎骨折躯干活动受限,合并肋骨骨折时可出现呼吸活动受限。腰椎骨折时腰部有明显压痛,腰部及下肢活动受限。如棘突骨折可见皮下淤血,棘突有明显浅压痛。常合并脊髓损伤,可有相应的表现,如感觉、运动功能障碍,大小便障碍等。

2.脊髓损伤

（1）脊髓震荡　脊髓损伤后出现的短暂性功能障碍，无器质性改变。临床表现为受伤后损伤平面以下出现的迟缓性瘫痪，经过数小时至数天即可恢复，且不留任何后遗症。

（2）脊髓挫伤　脊髓受伤平面以下的单侧或双侧感觉、运动及神经反射功能出现减弱或消失，其严重程度及能否恢复取决于损伤的程度。

（3）脊髓半切综合征　也称 Brown-Séquard 综合征，损伤水平以下，同侧肢体运动瘫痪和深感觉障碍，而对侧痛觉和温度觉障碍，但触觉功能无影响。由于一侧骶神经尚完整，故大小便功能仍正常。如 $T_1 \sim T_2$ 脊髓节段受伤，同侧颜面、头颈部可有血管运动失调征象和 Horner 综合征，即瞳孔缩小、睑裂变窄和眼球内陷。此种单侧脊髓的横贯性损害综合征好发于胸段，而腰段及骶段则很少见。

（4）脊髓圆锥损伤　会阴部皮肤感觉障碍，骶部反射部分或全部丧失，性功能障碍，膀胱和直肠括约肌张力降低，出现大小便失禁。双下肢感觉和运动功能正常。

（5）马尾神经损伤　损伤平面以下出现弛缓性瘫痪，肌张力降低，腱反射消失，感觉和运动功能障碍，大小便失禁。

（6）脊髓断裂　损伤平面以下感觉、运动、反射和括约肌功能完全丧失。

【辅助检查】

1. X 射线　X 射线摄片是首选的检查方法，老年人感觉迟钝，胸腰段脊柱骨折往往主诉为下腰痛，单纯腰椎摄片会遗漏下胸椎骨折，因此必须注明摄片部位包括下胸椎在内，通常需拍摄正、侧位两张片子，必要时加拍斜位片，在斜位片上则可以看到有无椎弓峡部骨折。

2. CT　CT 检查可以显示出椎体的骨折情况，还可显示出有无碎骨片突出于椎管内，并可计算出椎管的前后径与横径损失量。

3. MRI　CT 片不能显示出脊髓损伤情况，为此必要时应做 MRI 检查，在 MRI 片上可以看到椎体骨折出血所致的信号改变和前方的血肿，还可看到因脊髓损伤所表现出的异常高信号。

【治疗原则】

1.脊柱骨折

（1）颈椎骨折　骨折稳定无移位，无脊髓损伤及受压等情况可考虑保守治疗，应用颈胸石膏或者支具固定 12 周。如有骨折合并脱位，考虑行牵引下复位及椎体融合术。骨折且不稳定考虑行内固定及植骨融合术。

（2）胸、腰椎骨折　压缩性骨折椎体压缩小于 1/4 患者可考虑非手术治疗，骨折处腰背部垫圆枕卧床休息 3 个月，加强腰背肌功能锻炼；手术治疗适用于椎体压缩大于 1/4 或者有神经症状的患者，主要是复位、减压、固定和植骨融合术。爆裂性骨折及骨折合并脱位的患者无论是否合并脊髓损伤，均需手术治疗。

2.脊髓损伤

（1）早期治疗　对患者进行早期评估应从受伤现场即开始进行。意识减退或昏迷患者往往不能诉说疼痛。对任何有颅脑损伤、严重面部或头皮裂伤、多发伤的患者都要怀疑有脊柱损伤的可能，要区别神经性休克和失血引起的低血容量休克而出现的低血压。神经源性休克是指颈椎或上胸椎脊髓损伤后交感输出信号阻断（$T_1 \sim L_2$）和迷走神经活动失调，从而导致血管张力过低（低血压）和心动过缓。低血压合并心动过速，多由血容量不足引起。积极输血和补充血容量，必要时对威胁生命的出血进行急诊手术。

（2）药物治疗　当脊柱损伤患者复苏满意后,要防止已受损的脊髓进一步损伤。在治疗方法上,药物治疗是降低脊髓损害程度最为快捷的。

1）皮质类固醇　建议8 h内给药,但应注意,大剂量可能产生肺部及胃肠道并发症,高龄者易引起呼吸系统并发症及感染。可以选用甲泼尼松或地塞米松,持续应用5 d停药,以免长期大剂量使用激素出现并发症。

2）神经节苷脂　能促进神经外生和突触传递介导的轴索再生和发芽,减少损伤后神经溃变,促进神经发育和塑形。一般在损伤后48 h给药应用效果好。

3）东莨菪碱　通过调整微循环、改善脊髓损伤后毛细血管破裂出血和堵塞造成的微循环障碍,减轻脊髓缺血、坏死,有利于脊髓功能恢复。使用越早效果越好,建议在伤后当日使用。

4）神经营养药　甲钴胺增强神经细胞内核酸和蛋白质的合成;促进髓鞘主要成分卵磷脂的合成,有利于受损神经纤维的修复。

5）脱水药减轻脊髓水肿　常用药物为甘露醇,有心功能不全、冠心病、肾功能不全的患者,滴速过快可能会导致致命疾病的发生。对老年人或潜在肾功能不全者应密切观察尿量、尿色及尿常规的变化。恰当补充水分和电解质以防脱水、血容量不足,并应监测水、电解质与肾功能。

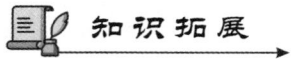知识拓展

机器外骨骼

日本科技公司"赛百达因"（Cyberdyne）研制的HAL-5是一款半机器人,拥有自我拓展和改进功能。它装有主动控制系统,肌肉通过运动神经元获取来自大脑的神经信号,进而移动肌与骨骼系统。HAL（混合辅助肢体）可以探测到皮肤表面非常微弱的信号。动力装置根据接收的信号控制肌肉运动。HAL-5是一款可以穿在身上的机器人,高1 600 mm,重23 kg,利用充电电池（交流电100 V）驱动,工作时间可达到近2 h 40 min。HAL-5可以帮助佩戴者完成站立、步行、攀爬、抓握、举重物等动作。

超分子肽纤维支架

在一项新的研究中,美国西北大学的研究人员开发了一种两亲性超分子肽纤维支架,该支架含有两种促进神经再生的肽序列（超分子肽纤维支架）。单次注射这种支架可以逆转脊髓损伤后的瘫痪并修复脊髓组织。他们向瘫痪小鼠脊髓周围的组织注射了一种药物,仅仅4周后,老鼠就恢复了行走的能力。在这种治疗完成其功能后,支架在12周内被生物降解为细胞的营养物质,然后完全从体内消失,没有明显的副作用。这是科学家首次通过改变化学结构来控制支架中分子的集体运动,从而提高治疗效果。相关研究成果发表在2021年11月12日的 *Sciecne* 上,论文题目为《增强超分子运动的生物活性支架促进脊髓损伤恢复》。

【护理】

（一）护理评估

1. 健康史　了解患者受外伤的时间、方式及经过,了解患者受伤时的身体情况及急救处理经过等。明确患者的既往病史及过敏史。

2. 身体状况　测量生命体征,了解患者是否有呼吸困难及大小便失禁等全身表现;检查患者身

体感觉运动功能是否有障碍,检查全身腱反射情况及是否有病理反射。

3. 心理社会状况　了解患者因脊柱损伤对学习、工作和生活产生的影响,尤其是脊髓损伤生活难以自理的患者生活中遇到的各种难题;了解患者是否因疾病治疗难度大、费用高而产生恐惧和焦虑。

4. 辅助检查　了解各项辅助检查结果。

(二)护理问题

1. 低效型呼吸形态　与颈部脊髓损伤及躯体活动受限有关。
2. 有体温异常的风险　与脊髓损伤和神经功能紊乱有关。
3. 有皮肤完整性受损的风险　与肢体感觉运动障碍和长期卧床有关。
4. 潜在并发症:肺炎、压疮、泌尿系统感染、肌力下降、肌肉萎缩等。

(三)护理目标

(1)患者维持良好的呼吸状态。
(2)患者维持正常体温。
(3)无并发症的发生。
(4)情绪稳定,焦虑减轻。
(5)患者掌握正确的功能锻炼方法。
(6)患者最大限度恢复肢体的功能。

(四)护理措施

1. 一般护理　①注意观察生命体征,尤其是重症患者,及时发现异常,并给予对症处理。②指导患者注意个人卫生,保持病室清洁,开窗通风。给予高热量、高蛋白、高维生素、易消化饮食,增强免疫力。鼓励多饮水及活动,预防便秘的发生。

2. 维持呼吸功能　观察患者的呼吸状态,了解有无呼吸困难及呼吸道梗阻,必要时吸氧,维持血氧饱和度。床旁备好急救药品及气管切开工具,必要时可做气管切开术。截瘫平面较低,在观察过程中患者呼吸变得困难,且有进行性加重,或继发肺部感染,气管分泌物增多,影响气体交换,应尽早做气管切开术。行气管切开术可保证呼吸道通畅,使呼吸阻力减少,死腔缩小,吸痰方便,并可经切口直接给药。遇患者呼吸停止时,可经气管切开处进行人工呼吸,或使用自动呼吸器辅助呼吸。有肺部感染者,可经气管切开处取标本做细菌培养及药物敏感试验,以找出致病菌和有效抗菌药物。

3. 排尿障碍护理

(1)持续引流与膀胱锻炼　留置导尿管引流,最初持续开放使膀胱松弛以利逼尿肌功能的恢复。1~2周后夹管,每4 h开放一次,夜间患者入睡后应保持开放。在导尿管开放期间,训练患者用双手按摩膀胱,尽量排出尿液。

(2)预防泌尿道感染和结石　①每日饮水量应保持2 500 mL以上,抬高床头有利于尿液从肾脏经输尿管引流到膀胱,而减少尿液反流引起肾盂肾炎、肾盂积水、肾盂积脓,最终损害肾功能的机会。②冲洗膀胱:在严格无菌操作下,短期或间断使用导尿管,使排尿畅通。每日用生理盐水、3%硼酸或0.1%~0.05%呋喃西林溶液,冲洗膀胱1~2次。③清洁尿道口:留置导尿管以后,由于导尿管的刺激,尿道口处往往可见有分泌物积存,容易滋生细菌,应当每天清除。④更换导尿管:导尿管一般每1~2周更换一次。

4. 体温异常及其护理　①高热:高热须与感染鉴别。使室温控制在20~22 ℃。预防和治疗以物理降温为主,可采用乙醇擦浴,必要时放置冰袋降温。②低温:在隆冬季节,患者经长途运送而未能很好保暖者,则大量体温散发体外,体温下降,此时患者可能出现神情淡漠、心率减慢,治疗以人

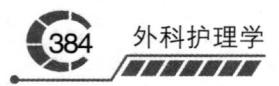

工复温为主,可升高室温、将输入的血液和液体预先加热等。

5. 压疮及其护理　压疮是截瘫患者的常见并发症,最常发生的部位有骶椎、脊柱棘突、肩胛骨、股骨大转子、足跟后、腓骨头等处。

(1)压疮的预防　①翻身:加强护理,勤于翻身,每2 h 一次,日夜坚持。翻身要勤,幅度要小,即左右翻身各45°就可满足需要。②按摩:为患者翻身时,可在其身体易于受压的骨性突起部位按摩,以促进局部血液循环。按摩时,手法宜轻,不可用力过大,以免擦伤皮肤。③防污染:及时清洁被褥衣物,防止皮肤被粪便、尿液污染。

(2)压疮的治疗　①解除压迫:床褥要柔软、平整、清洁、干燥,使用充气压疮垫。加强护理,勤于翻身,设法使压疮部位不再受压。②改善全身状况:增加蛋白质及维生素的摄入量,调整水与电解质平衡,应用抗生素等。

6. 排便障碍及其护理

(1)脊髓损伤患者的排便障碍　当脊髓受到损伤而发生截瘫时,肛门外括约肌的随意控制及直肠的排便反射均消失,肠蠕动减慢,直肠平滑肌松弛,故粪便潴留,日久因水分被吸收而成粪块,称为便秘;若有腹泻,则表现为大便失禁。截瘫患者以便秘最为常见。便秘时,由于毒素被吸收,患者可有腹胀、食欲不振、消化功能减退等症状。

(2)截瘫患者便秘的治疗　①饮食和药物疗法:食谱中多含水、蔬菜和水果等,可口服缓泻剂及大便软化剂。镇痛药和碱性药物会抑制胃肠蠕动,应尽量避免使用。②灌肠:可用肥皂水或生理盐水灌肠。③针灸或刺激扳机点:如锤击尾骶部。④手掏法:用戴手套的手指伸入肛门,掏出硬结大便。此法对尾骶部有压疮者更适用,因为它可避免大便污染伤口。⑤训练排便反射:对损伤已2～3个月的晚期截瘫患者应该每天让患者坐立,增加腹压,定时给以适当刺激,如按压肛门部及下腹部,以训练其排便反射。

7. 痉挛及其护理　痉挛是由损伤脊髓的远端失去中枢指挥而前角细脑与肌肉之间却保持完整的联系所致,损伤平面以下反射弧高度兴奋,脊髓基本反射(包括牵张反射、屈肌反射、血压反射、膀胱反射、排便反射、阴茎勃起反射)亢进。脊髓损伤患者经过休克期,于伤后1～2个月逐渐出现痉挛,而于伤后3～4个月达到中等程度的痉挛。严重的痉挛状态常提示损伤平面以下躯体存在病损,如尿路感染、结石、肛周脓肿、肛裂、压疮等。

(1)预防措施　注意脊髓损伤早期瘫痪肢体的位置,促进躯体伸张反射,避免屈曲性痉挛。如颈段、上胸段脊髓损伤采取俯卧位,肢体被动活动和训练恢复直立位,有利于促进伸张反射。解除患者的精神紧张。积极治疗尿路感染、压疮等并发症。避免室温剧变、衣服鞋帽过紧以及膀胱直肠充盈引起的痉挛状态。帮助患者进行骑车动作锻炼可明显减轻痉挛状态。

(2)痉挛的治疗　①药物治疗:氯苯氨丁酸、乙哌立松片。②功能性电刺激:应用于痉挛肌肉的拮抗肌,每日一次。③闭孔神经切除术及内收肌切断术:可缓解严重的内收肌痉挛。④前根切除术:适用于 T_{10}～S_1 脊神经支配范围内的痉挛。⑤脊髓前联合切断术:应限制在 T_{10}～S_1 脊髓范围,并注意保留圆锥及其重要反射功能。

8. 康复治疗

(1)物理治疗　①按摩:按摩时手法要轻,由远及近地对四肢各部位进行按摩,目的是防止肌肉萎缩、关节强直,改善局部血液循环,促进淋巴回流。对痉挛性肢体做被动活动时,要有耐心、要缓慢地进行,切忌粗暴,以免发生软组织损伤,导致出血及日后的异位生骨。②电疗:对弛缓性瘫痪患者,应用感应电治疗可防止其肌肉萎缩及纤维变性,并能改善肌肉营养状况和使肌肉保持功能状态。因电疗对痉挛性瘫痪患者无效,所以不宜采用。③水疗:热水浴有助于肌腱、肌肉、韧带的伸展,改善关节的活动度,减少痉挛,使组织变得柔软。

(2)功能性电刺激　功能性电刺激又称人工脊髓,其基本原理为通过适当剂量的电刺激使肌肉或肢体重现功能活动。刺激可直接作用于肌肉,亦可作用于神经。电刺激可增强肌肉的有氧代谢,释放更多的活性酶;亦可增加肌肉的横切面积和提高肌原纤维所占的百分比,从而增强肌力;还可增快肌肉的收缩速度和增强肌肉的耐力。此外,尚可在中枢神经系统与肌肉之间开放更多的通道而加强其控制运动的能力。

9.心理护理　伤者在瞬息间由一个健康人突然成为一个残疾人,其心理创伤极为严重。在治疗和康复期间,由于疗法不多,见效较慢,疗程很长,患者常忧虑重重,悲观失望。积极和患者沟通交流,耐心地解释病情相关情况,鼓励患者表达其恐惧的问题,能够认真倾听患者诉说的内心感受,提高患者对治疗的信心和勇气,促使患者能够积极地配合相关的治疗和护理。对患者的家人进行宣教,医护人员须与家属一起,共做思想工作,促使其家人理解并积极鼓励患者勇敢面对疾病,发挥患者与疾病作斗争的主观能动性,战胜疾病。

(五)健康指导

1.功能锻炼　给患者讲解锻炼的意义和方法,使患者认识到锻炼的重要性。在骨折愈合后,根据患者的病情,在床架、支架、拐杖以及其他康复器械的辅助下,进行锻炼,尽量促进患者的康复,使患者恢复站立甚至步行的能力。认真制订锻炼的计划,根据患者的康复情况不断修订计划。鼓励患者坚持按照计划进行实施,教育家属督促患者完成锻炼计划。

2.知识宣传　讲解脊柱骨折和脊髓损伤的相关护理知识,告诫患者在生产生活中注意安全,积极锻炼,保持良好的心态,利于早日康复。

3.健康指导　嘱咐患者出院后的注意事项,定期复查,评估康复情况。

第四节　关节脱位患者的护理

病例导入

患者,男,41岁,以"外伤后左肩疼痛、活动受限2 d"为主诉入院。患者2 d前因外伤导致左肩关节肿胀、疼痛、活动受限。行X射线检查提示:左侧肩关节脱位。门诊以"左侧肩锁关节脱位"收住院。专科体检:左侧肩锁关节隆起畸形,肿胀明显,可见瘀斑,压痛及叩击通明显,按压有"弹起感"。患肢屈伸、内外旋、内收、外展均受限。因患肢剧烈疼痛,具体关节活动度未查。术前积极完善血液分析、凝血时间、血型、尿液分析、肝肾功能、电解质、血糖、血常规、红细胞沉降率、C反应蛋白、输血前检查(乙肝、丙肝、艾滋病、梅毒)、心电图、胸片等检查。止痛、对症治疗,择期手术。患者在神经阻滞麻醉下行"肩锁关节脱位内固定+骨移植术",术毕安返病房。

请思考:

(1)患者术前主要护理准备工作有哪些?

(2)患者术后主要护理工作有哪些?

关节脱位也称脱臼,是指组成关节的两关节面失去正常的对应关系。多暴力作用所致,以肩、肘、下颌及手指关节最易发生脱位。关节完全失去对合关系称全脱位。关节面部分失去正常的对合关系称半脱位。

【关节脱位分类】

1. 根据脱位的原因分类
（1）创伤性脱位　其中创伤性脱位最常见，多由外伤引起。
（2）病理性脱位　病理性脱位是由骨肿瘤、关节炎等一些疾病引起的脱位。
（3）先天性脱位　由于先天发育异常引起的脱位，临床以髋关节先天性脱位多见。
（4）习惯性脱位　习惯性脱位大多是关节脱位治疗不恰当引起的。

2. 根据脱位的时间分类
（1）新鲜脱位　指脱位不足3周，撕裂的关节囊还未完全愈合，关节窝仍空虚，复位相对容易。
（2）陈旧性脱位　指脱位超过3周，这时关节周围的肌肉萎缩，关节窝有可能被肉芽组织填充，复位困难，另外复位后再次脱位的概率较高。

【常见的关节脱位的临床表现】

1. 肩关节脱位　①伤肩肿胀、疼痛，主动和被动活动受限。②患肢弹性固定于轻度外展位，常以健手托患臂，头和躯干向患侧倾斜。③肩三角肌塌陷，呈"方肩"畸形（图25-18），在腋窝、喙突下或锁骨下可触及移位的肱骨头，关节盂空虚。④搭肩试验阳性（又称杜加征阳性），即患侧肘部贴胸壁时，手掌不能搭在对侧肩部；或者患侧手掌搭在对侧肩部时，肘部不能贴近胸壁。

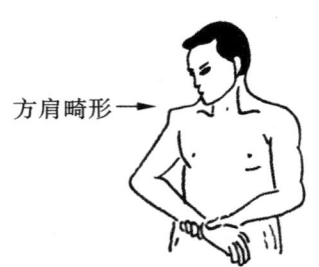

方肩畸形→

图25-18　"方肩"畸形

2. 肘关节脱位　①肘关节肿痛，关节置于半屈曲状，伸屈活动受限。如肘关节后脱位，则肘后方空虚，尺骨鹰嘴部向后明显突出（图25-19）；侧方脱位，肘部呈现肘内翻或外翻畸形。肱骨内、外髁及尺骨鹰嘴构成的三角形关系改变（图25-20）。肘关节脱位时，应注意血管、神经损伤的有关症状及体征。

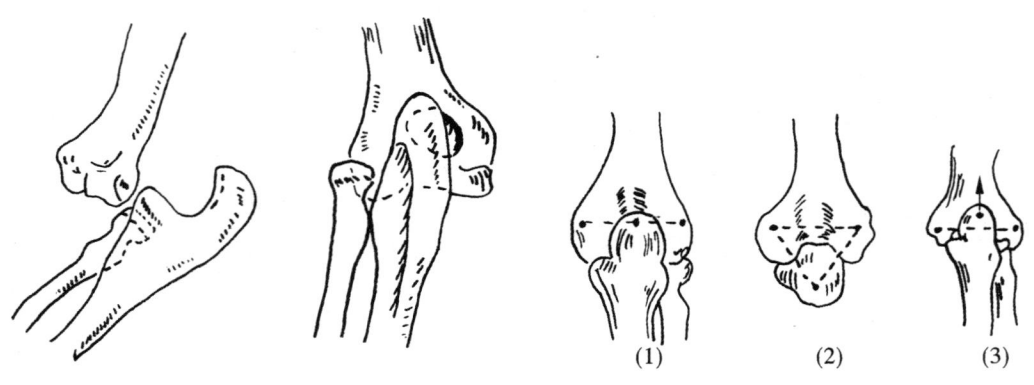

(1)　　　(2)　　　(3)

图25-19　肘关节脱位　　　　　图25-20　肘后三点关系

（2）弹性固定 肘关节脱位后,周围的肌肉和韧带可将肢体保持在特殊的位置,被动活动时有一种抵抗和弹性的感觉。

3. **髋关节脱位** 按股骨头的移位方向,分为后脱位、前脱位和中心脱位(图25-21)。

（1）后脱位 此种脱位最常见,外伤后患侧髋部肿痛,活动受限;脱位的肢体出现屈曲、内收、内旋及短缩畸形。

（2）前脱位 较后脱位少见,由于前方主要为韧带维护,因而不宜合并骨折。前脱位时患侧下肢出现伸直、外展及外旋畸形。

（3）中心脱位 此种脱位合并髋臼骨折,患肢短缩畸形,髋关节活动受限。

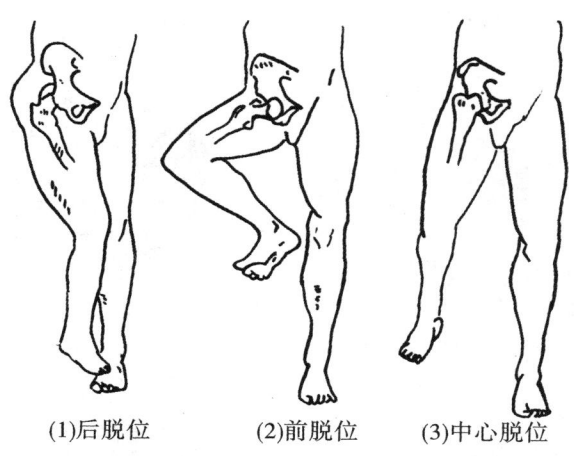

(1)后脱位　　(2)前脱位　　(3)中心脱位

图25-21　髋关节脱位

【**辅助检查**】

1. **肩关节脱位** 肩关节正侧位X射线片可显示大多数的脱位,少数脱位由于位置特殊,X射线片不容易鉴别,高度怀疑肩关节后脱位时可加摄腋位片或穿胸侧位片,则可发现肱骨头脱出位于肩胛盂后侧。必要时做双肩CT扫描,即可清楚显示出肱骨头脱出关节盂后缘。

2. **肘关节脱位** X射线检查可确定诊断,是判断关节脱位类型和合并骨折及移位状况的重要依据。复杂脱位或合并骨折的患者可做CT及三维重建,对判断病情、确认诊断及制订手术计划有重要作用。

3. **髋关节脱位** X射线片是诊断髋关节脱位的常用方法,大部分的髋关节脱位X射线片都能正确显示。由于髋关节脱位多见于较大的外力损伤,多合并有骨折,临床上常常行CT检查,能清楚地显示脱位的方向与程度,更重要的是能清晰地显示是否合并有骨折存在。

【**治疗原则**】

1. **肩关节脱位**

（1）手法复位 脱位后应尽快复位,复位手法要轻柔,禁用粗暴手法以免发生骨折或神经损伤。常用复位手法是Hippocrates法(图25-22)。复位后肩部即恢复正常外形,搭肩试验变为阴性,X射线检查肱骨头在正常位置。复位后应将患肢保持在内收、内旋位置,再用三角巾悬吊于胸前,3周后开始逐渐作肩部摆动和旋转活动,但要防止过度外展、外旋,以防再脱位,6周后可逐渐增加活动范围(图25-23)。

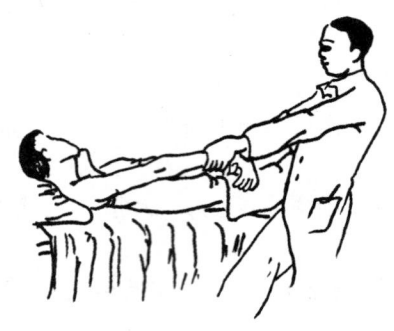

图25-22 肩关节脱位(Hippocrates法复位)

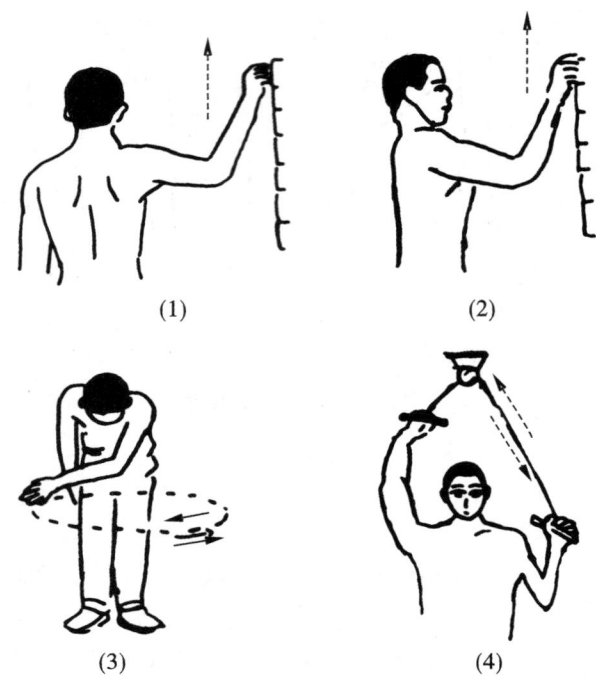

(1)　　　　　　　　　(2)

(3)　　　　　　　　　(4)

图25-23 肩关节功能锻炼法

（2）手术治疗　肩关节脱位有合并严重骨折及大血管损伤患者需要手术治疗。

（3）习惯性肩关节脱位的治疗　习惯性肩关节前脱位多见于青壮年,究其原因是首次脱位后未得到正确的治疗。由于关节囊撕裂和盂唇损伤没有得到良好修复,关节变得松弛。以后在上肢外展外旋和后伸动作时可反复发生脱位。可行关节镜下关节囊及盂唇修复术,术后效果满意。

2.肘关节脱位

（1）非手术治疗　新鲜肘关节脱位可行手法复位（图25-24）,对某些陈旧性骨折,为期较短者亦可先试行手法复位。复位后用上肢石膏将肘关节固定在功能位,3周后拆除石膏,做主动的功能锻炼,必要时辅以理疗,但不宜做强烈的被动活动。

（2）手术治疗　适用于闭合复位失败者,或不适于闭合复位者,如合并肘关节骨折或关节不稳定。

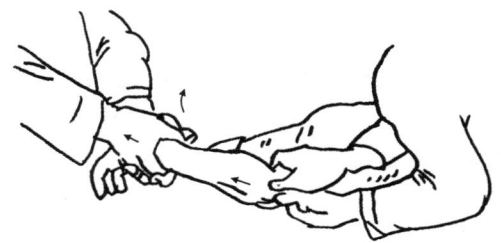

图25-24 肘关节后脱位复位法

3.髋关节脱位

（1）非手术治疗 髋关节后脱位一般均可手法复位,很少有困难。复位方法以屈髋屈膝位顺股骨轴线牵引较为稳妥可靠（图25-25）。复位时手法应徐缓,持续使用牵引力,严禁暴力或突然转向,遇有阻力时更不可强行扭转。复位后牵引固定4周（图25-26）,3个月后复查X射线片,如无股骨头坏死,可逐渐负重锻炼。

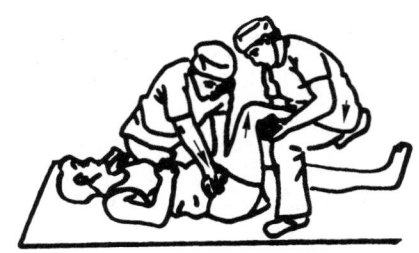

图25-25 髋关节后脱位复位法

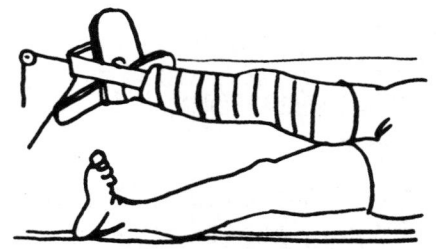

图25-26 髋关节固定方法

（2）手术治疗 中心脱位宜用骨牵引复位,复位后手术修复骨折的髋臼。陈旧性脱位因髋臼内充满纤维瘢痕,周围软组织挛缩,需要手术治疗。关节面破坏严重者,可考虑髋关节融合术或人工关节置换术治疗。

📜 知识拓展

王保合,河北省沧州市吴桥县的民间表演艺术家,专业的杂技演员,他最为拿手的两手绝活是"三仙归洞"和"缩骨软功"。看过王保合表演的香港特首董建华,称其为"鬼手",所以也有"鬼手"称号,被国家评为"非物质文化遗产传承人"。其中"缩骨软功"的绝活就和关节脱位有密切的关系,"缩骨"并不是真的把骨头缩小,而是通过艰苦的训练使关节周围的肌肉和关节囊松弛,发力之后能让关节自行脱位,使骨骼重叠达到缩小体格的目的。

【护理】

（一）护理评估

1.健康史 了解患者的年龄,受外伤的时间、方式及经过,了解患者受伤时的身体情况及急救处理经过等。明确患者有无关节和骨骼的肿瘤及炎症,有无反复脱位的病史及过敏史。

2.身体状况 测量生命体征,了解患者是否有脏器损伤及其他外伤;检查脱位关节的疼痛、肿胀程度,是否有畸形及合并骨折,检查患肢的血液循环情况。

3.心理社会状况 了解患者因关节脱位对学习、工作和生活产生的影响,尤其是习惯性脱位的患者,生活中很多特定的动作不能完成,患肢难以负重的问题;了解患者有无因疾病需手术治疗而产生恐惧和焦虑。

4.辅助检查 了解各项辅助检查结果。

(二)护理问题

1.疼痛 与脱位引起的关节囊撕裂及神经受压及牵拉损伤有关。

2.肢体活动障碍 与关节脱位、疼痛及肢体固定有关。

3.有神经血管损伤的风险 与骨骼和软组织损伤及治疗方法不当有关。

4.潜在并发症:神经损伤、韧带及关节囊损伤及习惯性脱位等。

5.知识缺乏 缺乏治疗后的护理及功能锻炼的相关知识。

(三)护理目标

(1)患者疼痛减轻或消失。

(2)脱位的关节功能得到恢复。

(3)无并发症的发生。

(4)情绪稳定,焦虑减轻。

(5)患者掌握正确的功能锻炼方法。

(四)护理措施

1.疼痛护理 尽早恢复正常关节的位置,减少肌肉痉挛引起的疼痛。选择合适的固定方式,减轻对关节囊撕裂部位的刺激,促进愈合。必要时遵医嘱使用镇痛药。

2.固定的护理 ①石膏固定要注意垫石膏棉,避免磨损皮肤导致感染。②牵引固定要注意避免过度牵拉导致神经损伤及关节韧带松弛。③支具固定要注意避免固定不牢固及使用不当,可能导致习惯性脱位。④注意观察末梢血供,如有疼痛、麻木及动脉搏动异常要及时通知医生并进行处理。

3.并发症的预防和护理

(1)习惯性脱位 严格按照治疗原则,必要时进行手术治疗。避免缩短固定时间,早期过度活动锻炼。

(2)关节僵硬 按照计划进行功能锻炼,避免固定时间过长,尤其是注意关节的屈伸活动锻炼。

4.心理护理 积极和患者沟通交流,耐心地解释病情相关情况,鼓励患者表达其恐惧的问题,能够认真倾听患者诉说内心感受,提高患者对治疗的信心,促使患者能够积极的配合相关的治疗和护理。

(五)健康指导

1.功能锻炼 给患者讲解锻炼的意义和方法,使患者认识到锻炼的重要性。鼓励患者坚持按照计划进行功能锻炼。

2.知识宣传 讲解关节脱位护理和康复训练的相关知识,告诫患者在生产生活中注意安全,积极锻炼,保持良好的心态,争取早日康复。

3.健康指导 嘱咐患者出院后的注意事项,定期复查,评估康复情况。

第五节　骨关节感染疾病患者的护理

病例导入

　　患者,男,20岁,以"左膝关节肿胀伴发热1个月"为主诉入院。患者1个月前外伤后左膝关节伤口约8 cm,就诊于当地医院,给予清创缝合,术后伤口愈合不良,关节肿胀伴发热。门诊以"感染性膝关节炎"收住院。专科体检:左膝关节肿胀明显,局部皮温较高,压痛及叩击痛明显。患肢屈伸、内外旋、内收、外展均受限。术前积极完善血液分析、凝血时间、血型、尿液分析、肝肾功能、电解质、血糖、血常规、血沉、凝血六项、输血前检查(乙肝、丙肝、艾滋病、梅毒)、心电图、胸片等检查。抗感染、对症治疗,择期手术。患者在椎管内麻醉下行"关节镜膝关节检查术",术毕安返病房。

请思考:
(1)患者术前护理准备工作主要有哪些?
(2)患者术后主要护理工作有哪些?

一、化脓性骨髓炎患者的护理

(一)病因及发病机制

　　化脓性骨髓炎是指化脓性细菌感染骨髓、骨皮质和骨膜而引起的炎症性疾病,多见于长骨干骺端。金黄色葡萄球菌是最常见的致病菌,临床上常反复发作,严重影响患者身心健康。

　　1.感染途径　患者体内有其他的感染病灶,化脓性细菌可通过血液循环在局部骨质发生病变;直接感染,由外伤引起的开放性骨折,伤口污染,未能及时彻底清创而发生感染;骨与关节手术时,手术部位细菌入侵,也可引起骨髓炎;骨骼附近软组织感染扩散,如脓性指头炎,若不及时治疗,可以引起指骨骨髓炎。

　　2.其他　血液循环变差及机体抵抗力下降可能是诱因。

(二)临床表现

　　1.局部表现　局部疼痛、肿胀、皮温增高,有局限性压痛。如果形成骨膜下脓肿则压痛更为明显,急性骨髓炎的自然病程可维持3~4周。后期脓肿破溃后可形成窦道,疼痛缓解,体温逐渐下降,病变转入慢性阶段。病程较长的可发生病理性骨折。

　　2.全身表现　患者可有高热、寒战、食欲不振等全身症状。

(三)辅助检查

　　(1)白细胞计数增高,在10×10/L以上,中性粒细胞可占90%以上。

　　(2)细菌培养及药物敏感试验。

　　(3)局部脓肿分层穿刺是早期诊断急性骨髓炎的主要依据。

　　(4)X射线检查早期无特殊表现。发病2周后可见层状骨膜反应和干骺端骨质稀疏,化脓后形成较大脓肿可见虫蚀样骨质破坏,骨皮质变薄,可有死骨形成。

　　(5)CT及MRI检查可以较早发现骨膜下脓肿,以及骨骼内部炎性反应。

　　(6)核素骨显像一般发病后48 h有阳性结果。

(四)治疗原则

1. 非手术治疗 阻止急性骨髓炎发展为慢性骨髓炎,早期诊断与治疗是主要的关键。抗生素应用要按照早期、适量、联合、规律、足疗程的原则。如果及时用药,全身及局部症状消失,说明感染已被控制,仍须连续用抗生素至少3周。

2. 手术治疗 应用抗生素后全身症状消退,但局部症状加剧,需要手术引流脓液,阻止急性骨髓炎发展为慢性骨髓炎。手术治疗宜早,如果抗生素治疗48 h后仍不能控制局部症状,则要及时进行手术。常用的手术的方法有钻孔减压术、开窗减压术、闭式冲洗术和负压引流术等(图25-27)。

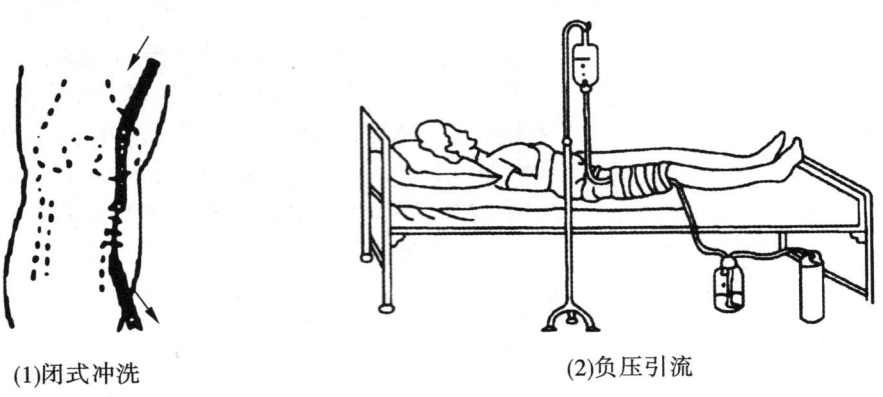

(1)闭式冲洗　　　　　　　　　　　　　　(2)负压引流

图25-27　手术治疗方法

知识拓展

　　骨水泥即聚甲基丙烯酸甲酯(PMMA),1927年由Hill和Crawfold发明,目前已广泛用于人工关节置换、骨缺损填充等骨科领域。利用抗生素骨水泥来抵抗或预防人工关节术后感染首先在德国被应用及接受。1970年,Buchholz和Enelbrecht将耐热的抗生素(青霉素、红霉素和庆大霉素)加入骨水泥中用于全髋关节置换,骨水泥中的抗生素持续释放达数月之久,并明显降低了人工关节置换手术后的感染率。此后,这一技术又应用于慢性骨髓炎和开放性骨折导致的骨缺损,术中将抗生素骨水泥制备成念珠,暂时(数周至数月)填入清创后骨的死腔,在局部提供高浓度的抗生素,待新鲜肉芽生成后,取出念珠并植骨,可以取得满意疗效。随着抗生素工业的发展,针对致病菌的敏感性和耐药性的变化,不断有新的抗生素被加入骨水泥试用于临床,万古霉素、去甲万古霉素、庆大霉素、妥布霉素、青霉素、头孢类抗生素等已经证明可加入骨水泥并发挥抗感染作用。

(五)护理

1. 护理评估

(1)健康史 了解患者有无感染病史和外伤史,有无采取治疗,治疗方式及经过如何,既往有无手术史及药物过敏史。

(2)身体状况 测量生命体征,了解患者是否有寒战、发热等全身表现;检查病变部位疼痛及肿胀程度,软组织是否形成脓肿,皮肤是否有破溃。检查患肢的血液循环情况。

(3)心理社会状况 了解患者因肢体疼痛对学习、工作和生活产生的影响,评估患者对疾病的起因、发展、治疗及护理的了解程度;了解患者有无因疾病而产生恐惧和焦虑。

(4)辅助检查 了解各项辅助检查结果。

2.护理问题

（1）体温过高　与骨骼感染有关。

（2）疼痛　与局部炎症反应和骨髓腔压力大有关。

（3）躯体移动障碍　与肢体固定及疼痛有关。

（4）潜在并发症：病理性骨折。

3.护理目标

（1）患者疼痛减轻或消失。

（2）体温维持在正常范围和感染得到控制。

（3）无并发症的发生。

（4）情绪稳定,焦虑减轻。

4.护理措施

（1）维持正常体温　卧床休息,鼓励多饮水,发热时及时物理降温,必要时药物降温,防止高热惊厥。

（2）疼痛护理　患肢固定于功能位,可缓解疼痛及肌肉痉挛,预防病理性骨折,防止炎症扩散。抬高患肢,利于肿胀消退。

（3）控制感染　遵医嘱应用抗生素,注意用药时间和顺序,以保持药物的血液浓度,及时发现药物的不良反应,并进行相应的处置。

（4）术后护理　①术后采取合适的体位,利于患者休息、术后护理及术区的引流。②密切观察患者的身体状况,注意患肢的皮肤温度及色泽变化。③保持引流通畅,观察引流液性质,记录24 h引流量,掌握拔管指征。

（5）功能锻炼　按照医嘱适时进行患肢功能锻炼,预防肌肉萎缩和关节僵硬。

（6）心理护理　积极和患者沟通交流,耐心地解释病情相关情况,鼓励患者表达其恐惧的问题,能够认真倾听患者诉说的内心感受,提高患者对治疗的信心和勇气,促使患者能够积极地配合相关治疗和护理。对患者的家人进行宣教,帮助患者获得家人的支持。

5.健康指导

（1）功能锻炼　给患者讲解锻炼的意义和方法,使患者认识到锻炼的重要性。认真制订锻炼的计划,根据患者的康复情况不断修订计划。鼓励患者坚持按照计划进行实施,教育家属督促患者完成锻炼计划。

（2）知识宣传　讲解骨髓炎的治疗和护理相关知识,告诫患者在生产生活中注意预防疾病的发生,积极锻炼,保持良好的心态,利于早日康复。

（3）健康指导　嘱咐患者出院后的注意事项,定期复查,评估康复情况。

二、化脓性关节炎患者的护理

化脓性关节炎是由化脓性细菌引起的关节内感染,任何年龄均可发病,但好发于儿童及老年体弱者。受累的多为单一的肢体大关节,好发于髋关节和膝关节,其他关节少见。

（一）病因及发病机制

（1）常见的致病菌为金色葡萄球菌,其次为链球菌。感染以血源性感染最多见,另外细菌可由关节腔穿刺、手术及关节处外伤直接进入关节。邻近软组织感染如急性化脓性骨髓炎,细菌可通过蔓延扩散至关节。

（2）机体抵抗力下降可能是诱因。

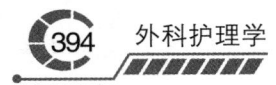

（二）临床表现

1. 局部表现　受累关节红、肿、热、痛，活动受限。深部关节如髋关节感染时，局部肿胀、疼痛，但周围皮肤红热不明显。

2. 全身表现　起病急骤，有畏寒、发热、乏力及纳差等全身中毒症状。

（三）辅助检查

1. 血常规　白细胞总数升高，中性粒细胞增多。红细胞沉降率增快，血培养可阳性。

2. 关节滑液检查　宜尽早进行。①滑液为浆液性或脓性，白细胞计数总数常大于 $50 \times 10^9 / L$，中性粒细胞大于 80%。②革兰氏染色可找到细菌。细菌培养阳性，如为阴性，应重做并行厌氧菌培养，同时药物敏感试验。

3. 关节镜检查　可直接观察关节腔结构，采取滑液或组织检查。

4. X射线检查　在早期由于关节液增加而关节囊肿胀，间隙增宽，骨端逐渐有脱钙现象。如关节面软骨有破坏，则关节间隙变窄。有时可并发骨骺滑脱或病理性脱位。较晚期，关节面软骨下骨呈反应性增生，骨质硬化，密度增加。最后关节软骨完全溶解，关节间隙消失，呈骨性或纤维性强直，或并发病理性脱位。

（四）治疗原则

1. 非手术治疗　①补液以纠正水、电解质紊乱。②采用皮肤牵引或石膏托板将患肢固定于功能位。③使用有效抗生素，静脉给药，足量足疗程。④关节腔穿刺引流，可用生理盐水冲洗。

2. 手术治疗　①早期可行关节灌洗术及关节切开引流术，可尽快控制感染，避免感染扩散。②晚期关节破坏严重，或已出现畸形，可行关节融合术或关节置换术，尽快恢复肢体功能或部分功能。

（五）护理

1. 护理评估

（1）健康史　了解患者近期有无局部化脓性感染病灶、关节穿刺史和外伤史，发病及治疗情况。既往有无手术史及药物过敏史。

（2）身体状况　测量生命体征，了解患者是否有寒战、发热等全身表现；检查病变关节周围疼痛及肿胀程度，是否形成脓肿，皮肤是否有破溃。

（3）心理社会状况　了解患者因关节肿痛对学习、工作和生活产生的影响，评估患者对疾病的起因、发展、治疗及护理的了解程度；了解患者有无因疾病而产生恐惧和焦虑。

（4）辅助检查　了解各项辅助检查结果。

2. 护理问题

（1）体温过高　与关节感染有关。

（2）疼痛　与局部炎症反应和骨髓腔压力大有关。

（3）躯体移动障碍　与肢体固定及疼痛有关。

（4）潜在并发症：感染扩散及关节破坏。

3. 护理目标

（1）患者疼痛减轻或消失。

（2）体温维持在正常范围和感染得到控制。

（3）无并发症的发生。

（4）情绪稳定，焦虑减轻。

4. 护理措施

（1）维持正常体温　卧床休息,鼓励多饮水,发热时及时物理降温,必要时药物降温,防止高热惊厥。

（2）疼痛护理　患肢固定于功能位,可缓解疼痛及肌肉痉挛,预防病理性骨折,防止炎症扩散。抬高患肢,利于肿胀消退。

（3）控制感染　遵医嘱应用抗生素,注意用药时间和顺序,以保持药物的血液浓度,及时发现药物的不良反应,并进行相应的处置。

（4）术后护理　①术后采取合适的体位,利于患者休息、术后护理及术区的引流。②密切观察患者的身体状况,注意患肢的皮肤温度及色泽变化。③保持引流通畅,观察引流液性质,记录 24 h 引流量,掌握拔管指征。

（5）功能锻炼　按照医嘱适时进行患肢功能锻炼,预防肌肉萎缩和关节僵硬。

（6）心理护理　积极和患者沟通交流,耐心地解释病情相关情况,鼓励患者表达其恐惧的问题,能够认真倾听患者诉说的内心感受,提高患者对治疗的信心和勇气,促使患者能够积极的配合相关的治疗和护理。对患者的家人进行宣教,帮助患者获得家人的支持。

5. 健康指导

（1）功能锻炼　给患者讲解锻炼的意义和方法,使患者认识到锻炼的重要性。认真制订锻炼计划,根据患者的康复情况不断修订计划。鼓励患者坚持按照计划进行实施,教育家属督促患者完成锻炼计划。

（2）知识宣传　讲解化脓性关节炎的治疗和护理相关知识,告诫患者在生产生活中注意预防疾病的发生,积极锻炼,保持良好的心态,利于早日康复。

（3）健康指导　嘱咐患者出院后的注意事项,定期复查,评估康复情况。

三、骨与关节结核患者的护理

由于近年来耐药性结核分枝杆菌的增加,结核病有逐年增多的趋势。骨关节结核约占结核病患者的3%,多见于青少年及儿童,发病部位以脊柱最多见,其次是膝关节、髋关节等。结核感染治疗周期长、难度大,对患者的身心健康影响较大。

（一）病因及发病机制

（1）骨关节结核往往是继发性特异性感染,原发病灶多为肺结核和胃肠道结核,结核分枝杆菌经血液循环侵入骨关节。

（2）病菌潜伏在体内,当机体抵抗力下降时,如外伤、营养不良、过度劳累等,可出现感染症状。

（二）临床表现

1. 局部表现　骨关节结核一般多为单发病灶。患病关节功能障碍比局部疼痛出现更早。肘、腕、膝、踝以及手足等处病变,位置表浅,肿胀容易发现。为了减轻患部疼痛,患病关节被迫处于特殊位置,如膝、肘关节呈半屈曲位;髋关节早期取外展和外旋位,晚期呈屈曲内收位;踝关节处下垂位。当病变波及整个关节,关节活动进一步受限而出现固定性畸形,在脊椎结核则表现为后凸畸形。

2. 全身表现　起病多较缓慢,患者可有倦怠、食欲减退、午后低热、盗汗和体重减轻等。但少数患者可无全身症状。

（三）辅助检查

1. 血常规、红细胞沉降率及 C 反应蛋白　患者常有轻度贫血,多发病灶或合并继发感染者,贫血加重,白细胞计数增加。

2.结核菌素试验 一般5岁以下儿童未接种过卡介苗,如结核菌素试验阳性且有症状或体征者,可认为目前有活动性结核病,应给予治疗;结核菌素试验阳性虽无症状或体征者,可给预防性化疗。

3.结核分枝杆菌培养 骨关节病灶中结核分枝杆菌量比开放性空洞性肺结核少,培养结核分枝杆菌需时较长,一般培养阳性率为50%。

4.病理组织学检查 最好在滑膜上采取肉芽组织或者于X射线片显示囊样病变的骨骼处取材,检出率较高。结核菌素培养和病理组织学检查应同时进行,以提高其确诊率。

5.影像学检查 X射线检查不能做出早期诊断,起病6~8周后方可出现病灶周围少量钙化及区域性骨质疏松。CT检查能进一步明确病灶位置,显示病灶周围的死骨。MRI检查有助于发现寒性脓肿,对诊断脊柱结核意义较大。

(四)治疗原则

1.抗结核药物治疗 结核病化疗用药应按照早期、适量、联合、规律和全程的原则。1972年起以异烟肼和利福平为主组成短程化疗,疗程缩短至6~9个月。

(1)标准化疗 关于单用药物或用药同时并施行病灶清除术治疗脊椎结核,其化疗方案采用异烟肼和对氨基水杨酸钠,前3个月加用链霉素,治愈率高。

(2)短程化疗 适用于初治的病例。方案采用异烟肼和利福平两种或两种以上杀菌药联用,将化疗的全程分为强化和巩固两个阶段。

2.局部治疗 包括局部制动、脓肿和窦道处理和局部注药等。

(1)局部制动 患者有低热、盗汗等全身中毒症状,腰背、髋、膝或踝关节疼痛。关节局部采用石膏绷带和牵引等制动方法,矫正畸形或脱位,置关节于功能位置,以缓解患处疼痛和减轻负担,有利于组织修复。

(2)脓肿和窦道处理 体表有较大的寒性脓肿和关节大量积液可穿刺抽液,减轻局部胀痛,缓解全身中毒症状,必要时可重复进行。

(3)局部注药 适用于病程长的患者,使局部药物浓度增高,以杀灭结核分枝杆菌。常用异烟肼或链霉素。

知识拓展

全球结核病流行病学调查显示,2019年全球约有1 000万人患结核病,其中约300万人未获诊断或未向政府部门正式报告,另外约有140万人死于结核病相关疾病。耐药结核病患者的情况甚至更为严重,2019年约有46.5万人被新诊断患有耐药结核病,其中只有不到40%的患者获得治疗。世界卫生组织报告称,在2018—2019年期间,约有1 400万人接受了结核病治疗,这仅占2018—2022年五年期目标(4 000万人)1/3多一点。2018—2019年,约有630万人开始接受结核病预防治疗,仅占5年目标(3 000万人)的1/5左右。世界卫生组织《终止结核病战略》的目标是,到2030年,以2015年为基线,将结核病死亡数减少90%,结核病发病率减少80%。该战略为2020年确定的目标是,将结核病发病率降低20%,结核病死亡数减少35%。

(五)护理

1.护理评估

(1)健康史 了解患者年龄、营养状况及日常活动情况,有无明显诱发因素,有无结核病病史及结核患者密切接触史,是否经过治疗,结核药物应用情况。既往有无手术史及药物过敏史。

(2)身体状况 测量生命体征,了解患者是否有消瘦、乏力、低热、盗汗等全身表现;检查病变部位情况,脊柱和关节是否有畸形,是否形成脓肿,有无窦道和瘘管。

(3)心理社会状况 了解患者因肢体活动受限及无耐力对学习、工作和生活产生的影响,评估患者对疾病的发展转归、治疗及护理的了解程度;了解患者有无因疾病而产生恐惧和焦虑。

(4)辅助检查 了解各项辅助检查结果。

2.护理问题

(1)营养失衡 与结核病长期慢性消耗有关。

(2)疼痛 与病灶炎症反应和骨质破坏有关。

(3)身体移动障碍 与骨质破坏、疼痛有关。

(4)潜在并发症:病理性骨折、脊神经损伤和抗结核药物毒性反应等。

3.护理目标

(1)患者营养状态得到改善,体重维持在正常范围。

(2)患者疼痛减轻或消失。

(3)患者无药物中毒症状,无其他严重并发症的发生。

(4)患者肢体功能得到恢复或部分恢复。

(5)情绪稳定,焦虑减轻。

4.护理措施

(1)维持正常体温 卧床休息,鼓励多饮水,发热时及时物理降温,必要时药物降温,防止高热惊厥。

(2)疼痛护理 患肢固定于功能位,可缓解疼痛及肌肉痉挛,预防病理性骨折,防止炎症扩散。抬高患肢,利于肿胀消退。

(3)控制感染 遵医嘱应用抗结核药物,注意用药时间和顺序,以保持药物的血液浓度,及时发现药物的不良反应,并进行相应的处置。

(4)术后护理 ①术后采取合适的体位,利于患者休息、术后护理及术区的引流。②密切观察患者的身体状况,注意患肢的皮肤温度及色泽变化。③保持引流通畅,观察引流液性质,记录24 h引流量,掌握拔管指征。

(5)功能锻炼 按照医嘱适时进行患肢功能锻炼,预防肌肉萎缩和关节僵硬。

(6)心理护理 积极和患者沟通交流,耐心地解释病情相关情况,鼓励患者表达其恐惧的问题,能够认真倾听患者诉说的内心感受,提高患者对治疗的信心和勇气,促使患者能够积极地配合相关的治疗和护理。对患者的家人进行宣教,帮助患者获得家人的支持。

5.健康指导

(1)功能锻炼 给患者讲解锻炼的意义和方法,使患者认识到锻炼的重要性,鼓励患者坚持按照计划进行完成康复锻炼。

(2)知识宣传 讲解骨关节结核的治疗和护理相关知识,告诉患者积极治疗结核原发病灶是预防骨关节结核的主要措施。告诉患者及家属按规定用药的重要性及私自停药的严重后果。

(3)健康指导 嘱咐患者出院后的注意事项,定期复查,评估康复情况。

第六节　颈椎病患者的护理

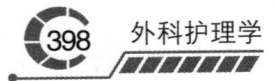

患者,女,71 岁,以"双上肢麻木 4 个月"为主诉入院。患者 4 个月前无明显诱因出现双上肢麻木,持物不稳,双下肢无力、行走不稳,踩"棉花感"。行颈部 MRI 示:颈椎间盘突出,脊髓压迫。门诊以"脊髓型颈椎病"收住院。专科体检:脊柱生理曲度存在,颈部各棘突及棘突旁开 2 cm 处无压痛及放射痛,双上肢皮肤痛觉减退,双侧压颈试验阴性、臂丛牵拉试验阴性。双侧 Hoffmann 征阳性,双侧直腿抬高试验阴性,双侧"4"字试验阴性,双侧股神经牵拉试验阴性,双侧梨状肌紧张阴性,双侧膝反射无亢进,双侧 Babinski 征阳性症状。术前积极完善血液分析、凝血时间、血型、血沉、血常规、CRP、尿液分析、肝肾功能、电解质、血糖、输血前检查(乙肝、丙肝、艾滋病、梅毒)、心电图、胸片等检查。营养神经、对症治疗,择期手术。患者在全麻下行"颈椎间盘切除+椎管扩大减压+椎弓根脊柱内固定+人工骨植骨术",术毕安返病房。

请思考:
(1)患者术前准备工作主要有哪些?
(2)患者术后主要护理工作有哪些?

颈椎病又称颈椎综合征,是颈椎退变及其继发性改变后刺激或压迫相邻脊髓、神经、血管等组织引起的一系列症状和体征,是一种以退行性病理改变为基础的疾病。

【病因及发病机制】

1. 颈椎的退行性变　颈椎退行性改变是颈椎病发病的主要原因,其中椎间盘的退变尤为重要,是颈椎退变的首发因素,并由此演变出一系列病理改变:①椎间盘变性;②韧带-椎间盘间隙的出现与血肿形成;③椎体边缘骨刺形成;④颈椎其他部位的退变;⑤椎管矢状径及容积减小。

2. 发育性颈椎椎管狭窄　近年来已明确颈椎管内径,尤其是矢状径,不仅与颈椎病的发生与发展有关,而且与颈椎病的诊断、治疗、手术方法选择以及预后判定均有着十分密切的关系。有些人颈椎退变严重,骨赘增生明显,但并不发病,其主要原因是颈椎管矢状径较宽,椎管内有较大的代偿间隙。而有些患者颈椎退变并不十分严重,但症状出现早而且比较严重。

3. 慢性劳损　慢性劳损是指超过正常生理活动范围最大限度或局部所能耐受的各种超限活动。因其有别于明显的外伤或生活、工作中的意外,因此易被忽视,但其对颈椎病的发生、发展、治疗及预后等都有着直接关系,此种劳损的产生与起因主要来自以下 3 种情况:不良的睡眠体位、不当的工作姿势及不适当的体育锻炼。

【临床表现】

颈椎病的临床症状较为复杂,与病变部位、组织受累程度及个体差异有一定关系。

1. 颈型颈椎病　颈型颈椎病也称青年型颈椎病,多发生于青年人,长期低头工作、学习或娱乐,导致颈背部肌肉劳损,出现颈肩部肌肉僵硬、酸困甚至疼痛,X 射线片上没有明显的退行性改变,但可以有颈椎生理前凸减小或消失,甚至椎体不稳定及轻度骨质增生等变化。

2. 神经根型颈椎病　具有较典型的根性症状,颈部痛、椎旁肌肉压痛及颈部立正式体位,以手指麻木、指尖感觉过敏及皮肤感觉减退等为多见,且范围与颈脊神经所支配的区域相一致。压头试验和上肢牵拉试验阳性(图25-28、图25-29)。

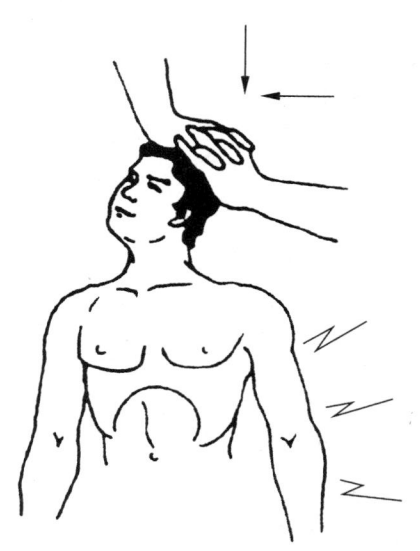

图25-28　压头试验
(椎间孔挤压试验)

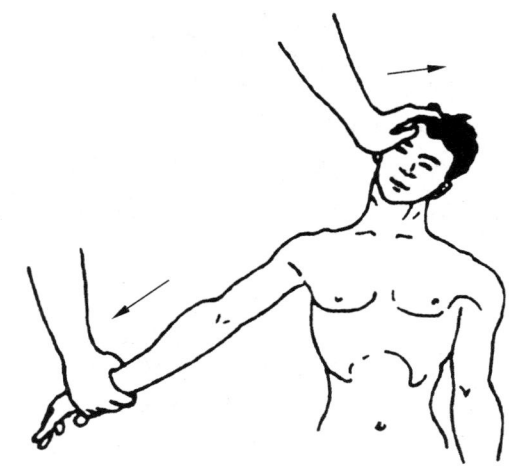

图25-29　上肢牵拉试验
(臂丛神经牵拉试验)

3. 脊髓型颈椎病　临床上出现颈脊髓损害的表现,早期单侧或双侧肢体感觉减退,之后可出现四肢肌无力,足底踩棉花感,行走困难和大小便功能障碍。

4. 椎动脉型颈椎病　压迫或刺激椎动脉引起椎动脉痉挛而致大脑供血不足,主要表现为眩晕、头痛、视觉障碍及猝倒等。

5. 交感神经型颈椎病　临床表现为头痛、头晕、视物模糊、双侧瞳孔或睑裂大小不等、心跳加速、心动过缓、心前区疼痛、耳鸣、耳聋、一侧面部无汗或多汗等一系列交感神经症状。部分患者可有肢体发凉、头面颈部发麻或疼痛等表现。多数患者主观症状多,而客观体征少。

6. 混合型颈椎病　同时出现以上两种或两种以上的症状,病情较为复杂。

【辅助检查】

1. 颈椎病的试验检查　①椎间孔挤压试验:令患者头偏向患侧,检查者左手掌放于患者头顶部,右手握拳轻叩左手背,看患者是否出现肢体放射性痛或麻木。②臂丛神经牵拉试验:患者低头,检查者一只手扶患者头颈部、另一只手握患肢腕部,作相反方向推拉,看患者是否感到放射痛或麻木。

2. X射线检查　①颈椎生理前凸消失或反弯曲。②在颈椎过伸过屈侧位X射线片中,可以见到椎间盘的弹性有改变。③椎体前后接近椎间盘的部位均可产生骨赘及韧带钙化。④椎间隙变窄。⑤项韧带钙化。

3. 肌电图检查　颈椎病及颈椎间盘突出症的肌电图检查都可提示神经根长期受压而发生变性,从而失去对所支配肌肉的抑制作用。

4. CT、MRI检查　CT用于诊断后纵韧带骨化、椎管狭窄等所致的椎管扩大或骨质破坏,对于颈椎病的诊断及鉴别诊断具有一定的价值。

【治疗原则】

1. 药物治疗　可选择性应用非甾体抗炎药镇痛。

2. 牵引治疗　牵引治疗在过去是治疗颈椎病的首选方法之一,但近年来发现,牵引不但不能促进颈椎生理曲度的恢复,相反牵引拉直了颈椎,反而弱化颈椎生理曲度,故颈椎病应慎用牵引疗法。

3. 按摩推拿　是颈椎病较为有效的治疗措施。它的治疗作用是能缓解颈肩肌群的紧张及痉挛,恢复颈椎活动,松解神经根及软组织粘连来缓解症状,脊髓型颈椎病一般禁止重力按摩和复位,否则极易加重症状,甚至导致截瘫。

4. 理疗　在颈椎病的治疗中,理疗可起到多种作用。一般认为,急性期可行离子透入、超声波、紫外线或间动电流等;疼痛减轻后用超声波、碘离子透入、感应电或其他热疗。

5. 手术治疗　病情严重者及保守治疗无效者可行手术治疗。

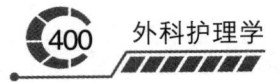
知识拓展

　　颈椎间盘出问题后,可能需要手术治疗,目前常用的是椎体融合手术,术后手术节段的活动度丧失,理论上可能增加临近节段的退变,所以医生们开始思考并进行人工椎间盘置换的手术,目的是保留椎节之间的活动度,目前主要还是用于颈椎。腰椎人工椎间盘目前开展比较少。人工椎间盘置换术(total disc replacement TDR)是一种非融合技术手术,是治疗椎间盘退变性疾病的新方法,20世纪80年代开始临床应用。它不仅切除了病变椎间盘,而且同时恢复了该节段的稳定性和活动功能,理论上可避免椎体融合带来的相邻节段退变加速。

【护理】

(一)护理评估

1. 健康史　了解患者年龄、职业及生活习惯,颈部有无急慢性损伤史,有无治疗及治疗经过,家族中有无相似疾病患者等。明确患者的既往病史及过敏史。

2. 身体状况　观察患者的肢体活动受影响程度,了解患者是否有诱发因素,检查患者是否有颈椎病的典型体征,根据症状、体征及辅助检查判断患者颈椎病类型。

3. 心理社会状况　了解患者因颈椎病对学习、工作和生活的影响,了解患者因病程漫长及反复发作对情绪的影响;了解患者因疾病加重甚至需手术治疗而产生的恐惧和焦虑。

4. 辅助检查　了解各项辅助检查结果。

(二)护理问题

1. 疼痛　与神经受压及炎症刺激有关。

2. 皮肤感觉异常　与脊髓或神经根受压有关。

3. 知识缺乏　缺乏功能锻炼及疾病预防的相关知识。

4. 潜在并发症:截瘫、术后呼吸困难等。

(三)护理目标

(1)患者疼痛减轻或消失。

(2)病情得到控制,不继续加重。

(3)患者掌握疾病预防及功能锻炼的知识。

（4）情绪稳定,焦虑减轻。

（5）无严重并发症。

（四）护理措施

1. 一般护理　注意生活习惯,避免病情加重及颈部外伤。指导患者气管食管推移训练、俯卧位训练、呼吸训练等,以适应颈椎手术操作及体位变化。

2. 术后体位　一般采取平卧位,转运患者及翻身活动时要注意妥善固定颈部,避免颈椎出现屈伸及旋转活动。病情稳定可采取半坐卧位,利于患者呼吸及切口引流。

3. 切口护理　注意观察敷料有无渗透,及时更换。固定引流管,保持引流通畅,记录引流液量和性质。

4. 并发症的预防和护理　呼吸困难是颈前路手术最危急的并发症,一般发生在术后 3 d 内,主要是由于出血压迫或喉头水肿,一旦发生要及时处理,必要时气管切开。

5. 心理护理　积极和患者沟通交流,耐心地解释病情相关情况,能够认真倾听患者诉说的内心感受,提高患者对治疗的信心和勇气,促使患者能够积极地配合相关的治疗和护理。

（五）健康指导

1. 功能锻炼　给患者讲解锻炼颈椎的意义,使患者认识到颈部锻炼的重要性。给患者介绍一些锻炼的方法,避免患者用错误的方法锻炼,反而加重病情。鼓励患者坚持按正确的锻炼方法康复训练。

2. 知识宣传　讲解颈椎病的相关知识,告诉患者注意培养良好的生活习惯,保持良好的心态,利于早日康复。

3. 健康指导　嘱咐患者出院后的注意事项,定期复查,评估康复情况。

第七节　腰腿痛患者的护理

病例导入

患者,男,50 岁,以"左下肢放射性疼痛10 d"为主诉入院。患者10 d 前无明显诱因感左下肢疼痛麻木,伴有轻微活动受限,无胸闷、心慌、气短,无头晕、头痛、恶心等不适。行 CT 检查提示:L_2/L_3 腰椎间盘突出。门诊以"腰椎间盘突出"收住院。患者既往行"L_4/L_5 椎间盘手术"治疗。专科体检:L_2、L_3 棘突上及左侧旁开 2 cm 处压痛、叩击痛,疼痛放射至左大腿、左膝外侧,左下肢外侧。左下肢直腿抬高试验 30°阳性,加强试验阳性。右侧直腿抬高试验阴性,左侧踝反射减弱,右侧踝反射良好,双侧巴氏征阴性。术前积极完善血液分析、凝血时间、血型、尿液分析、肝肾功能、电解质、血糖、血常规、血沉、C 反应蛋白、输血前检查(乙肝、丙肝、艾滋病、梅毒)、心电图、胸片等检查。对症治疗,择期手术。患者在全身麻醉下行"椎间盘切除+椎管扩大减压+经椎弓根脊柱内固定术",术毕安返病房。

请思考:

（1）患者术前护理准备工作有哪些?

（2）患者术后主要护理工作有哪些?

随着社会的进步,我们的生产生活方式发生了很大的变化,脑力劳动占比越来越高,坐的时间

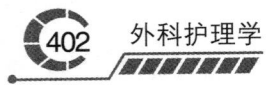

也越来越多,而坐位腰椎承受的压力较平躺和站立要大很多,腰部劳损性问题就凸现出来了,腰腿痛的患者越来越多。临床上常见的引起腰腿痛的疾病主要有腰椎间盘突出症和腰椎管狭窄症。

【病因及发病机制】

(一)腰椎间盘突出症

腰椎间盘突出症是较为常见的疾患之一,主要是因为腰椎间盘各部分(髓核、纤维环及软骨板),尤其是髓核,有不同程度的退行性改变后,在外力因素的作用下,椎间盘的纤维环破裂,髓核组织从破裂之处突出(或脱出)于后方或椎管内,导致相邻脊神经根遭受刺激或压迫,从而产生腰部疼痛,一侧下肢或双下肢麻木、疼痛等一系列临床症状。腰椎间盘突出症以 $L_{4\sim5}$、$L_5\sim S_1$ 发病率最高,约占95%。

1. **腰椎间盘的退行性改变是基本因素**　髓核的退变主要表现为含水量的降低,并可因失水引起椎节失稳、松动等小范围的病理改变;纤维环的退变主要表现为坚韧程度的降低。

2. **损伤**　长期反复的外力造成轻微损害,加重了退变的程度。

3. **椎间盘自身解剖因素的弱点**　椎间盘在成年之后逐渐缺乏血液循环,修复能力差。在上述因素作用的基础上,某种可导致椎间盘所承受压力突然升高的诱发因素,即可能使弹性较差的髓核穿过已变得不太坚韧的纤维环,造成髓核突出。

4. **遗传因素**　腰椎间盘突出症有家族性发病的报道。

5. **腰骶先天异常**　包括腰椎骶化、骶椎腰化、半椎体畸形、小关节畸形和关节突不对称等。上述因素可使下腰椎承受的压力发生改变,从而构成椎间盘内压升高和易发生退变和损伤。

6. **诱发因素**　在椎间盘退行性变的基础上,凡是引起椎间隙压力升高的因素都可能导致髓核突出。常见的诱发因素有增加腹压、腰姿不正、突然负重、妊娠、受寒和受潮等。

(二)腰椎管狭窄症

腰椎管狭窄症,是指各种原因引起椎管各径线缩短,压迫硬膜囊、脊髓或神经根,从而导致相应神经功能障碍的一类疾病。它是导致腰痛及腰腿痛等常见腰椎病的病因之一,又称腰椎管狭窄综合征,多发于40岁以上的中年人。腰椎管狭窄症是骨科的常见病,其发病原因十分复杂,有先天性的腰椎管狭窄,也有由于脊柱发生退变性疾病引起,还有由于外伤引起脊柱骨折、脱位或腰椎手术后引起椎管狭窄。其中最为多见的是退变性腰椎管狭窄症。原发性腰椎管狭窄:单纯由先天性骨发育异常引起的,临床较少见;继发性腰椎管狭窄:由椎间盘椎体、关节退化变性或脊椎滑脱、外伤性骨折脱位、畸形性骨炎等所致。

【临床表现】

(一)腰椎间盘突出症

1. **腰痛**　是大多数患者最先出现的症状,下腰部疼痛,有时可伴有臀部疼痛。叩痛以棘突处为明显,系叩击振动病变部所致。压痛点主要位于椎旁 1 cm 处,可出现沿坐骨神经放射痛。

2. **下肢放射痛**　大多数患者 $L_{4\sim5}$、$L_5\sim S_1$ 间隙突出,表现为坐骨神经痛。典型坐骨神经痛是从下腰部向臀部、大腿后方、小腿外侧直到足部的放射痛,在喷嚏和咳嗽等腹压增高的情况下疼痛会加剧。放射痛的肢体多为一侧,仅极少数中央型或中央旁型髓核突出者表现为双下肢症状。

3. **神经系统表现**　感觉障碍早期多表现为皮肤感觉过敏,渐而出现麻木、刺痛及感觉减退。L_5 神经根受累时,踝及趾背伸力下降,S_1 神经根受累时,趾及足跖屈力下降。可出现膝跳反射、跟腱反射障碍。

4.马尾神经症状　向正后方突出的髓核或脱垂、游离椎间盘组织压迫马尾神经,其主要表现为大、小便障碍,会阴和肛周感觉异常。严重者可出现大小便失控及双下肢不完全性瘫痪等症状,临床上少见。

5.直腿抬高试验及加强试验　患者仰卧,双下肢伸直位,被动抬高患肢,神经根受压或粘连,抬高在60°以内即可出现坐骨神经痛,称为直腿抬高试验阳性。在阳性患者中,缓慢降低患肢高度,待放射痛消失,这时再被动屈曲患侧踝关节,再次诱发放射痛称为加强试验阳性。

(二)腰椎管狭窄症

典型的症状可包括:长期腰骶部痛、腿痛,双下肢渐进性无力、麻木,间歇性跛行,行走困难。其中麻木可由脚部逐渐向上发展到小腿、大腿及腰骶部,腹部出现束带感,严重时出现大小便异常,截瘫等。做腰部过伸动作可引起下肢麻痛加重,此为过伸试验阳性,是诊断椎管狭窄症的重要体征。

【辅助检查】

1.腰椎X射线平片　单纯X射线平片不能直接反应是否存在椎间盘突出,但X射线片上有时可见椎间隙变窄、椎体边缘增生等退行性改变,是一种间接的提示,部分患者可以有脊柱偏斜、脊柱侧凸。此外,X射线平片可以发现有无结核、肿瘤等骨病,有重要的鉴别诊断意义。

2.CT检查　可较清楚地显示椎间盘突出的部位、大小、形态和神经根、硬脊膜囊受压移位的情况,同时可显示椎板及黄韧带肥厚、小关节增生肥大、椎管及侧隐窝狭窄等情况,对本病有较大的诊断价值,目前已普遍采用。

3.MRI检查　MRI无放射性损害,对腰椎间盘突出症的诊断具有重要意义。MRI可以全面地观察腰椎间盘是否病变,并通过不同层面的矢状面影像及所累及椎间盘的横切位影像,清晰地显示椎间盘突出的形态及其与硬膜囊、神经根等周围组织的关系,另外可鉴别是否存在椎管内其他占位性病变。但对于突出的椎间盘是否钙化的显示不如CT检查。

【治疗原则】

(一)腰椎间盘突出症

1.非手术疗法　腰椎间盘突出症大多数患者可以经非手术治疗缓解或治愈。非手术治疗主要适用于:①年轻、初次发作或病程较短者;②症状较轻,休息后症状可自行缓解者;③影像学检查无明显椎管狭窄者。

(1)绝对卧床休息　初次发作时,应严格卧床休息,强调大、小便均不应下床或坐起,这样才能有比较好的效果。卧床休息3周后可以佩戴腰围保护下起床活动,3个月内不做弯腰持物动作。此方法简单有效,但较难坚持。缓解后,应加强腰背肌锻炼,以减少复发的概率(图25-30)。

(2)牵引治疗　采用骨盆牵引,可以增加椎间隙宽度,减少椎间盘内压,椎间盘突出部分回纳,减轻对神经根的刺激和压迫,需要专业医生指导下进行。

(3)理疗和推拿、按摩　可缓解肌肉痉挛,减轻椎间盘内压力,但注意暴力推拿按摩可能导致病情加重,应慎重。

(4)皮质激素硬膜外注射　皮质激素是一种长效抗炎剂,可以减轻神经根周围炎症和粘连。一般采用长效皮质类固醇制剂加2%利多卡因行硬膜外注射,每周一次,3次为一个疗程,2~4周后可再用一个疗程。

(5)髓核化学溶解法　利用胶原蛋白酶或木瓜蛋白酶,注入椎间盘内或硬脊膜与突出的髓核之间,选择性溶解髓核和纤维环,以降低椎间盘内压力或使突出的髓核变小从而缓解症状。但该方法

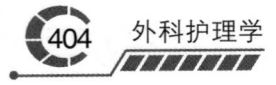
有产生过敏反应的风险。

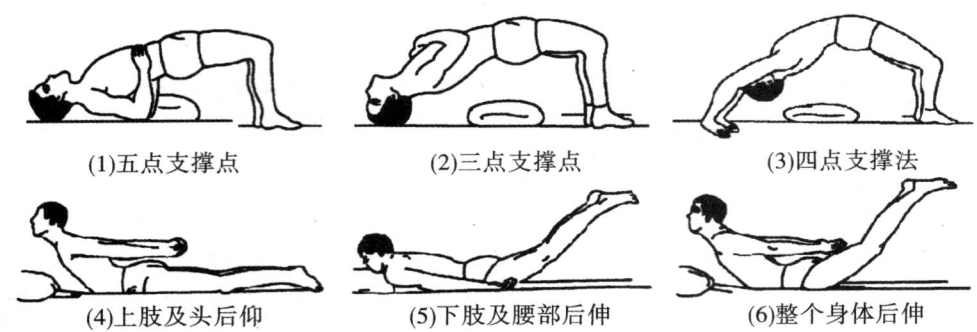

(1)五点支撑点　　　(2)三点支撑点　　　(3)四点支撑法

(4)上肢及头后仰　　(5)下肢及腰部后伸　(6)整个身体后伸

图 25-30　腰背肌锻炼仰卧法和俯卧法

3. 手术治疗

（1）手术适应证　①病史超过 3 个月,严格保守治疗无效或保守治疗有效,但经常复发且疼痛较重者;②首次发作,但疼痛剧烈,尤以下肢症状明显,患者难以行动和入眠,处于强迫体位者;③合并马尾神经受压表现;④出现单根神经根麻痹,伴有肌肉萎缩、肌力下降;⑤合并椎管狭窄者。

（2）手术方法　经后路腰背部切口,部分椎板和关节突切除,或经椎板间隙行椎间盘切除。中央型椎间盘突出,行椎板切除后,经硬脊膜外或硬脊膜内椎间盘切除。合并腰椎不稳、腰椎管狭窄者,需要同时行脊柱融合术。

近年来,显微椎间盘摘除、经皮髓核切吸术、髓核激光气化术、显微内镜下椎间盘摘除、经皮椎间孔镜下椎间盘摘除等微创外科技术使手术损伤减小,取得了良好的效果。

（二）腰椎管狭窄症

1. 非手术疗法　①腹肌锻炼;②腰部保护;③对症处理:推拿按摩、药物外敷等。

2. 手术治疗　手术治疗主要适用于经非手术治疗无效者;出现明显的神经根症状;对于继发性腰椎管狭窄,进行性加重的腰椎滑脱及伴有腰椎侧凸或后凸者,已伴有相应的临床症状和体征。

（1）减压的病例　可以采用传统常规治疗方式包括椎板开窗、半椎板切除、全椎板切除等,也可以采用微创技术治疗。

（2）"减压+固定"的病例　可以采用传统常规治疗方式,也可以采用微创技术治疗。而融合技术可以选用横突间后外侧融合技术和椎板间后侧融合技术、椎间融合技术等。

📖 知识拓展

腰椎牵引床是一种采用机械传动施行牵引的医疗器械。应用人体生理学与机械物理力学科学结合特点。腰椎牵引床广泛应用于各种急、慢性损伤引起的腰椎间盘突出、腰痛、放射性腿脚麻木、行走无力而引起腿脚肌肉萎缩,以及外伤性颈椎骨折、错位、脱位等症状;也可适用于颈椎性头晕目眩、头痛耳鸣、血压异常等临床症状。腰椎牵引床按功能可分为电动牵引床、三维牵引床和手动牵引床三种。按使用性可分为医院用腰椎牵引床和家用腰椎牵引床两种。

【护理】

（一）护理评估

1. 健康史　了解患者受外伤的时间、方式及经过，了解患者受伤时的身体情况及急救处理经过等。明确患者的既往病史及过敏史。

2. 身体状况　测量生命体征，了解患者是否有发热及血容量不足等全身表现；检查骨折部位疼痛及肿胀程度，检查患肢的血液循环情况。

3. 心理社会状况　了解患者因腰椎活动受限对学习、工作和生活产生的影响，尤其是肢体疼痛、麻木及不能久坐久站的问题；了解患者有无因疾病需手术治疗而产生恐惧和焦虑。

4. 辅助检查　了解各项辅助检查结果。

（二）护理问题

1. 疼痛　与神经受压及炎症刺激有关。
2. 皮肤感觉异常　与脊髓或神经根受压有关。
3. 知识缺乏　缺乏功能锻炼及疾病预防的相关知识。
4. 潜在并发症：肌肉萎缩、神经根粘连、大小便障碍等。

（三）护理目标

（1）患者疼痛减轻或消失。
（2）病情得到控制，不继续加重。
（3）患者掌握疾病预防及功能锻炼的知识。
（4）情绪稳定，焦虑减轻。
（5）无严重并发症。

（四）护理措施

1. 一般护理　注意改善生活习惯，避免长时间弯腰、久坐久站及搬重物。指导患者进行腰背肌功能锻炼。

2. 术后体位　一般采取平卧位，转运患者及翻身活动时要注意避免腰椎屈伸及旋转活动。病情稳定后可配戴腰围适度下床活动锻炼。

3. 切口护理　注意观察手术切口有无渗出，保持切口敷料的清洁和干燥。妥善固定引流管，保持引流通畅，记录引流液量和性质。

4. 并发症的预防和护理　急性腰椎管内血肿是腰椎手术较严重的并发症，大多发生于术后一周内，主要原因是术中止血不彻底和术后锻炼过度，一旦出现双下肢疼痛和麻木等症状要及时报告医生处理。

5. 心理护理　积极和患者沟通交流，耐心地解释病情相关情况，能够认真倾听患者诉说的内心感受，提高患者对治疗的信心和勇气，促使患者能够积极地配合相关的治疗和护理。

（五）健康指导

1. 功能锻炼　给患者讲解腰部功能锻炼的意义，使患者认识到腰背肌锻炼的重要性。给患者介绍正确的腰背肌锻炼方法，指导和鼓励患者坚持按正确的锻炼方法康复训练。

2. 知识宣传　向患者及家属讲解腰椎疾病的相关知识，嘱咐患者注意培养良好的生活习惯，保持乐观的心态，利于早日康复。

3. 健康指导　嘱咐患者出院后的注意事项，定期复查，评估康复情况。

第八节 常见骨肿瘤患者的护理

发生在骨骼或者起源于各种骨组织的肿瘤都称作骨肿瘤。原发性骨肿瘤多发生于生长活跃的长骨干骺端，临床上以股骨远端和胫骨近端最多见。

【病理】

1. **骨软骨瘤** 是骨发育异常所形成的软骨赘生物，又称骨软骨性外生骨疣，可单发，亦可多发。发病年龄多在 5 岁以上，男性多于女性，男女之比为（1.5～2）∶1。单发骨软骨瘤是位于骨表面的错构瘤。遗传性多发性骨软骨瘤的遗传性和多发性表明其起源为先天性错构瘤。临床上遇见一些遗传性的骨软骨瘤往往是多发肿瘤，各个部位生长速度不一致，但是和亲代表现相似。肉眼所见骨性包块表面被覆一薄层半透明的蓝灰色软骨。软骨帽下方，为一薄层白色钙化软骨带，再下方为松质骨，其间有黄骨髓。具有骨软骨帽是骨软骨瘤最显著的病理特征，当然要确诊还是需经过病理检查。

2. **骨巨细胞瘤** 来源尚不清楚，可能起始于骨髓内间叶组织。骨巨细胞瘤具有较强侵袭性，对骨质的溶蚀破坏作用大，极少数有反应性新骨生成及自愈倾向，可穿过骨皮质形成软组织包块，刮除术后复发率高，少数可出现局部恶性变或肺转移（即所谓良性转移）。骨巨细胞瘤为低度恶性或潜在恶性的肿瘤。本病多在 20～50 岁发病，女性高于男性。骨巨细胞瘤的原发部位多发生在骨骺，随病灶的扩大逐渐侵及干骺端。骨巨细胞瘤多侵犯长骨，以股骨下端及胫骨上端为最多。

3. **骨肉瘤** 骨肉瘤也叫成骨肉瘤，是较常见的发生在 20 岁以下的青少年或儿童的一种恶性骨肿瘤，在儿童骨恶性肿瘤中最多见，约为儿童肿瘤的 5%。骨肉瘤是骨恶性肿瘤中最多见的一种，是从间质细胞系发展而来，肿瘤迅速生长是由于肿瘤经软骨阶段直接或间接形成肿瘤骨样组织和骨组织。下肢负重骨在外界因素（如病毒）的作用下，使细胞突变，可能与骨肉瘤形成有关。

【临床表现】

1. **骨软骨瘤** 任何由软骨化骨的骨骼均可生长骨软骨瘤，长管状骨比扁骨、短骨更多见。其中股骨远端、胫骨近端和肱骨近端最为多见（图25-31）。该肿瘤不产生疼痛，常因偶然摸到肿块，或 X 射线检查发现肿瘤。局部常无压痛，有些因压迫血管神经及内脏器官产生相应的症状。股骨下端或胫骨上端的内侧骨疣可有肌腱滑动感。肿物遭到直接冲击或蒂部发生骨折以后才会有疼痛感觉。瘤体较大时可压迫神经。腰椎的骨疣可发生马尾神经的压迫症状。足和踝部肿物会使走路和穿鞋困难，有的可并发滑囊或滑囊炎。

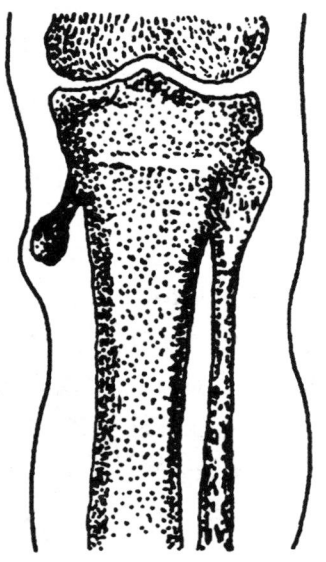

图25-31 胫骨的骨软骨瘤

2. **骨巨细胞瘤** 骨巨细胞瘤的主要临床表现为：病变范围较大者，疼痛为酸痛或钝痛，偶有剧痛及夜间痛，是促使患者就医的主要原因。部分患者有局部肿胀，可能与骨性膨胀有关。病变穿破骨皮质侵入软组织时，局部包块明显。患者常有压痛及皮温增高，皮温增高是判断术后复发的依据之一。活跃期肿瘤血运丰富，血管造影显示弥漫的血管网进入瘤内，类似恶性肿物的影像。毗邻病变的关节活动受限。躯干骨发生肿瘤，可产生相应的症状，如骶前肿块可压迫骶丛神经，引起剧痛,压迫直肠造成排便困难等。

3.骨肉瘤　肿瘤部位发生不同程度的疼痛是骨肉瘤较常见的症状,可由早期的间歇性疼痛发展为数周后的持续性疼痛。随着病情发展,局部可出现肿胀,在肢体疼痛部位触及肿块,伴明显的压痛。肿块增长迅速者,可以从外观上发现肿块。肿块表面皮温增高和浅表静脉显露,肿块表面和附近软组织可有不同程度的压痛。因骨化程度的不同,肿块的硬度各异。肿块增大,造成关节活动受限和肌肉萎缩。由肢体疼痛而引发的避痛性跛行,随着病情的进展而加重,患病时间长者可出现关节活动受限和肌肉萎缩。个别病例肿瘤增长很快,早期就发生肺部转移,致全身状况恶化,表现为发热、不适、体重下降、贫血。瘤体部位的病理骨折使症状更加明显。

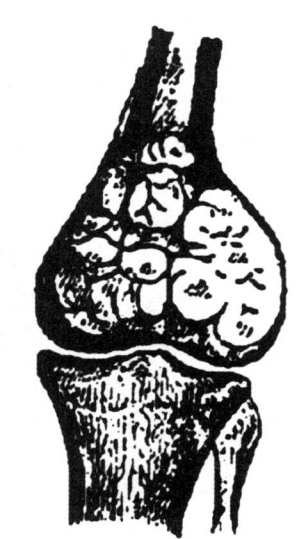

【辅助检查】

1.骨软骨瘤　X射线表现为骨性病损自干骺端突出,因软骨帽和滑囊不显影,肿瘤的骨质影像与其所在部位干骺端的骨质结构完全相同,难区别。位于长骨的肿瘤其生长方向与邻近肌肉牵引方向一致,股骨远端的骨软骨瘤向股骨的生长,胫骨近端的肿瘤向胫骨远端生长,形状不一,可有一个很长的蒂和狭窄的基底,或很短粗呈广阔的基底,较大的肿瘤其顶端膨大如菜花状。

2.骨巨细胞瘤　骨巨细胞瘤的X射线改变对本病的诊断提供了重要线索。主要表现为侵及骨骺的溶骨性病灶,具有偏心性、膨胀性,边缘无硬化,也无反应性新骨生成,病变部骨皮质变薄,呈肥皂泡样改变(图25-32)。伴有病理性骨折,系溶骨破坏所致,通常无移位。

图25-32　骨巨细胞瘤

3.骨肉瘤　典型的骨肉瘤的X射线表现为骨组织同时具有新骨生成和骨破坏的特点。肿瘤多位于长管状骨的干骺端,边缘不清,骨小梁破坏,肿瘤组织密度增高,穿破骨皮质后,肿瘤将骨膜顶起,产生该病具有特征性的X射线征象——考德曼套袖状三角(Codman三角)(图25-33)。晚期可看到肿瘤浸润软组织的阴影,可在部分病例中见到病理性骨折。

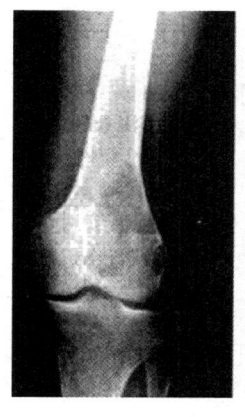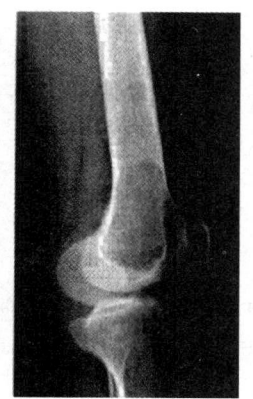

图25-33　股骨远端骨肉瘤

【治疗原则】

1.骨软骨瘤　骨软骨瘤唯一有效的治疗方法是手术切除。以往考虑到该肿瘤将随着骺板闭合而停止生长,且恶变率极低,出现局部疼痛、妨碍关节活动或压迫血管、神经和脏器时,才是手术切除的指征。目前提倡单发性骨软骨瘤一经确诊,就应择期手术切除。多发性骨软骨瘤病变数目多,难以一次手术切除,采取数次或数十次手术切除肿瘤,患者难以接受,只能选择性地切除那些有症状或妨碍关节运动和伴发肢体畸形的骨软骨瘤。

2. **骨巨细胞瘤**　骨巨细胞瘤的治疗以手术切除为主,应用切刮术加灭活处理,植入自体或异体松质骨或骨水泥。本病复发率高,对于复发者,应作切除或节段截除术或假体植入术。宜广泛或根治切除,本病对化疗无效。对手术困难者(如脊椎),可放疗,放疗后易发生肉瘤变。目前靶向药物可用于难治性骨巨细胞瘤,控制疾病进展和复发。骨巨细胞瘤如为恶性,范围较大,有软组织浸润或术后复发,应根据具体情况考虑局部切除或截肢。有的切除肿瘤后,关节失去作用(如股骨颈),可考虑应用人工关节或关节融合术。

骨巨细胞瘤手术不易操作,或切除后对功能影响过大者(如椎体骨巨细胞瘤),可采用放射治疗,有一定疗效。少数患者放疗后可发生恶变。经手术或放疗的患者,应长期随诊,注意有无局部复发、恶性改变及肺部转移。

3. **骨肉瘤**　早期发现和及时治疗已经从很大程度上提高了该病的生存率。骨肉瘤经病理确诊后,即开始前期的化学或放射性治疗,根治性手术切除肿瘤组织是骨肉瘤治疗中重要的步骤。随着肿瘤外科技术的提高和内置物研究的发展,肢体保存疗法显示了较好的治疗前景。肿瘤组织切除后的巩固性化学或放射性治疗对控制肿瘤转移、提高生存率非常重要。

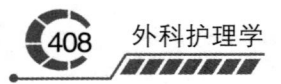

知识拓展

仿生学义肢,也叫智能仿生假肢,该设备具有模仿和替代的功能,通过脑电波和皮下神经同时操作义肢,检测到大脑发出的电信号,然后这些电极与患者的神经相连。感应器驱动刺激患者的神经,使患者有更明显的感觉和控制假手。检测到大脑发出的控制手的电信号。检测到了这个信号,然后做一些数字运算来理解这些信号,意识到特定的信号模式与患者试图执行的特定功能有关。能够理解神经信号,从而以一种自然的方式恢复运动。所以患者不需要特别考虑该做什么,他们可以用一种更自然的方式使用手。内置传感器相关技术主要是通过近10年来,机械、电子、神经、通讯等技术的发展得以有所进步,比如能自由活动的手指、心随意动的脚踝、反馈触感的仿真神经皮肤、VR设备感知等,现在主要存在穿戴式义肢和植入式骨整合义肢。全球此项技术较为领先的有几家公司:美国的新创公司、德国的奥托博克公司和冰岛的奥索公司。

【护理】

1. 护理评估

(1)健康史　了解患者年龄、性别、职业、工作环境及生活习惯等,直系亲属中有无肿瘤患者。明确患者的既往病史及过敏史。

(2)身体状况　评价患者的营养状态,了解患者目前肿瘤病灶的情况。检查患者是否有肿瘤的全身表现及转移症状。

(3)心理社会状况　了解患者因诊断肿瘤对身心健康的影响,以及因疾病治疗时间长、费用大、预后不确定性等而产生恐惧和焦虑。部分患者需要截肢手术,对截肢手术的心理准备不充分,对术后肢体外观改变准备不足,以及截肢术后的生活不便难以预料等。需要对上述问题进行评估,给予患者及家属相应的心理疏导及精神支持。

(4)辅助检查　了解各项辅助检查结果。

2. 护理问题

（1）疼痛　与肿瘤浸润发展及神经受压有关。

（2）躯体活动受限　与疼痛及肢体功能受损有关。

（3）恐惧和焦虑　与肢体功能受损和肿瘤预后有关。

（4）知识缺乏　缺乏肿瘤的治疗、护理及预后的相关知识。

（5）潜在并发症：肢体残缺、放化疗导致骨髓抑制、远处转移及全身扩散等。

3. 护理目标

（1）使患者疼痛得到缓解。

（2）尽量恢复全部或部分肢体功能。

（3）使患者情绪稳定，焦虑减轻。

（4）让患者了解目前的肿瘤治疗技术及治疗进展。

（5）减少并发症的发生。

4. 护理措施

（1）一般护理　维持患者良好的营养状态，鼓励摄入足够营养，给予高热量、高蛋白、高维生素、易消化饮食，必要时可以静脉营养支持及少量多次输血，提高抵抗力。嘱咐患者避免负重活动及外伤，预防病理骨折的发生。改善环境，必要时睡前给予镇静止痛药物，保证休息及睡眠。

（2）疼痛护理　协助患者保持舒适体位，转移其注意力，按照癌性疼痛三阶梯止痛方案遵医嘱给药。

（3）化疗患者的护理　了解化疗药物的作用及毒性反应，掌握药物的使用浓度及方法，及时评估患者的骨髓抑制情况，积极预防感染及凝血障碍，定期检查肝肾功，了解脏器的功能状态。帮助患者做好防护，尽量减少并发症的出现。

（4）术后护理　常规肿瘤根治术术后护理同骨折的手术治疗。截肢术术后要密切观察肢体残端创口情况，保持引流通畅，及时更换敷料，预防感染及皮瓣坏死。指导患者进行残肢功能锻炼，为后期加装义肢做准备。

（5）心理护理　向患者耐心解释病情，观察患者的心理状态及变化，及时地给予心理安慰和支持。解释治疗措施尤其是截肢手术对疾病治疗和预后的意义，通过各方面努力让患者接受截肢术后的自己。向患者家属进行宣传教育及心理指导，通过周边人的共同努力使患者乐观地对待疾病和今后的人生。

5. 健康指导

（1）功能锻炼　给患者讲解锻炼的意义和方法，使患者认识到锻炼的重要性。认真制订锻炼计划，根据患者的康复情况不断修订计划。鼓励患者坚持按照计划进行实施，教育家属督促患者完成锻炼计划。

（2）知识宣传　讲解肿瘤的相关知识，向患者传递生活的乐观精神，促使患者保持良好的心态，利于早日康复。

（3）健康指导　嘱咐患者出院后的注意事项，定期复查，评估康复情况。

练习题

1. 患者，男，7 岁。外伤后左股骨干骨折，行股骨髁上骨牵引。在护理过程中，如牵引过度可导致以下何种后果（　　）

A. 肢体畸形　　　　　　　　　　　　　B. 肌肉萎缩

C. 骨愈合障碍　　　　　　　　　　　　　　D. 骨质脱钙

E. 剧烈疼痛

2. 患者,女,34 岁。肱骨干骨折术后 3 d。护士指导患者进行功能锻炼,正确的方法是(　　　)

A. 提重物练习,以促进骨痂愈合　　　　　　B. 患肢爬墙运动,以活动上臂肌肉

C. 运篮球动作,以活动上肢各肌群　　　　　D. 用手推墙动作,以活动胸大肌、三角肌

E. 患侧运用握力器进行前臂肌肉舒缩运动

3. 护士指导椎间盘突出症患者术后早期进行直腿抬高练习,是为了预防(　　　)

A. 神经根粘连　　　　　　　　　　　　　　B. 血肿形成

C. 骨质疏松　　　　　　　　　　　　　　　D. 伤口感染

E. 肌肉萎缩

4. 关于脊髓型颈椎病,下列陈述中不适当的是(　　　)

A. 可引起截瘫　　　　　　　　　　　　　　B. 可导致大小便失禁

C. 早期可行按摩、牵引治疗　　　　　　　　D. 早期应积极手术治疗

E. MRI 可见脊髓受压

5. 骨结核的患者中,最常见的发病部位是(　　　)

A. 指骨　　　　　　　　　　　　　　　　　B. 股骨

C. 胫骨　　　　　　　　　　　　　　　　　D. 脊椎骨

E. 趾骨

6. 患者,男,36 岁,因车祸致下肢瘫痪来诊,初步诊断为腰椎骨折。运送患者时最佳的方式是(　　　)

A. 轮椅运送法　　　　　　　　　　　　　　B. 平车挪动法

C. 平车单人搬运法　　　　　　　　　　　　D. 平车两人搬运法

E. 平车四人搬运法

(兀　巍　曹　楠)

参考答案

参考文献

[1]郭莉.手术室护理实践指南(2021版)[M].北京:人民卫生出版社,2021.

[2]魏革,刘苏君,王方.手术室护理学[M].北京:化学工业出版社,2020.

[3]陈孝平,吴在德,吴肇汗.外科学[M].北京:人民卫生出版社,2018.

[4]李乐之,路潜.外科护理学[M].北京:人民卫生出版社,2017.

[5]狄树亭,董晓,李文利.外科护理[M].北京:中国协和医科大学出版社,2019.

[6]郭爱敏,周兰姝.成人护理学[M].北京:人民卫生出版社,2020.

[7]黄秋学.外科护理学[M].上海:上海科学技术出版社,2012.

[8]刚海菊,刘宽浩.外科护理(临床案例版)[M].武汉:华中科技大学出版社,2015.

[9]熊云新,叶国英.外科护理学[M].北京:人民卫生出版社,2018.

[10]龙明,张松峰.外科学[M].北京:人民卫生出版社,2018.

[11]余晓齐.外科护理学[M].郑州:郑州大学出版社,2021.

[12]张雁儒.外科护理学[M].郑州:郑州大学出版社,2017.

[13]董越娟,魏华,李晓玉,等.临床护士心理安全感对工作倦怠的影响:一个链式中介模型[J].中国临床心理学杂志,2020,28(5):1017-1020.